Euler=Meyer

Pathohistologie der Zähne

Pathohistologie der Zähne

mit besonderer Berücksichtigung der Pathobiologie

von

Dr. med., Dr. med. dent. h. c. Hermann Euler
o. Professor an der Universität Breslau und Direktor des Zahnärztlichen Instituts

unter Mitarbeit von

Dr. med. dent. Wilhelm Meyer
Privatdozent und Assistent am Zahnärztlichen Institut der Universität Breslau

Mit 414 schwarzen und 8 farbigen Abbildungen

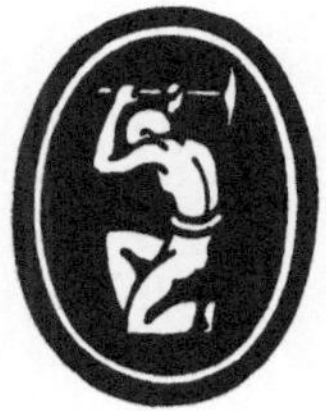

München · Verlag von J. F. Bergmann · 1927

ISBN-13: 978-3-642-98696-3   e-ISBN-13: 978-3-642-99511-8
DOI: 10.1007/ 978-3-642-99511-8

Vorwort.

Die Pathohistologie des menschlichen Zahnes, von den Fachpathologen bisher nur wenig beachtet, hat von zahnärztlicher Seite unter anderem durch Wedl und Heider, Walkhoff, Römer, Hopewell-Smith eine eingehende Bearbeitung erfahren. So wertvolle Aufschlüsse uns damit geworden sind, so behandeln diese Arbeiten zum Teil nur einen Ausschnitt des gesamten Gebietes, wie z. B. der prächtige Atlas von Römer, oder aber sie liegen so weit zurück, daß sie dem heutigen Stande unseres Wissens nicht mehr entsprechen. Vor allem aber gelten sie fast ausschließlich der rein morphologischen Seite, während die Rolle des pathobiologischen Geschehens bei den histologischen Befunden kaum berücksichtigt worden ist. Eine Ausnahme macht das während der Bearbeitung des vorliegenden Buches erschienene Werk von Siegmund & Weber „Pathologische Histologie der Mundhöhle", das sich aber, wie aus dem Titel hervorgeht, ein viel weiteres Arbeitsfeld gesteckt hat und infolgedessen auch nicht auf alle Einzelheiten in der Pathohistologie der Zähne eingehen konnte. Die heutige Wissenschaft verlangt nicht nur eine Antwort auf die Frage „wie", sondern auch auf die Frage „wieso". So entstand der Gedanke, das, was ich an histologischen Bildern seit vielen Jahren für Vorlesungs- und Studienzwecke gesammelt habe, in geeigneter Auswahl zu einem Buche über Pathohistologie der Zähne mit besonderer Berücksichtigung der Pathobiologie zu verarbeiten. Vielleicht findet mancher Leser des Buches, daß in diesem letzteren Punkte etwas zu viel des Guten getan ist, aber dem Verständnis für die formale Genese dürfte damit sicher kein Eintrag getan sein.

In Privatdozent Dr. Meyer fand ich einen getreuen Mitarbeiter, der zu dem bildlichen Teil des Buches das wesentlichste beigetragen hat und mir mit seiner Beherrschung der mikrophotographischen Technik einen alten Wunsch erfüllen half: keine Zeichnungen, sondern nur die streng objektive Photographie, also nicht das, was man zu sehen glaubt, sondern was man tatsächlich sieht. Wenn wir diese Bilder in so großer Zahl bringen können, so ist dies dem bereitwilligen Eingehen des Verlags Bergmann auf unsere Wünsche zu verdanken. Von farbigen Reproduktionen in größerer Zahl mußte leider Abstand genommen werden, um nicht den Buchpreis zu sehr zu erhöhen.

Möge das Werk dem wissenschaftlichen Grundstock unseres Faches, der Lehre von den krankhaften Gewebsveränderungen im Zahn, unter Ärzten und Zahnärzten, alten und jungen Kollegen neue Freunde schaffen.

Breslau, im Sommer 1926.

Euler.

Inhalts-Verzeichnis.

Seite

Einleitung   1
I. **Störungen der Zahnentwicklung ohne erkennbare Ursache und ihre Folgen**   2
   1. Schmelztröpfchen   3
   2. Verschmelzung, Verwachsung, Zwillingsbildung   9
II. **Störungen der Zahnentwicklung durch erkennbare Ursache und ihre Folgen** 15
   1. Allgemeinleiden als Ursache 15
      Hypoplasien bei Rachitis, Hutchinsonzähne 15
      Einfluß der Osteogenesis imperfecta 19
   2. Örtlich begrenzte Leiden als Ursache 22
      Einfluß lokaler eitriger Entzündungen („Turner-Zähne") 22
      Einfluß von Traumen auf den Keim 29
III. **Die fortschreitende Verkleinerung des Pulpakavums** 37
   1. Die Sekundärdentinbildung 37
   2. Die Dentikelbildung 54
IV. **Traumatische Veränderung an den Zähnen** 68
   1. Veränderung infolge chronischen Traumas 68
   2. Veränderung bei akutem Trauma. Zahnfraktur 68
V. **Die Zahnkaries** 79
   1. Schmelzoberhäutchen und Karies 79
   2. Karies des Schmelzes 84
   3. Karies des Dentins 100
   4. Karies des Zementes 150
VI. **Die Erkrankungen der Pulpa und ihre Ausgänge** 166
   1. Auf infektiöser Grundlage 166
      Hyperämie der Pulpa 167
      Weitere Entwicklung der Entzündung 170
      Die akuten Formen der Pulpitis 176
         Pulpitis acuta partialis 178
         Pulpitis acuta totalis 183
      Die chronischen Formen der Pulpitis 189
         Pulpitis chronica aperta 191
         Pulpitis chronica clausa 201
         Pulpitis bei Milchzähnen 212
      Pulpitisbeginn am Foramen apicale 212
      Pulpatod 214
      Bakteriologie der Pulpitis 219
   2. Auf traumatischer Grundlage 224
   3. Auf chemisch-toxischer Grundlage 225
      Arseniknekrose 227
   4. Regressive Veränderungen 230
      Vakuoläre Degeneration der Odontoplasten 231
      Verfettung 231
      Hyaline Degeneration 234
      Amyloide Degeneration 234
      Kalkige Degeneration 236
      Atrophie 237
      Metaplasie der Pulpa 242
   5. Pulpa und Tumoren 242
   6. Die Zahnpulpa bei Allgemeinerkrankungen 243

Seite

VII. Pathohistologie von Zement und Wurzelhaut 244
    1. Veränderungen am Zement (einschl. Zementikel) 244
        Allgemeines 244
        Abnorm starke Zementapposition 245
        Zementikel 251
        Verwachsung zwischen Zahn und Knochen 258
        Störungen in der Vitalität des Zementes 264
        Pathologische Resorptionsvorgänge am Zahn 268
           Resorption geringen Umfanges am Zementmantel 268
           Wurzelresorption bleibender Zähne mit lebender Pulpa 272
        Idiopathische Wurzelhautwucherung 273
    2. Die Erkrankungen der Wurzelhaut 280
        Allgemeines 280
        Auf chemisch-toxischer Grundlage 284
        Arsenikperiodontitis 284
        Auf traumatischer Grundlage 290
          Wurzelperforation 294
        Auf infektiöser Grundlage 295
        Periodontitis apicalis acuta 295
        Periodontitis marginalis acuta 301
        Periodontitis chronica und ihre Folgezustände 302
        Schwielige Verdickung 303
        Diffuse chronische Infiltration 305
        Chronisch-granulierende Periodontitis 307
        Das epithelfreie Granulom 309
        Das epithelhaltige Granulom 317
        Zystenbildung im Granulom 321
        Parodontitis chronica marginalis progressiva (Alveolarpyorrhöe) 329

Technische Bemerkungen 346
Sachverzeichnis 351

Einleitung.

Material. Das vorliegende Buch gilt der Pathohistologie des menschlichen Zahnes; so erscheint selbstverständlich, daß die Befunde an menschlichen Zähnen in weitestem Ausmaße für die Mikrophotographie herangezogen wurden. In wenigen Fällen glaubten wir aber doch nicht ganz auf die Verwendung von Tierpräparaten verzichten zu dürfen, vor allem da, wo eine wesentliche Förderung des Verständnisses für die krankhaften Vorgänge am Menschenzahn zu erwarten war, wenn Vor- oder Zwischenstufen des betreffenden Krankheitsbildes ergänzend an Tiermaterial gezeigt werden konnten. Von manchem Krankheitsverlauf läßt sich wohl auch eine lückenlose Serie von Mikrophotographien aus menschlichem Material allein überhaupt nicht gewinnen, so daß wir ohnehin gezwungen waren, da, wo ein Gleichlauf des pathobiologischen Geschehens anzunehmen ist, das Tierexperiment heranzuziehen.

Die für die Abbildungen verwandten Präparate stammen fast durchweg aus eigener Sammlung oder derjenigen des Zahnärztlichen Instituts Breslau. Einige wurden uns zur Reproduktion von Prof. Rebel aus der Sammlung des Göttinger Instituts überlassen, eines stammt aus dem von Doz. Gottlieb geleiteten histologischen Laboratorium des Wiener Zahnärztlichen Instituts. Beiden Herren sei an dieser Stelle nochmals für die Erlaubnis zur Wiedergabe bestens gedankt. Bilder, die von anderer Seite schon veröffentlicht worden sind, ließen sich leicht vermeiden und so der Charakter als Originalarbeit wahren. Ebenso wurde, das sei gleich hier vermerkt, tunlichst vermieden, auf literarische Streitfragen näher einzugehen, die ja noch in großer Zahl auf dem Gebiete der normalen und pathologischen Zahnhistologie bestehen, und möglichst nur das gebracht, was sich mit dem Ablauf des pathologischen Geschehens und mit dem Mikroskop auch belegen ließ. In einigen wenigen Fällen konnte allerdings die Verschiedenheit in der Auffassung der Autoren nicht unerwähnt bleiben; wo wir dabei selbst zu einer entschiedenen Stellungnahme gelangten, wie z. B. bezüglich der sekundären Bildung von Odontoplasten, haben wir diese hinreichend durch Bilder zu begründen versucht.

Über die technische Seite bei unseren Präparaten und Bildern finden sich in einem gesonderten Kapitel am Schlusse des Buches weitere Ausführungen (W. Meyer). Dieselben sollen natürlich nicht etwa ein Ersatz für mikroskopisch-technische Leitfäden sein, sondern nur einige Winke enthalten, die sich uns bei der histologischen Bearbeitung der Zähne als wertvoll erwiesen haben und mit denen wir Freunden der zahnärztlichen Histologie die oder jene Erleichterung zu geben hoffen.

Stoffeinteilung. Bei einer rein deskriptiven Behandlung des Stoffes bedeutet die Einteilung der gesamten Materie in keiner Weise ein Problem; die Scheidung in die einzelnen Hart- und Weichsubstanzen ergibt sich ja von selbst. Anders bei einem Versuch, das pathohistologische Bild aus dem pathobiologischen Geschehen heraus verständlich werden zu lassen. Hier wird wohl nicht so leicht eine bestimmte Einteilung allgemeine Zustimmung finden und ähnlich mag auch die von uns gewählte Stoffeinteilung zu mancher Kritik herausfordern. Indessen: wichtiger als das starre Festhalten an überlieferten Schemata ist schließlich doch das Verständnis und diesem glaubten wir mehr zu dienen, wenn wir z. B. Zement und Wurzelhaut als ein einziges, zusammengehöriges Kapitel behandelten, oder wenn wir die Dentikel nicht, wie es sonst üblich ist, beim

Kapitel „Pathohistologie der Pulpa" abhandelten, sondern sie wegen ihrer nahen verwandtschaftlichen Beziehungen zum sekundären Dentin mit diesem zusammen in eigenem Kapitel besprachen. Nun gehen ja allerdings die Zusammenhänge einer einzelnen Zahnsubstanz mit den übrigen Zahngeweben sehr viel weiter, als daß sie z. B. mit dem Hinweis auf die verwandtschaftlichen Beziehungen zwischen sekundärem Dentin und Dentikeln erschöpft wären; will man sie überhaupt berücksichtigen, so sind Wiederholungen und öftere Hinweise unvermeidlich. Das trifft in nicht geringem Maße auch für unser Buch zu — mit dem Bemühen, dem Leser den Überblick über das ganze zu wahren, mögen sie entschuldigt sein.

Manche Themen, die zum Teil wenigstens in neuerer Zeit in sporadischen Aufsätzen bearbeitet wurden, in den Lehrbüchern aber höchstens flüchtige Berührung fanden, schienen uns doch wichtig genug, um ihnen eigene Unterkapitel und die entsprechende Zahl von Bildern einzuräumen, so z. B. die Zahnkeimschädigung auf entzündlicher Basis (der sog. Turner-Zahn), die Zementikel, die Rolle des Schmelzoberhäutchens bei der Karies.

Literatur. Die Literaturangaben glaubten wir ziemlich knapp halten zu können, teils weil die Darstellung sich großenteils auf eigene Untersuchungen stützt, teils weil, wie vorhin erwähnt, tunlichst vermieden werden sollte, auf schwebende Streitfragen allzusehr einzugehen; im übrigen finden sich bei den meisten der angegebenen Schriftnachweise weitere Quellenangaben, so daß derjenige, der sich für ein Kapitel besonders interessiert, wenigstens einige Anhaltspunkte hat. Unsere, den einzelnen Kapiteln angeschlossenen Schriftennachweise beschränken sich auf wichtigere Arbeiten der letzten Jahre. Um Raum zu sparen, sind die öfter genannten Zeitschriftennamen stark abgekürzt. Es soll bedeuten:

D. Z. (i. V.)   = Deutsche Zahnheilkunde (in Vorträgen).
D. M. f. Z.   = Deutsche Monatsschrift für Zahnheilkunde.
D. Z. W.   ='Deutsche Zahnärztliche Wochenschrift.
Oe.-U. V. f. Z. = Oesterreichisch-Ungarische Vierteljahrsschrift für Zahnheilkunde
V. f. Z.   = Vierteljahrsschrift für Zahnheilkunde.
Z. f. St.   = Zeitschrift für Stomatologie.
Z. R.   = Zahnärztliche Rundschau.

I. Störungen der Zahnentwicklung
ohne erkennbare Ursache und ihre Folgen.

Unter der Rubrik „Störungen der Zahnentwicklung" sollen im folgenden, soweit sie histologisches Interesse haben, diejenigen pathologischen Erscheinungen an den Zähnen zusammengefaßt werden, deren Entstehung in die Zeit der Zahnentwicklung fällt. Solche Abweichungen von der normalen Entwicklung können zustande kommen ohne erkennbare äußere oder innere Ursachen oder aber sie sind zurückzuführen auf nachweisbare örtliche oder allgemeine Erkrankungen.

Wenn wir uns zunächst den Störungen zuwenden, für die die Ursache nicht oder jedenfalls nicht ohne weiteres erkennbar ist, und ihre Folgen betrachten, so wären vom makroskopischen Standpunkte aus diesen „Anomalien" vor allem zuzurechnen: Abweichungen in der Größe und Form der Zähne (Wurzelzahl z. B.), ferner Abweichungen in der Zahnzahl (Über-Unterzahl), soweit sie nicht auf ein besonderes Leiden zurückzuführen sind, und endlich gewisse Mißbildungen der Zähne. Vom histologischen Standpunkte aus dagegen sind mehr zu berücksichtigen die Anomalien der Struktur, soweit sie die einzelnen Zahnsubstanzen oder deren Beziehungen zueinander betreffen. Doch läßt sich auch hier von einem „Mehr als normal" und einem „Weniger als normal" in der Entwicklung sprechen.

1. Schmelztröpfchen.

Ein typisches „Mehr als normal" einer einzelnen Zahnsubstanz haben wir in den sog. Schmelztröpfchen. Ehe auf die hierbei zu erhebenden histologischen Befunde eingegangen wird, sei ein kurzer Kommentar zu dem Ausdruck „Schmelztröpfchen" gestattet. Wie leider nur zu oft in der Zahnheilkunde wird auch dieser Ausdruck viel

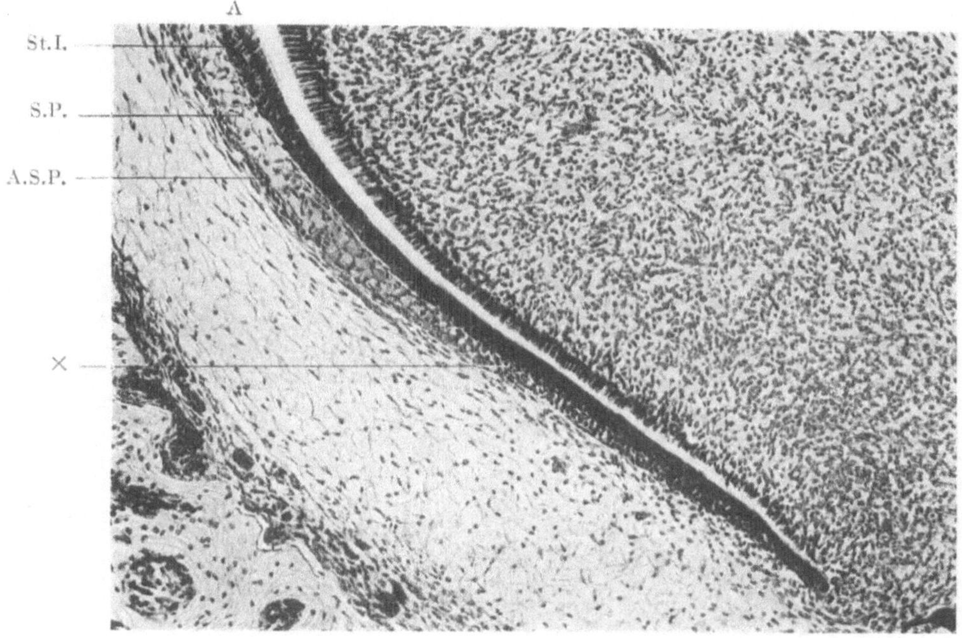

Abb. 1. Zahnkeim. Katze.

Karminfärbung. Schwache Vergr. A.S.E. äußeres Schmelzepithel. S.P. Schmelzpulpa. St.I. Stratum intermedium. A Ameloplasten. Nach unten zu verschwindet die Schmelzpulpa, bei x ist keine Schmelzpulpa mehr vorhanden. (Optik: Winkel Achrom. 16 mm, Kompl. Ok. 4.)

häufiger mißbräuchlich als zutreffend verwendet. Wenn z. B. eine kaum stecknadelkopfgroße Schmelzauflagerung an atypischer Stelle und ein Adnexgebilde mit Dentinkegel und eigener Pulpa gleicherweise als Schmelztröpfchen bezeichnet werden, so ist das schon entwicklungsgeschichtlich etwas Unhaltbares. Streng genommen ist der Ausdruck „Schmelztröpfchen" nur zutreffend für die Fälle, bei denen auf normal verlaufendem Dentinkörper an ungewöhnlicher Stelle Schmelz (in Tropfenform) gebildet worden ist (1. Gruppe). Davon sind streng zu trennen die Fälle, bei denen das Gebilde einen kleinen Dentinkegel besitzt (2. Gruppe), und endlich die Fälle, bei denen sich ein eigenes Pulpakavum im Dentin unter der Schmelzhaube findet (3. Gruppe).

Die erste Form, die man „echte Schmelzperlen" nennen könnte, hat, wie Kantorowicz[1] und Gottlieb[1] gezeigt haben, hauptsächlich ihren Sitz unterhalb der Schmelzzementgrenze und in der Bifurkation mehrwurzeliger Zähne. Nach den Untersuchungen von Weski und Contreras[1] ist Voraussetzung

---

[1] Der Schriftennachweis zum 1. Kapitel findet sich am Schlusse des 2. Kapitels.

für diese Schmelzbildung das Vorhandensein eines Stratum intermedium zwischen den beiden Deckblättern der Hertwigschen Epithelscheide; das Stratum intermedium kann nachträglich von der äußeren oder inneren Epithelschicht (welche von beiden als Matrix in Betracht kommt, lassen die genannten beiden Autoren offen) geliefert werden.

Um das eben Gesagte verständlicher zu machen, sei mit Abb. 1 zunächst an die normalen Verhältnisse bei einem Zahnkeim erinnert. Wir sehen im Bilde links oben die einzelnen Teile des Schmelzkeimes noch gut voneinander abgegrenzt, und zwar (in der Reihenfolge von außen nach innen) äußeres Schmelzepithel, dann die Schmelzpulpa

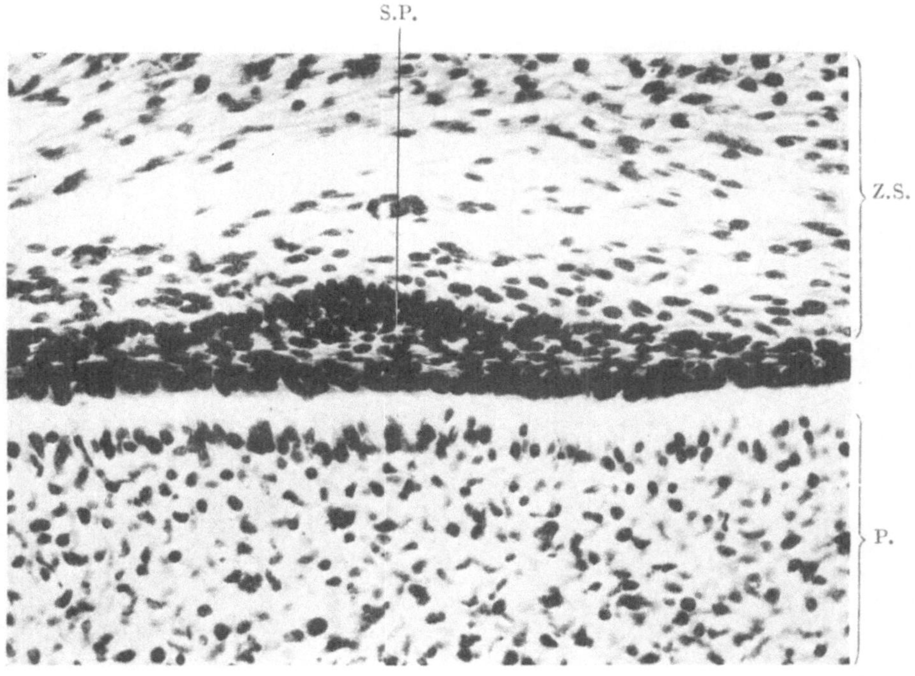

Abb. 2. Entstehung eines Schmelztropfens. Zahnkeim. Katze.
Karminfärbung. Mittlere Vergr. Innerhalb der Epithelscheide im Wurzelbereich zeigt sich eine Schmelzpulpa (S.P.) P Pulpa. Z.S. Zahnsäckchen. (Optik: Winkel Achrom. 6 mm, Kompl. Ok. 4.)

mit ihren sternförmigen Zellen, hierauf das Stratum intermedium und endlich nach innen von diesem die Ameloplasten. Verfolgen wir nun die Epithelzüge nach unten, so verschwindet allmählich die Schmelzpulpa und die Reihenfolge ist nun: äußeres Epithel, Stratum intermedium, inneres Schmelzepithel. Noch weiter unten rechts am Ende des Epithelzuges haben wir auch kein Stratum intermedium mehr, sondern nur noch aufeinanderliegend die beiden Epithelblätter. Hier ist normalerweise keine Schmelzbildung mehr zu erwarten. Vergleichen wir damit das Bild Abb. 2, das in stärkerer Vergrößerung von einem anderen Präparat, und zwar von einer Stelle stammt, wo normalerweise bereits die aus der Vereinigung des äußeren und inneren Schmelzepithels entstehende Wurzelepithelscheide sein sollte, so sehen wir, wie sich die äußere Epithelreihe plötzlich ausbuchtet und eine Vermehrung der zentralen Zellen stattgefunden hat mit gleichzeitiger Lockerung des Gefüges. Man stelle sich dies in verstärktem Ausmaß vor und hat damit die Anlage für ein Schmelztröpfchen. Daß die Schmelzbildner nicht so regelmäßig angeordnet sind, entspricht dem meist sehr wirren Verlauf der Prismen in den Tröpfchen.

Gottlieb, der sich sehr eingehend mit den echten Schmelztröpfchen beschäftigte, hat uns bewiesen, daß sie ungleich viel häufiger vorkommen als man früher annahm; das gilt ganz besonders für die Wurzelbifurkation von Molaren, wo man nach unseren Beobachtungen durchschnittlich bei jedem zehnten Molaren an einer oder an mehreren, dicht nebeneinander liegenden Stellen kleine Schmelzbezirke nachweisen kann. Seltener sind diese Schmelztröpfchen frei, d. h. an der dem Interradikalraum zugewendeten Seite nur von Weichteilen (mehr oder minder degenerierte Epithelzellen plus Wurzelhautgewebe) bedeckt; viel häufiger sind sie eingeschlossen, d. h. von einer Schicht unregelmäßig gebildeten Zementes bedeckt, worin Gottlieb das Produkt eines repa

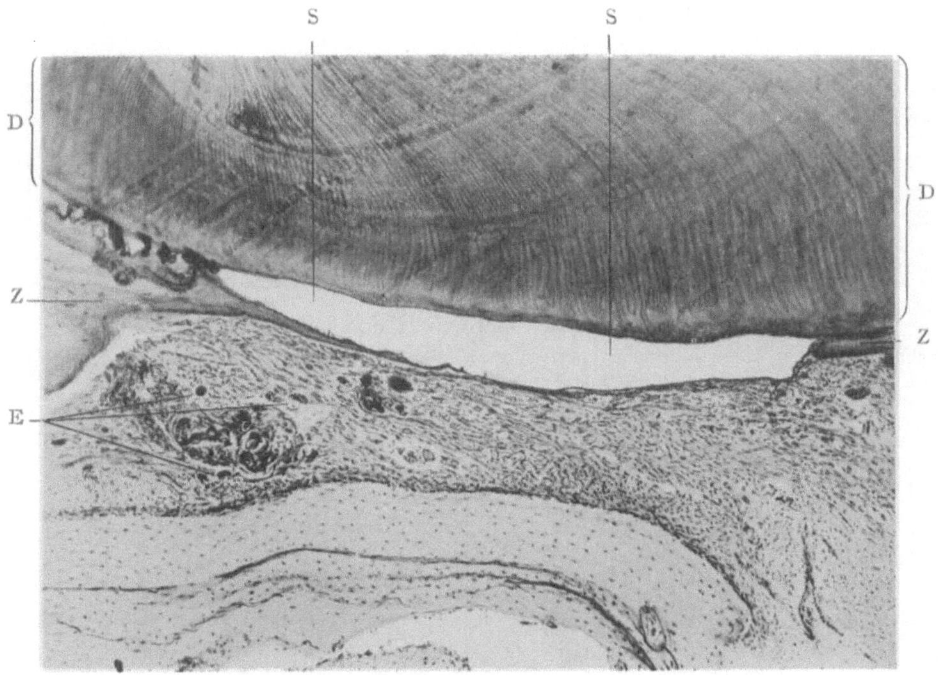

Abb. 3. Oberer 3. Molar.

Schmelztröpfchen. Hämatox.-Eosinfärbung. Ganz schwache Vergr. S Schmelz, während der Entkalkung verloren gegangen. Z Zement, das sich links eine Strecke weit über den Schmelz fortsetzt. E Epithelreste im Periodontium. D Dentin. (Optik: Winkel Achrom. 37 mm, Kompl. Ok. 4.)

ratorischen Vorganges sieht. Diese Zementdecke hat für die histologische Untersuchung den Nachteil, daß man die Schmelztröpfchen erst nach dem Entkalken und Schneiden feststellen kann; beim Entkalken wird aber gewöhnlich der Schmelz aufgelöst und es bleibt im Schnitt nur die Lücke zurück.

Das zuletzt Gesagte gilt gleich für das folgende Bild (Abb. 3). Die schmale, lang ausgezogene Lücke ist kein Kunstprodukt durch Einreißen des Präparates, sie entspricht vielmehr einem Schmelztröpfchen oder, anschaulicher ausgedrückt, einem Schmelzfleck, der seitlich an einer Molarenkrone nahe der Schmelzzementgrenze saß (erste Prädilektionsstelle!). Nach oben, gegen die Krone zu, ist eben noch der Anfang des fibrillären Zementes zu sehen, der dann plötzlich durch die Lücke unterbrochen wird. Wurzelhautwärts ist die Lücke begrenzt von einem feinen homogenen, anscheinend verkalkten Saum (verstärktes Schmelzoberhäutchen), der sich mit Hämatoxylin lebhaft färbt und nach innen zu noch Ansätze von Schmelzlamellen erkennen läßt. Nach außen liegen dem Saum in der oberen Hälfte Spindelzellen mit parallel gerichtetem

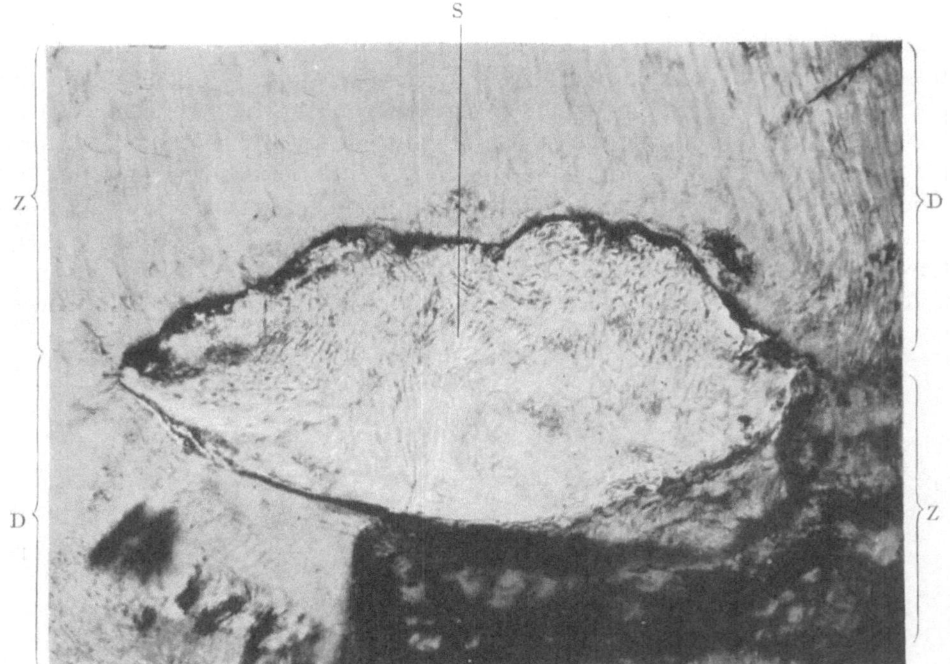

Abb. 4. Unterer 1. Molar.
Schmelztröpfchen (S) von Zement eingeschlossen. Schliff ungefärbt. Mittlere Vergr. D Dentin.
(Optik: Winkel Achrom. 6 mm, Kompl. Ok. 4.)

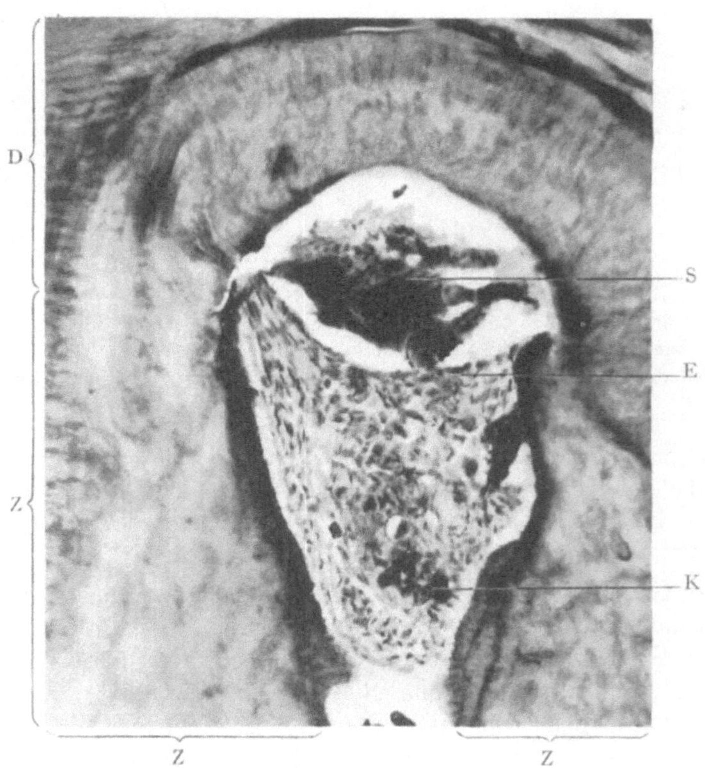

Abb. 5. Oberer 3. Molar.
Schmelztröpfchen (S). (Der Schmelz ist bei der Entkalkung teilweise erhalten geblieben.) Hämatox.-Eosin-
färbung. Schwache Vergr. Der Schmelztropfen ist umgeben von platten Epithelzellen (E). K verkalktes
Gewebe im Periodontium. Z Zement. D Dentin. (Optik: Winkel Achrom. 16 mm, Kompl. Ok. 4.)

Verlaufe auf; etwa von der Mitte ab nach unten zu geht er in eine allmählich dicker werdende Zementlage von rein fibrillärem Bau über; an das Zement schließt sich periodontalwärts eine schmale Zone von Präzement an, die dicht besetzt ist mit Zementoplasten. In der Wurzelhaut liegen zerstreut zahlreiche Epithelzellnester, die teils schon völlig verkalkt, teils in Verkalkung begriffen sind. (Vgl. den Abschnitt Zementikel S. 251.)

Von einem Schmelztröpfchen an der zweiten Prädilektionsstelle (Wurzelbifurkation) geben Abb. 4 und 5 ein Beispiel. In Abb. 4 sehen wir einen atypischen Schmelzbezirk, der vollkommen eingeschlossen ist; die obere etwas unregelmäßige Grenze bildet das

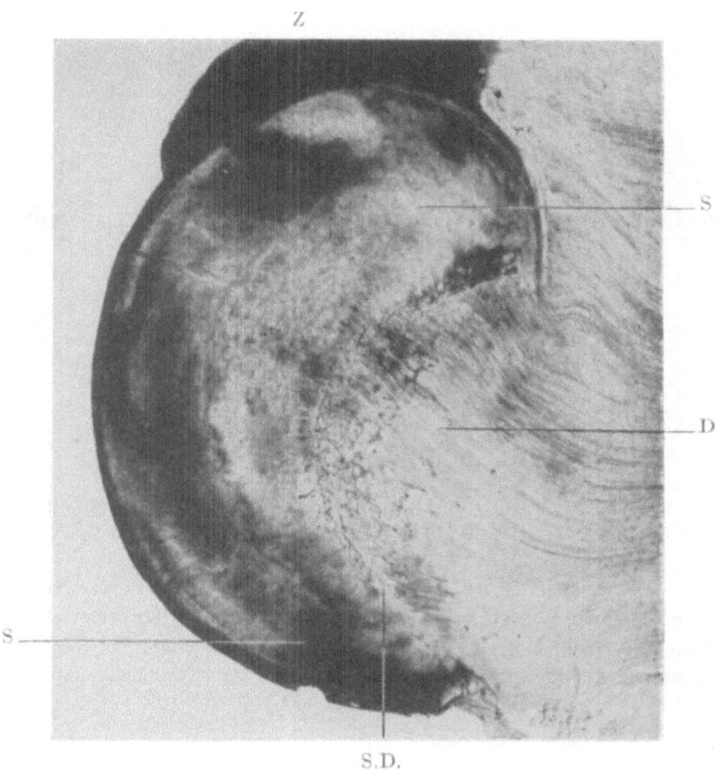

Abb. 6. Unterer 1. Molar.
Schmelztröpfchen. Schliff, ungefärbt. Ganz schwache Vergr. Der Schmelzhaube (S) entsprechend ist das Dentin (D) ebenfalls vorgewölbt. Z Zahnstein. S.D. Schmelzdentingrenze.
(Optik: Winkel Achrom. 37 mm, Kompl. Ok. 4.)

Dentin, die untere ein Zement, das nur zum kleinsten Teil normale Struktur aufweist; an dieses schließt sich ein zellarmes, straffaseriges Wurzelhautgewebe. Das Bild ist deshalb bemerkenswert, weil hier ausnahmsweise die Schmelzprismenzeichnung erhalten blieb und so der wirre Verlauf der Prismen veranschaulicht werden kann. Auch in Abb. 5 ist noch Schmelz erhalten geblieben; hier wird die untere Grenze des Tröpfchens von einer Lage Epithelzellen gebildet, die zum Teil abgeplattet sind und einen pyknotischen Kern haben, zum Teil von einem osteoiden Saum umgeben sind. Auch in dem darunterliegenden Gewebe herrscht überall die Tendenz zur Verkalkung vor, meist in Kugelform mit einer oder mehreren degenerierten Zellen als Zentrum. Die tiefschwarz gefärbten, zusammenstoßenden rundlichen Bezirke sind bereits verkalkt.

Bei der zweiten Gruppe von Fällen sitzt der Schmelz nicht einer normal verlaufenden Dentinoberfläche auf; es wölbt sich vielmehr die Schmelzhaube stärker vor und in das Innere der Haube strahlen die Dentinkanälchen vom Wurzeldentin her ein, wie das in Abb. 6 zu sehen ist. Bei diesen Gebilden nähert sich der Prismenverlauf mehr dem des normalen Schmelzes, doch läßt häufig die Verkalkung zu wünschen übrig. Auch bei dem Schliff, von dem Abb. 6 stammt, wies die ziemlich umfangreiche Schmelzhaube eine mangelhafte Verkalkung auf; der Winkel, den die Halbkugel nach der Krone zu mit der Zahnoberfläche bildet, ist ausgefüllt mit einer homogenen Zementmasse, die auch noch eine Strecke weit auf die Haube übergreift.

Es ist klar, daß man bei diesen Gebilden nicht die Erklärung für ihre Entstehung

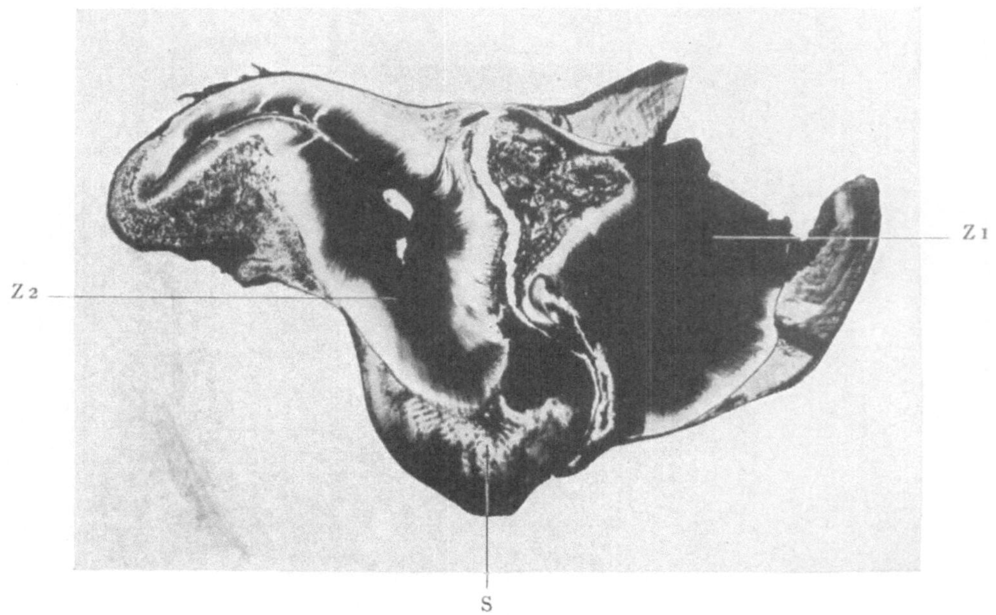

Abb. 7. Zwei selbständige Zahngebilde miteinander verwachsen.
Schliff, Fuchsinfärbung. Übersichtsbild. Z1 der durchbrochene kariöse Zahn. Z2 der abnorm gelagerte Zahn, der mit Z1 verwuchs und dessen Schmelz (S) zuerst fälschlich für einen Schmelztropfen gehalten wurde. (Optik: Winkel Luminar 70 mm.)

in einer Vermehrung der Schmelzepithelzellen allein finden kann; es müssen da schon andere Gründe mitspielen. Kantorowicz hat folgende Theorie aufgestellt: bei der Wurzelbifurkations-Einschnürung macht ein Teil der Odontoplasten die Einschnürung nicht mit, sondern bleibt an seiner ursprünglichen Stelle liegen, der Zusammenhang dieser Odontoplasten mit der Pulpa bleibt aber gewahrt. Walkhoff führt die Entstehung auf eine Aussprengung von Odontoplasten während der Zahnbildung zurück, welche durch Raummangel bedingt wurde. Denkbar wäre aber auch folgendes: entweder es bildet sich primär eine kleine Ausstülpung als Anomalie des Zahnkeimwachstums oder es entstehen primär aus nicht feststellbaren Gründen in umschriebenem Raum konzentrische Druckwirkungen, die den scheinbaren Adnex formieren.

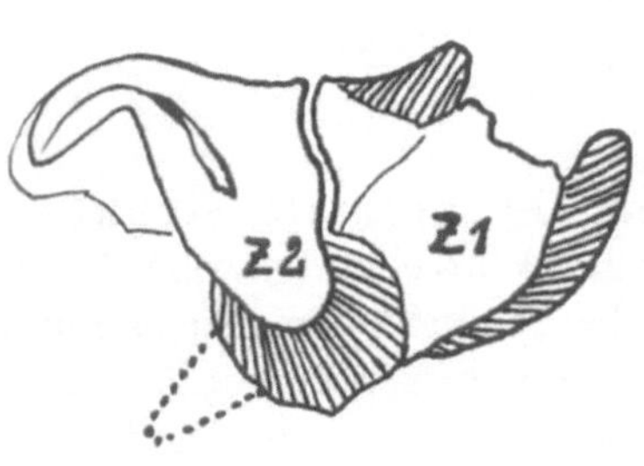

Abb. 7a. Schematische Skizze zur Erläuterung obenstehender Abbildung.

Die Dentinkanälchen, die bei dem Präparat Abb. 6 von der Schmelzhaube umschlossen werden, sind nur verlängerte Kanälchen des eigentlichen Dentinkörpers; nun gibt es aber auch zahlreiche Fälle, bei denen der Zusammenhang mit der großen Zahnbeinmasse fehlen kann und wenigstens die zentralen Kanälchen unter der Schmelzhaube einen selbständigen kurzen Verlauf haben. Hier erscheint eine Abschnürung von Odontoplasten in der Keimperiode schon wahrscheinlicher, wenn man nicht mit Schlenker annehmen will, daß es sich um in der Anlage selbständige Gebilde handelt, die frühzeitig mit dem Hauptzahn verschmelzen. Das letztere gilt ganz besonders für die 3. Gruppe von Fällen, bei denen außer Schmelz und Dentin noch ein eigenes, mit der Hauptmarkhöhle zusammenhängendes Pulpakavum vorhanden ist; der überwiegende Teil dieser 3. Gruppe wird daher richtiger bei der „Verschmelzung" einzureihen sein, über die nachher noch mehreres zu sagen sein wird.

Zugegeben muß allerdings werden, daß ohne Röntgenbild und histologische Untersuchung die richtige Einreihung der Gebilde ihre Schwierigkeit hat. Als Beispiel für die Irrtumsmöglichkeit bei der makroskopischen Betrachtung allein diene folgender Fall (Abb. 7): Ein kariöser Molar war extrahiert worden; nahe der Wurzelbifurkation wölbte sich eine isolierte kräftig entwickelte Schmelzhaube vor, die man nach der früheren Bezeichnung ohne weiteres als großen Schmelztropfen bezeichnet hätte. Erst beim Schliff zeigte sich, daß es sich um ein selbständiges Zahngebilde handelte, dessen Hals und Krone sich der Bifurkationsbiegung angepaßt hatte, während die Wurzel mit der einen Wurzel des kariösen Molaren verwachsen war. In der der Abb. 7 beigefügten Skizze ist zur besseren Orientierung die weggeschliffene palatinale Wurzel einpunktiert.

2. Verwachsung, Verschmelzung, Zwillingsbildung.

Mit dem letzteren Falle sind wir bereits bei einer anderen großen Gruppe von Anomalien angelangt, deren Charakteristikum ist die Vereinigung zweier ursprünglich selbständiger Zahnanlagen zu einem Ganzen. Wie sich dabei die einzelnen Zahnsubstanzen zueinander verhalten, hängt davon ab, zu welchem Zeitpunkt die Vereinigung erfolgte. Ganz allgemein kann man sagen: geschah die Vereinigung in einem sehr frühen Stadium der Keimentwicklung, dann ist äußerlich nur eine mehr oder minder tiefe Furche zu sehen, im Innern des Zahnes aber besteht ein gemeinsamer Pulparaum für beide Zahnanlagen und der Kronenpulpaabschnitt des 2. Zahnes wirkt nur als weiteres Pulpahorn der Gesamtpulpa. Bemerkenswert ist, daß eine derartige frühzeitige Vereinigung gerade im Milchgebiß an den Frontzähnen nichts Seltenes ist, während sonst die erste Dentition wenig Anomalien aufzuweisen hat. Als typisches Beispiel mag Abb. 8 dienen. Hier handelt es sich um die „Verschmelzung" — so nennt man eine derartige frühe Vereinigung — von einem unteren mittleren und seitlichen Milchschneidezahn. Die Schneidekante der Krone ist stark abgekaut, an der Fissur in der Mitte ist aber die ursprüngliche Grenze der beiden Zahnanlagen und die getrennte Schmelzbildung noch gut zu ersehen. Das Dentin dagegen verläuft etwa so, wie wir es bei einem mehrhöckerigen Zahne als normal betrachten. Die Kronenpulpa des mittleren Schneidezahnes erscheint als höher ragendes Pulpahorn; dann folgt eine Strecke gemeinsamen Kronenpulpakavums, während interessanterweise die Wurzelpulpa wieder geteilt ist, so daß zwei Wurzelkanäle bestehen, äußerlich betrachtet aber nur eine, ziemlich breite Wurzel vorhanden war.

In dem eben besprochenen Falle handelt es sich um die Verschmelzung zweier normaler Zahnanlagen; betrifft die frühzeitige Vereinigung eine normale und eine überzählige Zahnanlage, so nennt man dies „Zwillingsbildung" (mit Verschmelzung). Auch sie kommt gelegentlich im Milchgebiß zur Beobachtung, häufiger aber sehen wir sie an Molaren des bleibenden Gebisses in der Weise, daß ein normal entwickelter Molar mit einer kleinen überzähligen Anlage verschmolzen ist. Abb. 9 illustriert diese Form. Auch hier ist der Dentinverlauf an der Kaufläche ein so gleichmäßiger, daß abgesehen von der ungewöhnlichen Breite des Zahnes nur die gleichmäßig enge, tiefe Fissur und das lang ausgezogene schmale Pulpahorn (ohne sekundäres

Dentin!) auf die Verschmelzung hinweist. In diesem Falle war die Wurzelzahl nicht vergrößert.

Geschah die Vereinigung in einem etwas späteren Stadium, also zu einer Zeit, in der jeder Keim für sich bereits sein Kronendentin gebildet hatte, dann sieht, wie Abb. 10 zeigt, das Bild etwas anders aus. Auch hier handelt es sich um einen unteren, mittleren und seitlichen Milchschneidezahn. Die Fissur geht aber im Vergleich zu Abb. 8 sehr viel tiefer, ihr unteres Ende entspricht der natürlichen Schmelzgrenze an der Außenseite. Unterhalb der Fissur, also in Höhe des Zahnhalses,

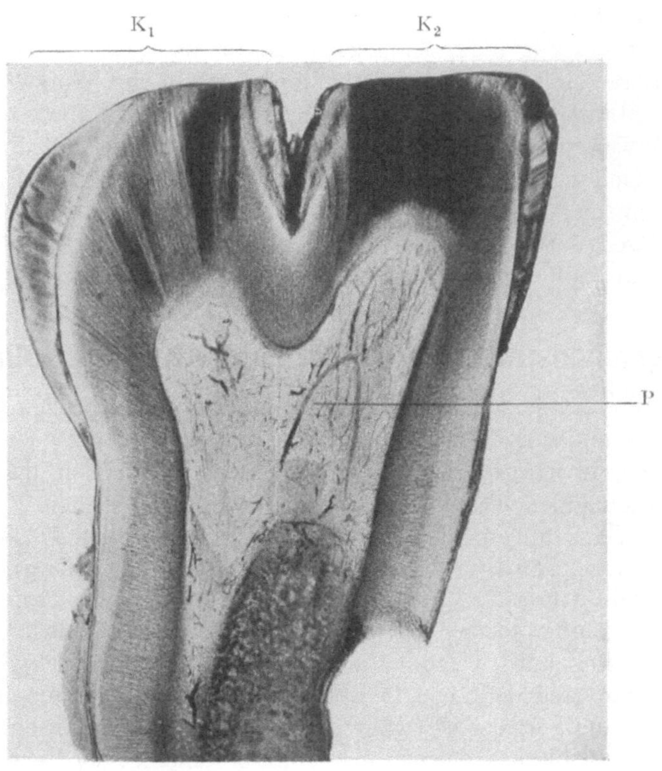

Abb. 8. Verschmelzung zweier Milchschneidezähne.
Schliff ungefärbt. Übersichtsbild. K₁ und K₂ die noch erkennbaren zwei Kronen. P gemeinsame Pulpa.
(Optik: Winkel Luminar 70 mm.)

hat eine Vereinigung des Dentins der beiden Zähne stattgefunden. In solchem Falle sind zwar die Markräume getrennt, die Dentinscheidewand zwischen beiden ist jedoch eine gemeinsame, Zement fehlt an der Berührungsstelle, umschließt aber als gemeinsamer Mantel die beiden vereinigten Wurzeln. In diesen Fällen spricht man nicht mehr von Verschmelzung, sondern von Verwachsung, bzw., wenn es sich um die Vereinigung eines normalen und überzähligen Zahnes in vorgerücktem Entwicklungsstadium handelt, von Zwillingsbildung mit Verwachsung.

Endlich gibt es noch eine dritte Möglichkeit: die beiden Zähne sind, jeder für sich, vollständig zur Entwicklung gelangt und die Vereinigung, d. h. Verwachsung erfolgte erst, als die Zementmäntel durch Neuapposition mit einander in Berührung traten. Genau genommen gehören also diese Fälle nicht mehr unter die Rubrik „Anomalien der Zahnentwicklung", da es sich weder um Anomalien noch um Vorgänge während der Entwicklungszeit des Zahnes handelt; nachdem aber das Thema „Verwachsung von Zähnen" angeschnitten werden mußte, mag die Einreihung um der Vollständigkeit willen entschuldbar sein. Wie sich eine derartige Spätvereinigung

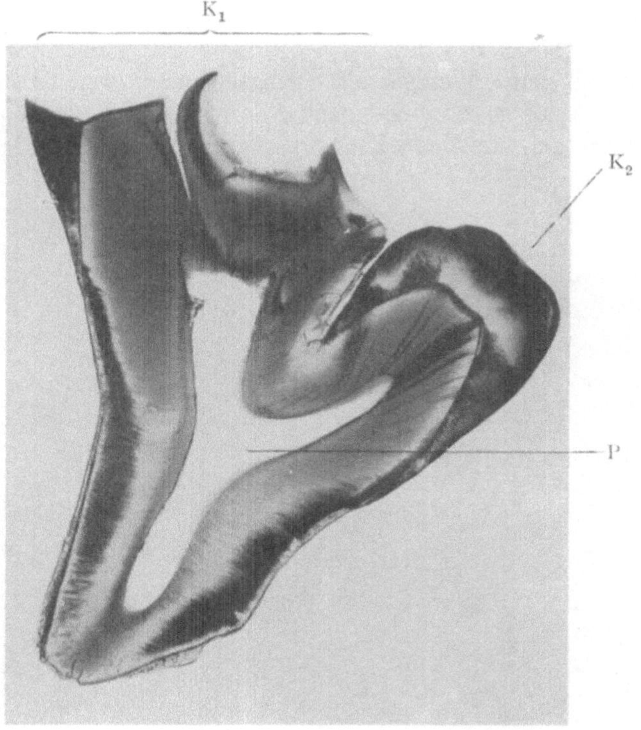

Abb. 9. Zwillingsbildung mit Verschmelzung.

Schliff ungefärbt. Übersichtsbild. K_1 Krone des normalen Zahnes (kariös geworden). K_2 Krone des überzähligen Zahnes. Im Dentin läßt sich keine Grenze erkennen, die Pulpa (P) ist gemeinsam. (Optik: Winkel Luminar 70 mm.)

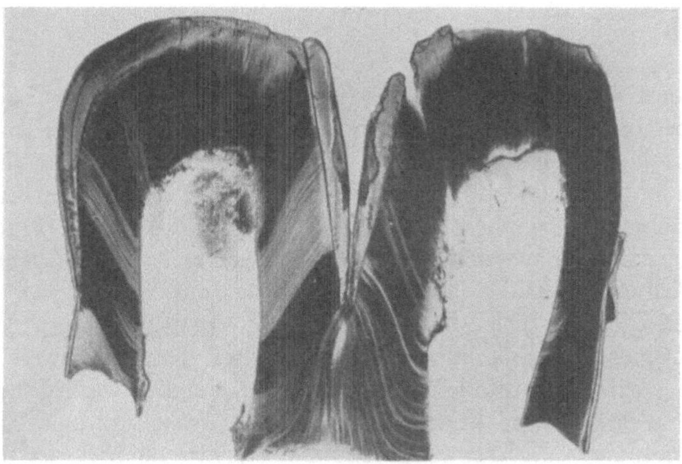

Abb. 10. Verwachsung zweier Milchschneidezähne.

Schliff ungefärbt. Übersichtsbild. Jeder Krone entspricht eine eigene Pulpa. Die Dentinwand zwischen den Pulpen läßt keine Trennung erkennen. (Optik: Winkel Luminar 70 mm.)

im Mikroskop darstellt, lehrt Abb. 11. Die beiden Wurzeln links im Bilde gehören einem 2. Molaren, die einzelne Wurzel rechts einem Weisheitszahn an. Die ursprüngliche Grenze zwischen beiden Zähnen ist noch deutlich als feiner, leicht gewellter Spalt zu erkennen; erst die letzte Zementanlagerung unterhalb des Spaltes ist für beide Zähne gemeinsam erfolgt. Die beiden Kronen waren zwar fest aneinander gepreßt, aber nicht miteinander vereinigt.

Gehen wir nun zu dem „Weniger als normal" über, soweit es sich im Rahmen der Anomalie bewegt, so kann davon eine einzelne Zahnsubstanz oder auch ein ganzer Zahn betroffen sein. Unter den einzelnen Zahnsubstanzen ist es hauptsächlich der Schmelz,

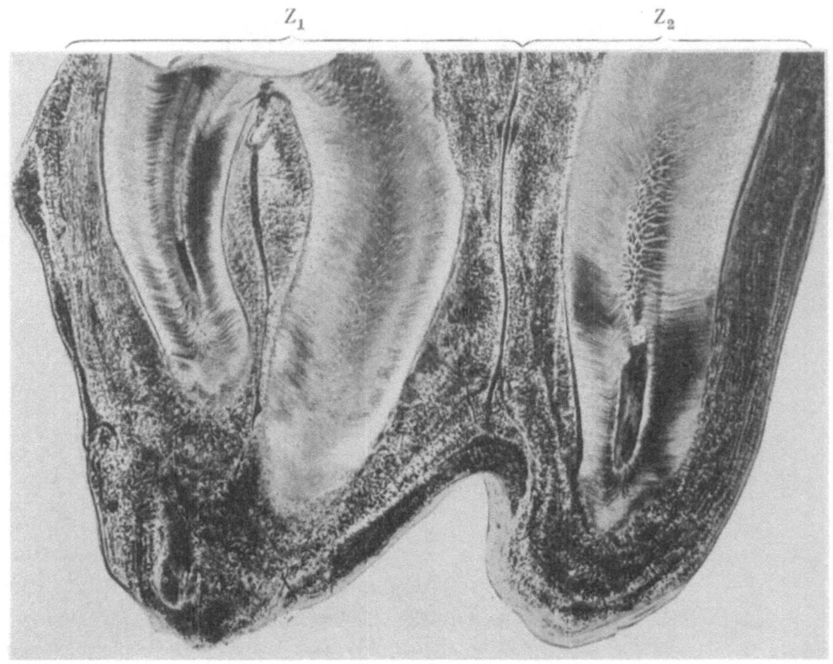

Abb. 11. Verwachsung zweier Molaren.

Schliff ungefärbt. Übersichtsbild. Die Verwachsung erfolgte durch Zement. Z_1 der eine ehemals selbständige Zahn. Z_2 die distale Wurzel des anderen ehemals selbständigen Zahnes. (Optik: Winkel Luminar 70 m.)

der gelegentlich eine solche Anomalie zeigt (nicht zu verwechseln mit Schmelzhypoplasie auf der Basis eines örtlichen oder allgemeinen Leidens!). In Abb. 12 ist ein solcher Fall abgebildet, bei dem nur der Erbfaktor als einziger Anhaltspunkt festzustellen war. In der betreffenden Familie war bereits in der dritten Generation eine mangelhafte Ausbildung des Schmelzes beobachtet worden, ohne daß, wie ein der Familie angehöriger Arzt auf das bestimmteste versicherte, Rachitis oder sonst eine Allgemeinerkrankung vorlag. Tatsächlich unterscheidet sich ja auch Abb. 12 sehr wesentlich von den auf S. 16 bis 20 gebrachten Bildern. Die Mikrophotographie entspricht einem Schliff von einem 1. Milchmolaren eines der Enkelkinder. Der Schmelzüberzug, soweit er nicht durch Abkauung verloren ging, ist auffallend schmal; er zeigt eine gewisse Schichtung, die sich durch die etappenweise erfolgte Verkalkung erklärt. Soweit sich eine Prismenzeichnung erkennen ließ, fehlten die Schregerschen Faserstreifen; auch Retziusstreifen waren nicht vorhanden; Schmelzlamellen waren nur in ganz geringer Zahl festzustellen. Am entkalkten Präparat, bei dem der Schmelz verloren ging, zeigte die Dentinoberfläche den normalen leicht gezackten Verlauf.

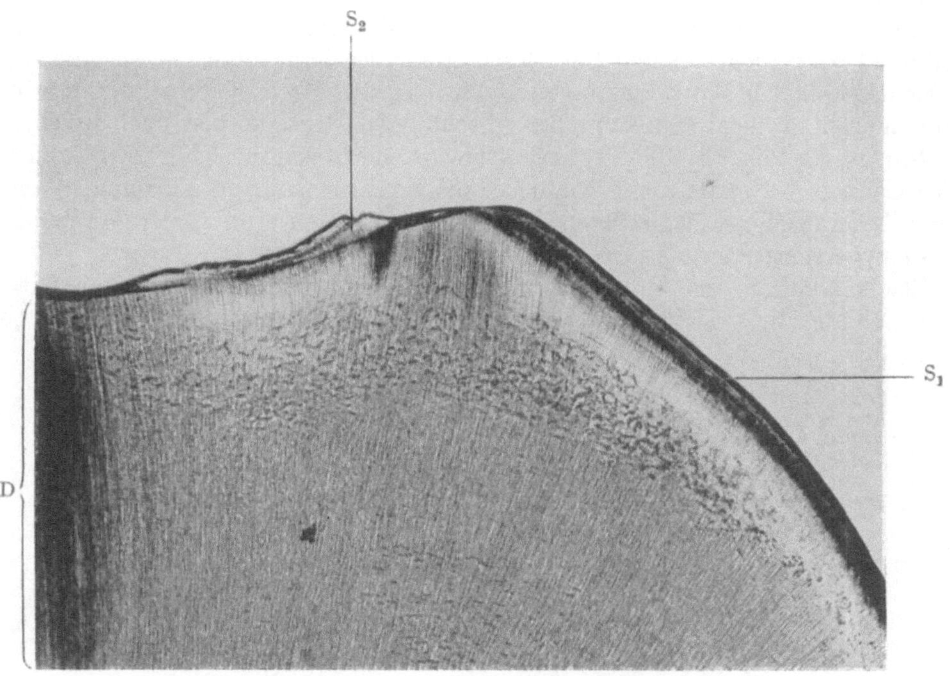

Abb. 12. Unterer 1. Milchmolar.
Teilweise Aplasie des Schmelzes. Schliff, ungefärbt. Ganz schwache Vergr. S_1 dünne Schmelzlage an der Seitenfläche. S_2 eine kleine Insel dünnen Schmelzes. D Dentin.
(Optik: Winkel Achrom. 37 mm. Kompl. Ok. 4.)

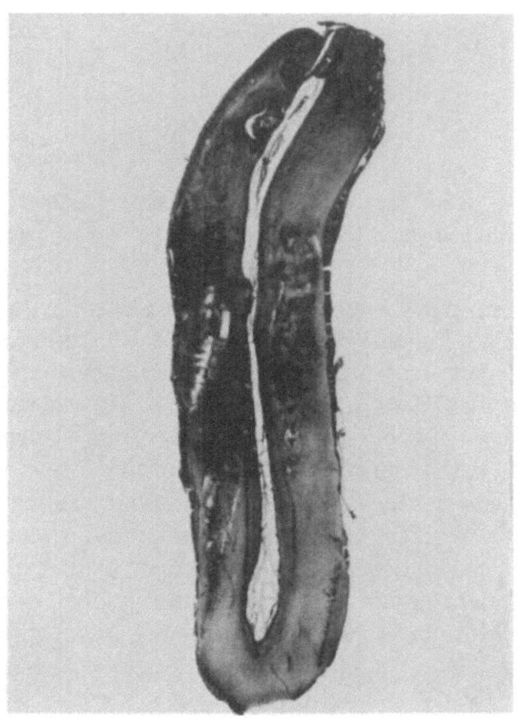

Abb. 13. Schmelzloses Zahnrudiment.
Hämatox.-Eosinfärbung. Übersichtsbild. (Optik: Winkel Luminar 70 mm.)

  Völligen Schmelzmangel beobachtet man bisweilen an sog. Zahnrudimenten, kleinen überzähligen Gebilden in der Gegend der Molaren, wie deren eins in Abb. 13 wiedergegeben ist. Der Durchmesser des Kronenteils ist eher noch geringer als der des apikalen Wurzelabschnittes. Die Lamina vitrea bildet an der Krone, soweit man von einer solchen reden kann, den Abschluß des Dentinkörpers nach außen, während die Wurzel von einer mäßigen Zementschicht überzogen ist. Für hier kommen derartige Gebilde nur in Betracht, soweit sie als Einzelerscheinung auftreten. Wenn sie an einem Kieferabschnitt in größeren Mengen erscheinen, ist meist der Verdacht auf ein Odontom gerechtfertigt.

  Etwas höher in der Entwicklung als die eben erwähnten Zahnrudimente stehen kleine Gebilde, die teils überzählig vorkommen (Para- und Retromolaren), teils als

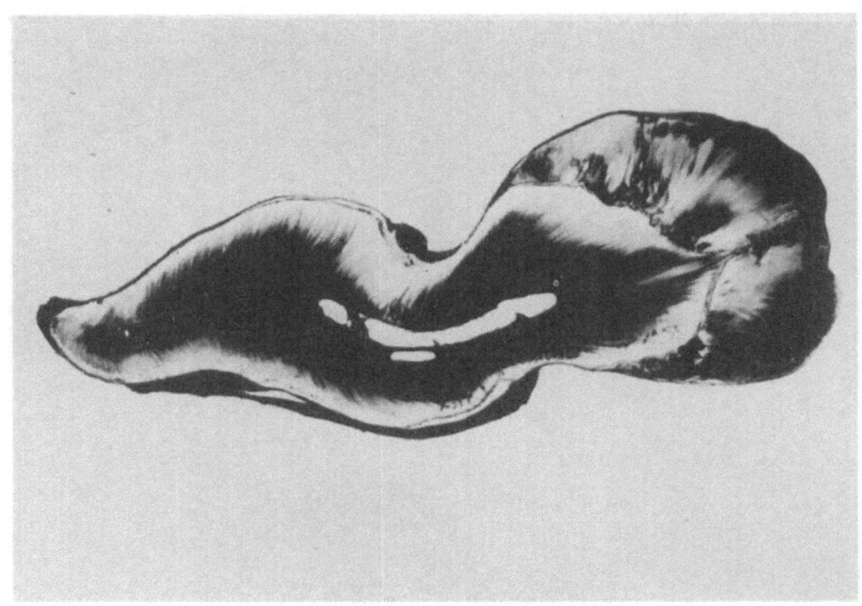

Abb. 14. Verkümmerter oberer 3. Molar.
Schliff, Fuchsinfärbung. Übersichtsbild. (Optik: Winkel Luminar 70 mm.)

Verkümmerungen an Stelle von Weisheitszähnen durchbrechen. Sie werden im zweiten Falle meist als Degenerationsformen, als Rückbildungserscheinung am Gebiß des rezenten Menschen bewertet und sollen gewissermaßen eine Zwischenform vor dem völligen Verschwinden des dritten Molaren sein. Ein solcher verkümmerter oberer dritter Molar ist in Abb. 14 abgebildet. Die Schmelzkappe ist hier eigentlich überraschend stark entwickelt, wenn auch der Schmelz zum großen Teil nur mangelhaft verkalkt war. Auffallend ist dagegen die spärliche Ausbildung des Zementmantels namentlich an der linken Seite der Wurzel; Osteozement (sekundäres Zement) fehlt vollkommen.

  Der obere seitliche Schneidezahn zeigt wohl auch häufig eine Minderung gegenüber der normalen Form, indem er als sog. Zapfenzahn erscheint, doch sind dabei die einzelnen Substanzen für sich gut entwickelt und bieten histologisch nicht viel Besonderes.

  Der Schriftennachweis für das 1. Kapitel findet sich am Schlusse des 2. Kapitels, da die Literaturangaben für beide Kapitel vielfach die gleichen sind.

II. Störungen der Zahnentwicklung durch erkennbare Ursache und ihre Folgen.

1. Allgemeinleiden als Ursache.

Die Erkrankungen, welche eine Störung der Zahnentwicklung herbeizuführen vermögen, können entweder Allgemeinleiden oder solche von örtlicher Begrenzung sein. Was die Allgemeinerkrankungen betrifft, so werden hier vor allem Rachitis (rachitische Zähne!), dann Tetanie und Lues genannt; jedenfalls kommen solche Krankheiten in Betracht, die mit einer **Dysfunktion des Kalkstoffwechsels** verbunden sind. Ihre sichtbare Folge am durchgebrochenen Zahn ist eine mangelhafte Ausbildung des Schmelzes („Hypoplasie"), wozu noch charakteristische Veränderungen am Dentin treten. Unmittelbare Ursache für diese sichtbaren Erscheinungen ist mangelhafte oder teilweise auch ganz ausbleibende Verkalkung während der Entwicklungszeit des Zahnes. Die von mehreren Autoren gemachte Beobachtung, daß an parathyreoidektomierten Ratten die Zähne ganz ähnliche Veränderungen aufweisen wie die „rachitischen Zähne", ist von Kranz und nach ihm von Bacherer als besondere Stütze ihrer Ansicht in Anspruch genommen worden, daß nämlich endokrine Störungen das Grundleiden darstellen. Insbesondere sollen von den innersekretorischen Drüsen die „branchiogenen", aus den Kiemenspalten hervorgehenden in Betracht kommen, also Thyreoidea, Parathyreoidea und Thymus; verbunden mit den Störungen sei Tetanie; die Rachitis als eine Erscheinung der Dysfunktion der Epithelkörperchen führe einerseits zu mangelhafter Kalkablagerung in Knochen und Dentin und andererseits zu Entwicklungshemmung der Schmelzbildung infolge mangelhafter Kalkzufuhr (Bacherer). Was die luetischen Zähne, die sog. Hutchinsonschen Zähne anlangt, so meint Kranz: „Bei den Fällen mit kongenitaler Lues wird wohl das syphilitische Virus, resp. die Spirochaete pallida die der Zahnmißbildung zugrunde liegenden inneren Drüsenstörungen verursachen, nicht aber eine lokal luetische Störung am Zahnkeim. Spirochäten wurden in keinem Zahnkeim gefunden." Das letzte ist wohl nicht ganz richtig, aber die allgemeine Meinung geht heute doch dahin, daß Schmelzhypoplasien bei angeborener Syphilis nicht der Ausdruck unmittelbarer lokaler, sondern der einer Allgemeinwirkung seien.

In etwas ähnlichem Sinne hat sich jüngst auch De Jonge Cóhen in einer Arbeit „Gebißreduktion im Lichte normaler und pathologischer Anatomie" geäußert. Als die beiden charakteristischen Stigmata für den Hutchinsonschen Zahn bezeichnet er a) Aplasie des mittleren Randtuberkels, b) Konvergenz der beiden approximalen Kronenflächen in inzisaler Richtung. Bei den innigen Beziehungen zwischen der Funktion des endokrinen Systems einerseits und der Form- und Strukturentwicklung des Zahnsystems andererseits, sowie bei der Vorliebe, die die Lues für die Organe mit innerer Sekretion hat, ist die Aplasie des mittleren Randtuberkels nicht schwer zu erklären. In Abb. 15 ist ein Schliff durch einen Hutchinson-Zahn (r. o. Incisivus) abgebildet. Der Schliff ist in bukkopalatinaler Richtung mitten durch den mittleren aplastischen Teil durchgeführt und zeigt, wie geringfügig im allgemeinen der histologische Befund an Hutchinson-Zähnen ist und wie wenig Abweichungen von den sonstigen Hypoplasien bestehen.

Für uns im Vordergrunde steht jedenfalls die Rachitis; aber auch „das Verhalten der Tetanie oder anderer Erkrankungen zu den Schmelzhypoplasien ist nur vom Standpunkt ihres Verhältnisses zum Kalkstoffwechsel zu erklären" (Gottlieb). Der Einfluß der Rachitis auf die Zahnentwicklung wird verständlich, wenn wir uns das Wesen der

Erkrankung vergegenwärtigen: auf der einen Seite eine Verminderung der Verkalkungs-
prozesse, auf der anderen Seite eine Steigerung des Wachstums (Siegmund und Weber)!
Wie sich nun im einzelnen die Wirkung auf den Zahnkeim gestaltet, das hat Gottlieb
in einer Arbeit über „Schmelzhypoplasien und Rachitis" an Hand histologischer Bilder
von menschlichen Feten gezeigt: Auch nach dem Einsetzen der Krankheit wird zunächst
noch Schmelz von den Ameloplasten angelegt, die Verkalkung bleibt aber aus; infolgedessen fehlt der neugebildeten Substanz die Versteifung und sie bricht
schließlich ein. Allmählich gelangen aber auch die Ameloplasten an das Ende ihrer
Leistungsfähigkeit, sie degenerieren und können zusammen mit der mangelhaft oder

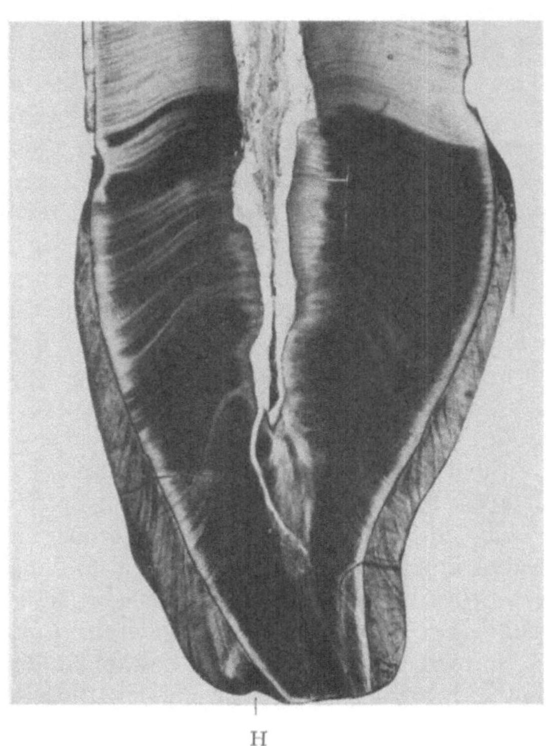

Abb. 15. Oberer 1. Schneidezahn. Hutchinson-Zahn.
Schliff, ungefärbt. Übersichtsbild. H Hypoplasie. (Optik: Winkel Luminar 70 mm.)

gar nicht verkalkten Grundsubstanz einbrechen. Beim Dentin wird die Dentinoidbildung
nach Aufhören der Verkalkung noch eine Zeitlang fortgesetzt; wird das Dentinoid aber
nicht verkalkt, dann hört die Differenzierung in Odontoplasten und damit weiterhin
auch die Dentinneubildung auf. Die Produktion seitens der Schmelzbildner geht über
dieses Stadium hinaus; das Schmelzepithel wird im Verhältnis zur Unterlage zu groß,
hebt sich ab und legt sich in Falten; an solchen Stellen fehlt dann am durchgebrochenen
Zahn ebenso der Schmelz wie da, wo das unverkalkte Prismengerüst eingestürzt ist.
Fleischmann hat hinsichtlich der Erscheinungen am Dentin bei Rachitis folgendes
beobachtet: Die Verkalkung hält sozusagen mit der Dentinbildung nicht Schritt, woraus
eine Verbreiterung der unverkalkten Zone resultiert, und zwar am stärksten dort, wo das
stärkste Wachstum des Zahnes stattfindet; da das Längenwachstum das Dickenwachs-
tum bei weitem übertrifft, so machen sich die Störungen hier auch viel bemerkbarer
und die Länge desjenigen Teiles der Spitze, der keine Kalksalze enthält, kann die normal
verkalkte Länge dieses Teiles um ein Vielfaches übertreffen. Ein zweites, nicht so

konstantes Symptom der Rachitis am Dentin ist, daß die Kalkkugeln kleiner sind und ihre Ablagerung nicht so dicht erfolgt; es entstehen daher reichlichere und kleinere unverkalkte Zwischenräume zwischen den Kalkkugeln. Erwähnt sei schließlich noch, daß von W. Bauer bei rachitischen Hunden auch am Zahnzement gewisse Veränderungen beobachtet wurden.

Soviel aus der Literatur über die Entstehung der Hypoplasien. Wie man sich die mehrfach erwähnte Ablösung des inneren Schmelzepithels, d. h. die Ameloplastenschicht, von der Unterlage vorzustellen hat, zeigt in einem Anfangsstadium

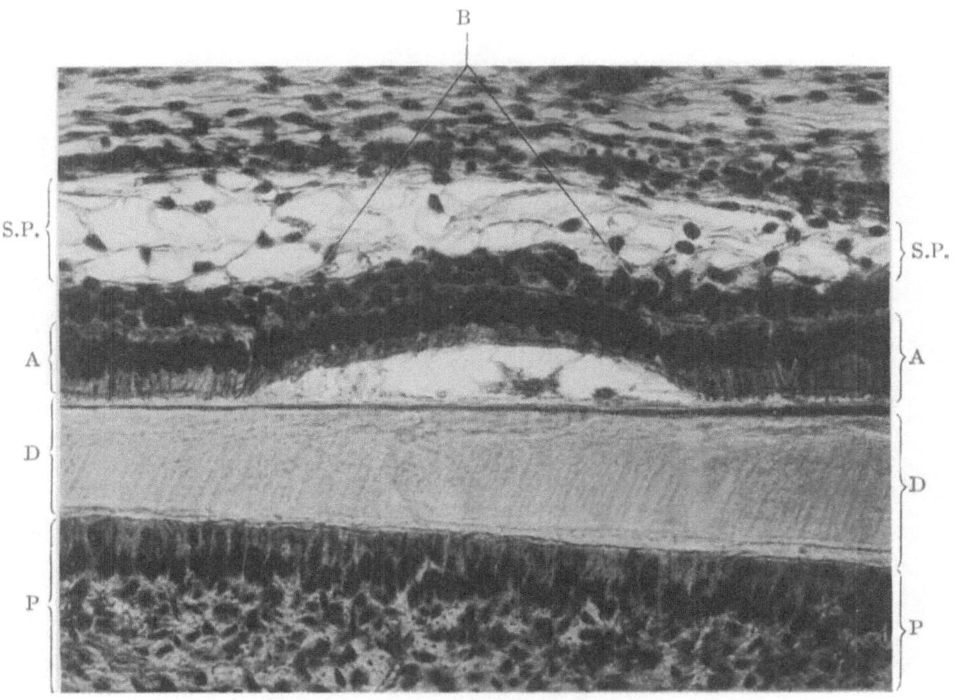

Abb. 16. Zahnkeim. Katze.

Karminfärbung. Mittlere Vergr. Blasige Abhebung der Ameloplastenschicht (A). Die Ameloplasten sind an der Abhebungsstelle (B) mehr flach als seitwärts davon. S.P. Schmelzpulpa. D Dentin. P Pulpa.
(Optik: Winkel Achrom. 6 mm, Kompl. Ok. 4.)

Abb. 16. Das Präparat stammt von einer Katze; ringförmig ging die Ablösung um die ganze Krone herum. Auf einer sehr breiten Schicht von Prädentin liegt eine dünne Lage Schmelz; von diesem hat sich die Ameloplastenschicht in der Mitte blasenförmig abgehoben; die losgelösten Ameloplasten zeigen starke Verkürzung des Zelleibes, unscharfe Konturen desselben und pyknotische Kerne, während die Ameloplasten, die rechts und links mit dem feinen Schmelzstrich in Verbindung stehen, ohne Besonderheit sind. In dem durch die Ablösung entstandenen Raum finden sich degenerierte, desquamierte Epithelzellen (zwei sind im Bilde sichtbar) sowie wirr verlaufende, langausgezogene Prismenansätze. Betrachten wir nun die Bilder, wie sie uns im Mikroskop am durchgebrochenen „rachitischen" Zahn entgegentreten, so bestätigt schon eine schwache Vergrößerung — Abb. 17 — die Richtigkeit der Fleischmannschen Beobachtungen. Fast jeder der durch Einstürzen unverkalkt gebliebener Prismen entstandenen Einsenkungen in der Schmelzoberfläche entspricht eine breite Zone äußerst zahlreicher Interglobularbezirke im Dentin. Die

Beziehungen sind so auffallend, daß über den genetischen Zusammenhang kein Zweifel aufkommen kann. Makroskopisch war in diesem Falle eine starke, etwas ungleiche Wellung der Schmelzoberfläche zu sehen. Auch auf dem nächsten Bilde, Abb. 18, von einem anderen Schliffe stammend, treten wieder die zahlreichen Interglobularbezirke in Erscheinung. Das Bild stellt eine stärkere Vergrößerung von einer hypoplastischen Furche dar. Unmittelbar dem Dentin aufliegend zieht eine nach oben zu sich allmählich verbreiternde Lage von normal aussehendem Schmelz. Die äußere Grenze dieser Lage entspricht dem Zeitpunkt, von dem ab die Störung in der Verkalkung sich geltend machte.

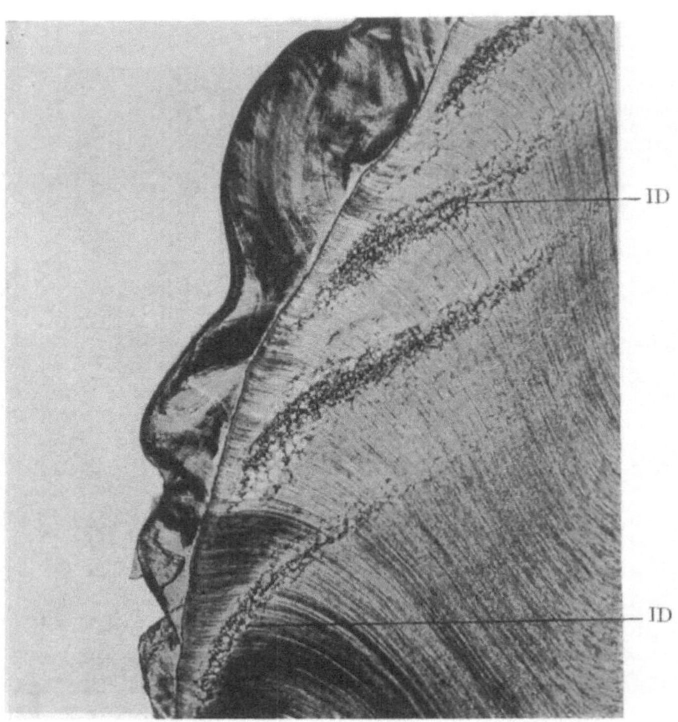

Abb. 17. Oberer 1. Schneidezahn.
Schmelzhypoplasie. Schliff ungefärbt. Ganz schwache Vergr. Entsprechend den Schmelzhypoplasien Reihen von minderverkalktem Interglobulardentin (ID). (Optik: Winkel Achrom. 40 mm, Kompl. Ok. 2.)

Der dreieckige Bezirk, der in der Mitte des Bildes dem normalen Schmelz aufliegt und im Vergleich zu dem unteren Schmelzabschnitt nur geringe Höhe hat, ist folgendermaßen zu deuten: zum Teil ist hier die Schmelzanlage überhaupt nicht verkalkt gewesen und infolgedessen verloren gegangen — daher die geringe Höhe; zum Teil ist sie, wenn auch sehr mangelhaft, doch insoweit verkalkt gewesen, daß der Schmelz in minderwertiger Form erhalten blieb — daher die zahlreichen dunklen Flecke in dem Bezirk, die die dunkle Farbe durch Eindringen von Luft in die kalkfreien Stellen beim trockenen Schliff erhielten. Im weiteren Verlauf der Entwicklung haben sich die Verkalkungsverhältnisse wieder gebessert, so daß nun wieder eine breitere Schmelzlage entstehen konnte; doch beweisen die zahlreichen Retziusstreifen und die dunklen Flecke, daß auch hier zunächst die Verkalkung noch nicht völlig normal war. (Weiteres über die Retziusstreifen s. S. 89 ff.)

Ist nach einer längeren Pause in der Verkalkung wieder neuer, existenzfähiger Schmelz gebildet worden, so haben die ersten Lagen neuer Prismen immer die Tendenz, sich nach der Kronenspitze zu gegen den älteren Schmelz hin umzubiegen, gewissermaßen als suchten sie für die freien Prismenenden hier einen Halt; so ist auch die Abrundung der rachitischen Schmelzwülste zu erklären. Diese Umbiegung und Anlehnung an den älteren Schmelz ist in Abb. 19 veranschaulicht. Die Prismen beschreiben auf der unteren Schmelzlage einen regelrechten Bogen. Wie mangelhaft hier der neugebildete Schmelz noch lange Zeit verkalkt wurde, ist sehr gut an der **eigentümlich krümeligen Beschaffenheit und der Undeutlichkeit der Prismenkonturen** zu ersehen. Abb. 20 bringt eine stärkere Vergrößerung eines solchen Bezirkes. Man erkennt, daß es sich nicht um eine fortlaufende gleichmäßige Verkalkung handelte,

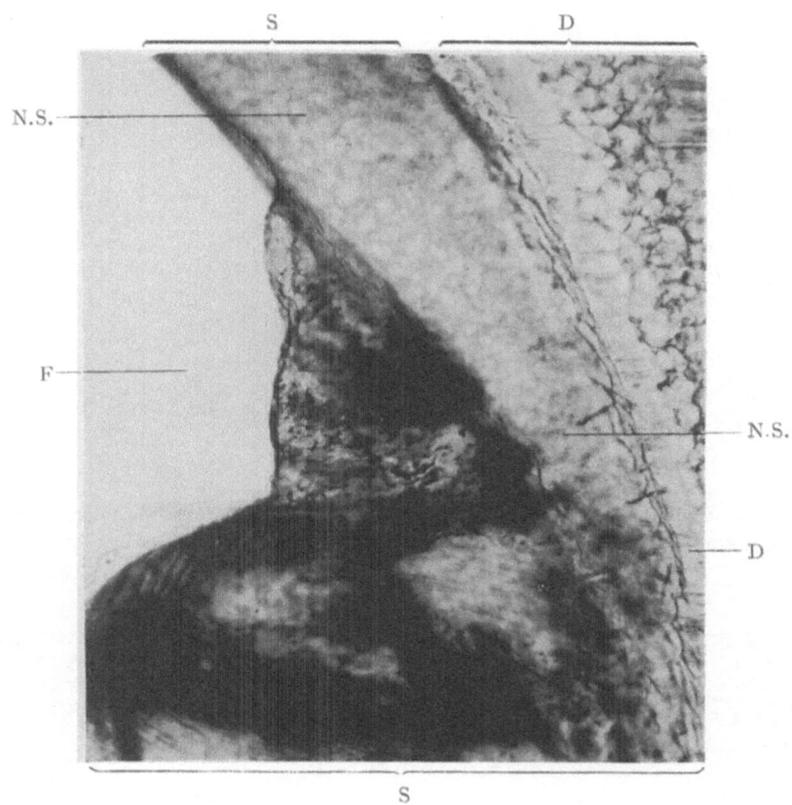

Abb. 18. Unterer 1. Molar.

Schmelzhypoplasie. Stärkere Vergr. aus einer hypoplastischen Furche (F). N.S. normal aussehender Schmelz.
Die dunklen unregelmäßigen Flecken sind Stellen mangelhafter Verkalkung. D Dentin.
(Optik: Winkel Achrom. 16 mm, Kompl. Ok. 2.)

sondern, daß der Kalk in krümeliger und scholliger Form niedergeschlagen wurde; die Prismenquerstreifung erscheint noch als relativ günstige Form.

Werden, wie wir gehört haben, bei Krankheiten mit allgemeiner Dysfunktion des Kalkstoffwechsels, vor allem bei der Rachitis, sowohl die Schmelz- wie die Dentin-Anlage betroffen, so ist bei der **Osteogenesis imperfecta** die Dentinanlage beim Zahnkeim der allein geschädigte Teil. Die Berechtigung, die Osteogenesis imperfecta gleich hier anzureihen, ergibt sich aus der Auffassung von K. H. Bauer, daß bei bestimmten Systemerkrankungen der mesenchymalen Gewebsreihe, zu denen er die Osteogenesis imperfecta rechnet, nicht nur das Testsystem — in unserem Fall das Zahnsystem — sondern auch die übrigen Gewebssysteme mitbetroffen werden. Nach der Definition von Bauer ist nämlich die Osteogenesis imperfecta eine Systemerkrankung sämtlicher Stützgewebe, die sich in einer Dysfunktion aller Grundsubstanz liefernden Zellelemente

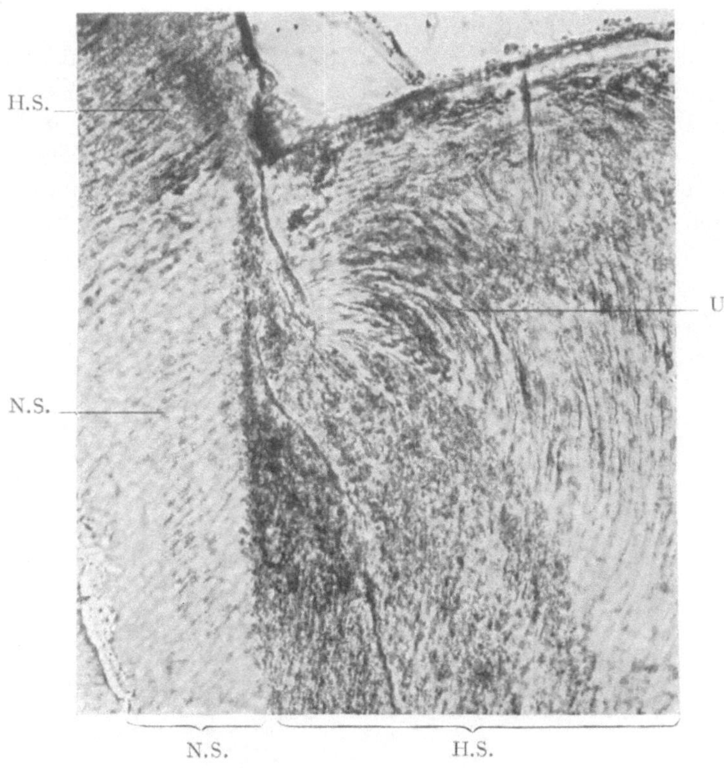

Abb. 19. Oberer 1. Schneidezahn.
Schmelzhypoplasie. Schliff ungefärbt. Schwache Vergr. Umbiegung (U) der Schmelzprismen in einer Hypoplasie.
N.S. normaler Schmelz. H.S. hypoplastischer Schmelz mit krümeliger Zeichnung.
(Optik: Winkel Achrom 12,6 mm, Kompl. Ok. 4.)

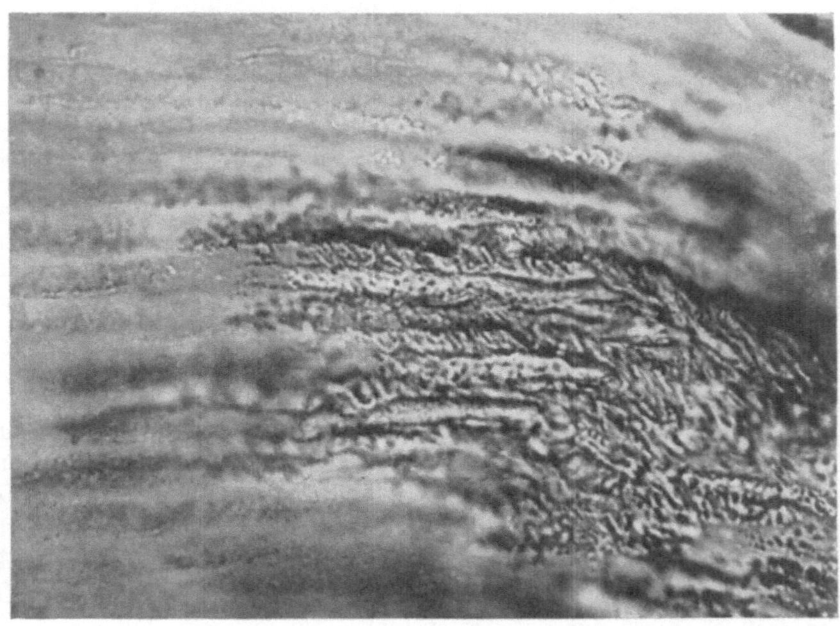

Abb. 20. Oberer 1. Schneidezahn.
Schmelzhypoplasie. Schliff ungefärbt. Sehr starke Vergr. aus einer Partie krümeliger Verkalkung (Abb. 19).
(Optik: Winkel Fluor. 1,4 mm, Kompl. Ok. 4.)

äußert. M. Biebl glaubt der Ansicht von Bauer nicht zustimmen zu können, er neigt mehr der Intoxikationstheorie zu, die eine periodische, speziell auf die Schädigung der gesund angelegten knochenbildenden Elemente abgestimmte Wirkung annimmt.

Sind auch die Meinungen über das Wesen der Osteogenesis imperfecta geteilt, so decken sich doch die Beobachtungen der beiden Autoren über die Erscheinungen am Zahnkeim in allen Hauptpunkten. Beide stellen fest, daß die Schmelzzellen und die Schmelzbildung unberührt bleiben, daß dagegen um so schärfer die

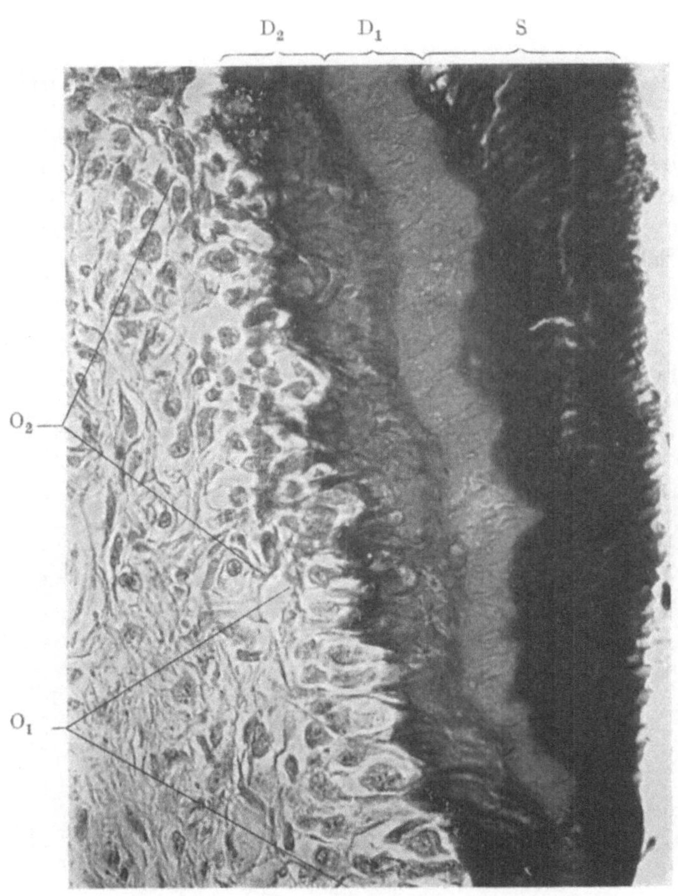

Abb. 21. Osteogenesis imperfecta. Zahnkeim.

v. Giesonfärbung. Mittlere Vergr. S Schmelz. D_1 regelmäßiges Dentin. D_2 unregelmäßig krümelig-scholliges Dentin. Bei O_1 mehr regelmäßige Odontoplasten. Bei O_2 Odontoplasten als unregelmäßige Gebilde in Haufen zusammenliegend. (Optik: Winkel Achrom. 6 mm, Kompl. Ok. 4.)

Schädigungen der Odontoplasten und der Dentinanlage hervortreten. Die Pulpa läßt bei einem Mangel an größeren Gefäßen eine Vermehrung von kleinen Kapillaren und Zellen erkennen, unter den letzteren sind besonders Lymphozyten und Plasmazellen zu erwähnen; das krankhafte Dentin weist eine unvollkommene und völlig ungeordnete Verkalkung auf, die an ein Gittergeflecht erinnert; in den Maschen des Geflechtes sind sehr oft Zellen eingeschlossen.

Der Freundlichkeit von Herrn Dr. Biebl verdanken wir ein Zahnpräparat von Osteogenesis imperfecta, dem Abb. 21 entnommen ist. Das Bild ist deswegen besonders instruktiv, weil es im unteren Abschnitt zugleich auch die beginnende Rückkehr zu normalen Verhältnissen wiedergibt. Unmittelbar unter dem Schmelz liegt eine Schicht normal angelegten Dentins, die zum Vergleiche heranzuziehen wäre. An Hand dieses Bildes lassen sich leicht die Beobachtungen verfolgen, die Bauer an den Zahnkeimen gemacht hat. Die Odontoplasten sind nicht mehr regelmäßig in Reih und Glied angeordnet, sondern liegen in wirren, dichten Haufen; auch die Zellformen zeigen alle erdenklichen Variationen; die scharfe Saumabsetzung gegen das Dentin bleibt aus, die Grenze verläuft vielmehr unregelmäßig bucklig; die Odontoplastenfortsätze fehlen und damit die Kanalisierung des Dentins; so entsteht eine krümelig-schollige, zum Teil auch unregelmäßig faserige, grobkörnige, fleckförmig gefärbte Masse, die nach der Spitze zu zahlreiche Zelleinschlüsse enthält.

2. Örtlich begrenzte Leiden als Ursache.

Die bisher besprochenen Krankheiten haben das gemeinsam, daß sie an allen Zahnanlagen des betreffenden Individuums sich geltend machen, soweit die Zahnkeime zur Zeit des Leidens im Stadium der Verkalkung standen. Daher kommt es, daß nach überstandener Rachitis die gleichnamigen Zähne der rechten und der linken Seite eine Hypoplasie aufweisen, die den gleichen Umfang hat. Ganz

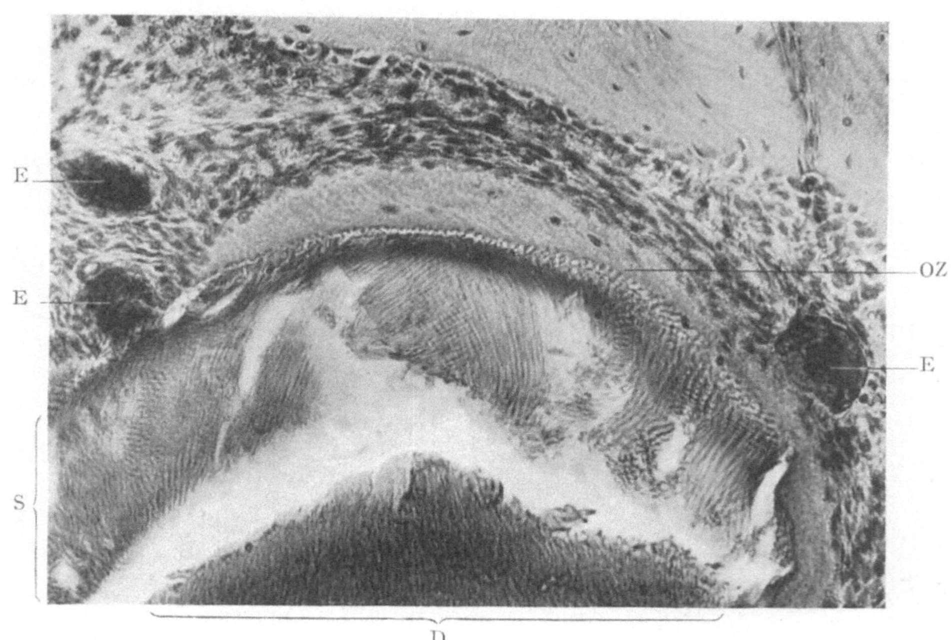

Abb. 22. Künstliche Zahnkeimschädigung. Katze.

Hämatox.-Eosinfärbung. Mittlere Vergr. D regelmäßiges Dentin. S regelmäßiger Schmelz. Der Schmelz geht über in eine dünne Lage Osteozement (OZ). E Reste des Schmelzepithels in Verkalkung begriffen. (Optik: Winkel Achrom. 6 mm, Kompl. Ok. 2.)

anders liegen die Dinge, wenn ein örtlich begrenztes Leiden zur Störung in der Zahnentwicklung führte. Haben z. B. in einem Munde alle anderen Zähne eine normal geformte Schmelzdecke und nur ein einzelner Prämolar zeigt Schmelzhypoplasien, so kann dafür nicht eine der besprochenen Allgemeinerkrankungen als Erklärung in Betracht kommen, wir müssen vielmehr die Ursache in einem rein örtlichen Prozeß suchen, der gerade diesen Prämolarenkeim betroffen hatte. Von solchen örtlichen Prozessen sind es hauptsächlich zwei, die hier besprochen werden müssen: die **infektiöse Entzündung** und das Trauma.

Die weitaus häufigste Ursache für eine vereinzelte Entwicklungsstörung an einem bleibenden Zahn ist die eitrige Wurzelhautentzündung am Vorgänger des betreffenden Zahnes im Milchgebiß. Namentlich der Prämolar weist viel öfter, als dies allgemein angenommen wird, derartige Spuren auf; es ist das auch nicht weiter verwunderlich, wenn man bedenkt, welche Rolle die Milchmolaren in der Periodontitisstatistik spielen. Turner war wohl der erste, der die Einzelhypoplasie an Prämolaren beschrieben und richtig gedeutet hat, doch hat merkwürdigerweise seine Arbeit später nicht die ihr gebührende Achtung gefunden. Gewöhnlich kann man geradezu von der Prämolarenkrone ablesen, an welcher Wurzel des Milchmolaren sich

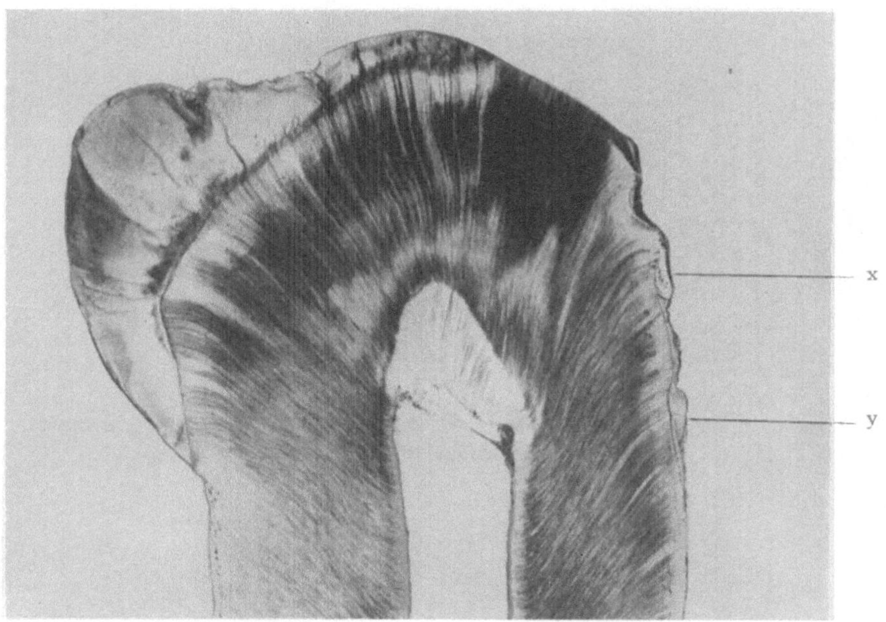

Abb. 23. Unterer 1. Prämolar.
„Turnerzahn". Schliff ungefärbt. Übersichtsbild. Auf der linken Seite normaler Schmelz. Auf der rechten Seite ist nur bei y eine dünne Lage Schmelz vorhanden, bei x finden wir statt Schmelz Zement. (Optik: Winkel Luminar 26 mm.)

die eitrige Periodontitis abgespielt hat, da nur der dem Entzündungsherd zugewendete Abschnitt der Schmelzanlage gestört wird, während an den übrigen Abschnitten der Krone die normale Schmelzentwicklung unbehindert vor sich gehen kann. Schon darin liegt ein Unterschied gegenüber den Hypoplasien auf rachitischer Basis. Ein weiterer Unterschied besteht darin, daß die Entwicklungsstörung bei den sog. Turnerzähnen (nach dem erwähnten Autor genannt) im allgemeinen nur den Schmelz betrifft, während die Verkalkung des Zahnbeines unberührt bleibt. Aber auch histologisch bestehen bemerkenswerte Abweichungen, zu deren Verständnis wir uns folgendes klar machen müssen: bei der Rachitis bleibt der Schmelzkeim als solcher zunächst noch intakt, die Prismenbildung geht sogar anfänglich noch weiter, nur die Verkalkung bleibt aus; erst später degenerieren die Ameloplasten oder sie heben sich in Falten ab; bei der eitrigen Wurzelhautentzündung des Milchmolaren dagegen wird nacheinander das Zahnsäckchen, dann das äußere Schmelzepithel und die Schmelzpulpa und schließlich das Stratum intermedium und die Ameloplastenreihe einbezogen, ja selbst bereits angelegter Schmelz kann durch den Prozeß vernichtet werden. Darum ist für den „Turner-Zahn" auch typisch das flächenhafte Fehlen des

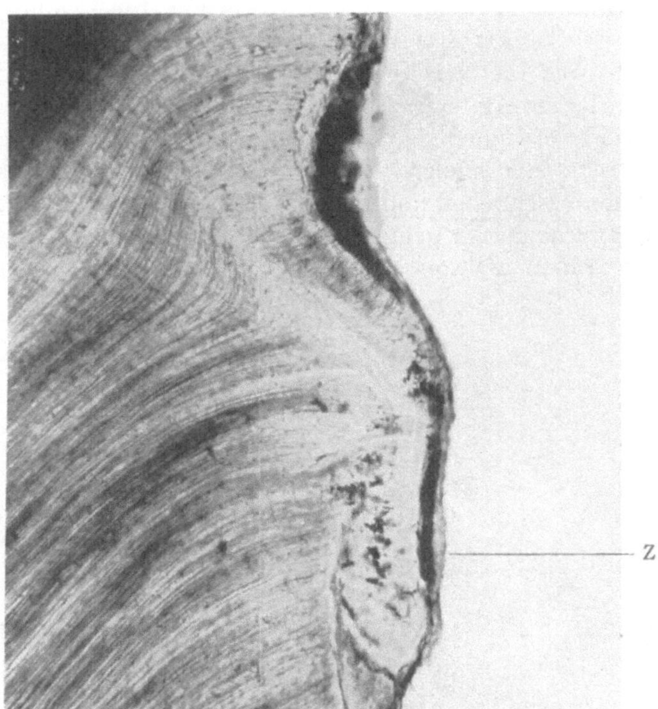

Abb. 24. Stelle x aus Abb. 23 bei stärkerer Vergr.
Man sieht jetzt bei Z die Zementauflage, die oberhalb Z mehr homogen erscheint.
(Optik: Winkel Achrom. 16 mm, Kompl. Ok. 2.)

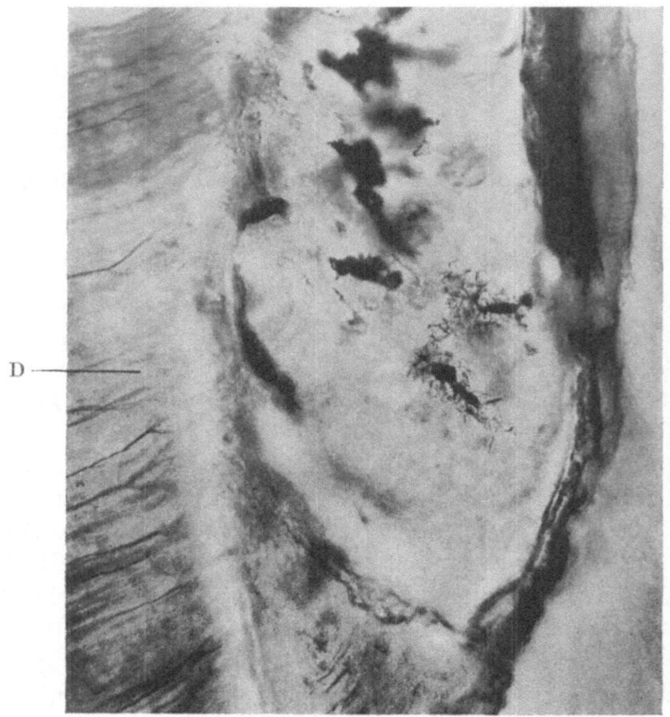

Abb. 25. Stelle Z aus Abb. 24 bei stärkerer Vergr.
Die Zementkörperchen in der Zementlage sind jetzt einwandfrei zu erkennen. D Dentin.
(Optik: Winkel Achrom. 6 mm. Kompl. Ok. 4.)

Schmelzes. Und etwas anderes müssen wir noch bedenken: bei dem rachitischen Schmelz stürzen schließlich die unverkalkten Prismen ein und es entsteht ein Grübchen, eine Furche usw. oder die Prismen werden wenigstens mangelhaft verkalkt und persistieren als minderwertiger Schmelz; stets spielt sich aber der Prozeß innerhalb eines von der Krankheit nicht veränderten Zahnsäckchens ab; kommt dagegen die eitrige Entzündung durch Verlust des betreffenden Milchzahnes zur Ausheilung, dann muß auch e i n e   u m f a n g r e i c h e   Regeneration   i m   B e r e i c h e   d e s   z e r s t ö r t e n   Z a h n s ä c k c h e n s   e i n s e t z e n.   Diese Regeneration kann natürlich sich nicht auf die Schmelzanlage er-

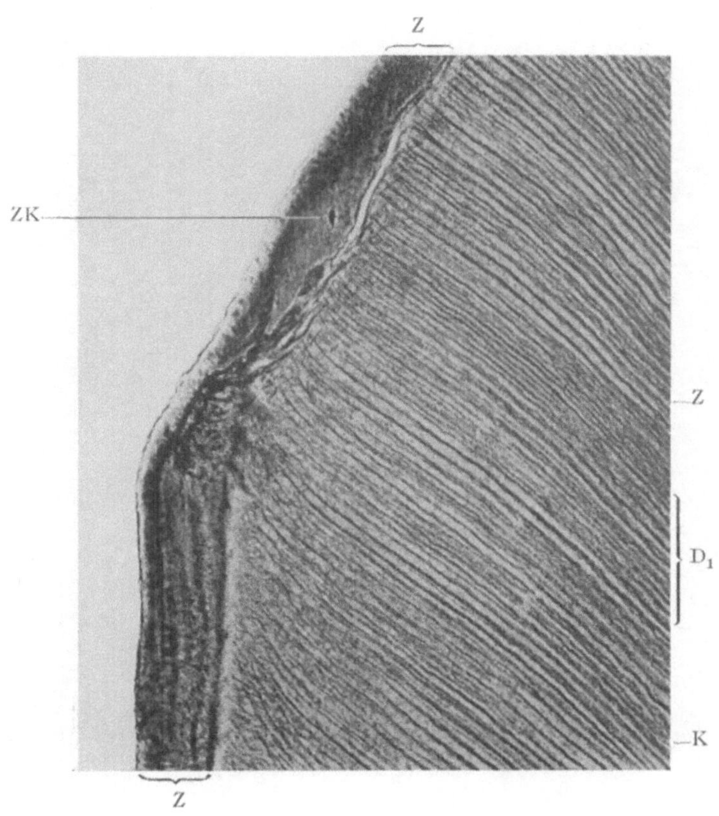

Abb. 26.   Unterer 2. Prämolar. „Turnerzahn".

Schmorlfärbung.   Mittlere Vergr.   An der Aproximalseite und auf der Kaufläche der Krone Zement (Z).
Bei ZK ist ein Zementkörperchen zu sehen. (Optik: Winkel Achrom. 6 mm, Kompl. Ok. 4.)

strecken, wohl aber w i r d   e i n   G e w e b e   g e b i l d e t,   d a s   e i n e   A r t   Z e m e n t   z u   l i e f e r n   i m s t a n d e   i s t.   So kann es nicht weiter überraschen, wenn die Krone des bleibenden Zahnes an Stelle des verlorengegangenen Schmelzes vielfach eine Auflagerung von atypischem Zement aufweist.

Es bereitet keine allzu großen Schwierigkeiten, ähnliche Verhältnisse experimentell zu schaffen; dadurch sind wir wenigstens in der Lage, am Tierpräparat uns über den Situs zu orientieren. Auch das folgende Bild, Abb. 22, stammt von einer solchen Tierversuchserie, die A. U n g l a u b e auf meine Veranlassung hin gemacht hat. Mustert man das Bild in der Richtung von unten nach oben, so haben wir zunächst das normale Dentin vor uns, leider losgerissen (bei der Präparation) einen sehr regelmäßig gebauten Schmelz, der für die sonstige Entwicklung des Keimes nur zu schmal erscheint; er geht ohne weiteres über in eine Lage Osteozement mit spärlichen großen Zementzellen; an diese schließt sich ein sehr zellreiches Bindegewebe an, das nach der anderen Seite hin in lebhafter Knochenbildung begriffen ist. Von einer Schmelzepithellage ist nichts zu sehen, nur einige, in Verkalkung begriffene Epithelzellkonglomerate bestehen noch als letzter Rest des Schmelzkeimes.

Sehen wir uns nun nach diesen histogenetischen Ausführungen das Bild an, wie es ein durchgebrochener „Turner-Zahn" bietet! Abb. 23 stellt den Schliff durch einen solchen Prämolaren dar. Die linke Seite der Krone zeigt einen normal breiten Schmelz-

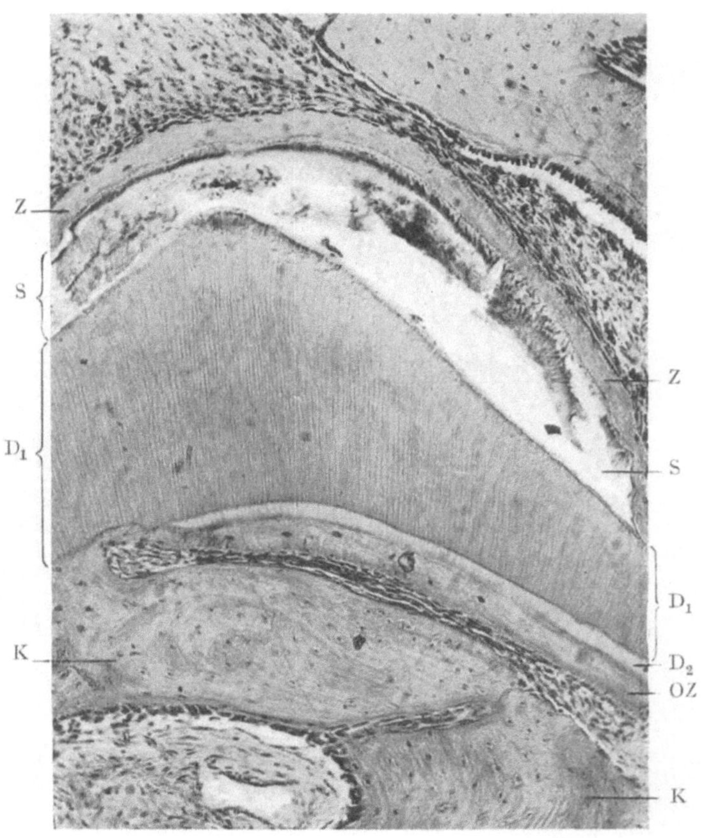

Abb. 27. Künstliche Zahnkeimschädigung. Katze.
Hämatox.-Eosinfärbung. Schwache Vergr. Z Zementhaube auf Schmelz. Schmelz (S) nur noch in wenigen organischen Resten vorhanden. D₁ normales Dentin. D₂ Dentinoid. OZ Osteozement. K Knochen.
(Optik: Winkel Achrom. 12,6 mm, Kompl. Ok. 2.)

belag, der jetzt kariös geworden ist; die rechte Seite dagegen weist nur am Zahnhals eine kleine Schmelzzone auf, im übrigen ist sie von Schmelz völlig entblößt. Eine stärkere Vergrößerung aus dem Übergang von der Approximalseite in die Kaufläche (Abb. 24) belehrt, daß an Stelle des Schmelzes eine dünne Zementlage getreten ist, die teils — im Bilde links — homogen erscheint, teils Zelleinschlüsse enthält. Eine weitere stärkere Vergrößerung von dieser letzten Partie (Abb. 25) zeigt Zementhöhlen mit sehr zahlreichen, etwas atypisch verlaufenden Kanälchen. Abb. 25 gibt zugleich eine Vorstellung von der innigen Verbindung, welche die neu apponierte Masse mit dem darunter liegenden Dentin eingeht. Soweit Schmelz gebildet ist, erscheint er normal strukturiert und war wohl auch vor der Oberflächenkaries durchweg gut verkalkt.

Von einem anderen Prämolaren, der ebenfalls infolge eitriger Periodontitis an seinem Vorgänger im Milchgebiß zu mangelhafter Schmelzentwicklung gekommen war, stammt Abb. 26. Es ist gerade der Winkel festgehalten, der von Approximalfläche der Krone und Kaufläche an der kranken Seite gebildet wird. Das Bild wurde deshalb noch aufgenommen, weil hier der Zementersatz für den Schmelz in besonders schöner Weise ausgeprägt ist. Vom Kauflächenrand gegen den Zahnhals zu trägt die Auflagerung fast ganz den Typus des zellfreien, fibrillären Zementes in mehreren Schichten, wie wir sie an jeder Wurzel, ein Stück weit apikalwärts vom Zahnhals entfernt, zu sehen gewohnt sind. Am Scheitel des Winkels ist die Zeichnung etwas unregelmäßiger, um dann nach

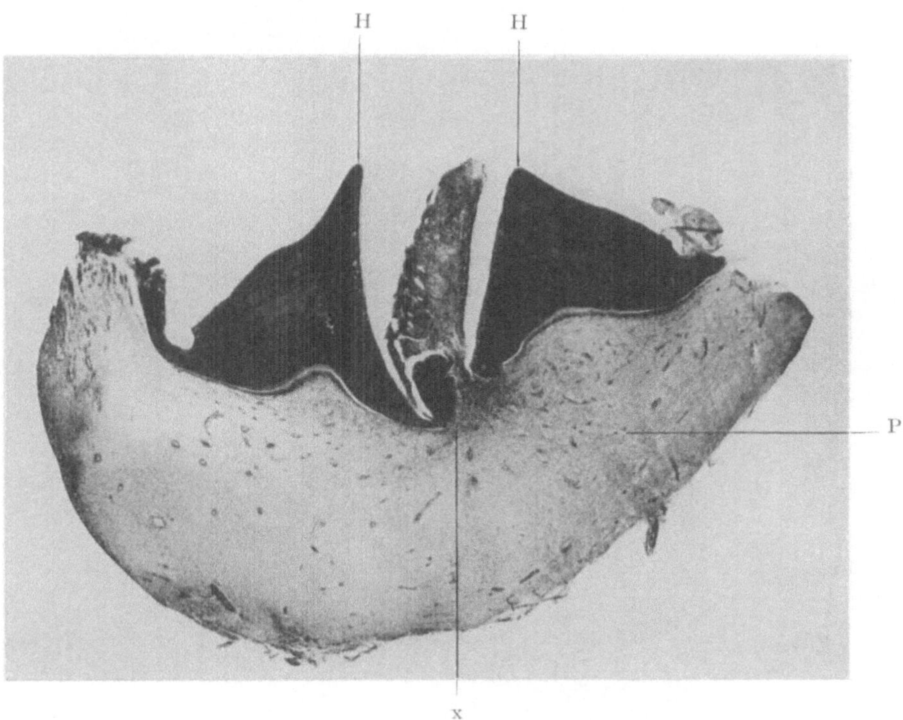

Abb. 28. Sequestrierter Keim des unteren 1. Prämolaren.
Hämatox.-Eosinfärbung. Übersichtsbild. P Papille. Man erkennt die beiden Kronenhöcker (H) des „Bikuspidaten". Am Boden der Fissur hat sich Granulationsgewebe bei x emporgeschoben.
(Optik: Winkel Luminar 26 mm.)

der Höckerspitze zu wieder regelmäßigere Form anzunehmen, diesmal aber mit einzelnen Zelleinschlüssen.

Nun muß man aber auch mit der Möglichkeit rechnen, daß die schädigende Wirkung der Entzündung sich nicht nur auf Zahnsäckchen und Schmelzanlage beschränkt, sondern daß auch die Zahnpapille selbst mit einbezogen wird. Ganz besonders werden wir damit in den Fällen zu rechnen haben, wo an Stelle einer umschriebenen eitrigen Periodontitis eine Kieferosteomyelitis vorliegt. Im günstigen Falle wird sich nun auch am Dentinkeim wiederholen, was bereits für den Schmelzkeim geschildert wurde: nach Abheilung der Entzündung an Stelle der dentinbildenden Pulpa ein zementbildendes Gewebe; den Namen Zement verdient die neu apponierte Masse allerdings nur deshalb, weil sie dem Dentin aufgelagert ist. Im übrigen unterscheidet sie sich nicht vom umgebenden ebenfalls neugebildeten Knochen, mit dem sie auch meist fest verbunden ist; damit ist der Keim dauernd im Kiefer fixiert. Abb. 27, ebenfalls von einem der

Tierversuche Unglaubes stammend, illustriert deutlich das Gesagte. Der Schmelz ist bei der Entkalkung leider großenteils ausgefallen; man sieht aber, wie auch hier wieder alles verschwunden ist, was an die Schmelzpulpa erinnerte und wie dem zur Zeit der Erkrankung fertig entwickelten Schmelz eine gleichmäßige Zementhaube aufgelagert ist. Unterhalb des Schmelzes liegt ein völlig normal gezeichnetes Dentinscherbchen, an dessen unterem Rande rechts auch noch eine Zone Dentinoids zu erkennen ist. Dann aber

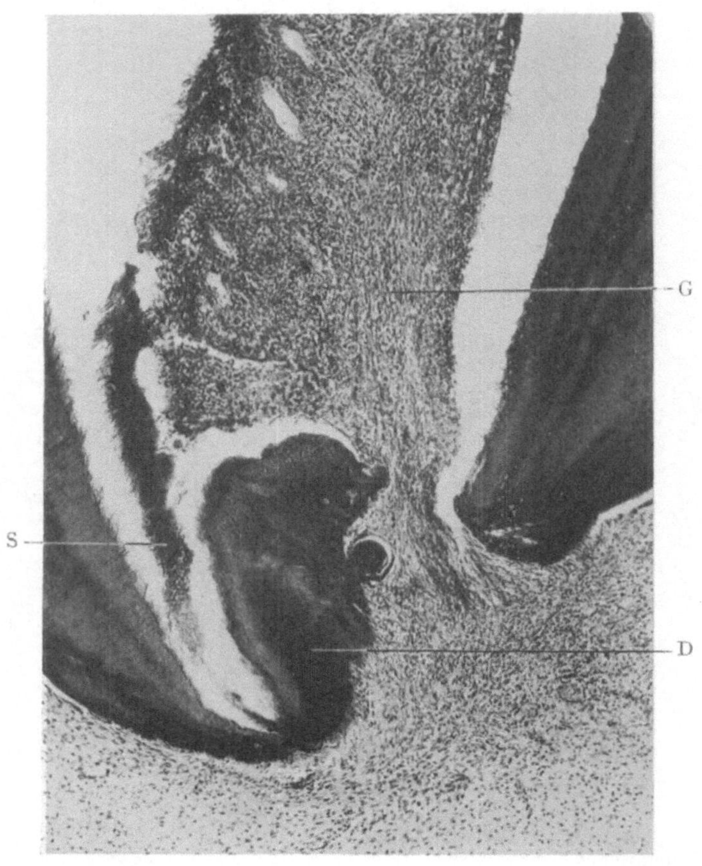

Abb. 29. Sequestierter Zahnkeim. Stärkere Vergr. der Stelle x aus Abb. 28.
Das Granulationsgewebe G, das von der Papille aus emporgewachsen ist. D Atypisches Dentin ohne normale Dentinstruktur. S Schmelzreste, bei der Entkalkung erhalten geblieben. (Optik: Winkel Achrom. 25 mm, Kompl. Ok. 4.)

folgt, fest mit dem Dentin verbunden, eine Schicht Osteozement, deren Übergang in den Knochen ja auch leicht im Bilde verfolgt werden kann.

Es stellt sich also als relativ günstiger Ausgang dieser komplizierteren Entwicklungsstörung dar ein Stehenbleiben auf der Entwicklungsstufe, wie sie bei Beginn der Entzündung bestand. Im ungünstigen Falle dagegen kommt es zur Nekrose und Ausstoßung des Keimes. Ein solcher sequestrierter Keim ist in Abb. 28 bei schwacher Vergrößerung abgebildet; er lag als frei bewegliches Gebilde in einem osteomyelitischen Herde im Unterkiefer eines vierjährigen Mädchens und ist ein rechter unterer Prämolarenkeim. Bei der Entkalkung ging der vorhandene Schmelz größtenteils verloren. Interessant sind nun die Veränderungen, die der Keim im Laufe der Entzündung vor der Sequestrierung durchmachte. Am besten hat sich die Zahnpapille gehalten; wir sehen streckenweise noch eine sehr gut erhaltene Odontoplastenschicht unter einer dentinoiden Zone liegen. Am schwersten ist der Schmelzkeim betroffen worden, der ganz einem von zahlreichen polynukleären Leukozyten durchsetzten Granulationsgewebe weichen mußte. Es kam ferner zum Durchbruch an der dünnsten Stelle des Scherbchens, d. h. an der Verbindungsbrücke zwischen den beiden Höckeranlagen (Abb. 29). Was sich hier an der Durchbruchsstelle als Dentin findet, zeigt schon eine sehr atypische, an Kanälchen arme Struktur, muß also entstanden sein, nachdem die Entzündung bereits vorhanden war. In Abb. 30, einer stärkeren Vergrößerung, sieht man Dentin-An- und Abbau, Schmelzreste, Granulationsgewebe im wirren Durcheinander.

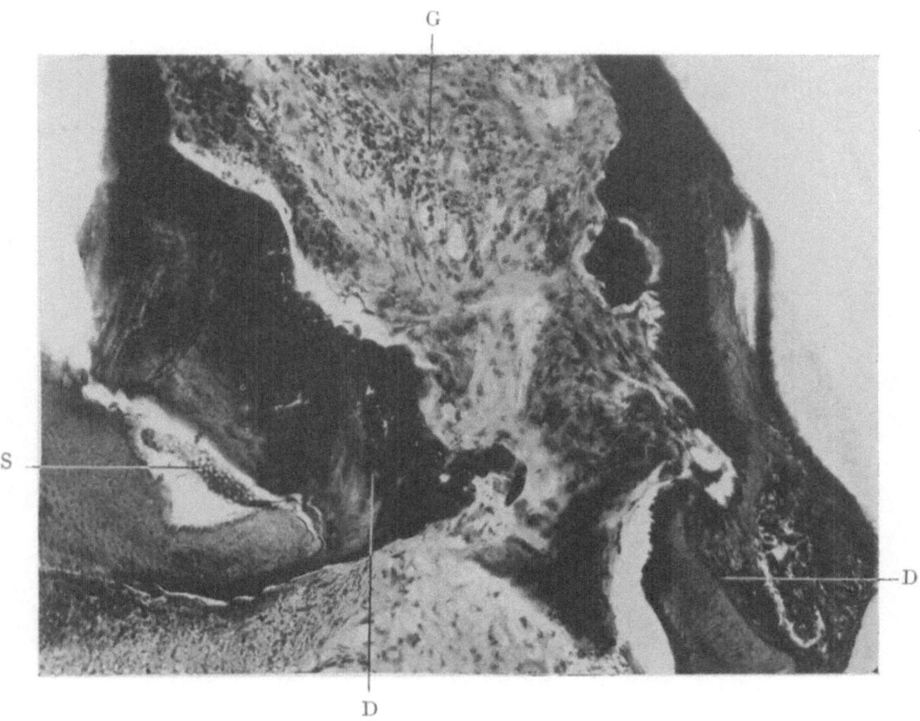

Abb. 30. Sequestierter Zahnkeim. Stärkere Vergr. aus einem anderen Schnitt der Stelle x Abb. 28.
Schmelzreste (S), unregelmäßiges Dentin (D), Granulationsgewebe G.
(Optik: Winkel Achrom 12,6 mm, Kompl. Ok. 4.)

Bei Säuglingen kommt mitunter die Ausstoßung von Zahnkeimen (der ersten Dentition) in größerer Zahl vor; früher glaubte man, daß es sich bei dieser Folliculitis expulsiva um eine besondere Krankheit handele, während man sie jetzt als Zeichen von Osteomyelitis des Kiefers bewertet.

Die zweite, häufige Ursache für Entwicklungsstörungen am Zahnkeim ist mit dem **Trauma** gegeben. Nun kann dieses in seiner Art und Intensität ebenso verschieden sein wie der Zeitpunkt, zu dem der werdende Zahn getroffen wird. Dementsprechend wird sich auch der Befund am Zahne außerordentlich verschieden gestalten und es verbietet sich von selbst, hier alle Bilder zu besprechen, die als Folge traumatischer Entwicklungsstörungen vorkommen können. An Milchzähnen wird man seltener derartige Beobachtungen machen. Es kommt natürlich vor, daß seit kurzem erst durchgebrochene Milchzähne, deren Wurzelbildung noch nicht abgeschlossen ist, durch Stoß, Schlag oder Fall geschädigt werden; so weit es sich dabei um Luxationen handelt, scheint indessen eine ungünstige Beeinflussung des Wurzelende-Wachstums nicht unbedingt entstehen zu müssen, vorausgesetzt, daß dies Zähnchen baldigst wieder in die richtige Stellung zurückgebracht wurde und eine größere Weichteilverletzung nicht komplizierte. Wesentlich stärker wird die Wurzelentwicklung beeinflußt, wenn z. B. in den ersten zwei Lebensjahren die Milchzahnkrone (fast stets handelt es sich um einen Schneidezahn) durch das Trauma in den Kiefer hineingetrieben und die Papille dabei stark gequetscht wird. Eine geordnete Bildung des noch fehlenden Wurzelendes unterbleibt dann meist und es wird entweder der Zahn bald ausgestoßen oder an Stelle der Dentin und Pulpa liefernden Papille tritt ein Osteozement bildendes Gewebe, das eine

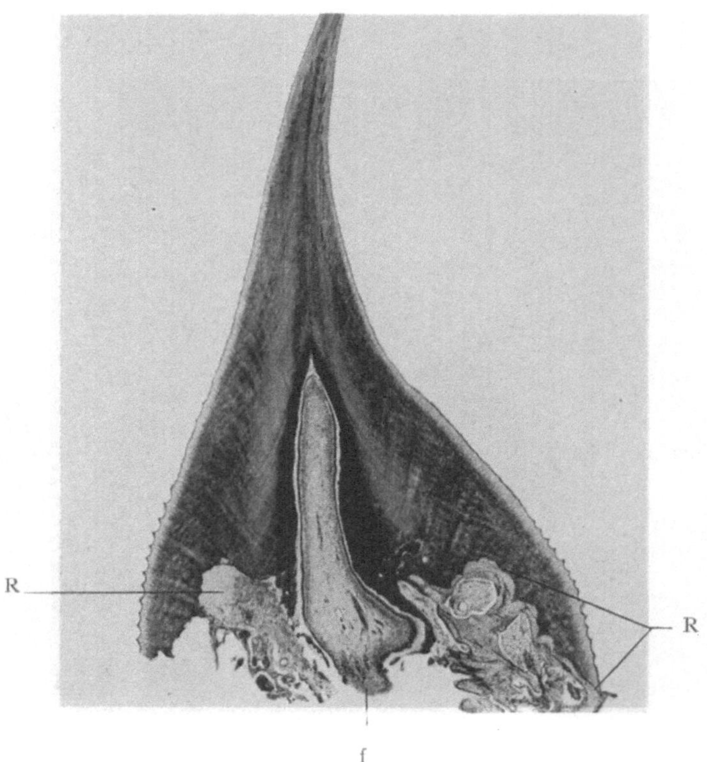

Abb. 31. Traumatische Zahnkeimschädigung. Oberer 1. Schneidezahn.
Hämatox.-Eosinfärbung. Übersichtsbild. Eine Wurzel fehlt. An der Krone haben Resorptionen (R) und nachträgliche Appositionen stattgefunden. Provisorisches Foramen apicale (f).
(Optik: Winkel Luminar 50 mm.)

knöcherne Verbindung zwischen Milchzahn und Alveolarfortsatz herstellt und den rechtzeitigen Ausfall des Zahnes verhindert.

Häufiger als die traumatische Entwicklungsstörung an Milchzähnen ist diejenige an bleibenden Zähnen, wobei sehr oft die Milchzähne, die den Stoß oder Schlag auffangen, das Trauma auf den bleibenden Zahnkeim übertragen, indem sie bis zum Keim des bleibenden Zahnes in den Kiefer hineingestoßen werden — also eigentlich mehr eine mittelbare Wirkung des primären Traumas. Wie sich unter der Nachwirkung eines solchen Traumas die Entwicklung des betroffenen Zahnes anders gestalten kann, zeigen Abb. 31 und 32, ein rechter mittlerer und seitlicher oberer Schneidezahn, von demselben Individuum stammend und durch ein und dasselbe Trauma geschädigt. (Die Einzelheiten dieses Falles sind von W. Meyer in der Deutschen Monatsschrift für Zahnärzte 1924, H. 21 beschrieben worden). Der Unfall, das Hineinstoßen der beiden rechten oberen Milchschneidezähne in den Kiefer, geschah im 6. Lebensjahre. Wie fast stets in solchen Fällen, sind die geschädigten bleibenden Zähne retiniert geblieben. Abb. 31 bringt ein Übersichtsbild vom mittleren Schneidezahn, so wie er bei der Extraktion 15 Jahre nach dem Trauma aussah. Eine Wurzelbildung ist vollständig unterblieben, ebenso fehlte der Schmelzabschnitt an der Schmelzzementgrenze; der Eingang zur Kronenpulpa ist durch Verkalkungen etwas verengt und so ein an ein Foramen apicale wenigstens erinnernder Abschluß erzielt worden.

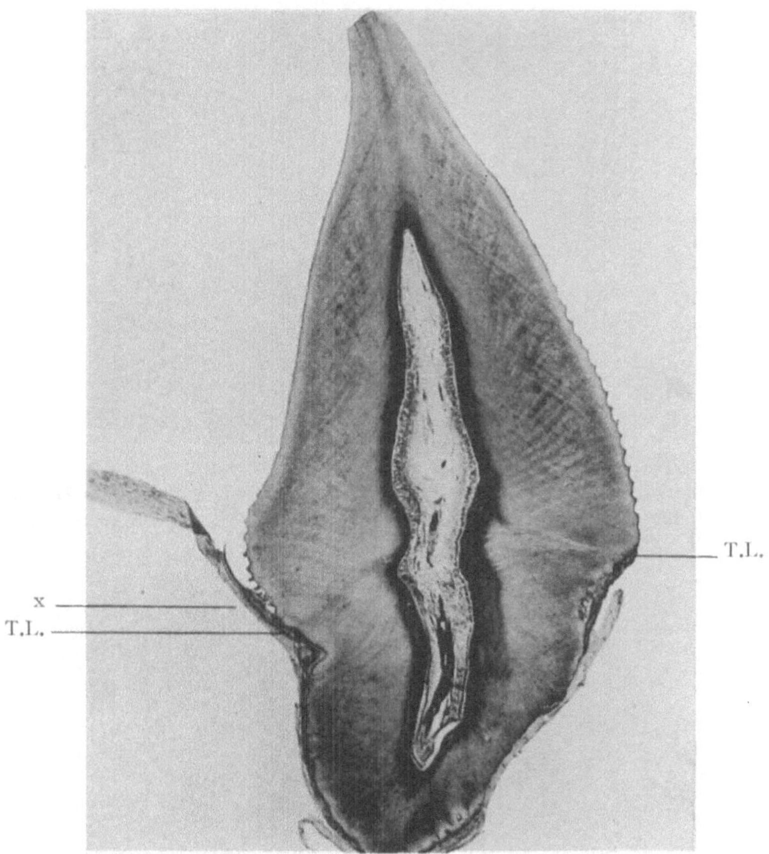

Abb. 32. Traumatische Zahnkeimschädigung. Oberer 2. Schneidezahn.
Hämatox.-Eosinfärbung. Übersichtsbild. Bei T.L. Stand der Entwicklung des Keimes zur Zeit des Traumas.
Unter T.L. die verkümmerte Wurzel. (Optik: Winkel Luminar 50 mm.)

An der Basis des Zahntorsos spielen sich lebhafte Resorptions- und Appositionsvorgänge ab. In diesem Falle ist also infolge des Traumas der Zahn ganz auf der Entwicklungsstufe stehengeblieben, auf der er sich zur Zeit des Traumas befand. In erster Linie dürfte dafür die Schädigung des Keimepithels verantwortlich gemacht werden; keine Epithelscheide — keine Wurzelbildung! Weniger stark war die Entwicklungshemmung beim seitlichen Schneidezahn (Abb. 32); hier ist wenigstens noch eine verkümmerte Wurzel gebildet worden. Bei genauerem Zusehen ist in einer bogenförmig verlaufenden Linie (T. L.) deutlich der Stand der Entwicklung zur Zeit des Traumas zu erkennen. Offenbar ist hier die Papille des bleibenden Zahnes durch den Milchzahn nicht so stark gequetscht worden und dementsprechend auch keine so starke traumatische Degeneration an ihr eingetreten, so daß

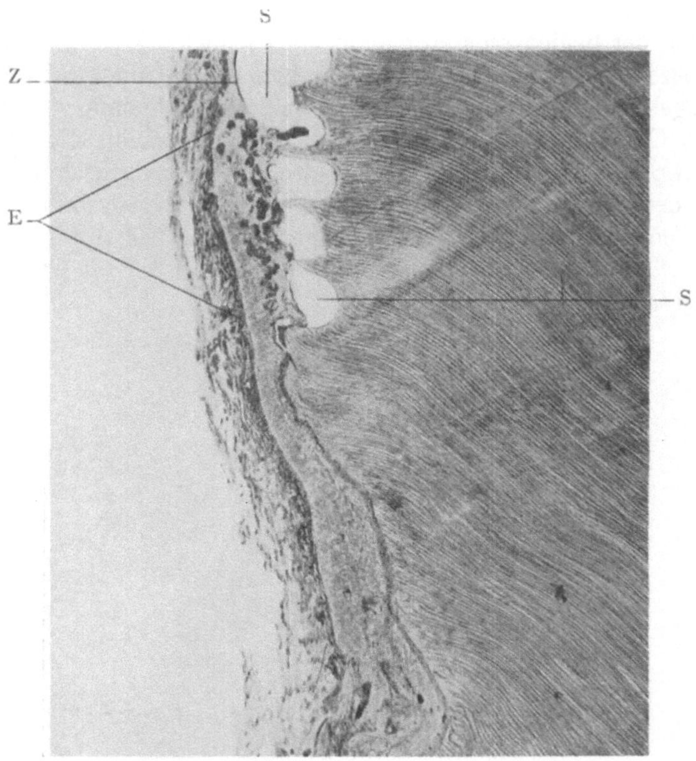

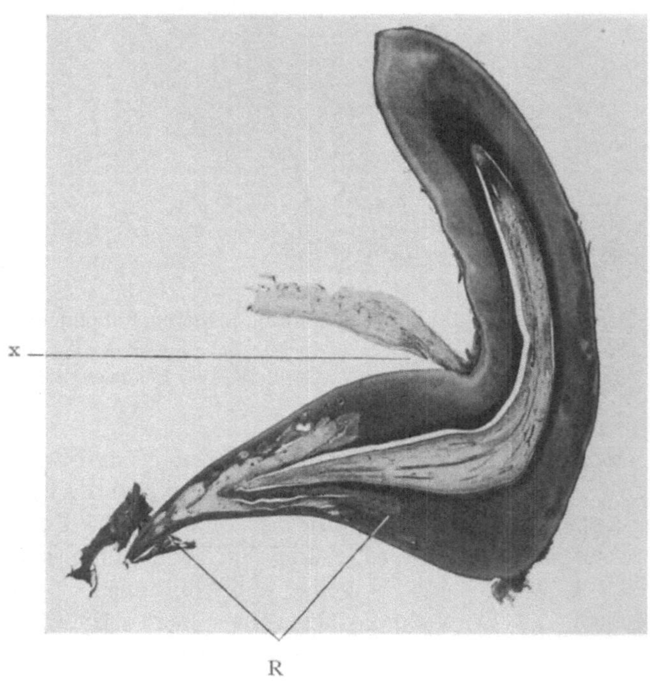

Abb. 33. Stelle x aus Abb. 32 bei stärkerer Vergr.
S Schmelz durch Entkalkung verloren gegangen. Bei E Epithelreste (dunkle Flecke) im Zement eingeschlossen.
Bei Z Zement auf dem Schmelzoberhäutchen. (Optik: Winkel Apochrom. 24 mm, Kompl. Ok. 4.)

Abb. 34. Traumatische Zahnkeimschädigung. Oberer 1. Schneidezahn.
Schmorlfärbung. Übersichtsbild. Wurzel und Krone sind voll ausgebildet; es hat aber das Trauma zur
Abknickung der Krone geführt. Bei R starke Resorptionen mit nachträglicher Apposition von Osteozement
(Optik: Winkel Luminar 70 mm.)

Odontoplasten weiter differenziert und ein annähernd normales Dentin von ihnen gebildet werden konnte. Die Schmelzbildung allerdings sistierte; ganz ähnlich wie bei den „Turnerzähnen" ist auch hier an Stelle des Schmelzkeimes, soweit er zur Zeit des Unfalles überhaupt noch existierte, ein zementbildendes Gewebe getreten, das die zu Kugeln zusammengeballten Schmelzepithelreste einschloß. Eine solche Stelle (x in Abb. 32) ist in Abb. 33 bei stärkerer Vergrößerung wiedergegeben.

Noch geringer war die traumatische Entwicklungsstörung bei dem Falle, der in Abb. 34 abgebildet ist; Krone und Wurzel haben ihre normale Länge erreicht, aber sie liegen mit der Längsachse nicht in einer Geraden, sondern stehen im rechten Winkel zueinander, auch hier ist die Anamnese fast die gleiche: im Kindesalter (diesmal im

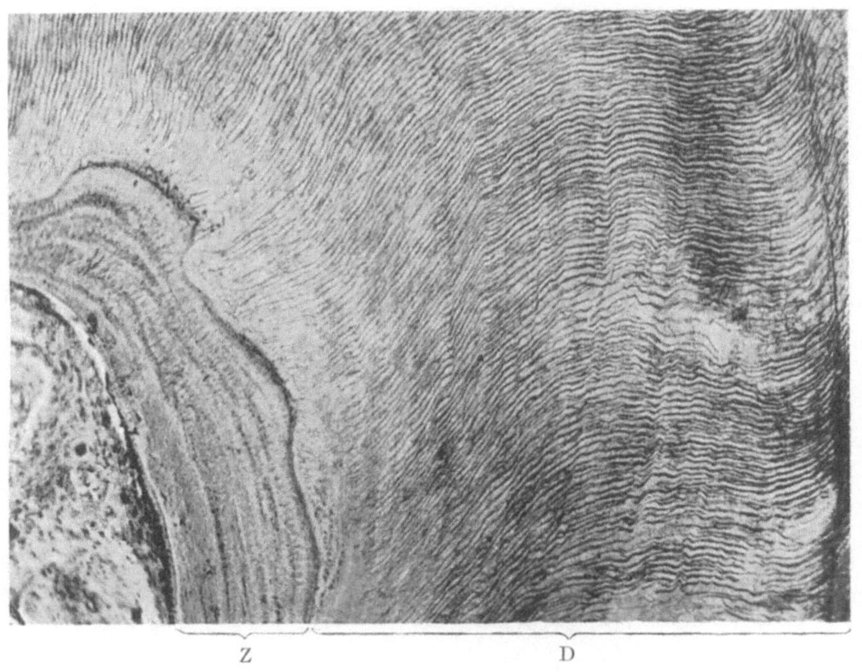

Abb. 35. Stärkere Vergr. der Stelle x aus Abb. 34.
Wellenförmige Anordnung der Dentinkanälchen im Bereich der Knickung. D Dentin. Z Zement.
(Optik: Winkel Achrom. 16 mm, Kompl. Ok. 4.)

5. Lebensjahr!) Fall und Hineinstoßen der Milchzähne in den Kiefer. Nach dem späteren Verlust der Milchschneidezähne kamen die bleibenden Incisivi nicht zum Vorschein. Im 12. Lebensjahr wurde der eine und im 18. der andere operativ entfernt; beide zeigten das gleiche Bild rechtwinkliger Knickung. Gerade die Gegenüberstellung dieses Falles mit den beiden anderen (Abb. 31 u. 32) zeigt, wie außerordentlich verschieden ein Trauma unter scheinbar sehr ähnlichen Bedingungen sich an einem Zahnkeim auswirken kann. Offenbar hat im Falle Abb. 32 nur die Schneidekante eine stärkere Bewegung gemacht, während die Papille wenig zu leiden hatte und auch die Epithelumschlagsfalte verschont blieb. Auffallend erscheint, daß das Kronendentin stark von einer knochenähnlichen Masse (Osteozement) durchsetzt und die Schneide des Zahnes mit dem Knochen verwachsen ist; doch läßt sich dies nicht ohne weiteres auf das Konto des Traumas setzen, da wir ganz ähnliche Befunde sehr häufig bei retinierten Zähnen erheben. Das Wurzelzement war im allgemeinen sehr schwach ausgeprägt, nur an der inneren Umknickungsstelle war die Zementschicht stärker. Dieser innere

von Wurzel und Krone gebildete Winkel ist in Abb. 35 wiedergegeben, um die Anordnung und den Verlauf der Dentinkanälchen im Bereich der Knickungsstelle zu zeigen.

Ganz ähnliche Bilder wie Abb. 34 und 35 sind von v. Wunschheim beschrieben worden (4. Fall W. 6). v. Wunschheim nimmt an, daß es sich um eine verheilte Infraktion handelte, deren Eintritt zu einer Zeit geschah, als Schmelz und Zahnbeinkappe der Krone bereits zum größten Teil verkalkt waren, und die auf der lingualen Seite zur Einknickung, auf der labialen Seite zum Einriß führte. Leider fehlt zu dem Fall

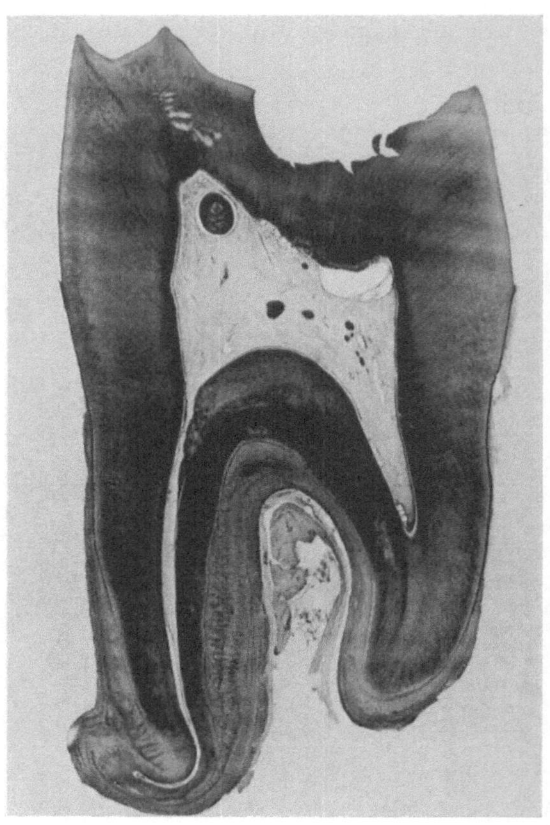

Abb. 36. Unterer 3. Molar. Wurzelkrümmung.
Hämatox.-Eosinfärbung. Übersichtsbild. (Optik: Winkel Luminar 70 mm.)

die Anamnese, so daß nicht festzustellen ist, ob es sich wirklich um eine Rißfraktur mit Zementausfüllung, oder um Resorption und Apposition bei Retention handelt.

Wurzelknickungen in der Form, wie sie von v. Wunschheim und uns beschrieben wurden, sind im Vergleich zur „Stauchung" des Zahnkeimes wohl die seltenere Erscheinung. Um so häufiger ist eine Abbiegung der Wurzel im apikalen Abschnitt bei unteren und noch mehr bei oberen Weisheitszähnen. Der Verlauf des Kanals kann eine vollständige Umkehrung erfahren, wie dies aus Abb. 36 ersichtlich ist. Wir haben mehrere solcher Fälle untersucht und im Verhalten der einzelnen Zahnsubstanzen an der Umschlagsstelle stets die gleichen Verhältnisse gefunden. Abb. 37, eine stärkere Vergrößerung von einem anderen Schnitt des Präparates Abb. 36, gibt dazu die Illustration. An der Konvexität verläuft trotz des kurzen Bogens das Dentin und das Zement sehr regelmäßig und sehr gleichmäßig. An der Konkavität dagegen reicht bei allen unseren Präparaten das Zement weit bis an den Wurzelkanal heran, so daß nur eine schmale Dentinbrücke bleibt; im übrigen füllt das Zement den Winkel zum größten Teil aus. Man kann wohl annehmen, daß das Wurzelwachstum zunächst gleichmäßig gegen das Hindernis hin fortschreitet, dann aber von diesem so dirigiert wird, daß an der Konkavitätsseite der Dentin-Zementrand gewissermaßen das Hypomochlion ist, um das die weitere Entwicklung der Wurzel herumgebogen wird. Auf alle Fälle dürfte es sich in diesen Fällen kaum je um ein akutes Trauma handeln, sondern im Kiefer liegende Hindernisse (Mandibularkanal im Unterkiefer, kortikale Verdichtung des knöchernen Kieferhöhlenbodens plus Luftdruck im Oberkiefer) dürften die Störung

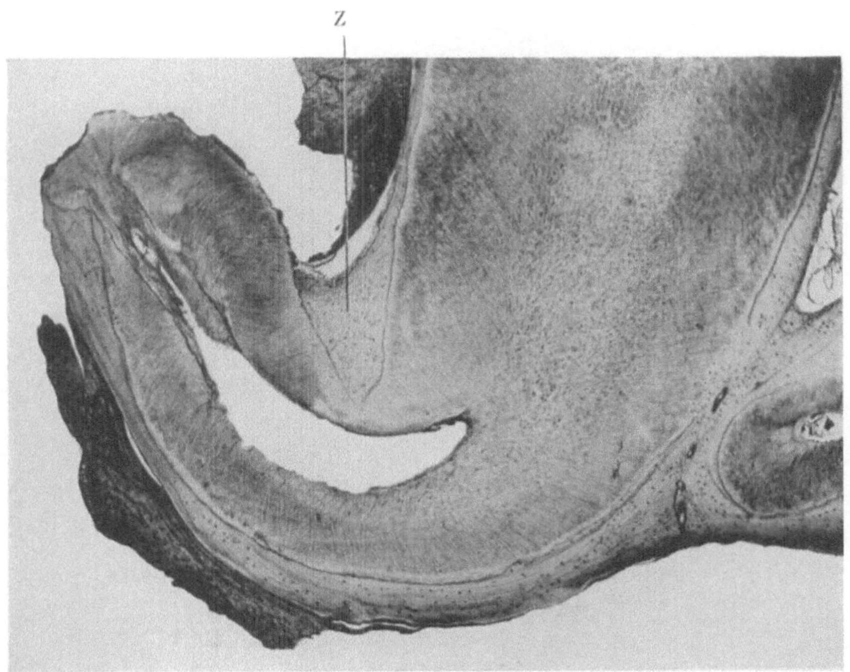

Abb. 37. Wurzelkrümmung. Stärkere Vergr. aus einem anderen Schnitt des Präparates
Abb. 36.
An der Konvexität sind Dentin und Zement regelmäßig. An der Konkavität reicht das Zement (Z) nahe an den Wurzelkanal heran und füllt die Konkavität weit aus.
(Optik: Winkel Achrom. 37 mm, Kompl. Ok. 4.)

im Schlußstadium der Wurzelentwicklung erklären. Streng genommen gehören ja deshalb auch die Fälle, wie sie Abb. 36 und 37 illustriert, nicht hierher, da man physiologische Gegenkräfte, die den normalen Verlauf einer Wurzelentwicklung ablenken, nicht als krankhafte örtliche Verhältnisse bezeichnen kann. Aber bei dem praktischen Interesse, das solche Wurzelumbiegungen für die konservierende Zahnheilkunde haben (Unmöglichkeit der Pulpaexstirpation!) und um auch das Gegensätzliche im histologischen Bilde gegenüber der rechtwinkligen Knickung beim akuten Trauma zur Darstellung zu bringen, mußte doch auch auf solche Fälle kurz eingegangen werden.

Sehen wir von den letzten Bildern ab, so lassen sich für das Verständnis der traumatischen Entwicklungsstörung folgende Sätze aufstellen: es ist zu unterscheiden zwischen einer Stauchung, die den Zahnkeim ganz oder annähernd in seiner Längsachse trifft und einer Luxierung, bei der die Zahnpapille den Drehpunkt darstellt und die Kronenspitze den größten Weg beschreibt. Welche von diesen beiden Möglichkeiten bei dem häufigsten Trauma — Hineinstoßen der Milchzähne in den Kiefer — zutrifft, hängt von der Wirkungsrichtung des primären, den Milchzahn treffenden Traumas (Stoß, Schlag, Fall) ab. Findet sofort eine Infektion des ganzen traumatisch geschädigten Bezirkes statt, so dürfte die Nekrose und Ausstoßung oder Entfernung des Zahnkeimes das gewöhnliche sein. Findet keine Infektion statt, so entscheidet für den weiteren Verlauf vor allem zweierlei: a) Welche Gewebe sind geschädigt? (Schmelzkeim oder Papille oder beides?) b) Wie weit geht die traumatische Degeneration des betreffenden Gewebes und sein Ersatz durch weniger hoch differenziertes Gewebe?

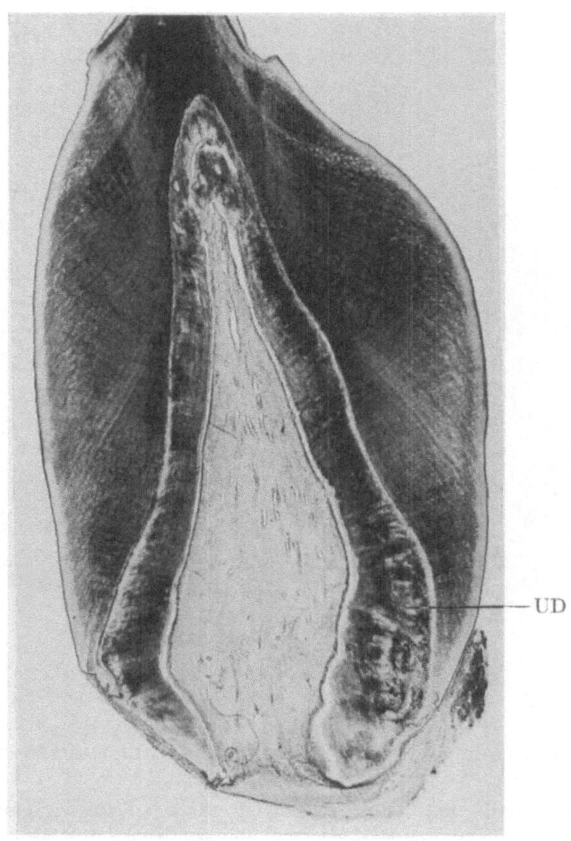

Abb. 38. Oberer 1. Schneidezahn. Regeneration der Pulpenanlage nach traumatischer Schädigung.
Hämatox.-Eosinfärbung. Übersichtsbild. Die Odontoplasten bildeten nach dem Trauma nur ein unregelmäßiges Dentin (UD), das aber nach der Pulpa zu allmählich immer regelmäßiger wird. Man sieht jetzt wieder eine normale Odontoplastenreihe. (Optik: Winkel Luminar 70 mm.)

Mit diesen beiden Fragen sind wohl alle die hauptsächlichsten Erscheinungsmöglichkeiten berührt. Vom Standpunkt der Regeneration aus ist prognostisch am ungünstigsten die Schädigung des gesamten Schmelzepithelkomplexes; hier ist unwiderbringlich verloren, was von dem Trauma stärker berührt wurde. Gelegentliche geringe Vermehrungen des Stratum intermedium in umschriebenem Bezirk vermögen an dem Infausten der Prognose nichts zu ändern. Vollständiger Verlust des Epithels bedeutet nicht nur Sistieren der Schmelz-, sondern auch der Wurzelbildung; partieller Verlust bedeutet je nachdem das eine oder das andere. Prognostisch besser sind mäßige Schädigungen des Zahnsäckchens und der Papille. Daß hier die Prognose nicht uneingeschränkt gut ist, liegt daran, daß zwar ein Regenerat eintritt, aber minderwertiger bleibt, d. h. daß keine Odontoplasten differenziert werden und kein Dentin mehr gebildet wird, sondern nur Zement. Schwere Schädigungen der Papille können aber für sich allein auch das Wurzelwachstum sistieren.

Eine vollständige Regeneration der Pulpenanlage haben wir nur einmal gesehen. Der Fall ist in Abb. 38 abgebildet. Man kann ganz genau die Dentingrenzen verfolgen, wie sie zur Zeit des Traumas verliefen; die traumatische Degeneration hat dann wohl hauptsächlich die Odontoplasten betroffen, ohne daß die Kalkanlagerung an der Pulpawand allzulange aufgehalten worden wäre. Dabei sind die primären degenerierten Odontoplasten lagenweise mit verkalkt, zum Teil allerdings ist auch ganz irreguläres Dentin gebildet worden (im Durchschnitt im Bilde). Dann kam die Regeneration der Pulpaanlage mit der Neubildung von Odontoplasten, und jetzt haben wir die zwei gut gegeneinander abgegrenzten, gewissermaßen ineinander geschobenen Dentinanlagen und eine sehr ausgiebige neue Odontoplastenschicht.

Schriftennachweis zu Kapitel I und II.

(Auflösung der Zeitschriftenabkürzungen s. S. 2.)

Bacherer, Innere Sekretion und Zahnheilkunde. Berlinische Verlagsanstalt 1923. — *Bauer, K. H.,* Über Osteogenesis imperfecta. Dtsch. Zeitschr. f. Chir.Bd. 154, H. 3—4. — *Derselbe,* Erbkonstitutionelle Systemerkrankungen und Mesenchym. Klin. Wochenschr. 2. Jg. Nr. 14. — *Bauer, W.,* Die Veränderungen der Zähne und Kiefer bei experimenteller Hunderachitis. Z. f. St. 1925. S. 407. — *Biebl, M.,* Beitrag zur Frage der Osteogenesis imperfecta. Virchows Arch. Bd. 255, S. 54. — *De Jonge Cohen,* Gebißreduktion im Lichte normaler und pathologischer Anatomie. D. M. f. Z. 1926. S. 358. — *Fleischmann,* Rachitische Veränderungen des Dentins. Oe.-U. V. f. Z. 1910. S. 11. — *Gottlieb, B.,* Zementexostosen, Schmelztropfen und Epithelnester. Z. f. St. 1921. H. 9. — *Derselbe,* Schmelzhypoplasie und Rachitis. Wiener V. f. Z. 1924. H. 2. — *Kantorowicz,* Über den Bau und die Entstehung der Schmelztropfen. D. M. f. Z. 1904. S. 17. — *Derselbe,* Klinische Zahnheilkunde. Berlin 1924. — *Kranz,* Innere Sekretion in Beziehung zu Kieferbildung und Zahnentwicklung. Dtsch. Zahnheilk. H. 32. — *Meyer, W.,* Ein Beitrag zur traumatischen Schädigung von Zahnkeimen. D. M. f. Z. 1924. S. 497. — *Siegmund* und *Weber,* Pathologische Histologie der Mundhohle. Leipzig 1926. S. 95. — *Weber,* Über experimentelle Erzeugung atypischer Epithelwucherungen am wachsenden Zahnkeim. (1. Mitteilung.) D. M. f. Z. 1925. H. 13. — *Weski* und *Contreras,* Befunde und Vorgänge im Interdentalraum mehrwurzeliger Zähne. V. f. Z. 1924. S. 229. — *Wunschheim, v.,* Frakturen, Infraktionen und Knickungen der Zähne. Oe-U. V. f. Z. 1904. — *Turner,* Two cases of hypoplasia of enamal. The British Journal of Dental science. Bd. 55. S. 227.

III. Die fortschreitende Verengerung des Pulpakavums.

1. Die Sekundär-Dentinbildung.

Wenn irgend ein Kapitel geeignet ist, den Übergang von physiologischen zu pathologischen Verhältnissen am Zahn zu bilden, so ist es die fortschreitende Verkleinerung des Pulpakavums durch dauernde Apposition an den Pulpawänden. Einerseits fehlt diese Apposition bei keinem in Funktion stehenden Zahn, andererseits sind die Grenzen zwischen physiologischer und pathologischer Apposition an der Pulpawand so gleitend, daß es gerechtfertigt ist, das Kapitel vorwegzunehmen, zumal ebensogut normale Belastung wie krankhafte Reize die Apposition bedingen können.

Solange ein Zahn noch keinerlei Insulten ausgesetzt ist und nur sozusagen seiner normalen Entwicklung zu leben hat, zeichnet sich die Dentinbildung durch eine große Gleichmäßigkeit aus; etwaige Störungen in dieser Zeit beziehen sich — von den Traumen abgesehen — fast nur auf die Verkalkung, Stehenbleiben von Interglobulardentin und ähnliches; sie beziehen sich aber nicht auf Zahl und Anordnung der Dentinkanälchen oder das Verhältnis von Kanälchen und Grundsubstanz. Die Dinge ändern sich aber sofort, wenn den Zahn stärkere Reize — auch solche von physiologischer, regelmäßig wiederkehrender Art wie die funktionelle Belastung — treffen. Diese Insulte stellen Reize dar, die mit dem ganzen Zahn natürlich auch die Pulpa und mit ihr die Odontoplasten treffen. Man könnte die allgemeinen Reize, bei denen ja sicher auch das Verhalten der Gefäßsysteme eine Rolle spielt, als die mittelbare Reizung der Odontoplasten bezeichnen im Gegensatz zu derjenigen, die an der Peripherie sofort die Dentinkanalausläufer der Odontoplasten trifft und für die letzteren einen unmittelbaren Reiz bedeutet. Das Bild der Apposition kann ganz dasselbe sein, gleichviel, ob es sich um das Produkt einer mittelbaren oder unmittelbaren Reizung handelt; um so deutlicher ist meist gegen das primäre Dentin (das Dentin der normalen Entwicklungszeit) das neue Dentin, das „sekundäre“ abgesetzt. Neben dem Ausdruck „sekundäres Dentin“ hat sich auch der Ausdruck „Reizdentin“ mit vollem Recht eingebürgert.

Für die Gestaltung des Reiz- oder sekundären Dentins sind folgende Momente ausschlaggebend: 1. die Beschaffenheit der Pulpa, 2. die Qualität des Reizes und 3. die Quantität des Reizes.

ad 1. Beschaffenheit der Pulpa. Eine ganz ungeklärte Frage ist, ob und wann für die entwicklungsgeschichtliche Aufgabe der Odontoplasten eine formale und zeitliche Grenze gesetzt ist, nach deren Erreichung ihre Rückbildung als normal-biologischer Vorgang zu erwarten wäre, wenn nicht funktionelle und andere Reize hinzukämen. Tatsache ist jedenfalls, daß man einen in Funktion stehenden Zahn mit völlig normaler Odontoplastenschicht überhaupt nicht zu Gesicht bekommt und weiterhin, daß das sekundäre Dentin, das in höherem Alter oder auf einen stärker einsetzenden Reiz hin gebildet wird, meist viel kanalärmer ist als das normale primäre Dentin, weil eben eine große Zahl Odontoplasten, als minderwertig geworden, ausfallen. Im übrigen ist der Ausfall selbst einer größeren Strecke von Odontoplasten durchaus kein Hindernis für die Bildung von sekundärem Dentin; nur ist dieses meist nicht mehr kanalisiert, sondern von zahlreichen, feinsten Fibrillen durchzogen. Es bildet sich dann eben mit Hilfe der hierbei besonders stark hervortretenden v. Korffschen Fasern lediglich eine ausgedehntere intertubuläre Substanz, die freilich als atypisch anzusprechen ist. Mitunter ist es geradezu erstaunlich, wie lebhaft eine ganz kernarme, nur noch unregelmäßige Faserzüge aufweisende Pulpa noch an der Bildung von Reizdentin, etwa bei Abkauung, beteiligt sein kann. Schwierigkeiten macht in diesen Fällen allerdings oft die Abgrenzung gegen eine Verkalkung der Pulpa als Ausdruck der Degeneration, eine Erscheinung, die mit der Bildung von Reizdentin nichts zu tun hat und als rein passiver Vorgang zu bewerten ist.

Nun machte man mitunter die eigentümliche Beobachtung, daß nach einer dicken Schicht kanalarmen sekundären Dentins wieder eine Zone fast normal kanalisierten Dentins folgt, ähnlich wie man ja auch freie Dentikel mit unzweifelhaften Dentinkanälchen zu Gesicht bekommt. Hier drängt sich die Frage auf: kann eine ursprünglich aktiv gewesene und dann durch regressive Vorgänge inaktivierte Zelle wieder zu voller Tätigkeit gelangen? Oder können auch andere Pulpazellen als die im Keimzustand differenzierten nachträglich noch zu einer so hohen Differenzierung kommen, wie sie in den Odontoplasten verkörpert ist? Vielleicht kann man die erste der beiden Fragen dahin beantworten, daß Odontoplasten, die der regressiven Metamorphose noch nicht irreparabel unterworfen waren, nach einem gewissen Ruhestadium wieder eine Zeitlang leistungsfähig werden. Allerdings genügt diese Erklärung nicht, um die Wiederherstellung einer fast normalen Zahl von Dentinkanälchen verständlich zu machen. So schwer es fällt: man muß sich nach unserer Überzeugung doch dazu entschließen, auch an eine spätere Differenzierung zu glauben und somit auch die zweite Frage zu bejahen. Es wird dies bei Besprechung der kanalisierten Dentikel noch weiter begründet werden; morphologisch bleiben diese

Nachkömmlinge allerdings doch in mehr als einer Hinsicht hinter den präformierten Odontoplasten zurück.

ad 2. Qualität des Reizes. Es liegt klar auf der Hand, daß ein Unterschied darin bestehen muß, ob der Reiz lediglich eine physiologische, funktionelle Inanspruchnahme bedeutet wie etwa bei normalem Kauakt, oder ob dem Reiz andere Faktoren zugrunde liegen, die mit besonderen, den Stoffwechsel und das Leben der Zahnbeinbildner bedrohenden Erscheinungen verbunden sind, wie dies z. B. bei der Karies zutrifft. Im ersteren Falle wird sich die Leistungsfähigkeit viel weniger rasch erschöpfen und das sekundäre Dentin wird morphologisch dem primären viel näher stehen als etwa bei der Karies und dem Infektionsreiz. Solange die am weitesten vorgedrungenen Kokken noch in großer Entfernung von der Pulpa sind, schiebt sich wohl die ganze durch die allmählich nach zentral schwächer werdende Reizwirkung bedingte Skala von Bildern dazwischen, also äußere trübe Zone, Transparenz, innere trübe Zone usw. Aber die Bedingungen sind im ganzen doch erschwert, denn gerade die Bildung der transparenten Zone deutet, wie dies bei dem Kapitel Karies eingehend erörtert wird, darauf hin, daß der Stoffwechsel in dem Odontoplastenfortsatz stark genug gestört ist, um die zugeführten Kalksalze nicht mehr gelöst erhalten zu können; es ist einleuchtend, daß derartige Odontoplasten durch die nebenherlaufende produktive Aufgabe — Bildung von Dentin — stärker in Anspruch genommen und rascher erschöpft werden. Dazu kommt, daß wenigstens bei der akuten Karies die Infektion rascher fortschreitet als die Bildung des sekundären Dentins vor sich geht und je näher die Kokken der Pulpa rücken, um so mehr treten auch die Odontoplasten in das Bereich der vollen Toxinwirkung, womit ihr Schicksal besiegelt werden muß.

Morphologisch wird das zuletzt Gesagte in der Zeichnung des sekundären Dentins sehr deutlich zum Ausdruck kommen: bei überstürzter Anlagerung sind immer weniger Zellen imstande, sich nach zentral zurückzuziehen; die anderen werden, soweit sie nicht ganz verschwinden, in die schnell gebildete Grundsubstanz eingeschlossen. Die Zahl der Kanälchen nimmt sichtbar ab, eine Erholung ist nicht mehr möglich, zu Neudifferenzierung bleibt keine Zeit.

ad 3. Quantität des Reizes. Dieser Punkt ist ja wohl am selbstverständlichsten in seinem Einfluß auf die Gestaltung des Reizdentins und bedarf kaum mehr längerer Erörterungen. So ist klar, daß ein mäßiger Reiz an die Odontoplasten die geringsten Anforderungen stellt, also auch am längsten und nachhaltigsten kompensiert werden kann, außerdem auch zu der Zeichnung führt, die derjenigen des normalen Dentins am nächsten kommt. Besonders leistungsfähige Pulpen können hier geradezu Erstaunliches liefern; so sehen wir unter der genannten Voraussetzung bei Abkauungen, die sich auf lange Zeit verteilen, mitunter nur noch die Wurzel stehen, ohne daß es zur Eröffnung des Pulpakavums gekommen wäre. Umgekehrt liegen natürlich die Dinge, wenn es sich um große Reizquantitäten handelt; hier wird rasch genug eine Erschöpfung der Odontoplasten und Sistierung der sekundären Dentinbildung eintreten. Handelt es sich um Belastung in größeren Intervallen, so tritt vielfach im sekundären Dentin die lamelläre Zeichnung in den Vordergrund; sie kann allerdings auch sonst gelegentlich auftreten.

Die vorstehenden Ausführungen weichen in mancher Beziehung von der Darstellung anderer Autoren ab; fast durchweg wird angenommen, daß die Pulpa eo ipso bis in ein hohes Alter Dentin zu produzieren vermag. Auf diesen Gesichtspunkt ist z. B. die Arbeit von Szabò eingestellt („die Größenverhältnisse des Cavum pulpae nach Altersstufen") und auf dem gleichen Gesichtspunkt steht auch die Dissertation von Trueb. Beide Autoren sprechen stets nur von physiologischer Dentinbildung und Trueb stellt folgende Sätze auf: „1. Die physiologische Dentinbildung ist weder in horizontaler noch vertikaler Richtung an beiden Kammerwandungen eine gleichmäßige. 2. Die physiologische Dentinbildung dauert in horizontaler und vertikaler Richtung das ganze Leben hindurch an.

Je älter ein Zahn, desto dicker sind seine Wandungen. 3. Die Dentinbildung an den seitlichen Kanalwandungen ist in der Gegend des Zahnhalses bedeutender als in der Nähe der Kaufläche; am größten ist sie in vertikaler Richtung". — Reich, der eine an sich sehr schöne Arbeit über das sekundäre Dentin gemacht hat, auf die noch einmal zurückzukommen sein wird, trennt zwischen „physiologischem irregulärem Dentin" (bei normaler Funktionbeanspruchung) und „pathologischem irregulärem Dentin", wozu er auch das Ersatz- oder Kallusdentin (bei Abnutzung oder Karies) und die Dentikel rechnet. Kantorowicz unterscheidet (in seinem Lehrbuch) zwischen normalem sekundärem Dentin (langsam das ganze Leben hindurch gebildet) und anormalem sekundärem Reizdentin, welch letzteres auf äußere Reize entweder durch Odontoplastentätigkeit oder durch Verkalkung der Bindegewebsfibrillen der Pulpa entsteht.

Die Beobachtung, daß die Anlagerung des sekundären Dentins nicht an allen Stellen der Pulpawand gleichmäßig erfolgt, ist sicher richtig; es findet deshalb auch meist keine gleichmäßige konzentrische Verengung der Pulpahöhle statt; vielmehr gibt es scheinbar Prädilektionsstellen; zu ihnen gehören: Pulpadach, Eingang zum Wurzelkanal und ganz besonders bei den mehrwurzeligen Zähnen der Boden der Kronenpulpakammer. Es ist wohl anzunehmen, daß diese Stellen keine willkürlichen Prädilektionssitze sind, sondern mit besonderen Belastungswirkungen zusammenhängen.

Zwei Ausdrücke spielen noch in der älteren Literatur über sekundäres Dentin eine Rolle, auf die kurz eingegangen werden muß: das „Vasodentin" und das „Osteodentin". Das erstere, das bei manchen Tierzähnen normal ist, bedeutet beim Menschen ein von Gefäßen durchzogenes irreguläres Dentin. Selbstverständlich handelt es sich hierbei nicht um ein von vornherein vaskularisiert angelegtes Dentin, sondern um überstürzte Reizdentinbildung oder um Verkalkung größerer Pulpastrecken, wobei größere Gefäße eingeschlossen wurden und ihr Lumen erhalten blieb. Oftmals ist auch das Stammgefäß der einzige unverkalkt gebliebene Teil einer ganzen Kronenpulpa. Kleinere Gefäße und Kapillaren können für sich eine Wandverkalkung erfahren, während auch hier das Lumen noch einige Zeit erkennbar ist; solche Verkalkungen findet man oft bei chronischer Pulpitis. — In der Deutung des Osteodentins herrscht wohl keine volle Einigkeit. Die einen Autoren verstehen anscheinend darunter das Auftreten von regulärem Osteozement an der Innenwand der Wurzelkanäle oder auch mitten im Dentin; diese Deutung ist mindestens nicht exakt, denn hier liegt keine echte Pulpa mehr vor, sondern eine Metaplasie oder eine Substitution durch eingedrungenes Periodontalgewebe. Die anderen verstehen unter Osteodentin eine Abart von Zahnbein, die dann zustande kommen kann, wenn die Odontoplastenschicht restlos verschwunden ist, die Sekundärdentinbildung aber noch weiter geht unter mehrfachem Einschluß von polygonalen Pulpazellen. Durch die letzteren kann tatsächlich eine Ähnlichkeit mit dem Bilde von Zementzellen hervorgerufen werden; aber es fehlt die große Zahl von Kanälchen; meist sind scheinbar nur so viele vorhanden als die polygonale Zelle Ausläufer hatte. Auch Odontoplasteneinschluß ist gelegentlich mit Zementkörperchen verwechselt worden.

Nach den bisherigen Ausführungen dürfte das Verständnis für die nunmehr zu besprechenden histologischen Bilder beim sekundären Dentin keine großen Schwierigkeiten mehr bereiten. Um aber Mißdeutungen vorzubeugen, sei noch einmal ausgedrückt: was hier nunmehr illustriert werden soll, bezieht sich in der Hauptsache nur auf das sekundäre oder Reizdentin. Von diesem ist wohl zu trennen die degenerative Verkalkung in der Pulpa, deren es zwei verschiedene Arten gibt: die eine führt zu einer ziemlich gleichmäßigen Ossifizierung der Pulpa, die andere beginnt mit unregelmäßigen amorphen Kalkeinstreuungen und führt durch Verbackung einer großen Masse solcher Einstreuungen mit der Kanalwand ebenfalls zu Einengung des Pulpakavums. Statt amorpher Kalkeinstreuungen können auch abgestorbene oder absterbende Pulpazellen das primäre Zentrum einer Verkalkung bilden. Auch diese können einen Zusammenschluß mit der Pulpakammerwand erfahren und zwar besonders häufig am Boden

der Pulpenkammer. Die Bilder werden durch alle diese Möglichkeiten so fließend, daß
nachträglich eine Grenze zwischen irregulärem Dentin und degenerativer Verkalkung der Pulpa oft kaum mehr zu ziehen ist, namentlich,
wenn schließlich wieder Odontoplasten auftreten und die apponierte Masse deutliche
Kanalisierung aufweist.

Was die histologischen Befunde selbst betrifft, so seien zunächst einige Bilder für
das sekundäre Dentin gebracht, das sich dem primären Dentin unmittelbar auflagert
und wohl als Ausdruck einer funktionellen Inanspruchnahme gedeutet werden kann,

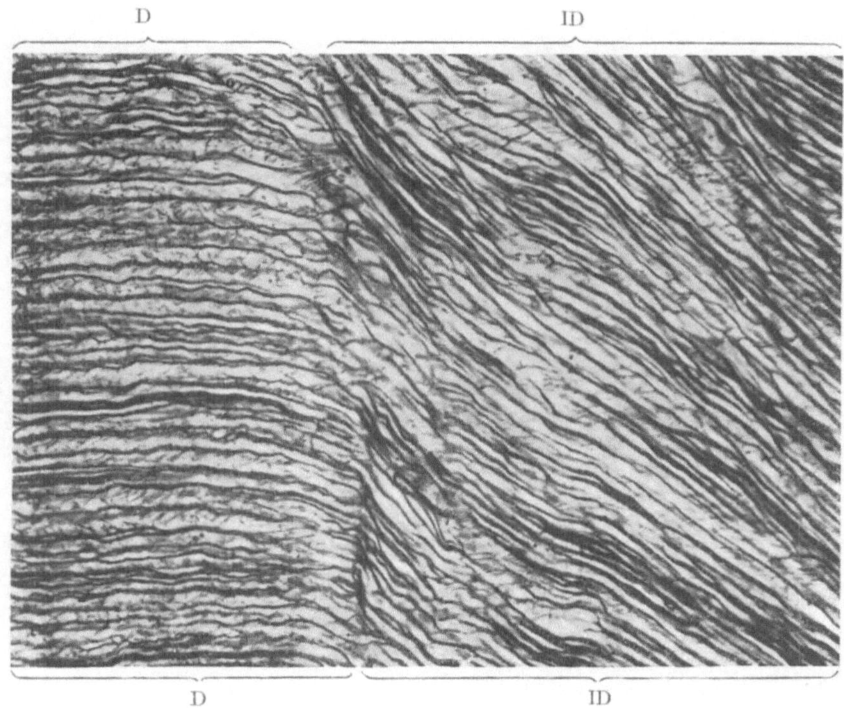

Abb. 39. Oberer 1. Molar. Irreguläres Dentin I. Ordnung.
Schmorlfärbung. Mittlere Vergr. D normales Dentin. ID Irreguläres Dentin.
(Optik: Winkel Achrom. 6 mm, Kompl. Ok. 4.)

die nicht ein pathologisches Maß erreicht. Reich hat in seiner schon erwähnten Arbeit
bei diesem „sekundären Dentin der Gebrauchsperiode" gewisse morphologische Unterschiede festgestellt und danach eine Einteilung getroffen, nämlich:

1. „Das irreguläre Dentin I. Ordnung; es ist im wesentlichen durch die deutliche
Knickung der Dentinkanälchen, bzw. gleichzeitige seitliche Verschiebung derselben
charakterisiert". Wie man sich solche Knickung und seitliche Verschiebung vorzustellen
hat, zeigt Abb. 39, auf der die Plötzlichkeit der Abbiegung auch gut zu erkennen ist.

2. „Das irreguläre Dentin II. Ordnung; es ist entweder durch die oft auffallend
starke Torsion, die häufig ohne jede nachweisbare Knickung des stärker torquierten
gegen den weniger torquierten Abschnitt des Kanälchens auftritt, gekennzeichnet mit
gleichzeitiger Dazwischenlagerung neuer Kanälchen, die freilich nicht selten
fehlen können, oder durch Abbiegung oder Verbiegung der Kanälchen mit deutlicher
Entwicklung von Seitenästen." Um gleich mit der Illustration von solchen Seitenästen
zu beginnen, so zeigt Abb. 40 im oberen Abschnitt des Bildes ein nahezu normales, jedenfalls von deutlicher Verästelung freies Dentin mit eng neben einander laufenden, gerade

ziehenden Kanälchen. Im Gegensatz dazu ist die Zahl der Kanälchen in der unteren
Bildhälfte spärlicher, der Verlauf ist nicht so gleichmäßig gestreckt, vor allem aber fällt

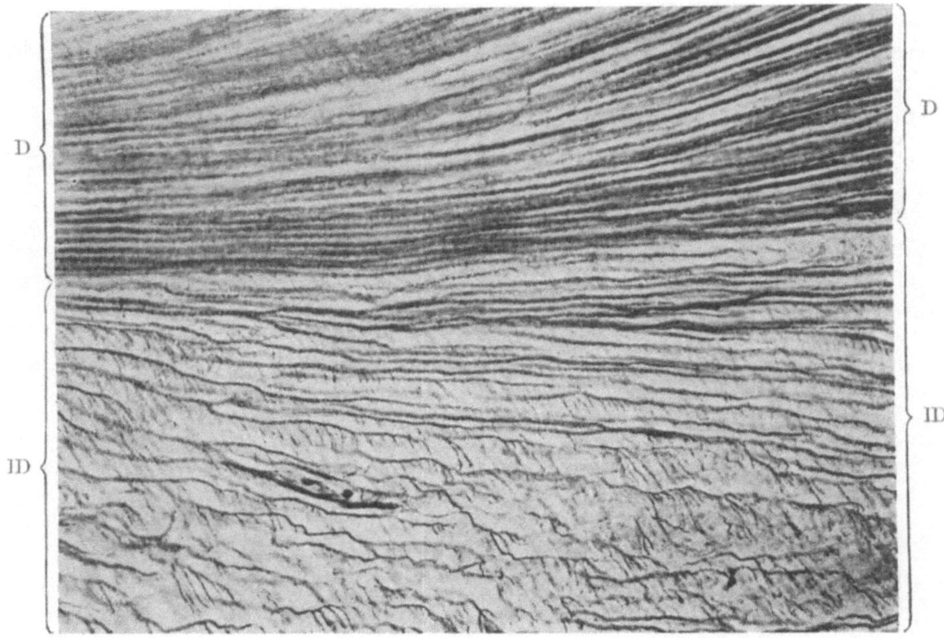

Abb. 40. Oberer 1. Prämolar. Irreguläres Dentin II. Ordnung.
Schmorlfärbung. Mittlere Vergr. D Normales Dentin. ID Irreguläres Dentin. Die starke Fiederung der
Kanälchen ist deutlich zu sehen.   (Optik: Winkel Achrom. 6 mm, Kompl. Ok. 4.)

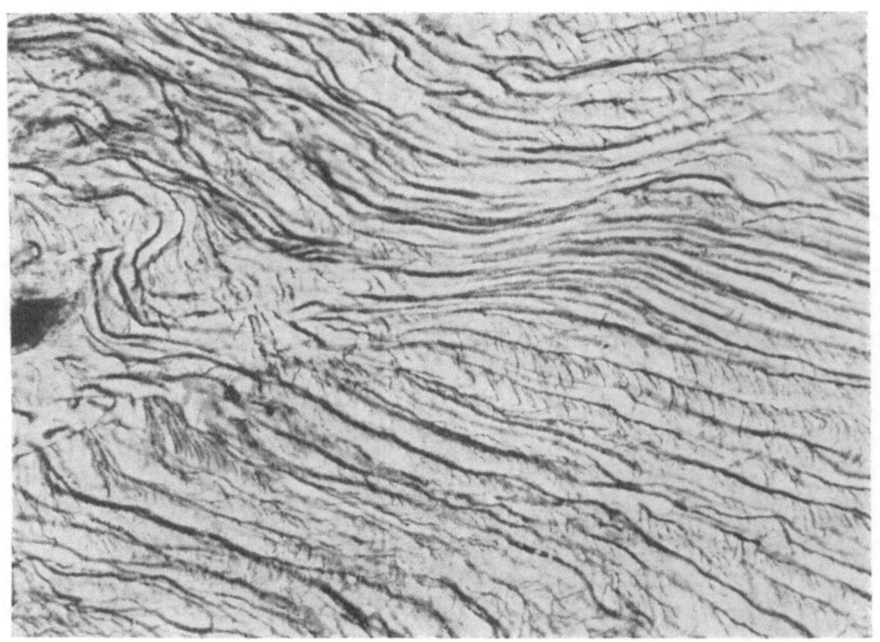

Abb. 41. Oberer 1. Prämolar. Irreguläres Dentin II. Ordnung.
Schmorlfärbung. Mittlere Vergr. Die Drehungen und Windungen der Kanälchen sind gut zu erkennen.
(Optik: Winkel Achrom. 6 mm, Kompl. Ok. 4.)

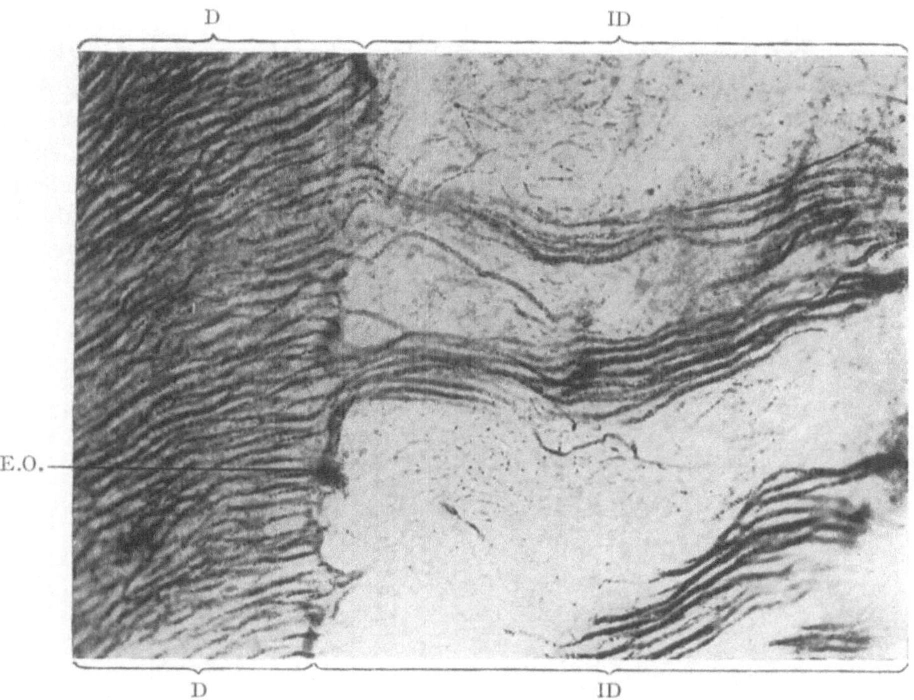

Abb. 42. Oberer 1. Molar. Irreguläres Dentin III. Ordnung.
Schmorlfärbung. Mittlere Vergr. D Normales Dentin. ID Irreguläres Dentin mit den wenigen unregelmäßigen
Kanälchen. Bei E.O. ein eingeschlossener Odontoplast.
(Optik: Winkel Achrom. 6 mm, Kompl. Ok. 4.)

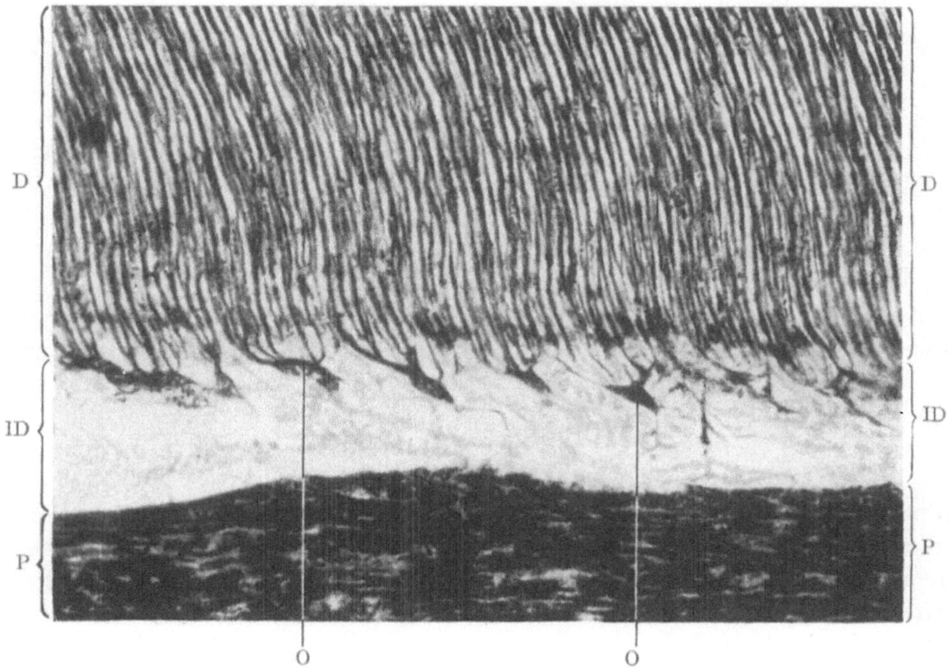

Abb. 43. Oberer 1. Molar. Irreguläres Dentin III. Ordnung in der Wurzelkanalwand.
Schmorlfärbung. Mittlere Vergr. P Wurzelkanalpulpa. Bei O eine ganze Reihe eingeschlossener Odontoplasten.
D normales Dentin. ID irreguläres Dentin. (Optik: Winkel Achrom. 6 mm, Kompl. Ok. 4.)

die große Zahl von Seitenästen — „Fiederung" — auf, die hier mehr oder minder alle
nach einer Richtung hin orientiert sind. In Abb. 41 kommen die mannigfachen Drehungen
und Windungen der Kanälchen (links oben im Bilde) sehr schön zum Ausdruck, die von
Reich ebenfalls als ein Charakteristikum der II. Ordnung bezeichnet werden. Auch das
Auftreten einzelner neuer Kanälchen ist hier zu beobachten.

3. „Das irreguläre Dentin III. Ordnung; hier besteht die Störung vor allem in der
Einbeziehung bzw. dem Verluste der Odontoplasten, in der hochgradigen
Verminderung der Kanälchen und starker Zunahme der fibrillären Grundsubstanz, in
der Verengung und Verödung der Kanälchen, kurz in allen jenen Abweichungen, welche

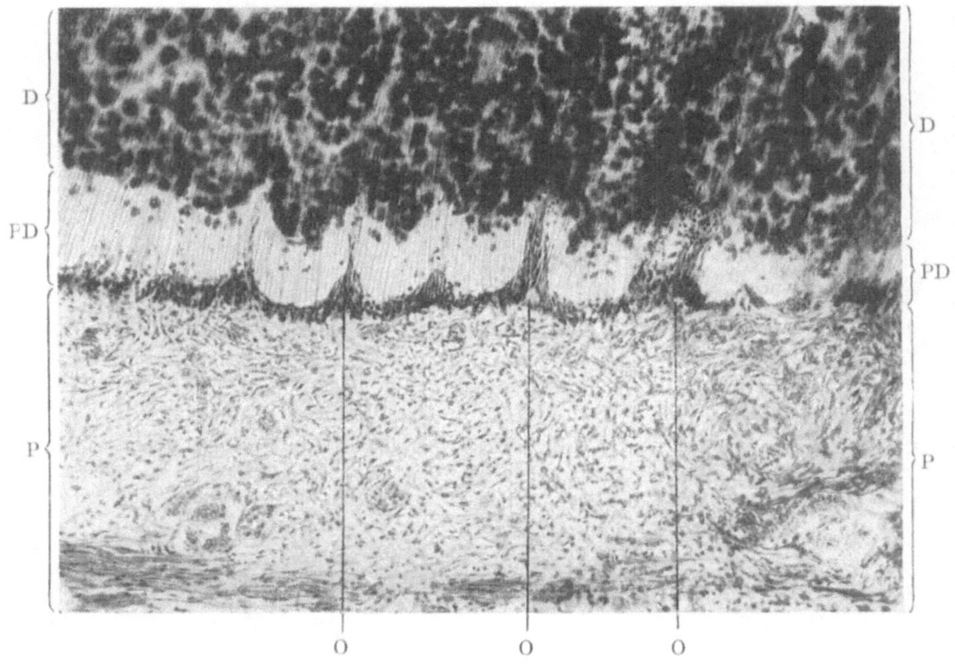

Abb. 44. Oberer 1. Molar. Das irreguläre Dentin schließt Odontoplasten ein.
Hämatox.-Eosinfärbung. Schwache Vergr. D normales Dentin. PD Prädentin. Ganze Züge von Odontoplasten
(O) liegen in mehr oder weniger engen Gängen des Prädentins.
(Optik: Winkel Achrom. 16 mm, Kompl. Ok. 4.)

usw. usw." Ein Beispiel für die starke Abnahme der Dentinkanälchen bringt Abb. 42.
Man sieht, wie hier die Grundsubstanz vorherrscht und nur noch von vereinzelten
gewundenen Kanalbündeln durchzogen wird. Bemerkenswert ist auch, wie scharf das
„irreguläre Dentin III. Ordnung" gegen das übrige Dentin abgesetzt ist. Es muß hier
ganz plötzlich die überwiegende Zahl der Odontoplasten in Wegfall gekommen sein; vereinzelt ist im Präparat auch noch ein Einschluß festzustellen (E. O.). Besser kommt
allerdings der Einschluß der Odontoplasten in Abb. 43 zum Ausdruck; man kann deutlich die Dentinkanälchen vom normalen Dentin aus noch eine ganz kurze Strecke weit
nach Gebilden zu verfolgen, die wie ungewöhnlich große Knochenkörperchen erscheinen,
in Wirklichkeit jeweils aber den Einschluß von mehreren Odontoplasten in die neu
apponierte Masse darstellen. Damit hören dann aber die zugehörigen Kanälchen auf und
die pulpawärts gelegene Schicht von sekundärem Dentin — soweit man hier von einem
solchen noch reden kann — ist vollkommen kanalfrei.

Um eine Vorstellung davon zu geben, wie ein Zelleinschluß im sekundären Dentin
vorbereitet werden kann, sei Abb. 44 angefügt. Die Odontoplastenlinie verläuft hier

nicht wie normalerweise glatt, der Dentinoidsaum scheint vielmehr festoniert; die Odontoplasten lassen sich da, wo zwei Bogen zusammenstoßen, durch das ganze Prädentin hindurch bis in das Dentin hinein verfolgen; später wird dann doch durch weitere Anlagerung
der Saum ein glatter und nun bleiben die Odontoplasten, die nicht von Anfang an Schritt
halten konnten, eingeschlossen.

Abkauung und sekundäres Dentin. Die Struktur des sekundären Dentins
bei Abkauungen hängt in ganz besonderem Maße von der Beschaffenheit
der Pulpa ab. Wenn wir z. B. das Dach der Pulpenkammer bei Schneidezähnen betrachten, so ist der innere Ersatz für die äußere Abkauung der drei Höckerchen in der

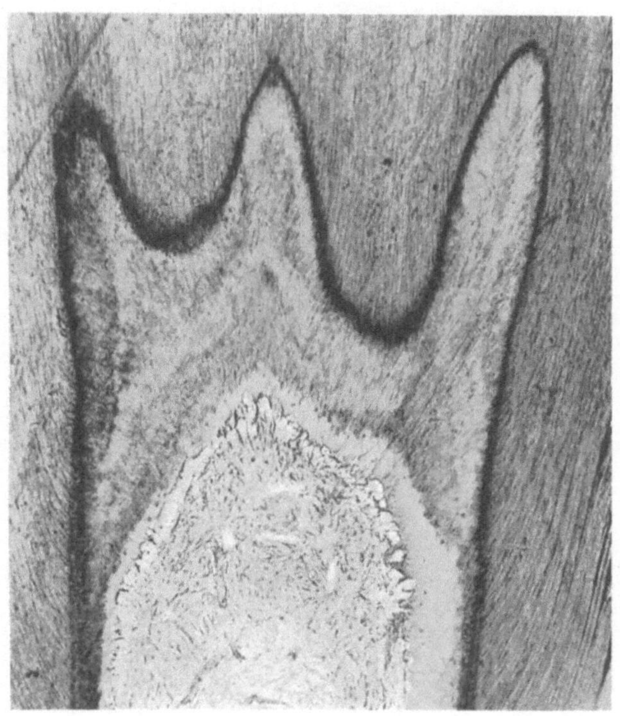

Abb. 45. Unterer 1. Schneidezahn. Irreguläres Dentin bei Abkauung.
Hämatox.-Eosinfärbung. Ganz schwache Vergr. Die drei Divertikel der Kronenpulpa sind ganz ausgefüllt.
Die Grenze zwischen normalem und irregulärem Dentin ist deutlich.
(Optik: Winkel Achrom. 37 mm, Kompl. Ok. 4.)

Regel sehr frühzeitig erfolgt; also zu einer Zeit, in der die Pulpa auf der Höhe ihrer
Leistungsfähigkeit war. Dementsprechend ist das sekundäre Dentin dem normalen
Zahnbein in seinem histologischen Bild meist sehr nahestehend, wenn auch wie Abb. 45
zeigt, die Grenze gegen das primäre Dentin sehr scharf hervortritt. Es handelt ich bei
Abb. 45 um einen unteren mittleren Schneidezahn, dessen Kronenpulpagrenze, wie sie
zur Zeit des Durchbruchs gewesen sein mochte, an den drei Divertikeln gut zu erkennen
ist. In dem gleichen Maße aber, wie durch die funktionelle Inanspruchnahme allmählich
die den 3 Divertikeln entsprechenden Höckerchen an der Schneidekante verschwanden,
wurden die Divertikel selbst durch sekundäres Dentin, und zwar ein solches von guter
Kanalisierung ausgefüllt. Jetzt freilich ist die Odontoplastenschicht wie die ganze Pulpa
degeneriert und die Möglichkeit, kanalisiertes Dentin zu bilden, hat aufgehört.

Anders gestaltet sich das Bild, wenn die Abkauung erst später erfolgt; hier kann
anfänglich wohl noch ein relativ kanalreiches Sekundärdentin gebildet werden; aber

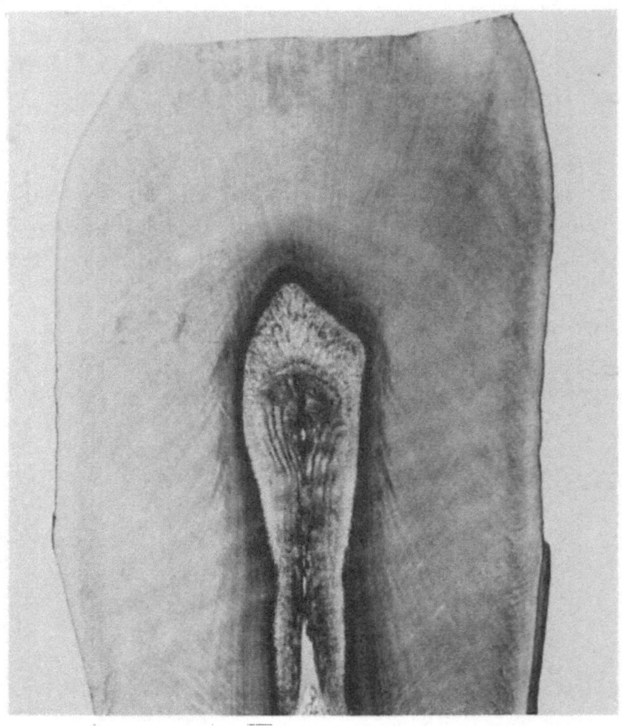

Abb. 46. Unterer 1. Prämolar. Irreguläres Dentin bei Abkauung.
Hämatox.-Eosinfärbung. Übersichtsbild. Das irreguläre Dentin füllt die ganze Kronenhöhle aus. Deutlich zu erkennen ist die lamelläre Schichtung des irregulären Dentins. (Optik: Winkel Luminar 26 mm.)

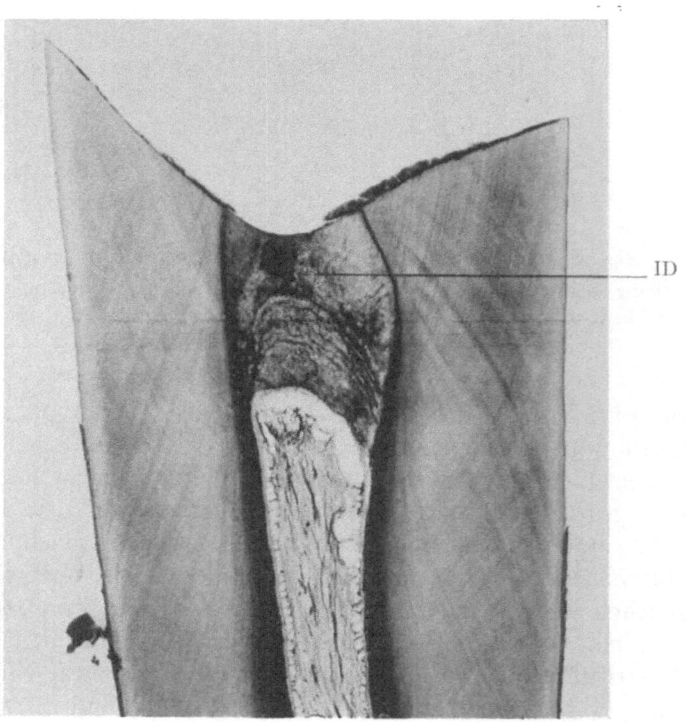

Abb. 47. Unterer 2. Schneidezahn.
Die Abkauung hat das irreguläre Dentin (ID) erreicht. Hämatox.-Eosinfärbung. Übersichtsbild.
(Optik: Winkel Luminar 26 mm.)

die Leistungsfähigkeit der Odontoplasten ist doch schon recht begrenzt, es kommen allerhand Einschlüsse in das sekundäre Dentin zustande und seine Zeichnung wird, wie aus Abb. 46 hervorgeht, nur mehr wenig Ähnlichkeit mit normalem Dentin zeigen, wodurch der Kontrast im Übersichtsbild nur noch mehr hervorgehoben wird. Das Bild ist zugleich eine gute Illustration für die schichtweise erfolgende Anlagerung, wie wir sie öfter beobachten. Das Überwiegen der Grundsubstanz gegenüber den Dentinkanälchen und neben der veränderten Struktur wohl auch die veränderten Verkalkungsbedingungen bewirken ein etwas anderes optisches Verhalten, wozu noch eine nachträgliche Pigmentierung treten kann. Wenn daher, wie es in Abb. 47 dargestellt

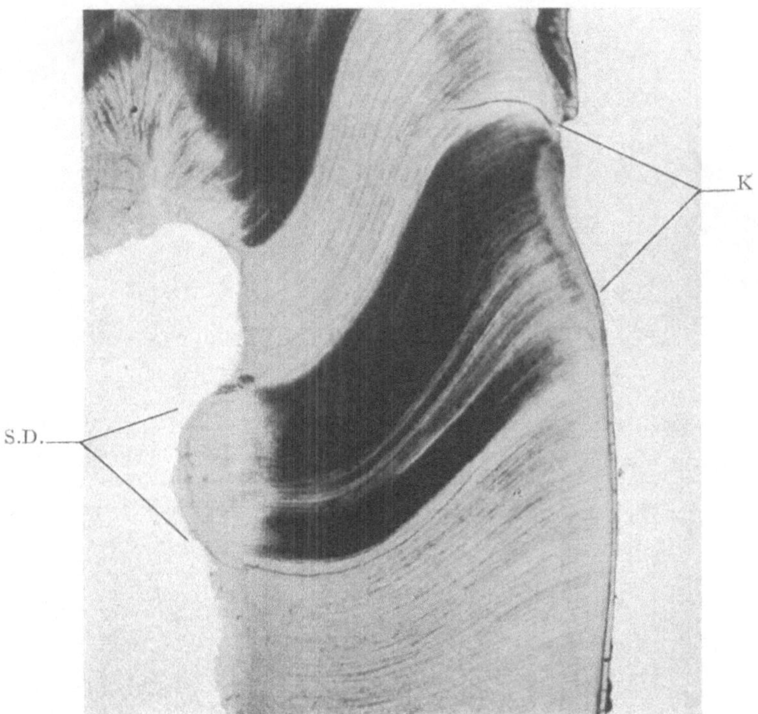

Abb. 48. Oberer 2. Schneidezahn. Halskaries (K) und sekundäres Dentin (SD).
Schliff ungefärbt. Übersichtsbild. (Optik: Winkel Luminar 26 mm.)

ist, die Abkauung zum Verluste des Schmelzes und primären Dentins geführt und das sekundäre Dentin freigelegt hat, so läßt sich das schon makroskopisch an dem scharf umschriebenen Bezirk von bräunlicher Farbe in der Abkauungsfläche erkennen. Abb. 47 zeigt außerdem wieder, wie auch dann, wenn kein vollwertiges sekundäres Dentin mehr gebildet werden kann, bei Abkauung trotzdem immer noch eine Apposition erfolgt, die freilich mit der Struktur von normalem Zahnbein keine Ähnlichkeit mehr hat.

Abnutzung des Zahnes durch Klammern usw. Hier gelten so ziemlich die gleichen Gesichtspunkte, wie sie eben für die Abkauung entwickelt wurden. Das histologische Bild wird meist stark beeinflußt durch den relativ späten Zeitpunkt des Insultes, zu dem die Odontoplasten schon starke Zeichen regressiver Metamorphose aufweisen und dementsprechend das sekundäre Dentin mehr der 3. Ordnung nach Reich als der 1. oder 2. angehört. Ein eigenes Bild hierzu ist wohl entbehrlich, nur soviel sei noch erwähnt, daß sich hier die Anlagerung des sekundären Dentins an der Innenseite der Pulpawand da befindet, wo außen die Abscheuerung durch Klammern, Plattenrand usw. erfolgt, also ganz ähnlich wie bei der Karies.

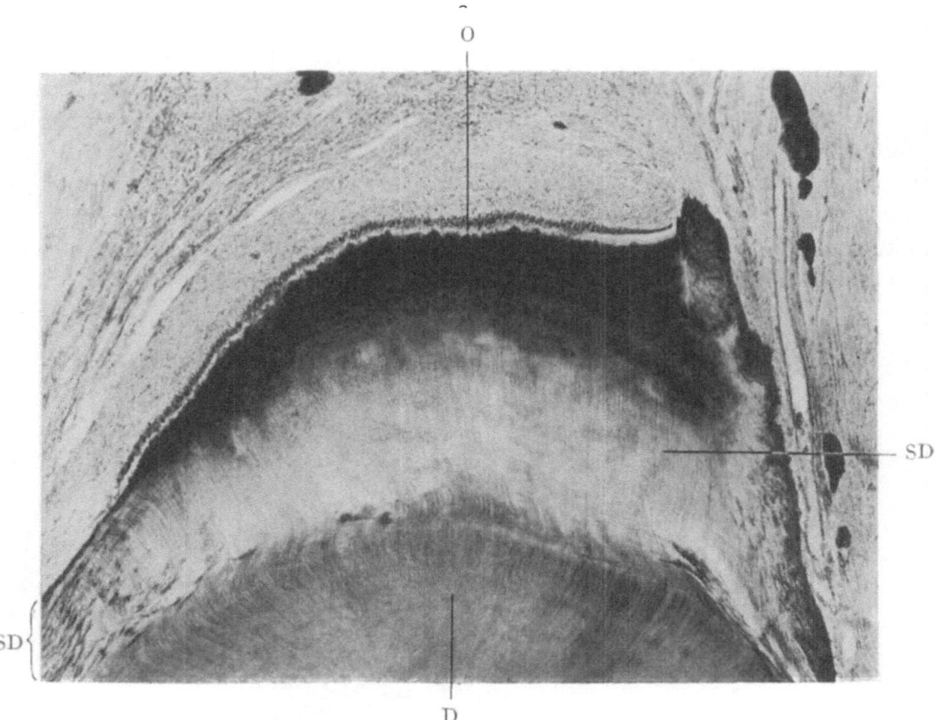

Abb. 49. Unterer 2. Molar. Sekundäres Dentin (SD) am Boden der Pulpakammer.
Hämatox.-Eosinfärbung. Ganz schwache Vergr. D normales Dentin. Im sekundären Dentin ist die untere
Schicht hell, arm an Kanälchen, nach oben nimmt die Zahl der Kanälchen wieder zu, daher die mehr dunkle
Farbe. O regelmäßige Odontoplastenschicht. (Optik: Winkel Achrom. 37 mm, Kompl. Ok. 4.)

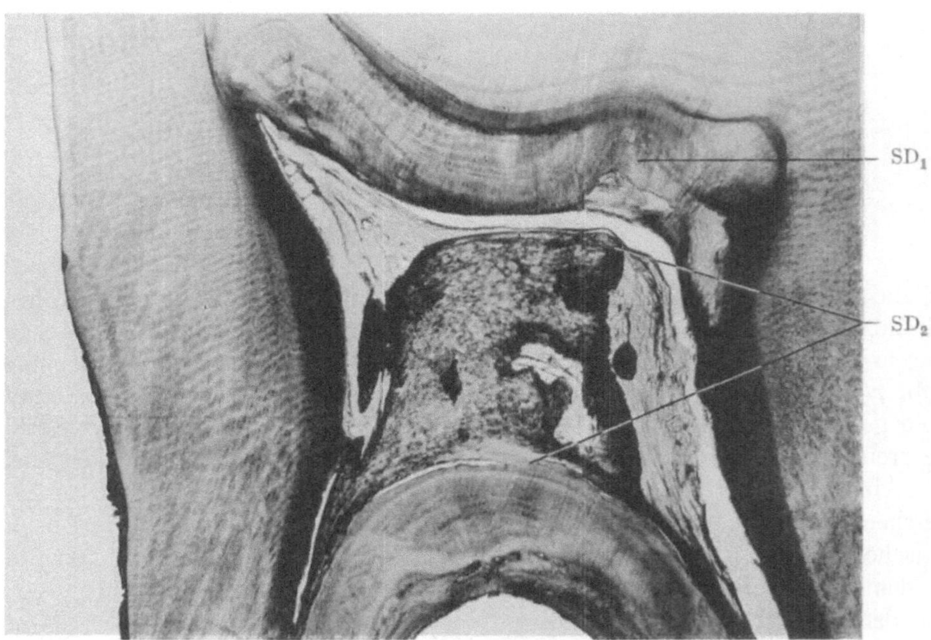

Abb. 50. Unterer 1. Molar. Sekundäres Dentin am Pulpendach bei SD$_1$ und am Boden der
Pulpenkammer bei SD$_2$.
Hämatox.-Eosinfärbung. Übersichtsbild. (Optik: Winkel Luminar 26 mm.)

Karies und sekundäres Dentin. Zu diesem Punkt viele Einzelheiten zu bringen, erübrigt sich, da ja bei dem Kapitel Karies doch noch einmal darauf zurückzukommen ist. Dort finden sich verschiedene Abbildungen (Abb. 178), die namentlich auch die Anlagerung von sekundärem Dentin an das Pulpendach illustrieren. Entscheidend bleibt stets, in welchem Tempo die Karies verläuft; bei den chronischen Formen sehen wir — vorausgesetzt natürlich, daß die Pulpa leistungsfähig genug ist —

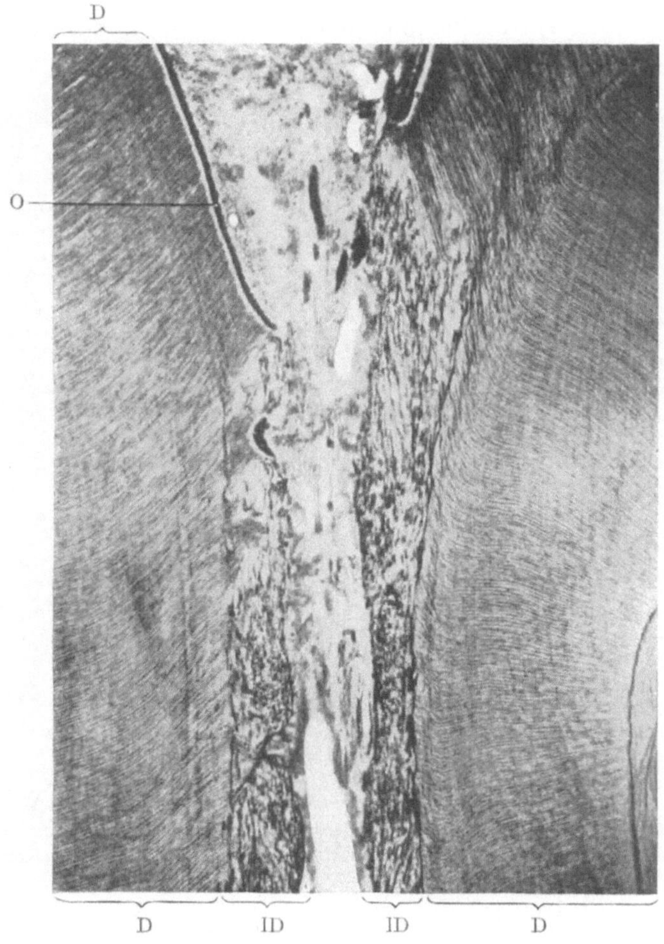

Abb. 51. Oberer 1. Molar. Irreguläres Dentin (ID) im Wurzelkanal. Schmorlfärbung. Ganz schwache Vergr. D normales Dentin. O Odontoplastenschicht vor dem Eingang in den Wurzelkanal. (Optik: Winkel Achrom. 37 mm, Kompl. Ok. 4.)

dem primären Dentin meist ein recht hochentwickeltes sekundäres Dentin angelagert, da ja den Odontoplasten genug Zeit bleibt, in geordneter Form Dentin zu bilden. Etwas ähnlich liegen die Verhältnisse bei der Halskaries, die ja meist auch in langsamerer Form verläuft. Abb. 48 bringt ein solches Bild. Unterhalb der eben noch sichtbaren Schmelzgrenze hat sich eine oberflächliche Karies entwickelt; daß sie zu den chronischen gehört, geht schon aus der glatten Oberfläche hervor. Die sämtlichen dazugehörigen Dentinkanälchen lassen sich an der Dunkelfärbung genau nach der Pulpa zu verfolgen und genau ebenso breit ist auch eine halbkugelige Anlagerung an der Pulpawand: die entsprechende Anlagerung von Reizdentin.

Es ist schon erwähnt worden, daß gewisse Stellen der Pulpawand nach Umfang

und Häufigkeit der Apposition als Prädilektionsstellen bezeichnet werden können, und
daß zu diesen Stellen auch der Boden der Pulpenkammer mehrwurzeliger Zähne
gehört. In Abb. 49 ist eine solche Stelle wiedergegeben; interessant ist an dem Bilde
der mehrfache Wechsel in der Dentinzeichnung; im untersten Abschnitt
die normale Struktur des primären Dentins; dann folgt in scharfer Abknickung des Kanäl-
chenverlaufs das sekundäre Dentin, bei dem mehr und mehr die Grundsubstanz vorherrscht, so daß eine starke Aufhellung im Bilde eintritt; dann aber wird Zahl und Verlauf der Kanälchen wieder regelmäßiger und als oberste Schicht und eigentliche Pulpa-
grenze haben wir wieder ein vollkommen normales Dentin, mit einer dichten Reihe von

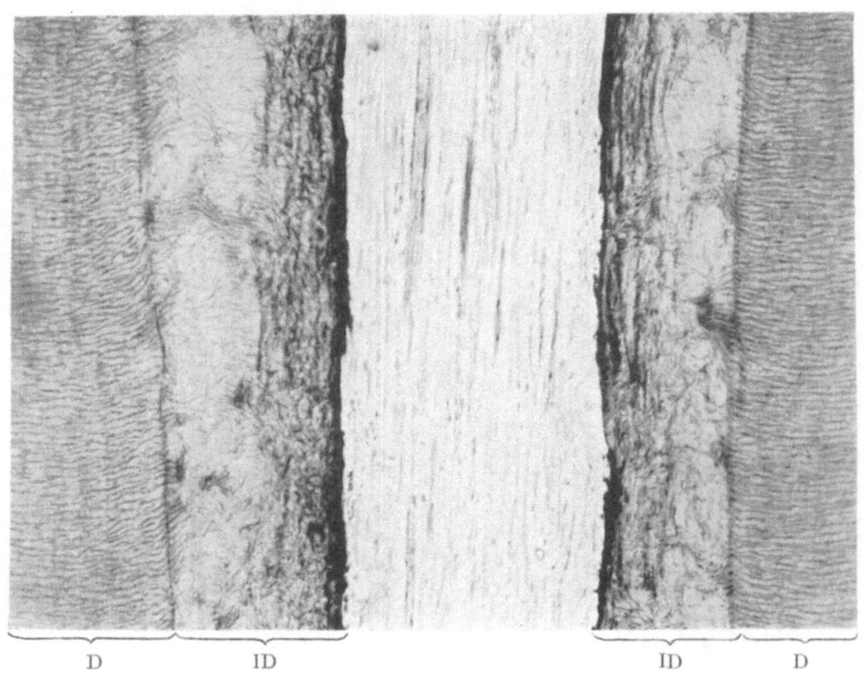

Abb. 52. Unterer 2. Schneidezahn. Irreguläres Dentin (ID) im Wurzelkanal.
Schmorlfärbung. Schwache Vergr. Im irregulären Dentin hier sind stellenweise nur sehr wenig Kanälchen
vorhanden. Odontoplastenschicht fehlt. (Optik: Winkel Achrom. 16 mm, Kompl. Ok. 4.)

Odontoplasten besetzt; nur seitlich, wo die Odontoplasten ganz fehlen, findet sich atypische Anlagerung. Wie eine an sich geringfügige Anlagerung am Boden der Pulpakammer durch Vereinigung mit einem größeren Dentikel zu mächtigem Umfang anwachsen
kann, zeigt Abb. 50. Dadurch, daß hier auch am Pulpadach eine reichliche Apposition
von sekundärem Dentin erfolgte, ist der für die Pulpa selbst übrig bleibende Raum
äußerst beschränkt, und man versteht nach einem solchen Bilde die Schwierigkeiten,
die sich der konservierenden Behandlung in diesen Fällen entgegenstellen können.
     Recht eigentümlich liegen die Verhältnisse hinsichtlich des sekundären Dentins
bei den Wurzelkanälen. Einerseits pflegen in der Wurzelpulpa die Odontoplasten viel früher und umfangreicher zu degenerieren als in der Kronenpulpa und andererseits zeigen gerade die Wurzelkanäle mit zunehmendem Alter ausnahmslos die Tendenz, durch Apposition an den Wänden immer enger zu
werden. Die apponierte Masse aber hat oft entsprechend dem vorzeitigen Schwund
der Odontoplastenschicht so wenig Ähnlichkeit mehr mit dem Dentin, daß die Abgrenzung
gegen eine pathologische Verkalkung fast nicht mehr möglich ist. Ein kanalisiertes sekundäres Dentin an den Kanalwänden erscheint meist nur als schmale, dem primären Dentin

aufliegende Schicht, dann aber folgt eine Masse, deren Zeichnung aus Abb. 51 oder Abb. 52 zu ersehen ist. Namentlich das letztere Bild kann fast ein typisches genannt werden: Gegen das primäre Dentin scharf abgesetzt eine Masse mit vorherrschender Grundsubstanz und spärlichen Kanalresten und auf sie folgend eine Schicht, die eigentlich nur durch die in Etappen erfolgende Anlagerung etwas Zeichnung erhält.

Eine Anlagerung kann im Wurzelkanal — ebenso wie übrigens auch in der Kronenpulpa — selbst dann noch in reichlichem Maße erfolgen und eine weitere

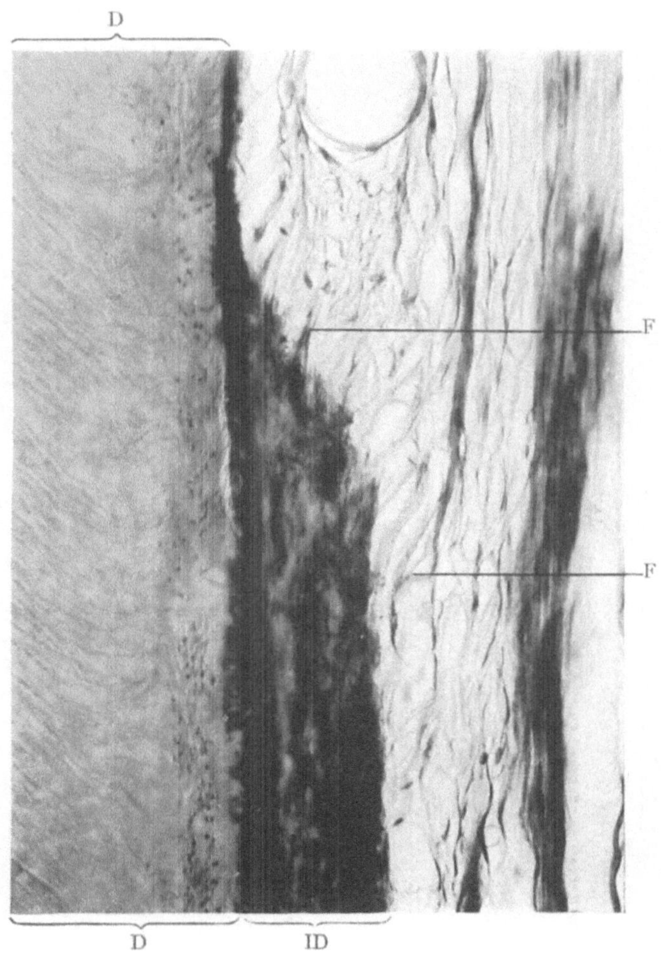

Abb. 53. Unterer 1. Molar. Bildung irregulären Dentins (ID) aus Grundsubstanzfasern (F). Hämatox.-Eosinfärbung. Mittlere Vergr. D normales Dentin. (Optik: Winkel Achrom. 6 mm, Kompl. Ok. 4.)

Verengung des Wurzelkanals zur Folge haben, wenn nahezu alles Zellmaterial aus dem Weichgewebe verschwunden ist. Es verkalkt dann wie in Abb. 53 ersichtlich, die Grundsubstanz, die in Bündeln feinster Fasern zur Dentinwand zieht. In solchen Fällen dürfte allerdings die Grenze von der Sekundärdentinbildung zur Verkalkung degenerierten Pulpagewebes bald überschritten sein.

Wieviel von dem früheren Pulpalumen schließlich noch übrig bleiben kann, zeigt folgendes Bild Abb. 54. Es handelt sich um den Querschnitt durch den unteren mittleren Schneidezahn eines alten Individuums, der so deutlich für sich spricht, daß Erläuterungen zu dem Bilde wohl überflüssig sind. Auch das geht klar aus Abb. 54 hervor, warum das Auffinden und Behandeln von Wurzelkanälen bei alten Individuen oftmals trotz aller Mühe nicht gelingen will.

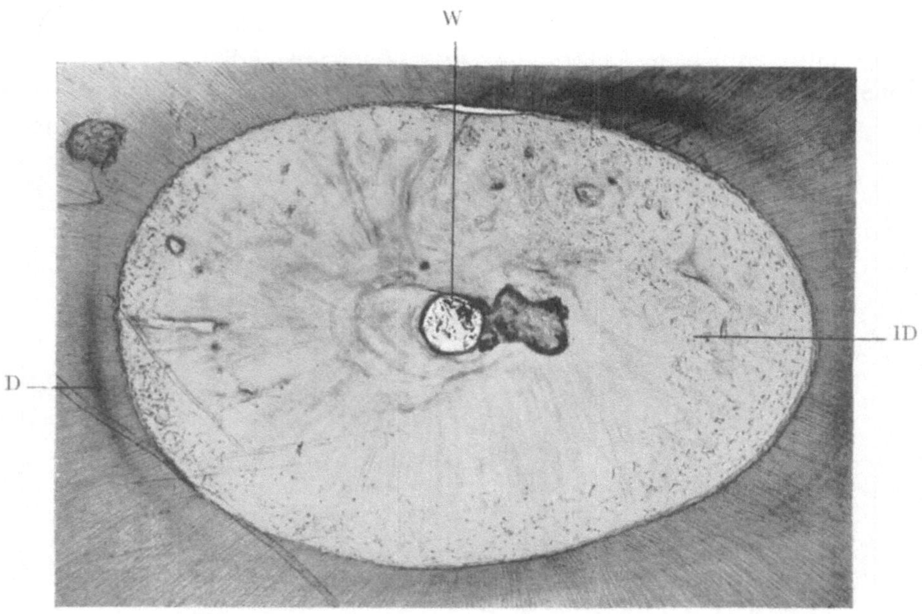

Abb. 54. Unterer 1. Schneidezahn.
Durch die starke Bildung irregulären Dentins (ID) ist der Wurzelkanal (W) verengt (Querschnitt). D normales Dentin. Hämatox.-Eosinfärbung. Ganz schwache Vergr. (Optik: Winkel Achrom 37 mm, Kompl. Ok. 4.)

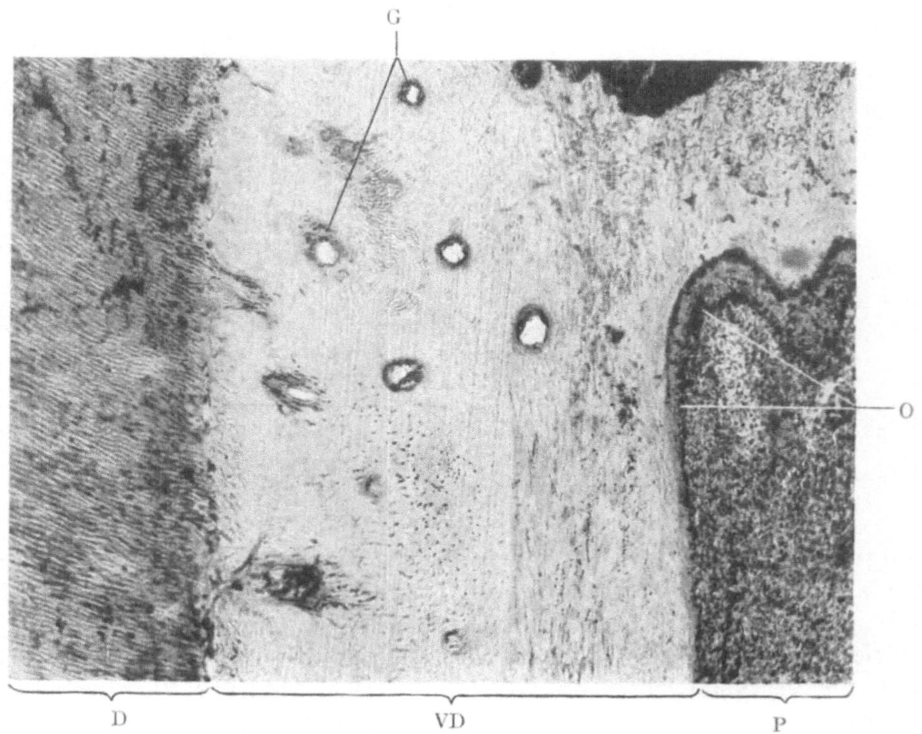

Abb. 55. Oberer 2. Molar. Vasodentin.
Hämatox.-Eosinfärbung. Schwache Vergr. G Gefäße im Vasodentin. O Odontoplastenchicht am Vasodentin. D normales Dentin. P Pulpa. (Optik: Winkel Achrom. 16 mm, Kompl. Ok. 4.)

Wie man sich ein Vasodentin vorstellt, davon soll Abb. 55 ein Bild geben. Man sieht links normales Dentin; an diese schließt sich ein sehr kanalarmes Dentin, bei dem die spärlichen Kanälchen fast durchweg im Querschnitt getroffen sind; nach rechts zu folgt die (sekundär)-infiltrierte Pulpa, bei der noch eine Odontoplastenschicht besteht, wenn sie auch in Abb. 55 nicht so deutlich hervortritt, da es sich um eine Schmorlfärbung handelt. Immerhin wird man aber doch mit Rücksicht auf diese Odontoplasten den

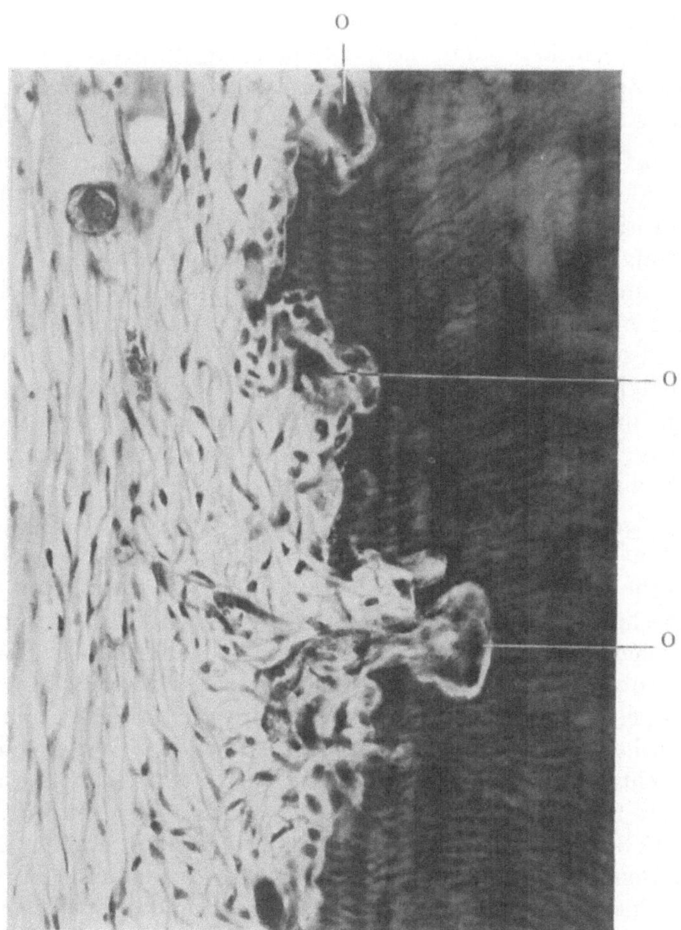

Abb. 56. Oberer 1. Molar. Resorption irregulären Dentins.
Hämatox.-Eosinfärbung. Mittlere Vergr. Howshipsche Lakunen mit Osteoklasten (O).
(Optik: Winkel Achrom. 6 mm. Kompl, Ok. 7.)

Ausdruck sekundäres Dentin wohl gelten lassen müssen. Die fast homogene Grundsubstanz desselben wird an mehreren Stellen unterbrochen durch größere Lumina, Querschnitte von Kanälen, in denen sich neben Stützgewebe hauptsächlich Gefäße befanden — daher der Name Vasodentin.

Zum Schlusse soll nicht unerwähnt bleiben, daß das sekundäre Dentin gelegentlich auch wieder abgebaut werden kann. Abb. 56 bringt ein Bild, auf dem ersichtlich ist, wie die Resorption an einer Wurzelkanalwand eben in vollem Gange ist. Die Howshipschen Lakunen mit den Riesenzellen fallen ja ohne weiteres ins Auge. Gewöhnlich geben entzündliche Prozesse in der Pulpa den Anlaß zu solchen Resorptionen.

2. Dentikelbildung.

Die Ausführungen über das sekundäre Dentin haben bereits gezeigt, wie schwierig es hier mitunter ist, eine scharfe Trennung zwischen aktiver Anlagerung und passiver Verkalkung durchzuführen. Bei den Dentikeln ist diese Schwierigkeit in mancher Hinsicht noch größer; denn das, was das Wort Dentikel eigentlich bedeuten sollte: kleine Neubildungen aus einer Hartsubstanz, die die Merkmale des Dentins trägt, trifft nur für einen kleinen Bruchteil zu; die meisten harten Gebilde in der Pulpa haben mit der Dentinstruktur recht wenig gemeinsam. Und was am meisten kompliziert: der Ausgangspunkt, das Zentrum des Dentikels, kann die Verkalkung irgendwelcher nekrotischer Zellen sein, die um dieses Zentrum herum angelagerten Massen aber können ganz einwandsfreie Dentinzeichnung erhalten, d. h. regelrechte Dentinkanälchen aufweisen.

Von jeher ist in der zahnärztlichen Literatur eine Streitfrage gewesen, wie die Herkunft der Kanälchen in den Dentikeln zu erklären ist. Die meisten neueren Autoren vertreten die Ansicht, daß das primäre eine Ausstülpung der Odontoplastenschicht oder auch eine Abschnürung mehrerer Odontoplasten sei und daß von diesen Odontoplasten aus die Kanalisierung des sich allmählich entwickelnden Dentikels erfolge. Einzelne meinen sogar, was uns im Schnitt als kanalisiertes Dentikel erscheine, sei gar kein selbständiges Gebilde, sondern hänge immer noch irgendwie — nur nicht gerade auf dem betreffenden Schnitt — mit der Pulpawand zusammen und sei also gewissermaßen nur eine Dentinzunge, von der natürlichen Odontoplastenschicht begleitet. Die allerwenigsten Autoren wollen sich dazu verstehen, eine sekundäre Odontoplastenbildung anzuerkennen.

Dem ist entgegenzuhalten: es gibt sehr wohl gut kanalisierte Dentikel, die wirklich frei sind, und nicht als Dentinzunge angesprochen werden können; ihre Entstehung kann in eine sehr frühe Zeit der Entwicklung fallen, dann dürften Abschnürungen der Odontoplastenschicht die gegebene Erklärung sein; ihre Entstehung kann aber auch in eine Zeit fallen, in der die Entwicklung längst abgeschlossen war, dann muß zur Erklärung eine nachträgliche Bildung von Odontoplasten möglich sein. Daneben gibt es eine große Zahl von harten Gebilden in der Pulpa, die zwar auch mit dem Ausdruck Dentikel belegt werden, mit Dentin aber histologisch nichts weiter zu tun haben. Die Richtigkeit dieser Sätze wird an einer Reihe von Bildern dargetan werden, vorher seien nur noch ganz kurz die üblichen Einteilungen gestreift. Die meist zitierte Gruppierung stammt von G. Fischer; er unterscheidet a) aktiv gebildete, nämlich: hochstehende Dentikel, an deren Bildung Odontoplasten und Fibrillen beteiligt sind, und niedrige Dentikel, die Produkte der fibrillären Bindegewebswucherung allein seien; b) passiv gebildete: nämlich Corpora amylacea, Petrifikationen der Intercellularsubstanz und Verkalkungen der Gefäße und Nerven. Eine andere, ebenfalls weit verbreitete Einteilung richtet sich nach dem Sitz der Dentikel und trennt in 1. freie Dentikel, die nur von Pulpagewebe umgeben sind, 2. adhärente Dentikel, die, sei es durch eigenes Wachstum, sei es durch Verbreiterung der Dentinwand, mit dieser in Kontakt getreten, „wandständig" geworden sind, und endlich 3. interstitielle Dentikel, die — natürlich erst nachträglich! — vom Dentin der Pulpawand umschlossen sind.

Abb. 57 bringt nun das Bild von einem Dentikel, das man ohne weiteres als ein hochstehendes im Sinne Fischers, Münchs und anderer Autoren bezeichnen muß; es besteht nur aus kanalisiertem Dentin in scharfer Abgrenzung; die Kanälchen sind im oberen Abschnitt längs, im unteren Abschnitt teils quer, teils schräg getroffen. Anscheinend ist der Druck auf die Odontoplastenschicht ein wechselnder gewesen, der zur Abschnürung einer größeren Zahl von Zellen geführt hat; um eine vollständige Abschnürung muß es sich aber doch wohl gehandelt haben, denn nach der Pulpa zu ist das Dentikel nicht mehr von kanalisiertem Dentin, sondern von einer Schicht irregulären Dentins ohne Kanälchen bedeckt. Jedenfalls ein Zweifel, daß es sich hier um ein Gebilde, entstanden aus echten primären Odontoplasten, handelt, dürfte kaum möglich sein. Das abgebildete Dentikel befindet sich ziemlich nahe der Wurzelspitze in der Dentinwand — interstitielles Dentikel —; wer einmal darauf achtet, wird leicht feststellen können, daß interstitielle Dentikel im apikalen Drittel einer Wurzel fast durchweg wahre Dentikel sind, d. h. von der Dentinanlage ihren Ausgang nehmen. Ätiologie: wahrscheinlich mechanische Entwicklungsstörungen. Es müssen

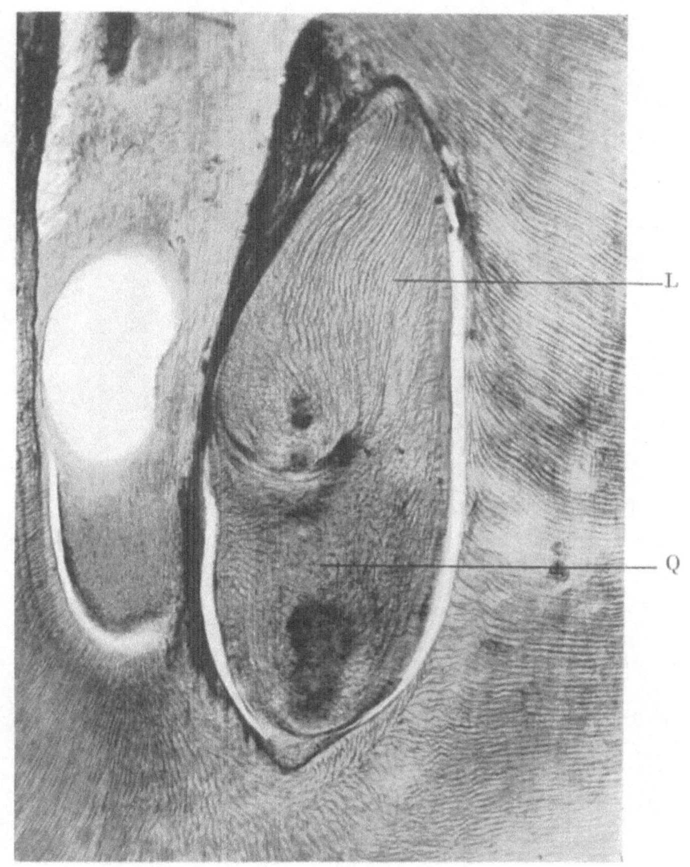

Abb. 57. Unterer 3. Molar. Hochstehendes Dentikel.
Schmorlfärbung. Schwache Vergr. Dentinkanälchen im Dentikel im Längsschnitt bei L und mehr im Querschnitt bei Q. (Optik: Winkel Achrom. 16 mm, Kompl. Ok. 2.)

übrigens nicht unbedingt kanalisierte Gebilde sein, gelegentlich kann auch ein Stück Grundsubstanz isoliert werden und verkalken; entscheidend für den Begriff bleibt der Zeitpunkt des Entstehens und der Zusammenhang mit der Dentinanlage.

Wie steht es nun mit der Kanalisierung der Dentikel, die erst lange nach Abschluß der Zahnentwicklung zur Bildung gelangen? Echte Odontoplasten in dem Sinne, daß sie aus Keimzellen differenziert worden wären, wie wir es für den Fall Abb. 57 annehmen müssen, kommen hier nicht in Betracht; also muß es sich um sekundäre Umwandlung, um eine Metabolie handeln. Fleischmann nimmt an, daß wohl jede Pulpazelle dauernd die Fähigkeit besitzt, sich in eine Odontoplastenzelle umzuwandeln,

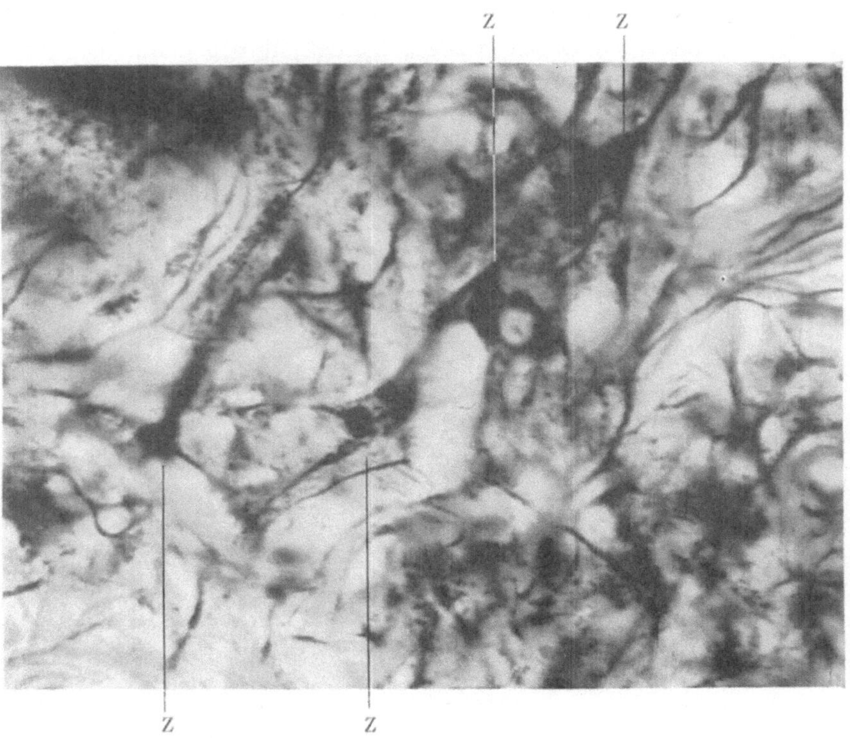

Abb. 58. Oberer 1. Molar. Dentikel mit Zelleinschluß (Z).

Schmorlfärbung. Starke Vergr. Lange Fortsätze der polygonalen Zellen täuschen irreguläre Dentinkanälchen vor (Optik: Winkel Fluor. 3 mm, Kompl. Ok. 4.)

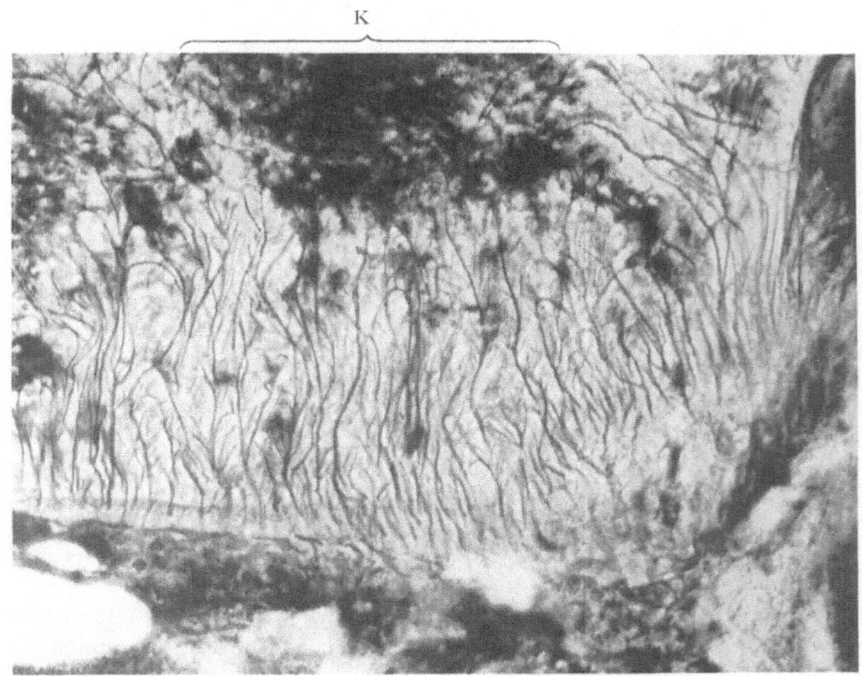

Abb. 59. Oberer 1. Molar. Sekundär kanalisiertes Dentikel.

Schmorlfärbung. Mittlere Vergr. Im Zentrum bei K amorphe Verkalkungen, mehr nach den Rändern zu die Struktur irregulären Dentins. (Optik: Winkel Achrom. 6 mm, Kompl. Ok. 4.)

d. h. Dentin zu bilden, daß aber nur jene Zellen Fortsätze aussenden können, die gewissermaßen auf einem embryonalen Stadium verharren. Fischer meint, daß die an der
Dentikelsubstanz befindlichen Odontoplasten jederzeits und allerorts unter bestimmten
Bedingungen (Zirkulationsverhältnisse) aus den fixen Bindegewebszellen der Pulpa
unabhängig von der peripheren Odontoplastenanlage entstehen können.

Übereinstimmend warnen alle Autoren bei der Beurteilung, ob hochstehende, d. h.
kanalisierte Dentikel vorliegen, mit Recht vor der Verwechslung mit einzelnen
unverkalkt gebliebenen Fasern. Solche Verwechslung ist bei oberflächlicher
Betrachtung in der Tat leicht möglich; bei genauer Untersuchung kann man sie aber

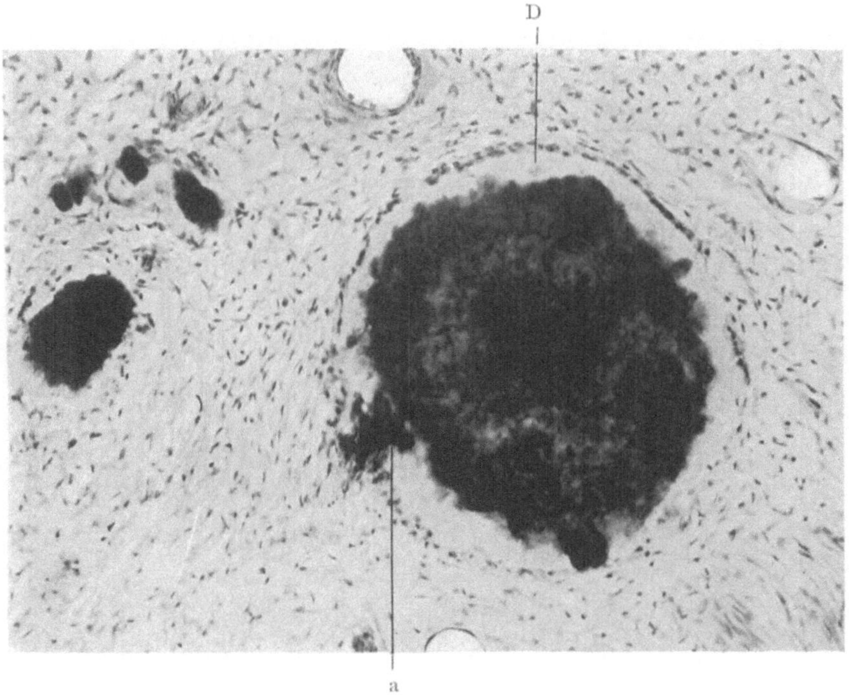

Abb. 6o. Unterer 1. Molar. Dentikel mit dentinoider Zone (D) und deutlichem Odontoplastensaum.
Hämatox.-Eosinfärbung. Schwache Vergr. Bei a amorpher Kalkniederschlag.
(Optik: Winkel Achrom. 12,6 mm, Kompl. Ok. 4.)

doch leicht an den fehlenden Kanälchenlumen, an der Zugehörigkeit zu einer polygonalen
Zelle leicht abgrenzen. Solche Scheinkanalisierung ist mit den zugehörigen eingeschlossenen Zellen in Abb. 58 abgebildet. Ihr sei zum Vergleich die Randpartie eines sekundär
kanalisierten Dentikels in Abb. 59 gegenübergestellt; das Zentrum des Dentikels, ein
amorpher Verkalkungsprozeß als erste Anlage ist teilweise auf dem Bild noch zu sehen.
Von diesem Zentrum aus ziehen nun mit vielfachen feinen Verästelungen beginnend die
neugebildeten Dentinkanälchen nach der Peripherie zu, an Stärke deutlich zunehmend.
Die zugehörigen sekundären Odontoplasten sind in diesem Falle leider, wie so oft, späterhin wieder degeneriert und jetzt zum großen Teil selbst verkalkt. Aber der Unterschied gegenüber den Fasern in Abb. 58 dürfte doch klar genug geworden sein.

Für die Beurteilung neugebildeter Kanälchen scheint mir übrigens gerade dieser
Punkt doch sehr wichtig, daß man das ganze Kanälchen möglichst auch in seinem Beginn
am primären zentralen Herd und weiterhin in seinem ganzen selbständigen Verlauf
kontrollieren kann. Wie geht nun aber diese Bildung vor sich? Darüber geben uns
Abb. 6o bis 62 Aufschluß. (Über die Entstehung der Ausgangszentren wird nachher
noch gesprochen werden müssen.)

Erste Voraussetzung ist, wie Fischer ganz richtig betonte, eine Pulpa mit funktionstüchtigen Zellen; eine solche dürfte im Falle Abb. 60 zweifellos vorliegen. Zweite Voraussetzung scheint uns, daß die Bildung des primären Verkalkungsherdes (-zentrums) wenigstens in der Hauptsache abgeschlossen ist und nicht, wie das z. B. für die Stelle a in Abb. 60 zutrifft, an der Peripherie noch amorphe Kalkmassen „wild" angelagert werden. Trifft diese zweite Voraussetzung zu, dann erhalten die umgebenden Pulpazellen eine gewisse Regelmäßigkeit in der Anordnung, die uns im Schnitt als Ring einer, in der Hauptsache einreihigen Zellage erscheint, in Wirklichkeit aber natürlich wie eine Kugelhülle zu denken ist. In Abb. 60 macht sich diese Anord-

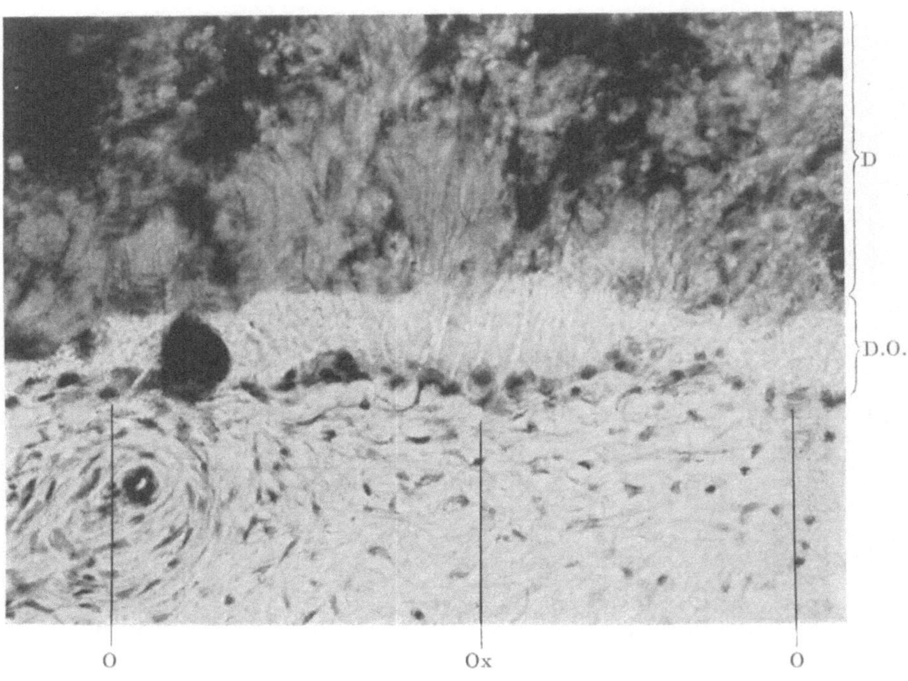

Abb. 61. Oberer 1. Molar. Odontoplasten (O) am Rande eines Dentikels.
Hämatox.-Eosinfärbung. Mittlere Vergr. In der dentinoiden Zone (D.O.) sieht man Kanälchen. D Dentin.
(Optik: Winkel Achrom. 6 mm, Kompl. Ok. 4.)

nung sehr schön geltend, nur an der Stelle a fehlt sie. Vorstellbar ist, daß bei der Entstehung dieser Zellhülle zwei Faktoren mitsprechen: einmal mechanische Momente, die mit der Ausbreitung des primären Verkalkungsherdes zusammenhängen und als Verdrängungserscheinungen zu bewerten sind, und dann der Reiz, den der in gewissem Sinne als Fremdkörper wirkende Verkalkungsherd exzentrisch auf die benachbarten reaktionsfähigen Pulpazellen ausübt. Noch wichtiger als die im histologischen Bilde mehr ins Auge fallende ringförmige Anordnung der Zellen dürfte aber für die Dentikelgenese das Verhalten und die Reaktion der umgebenden Pulpagrundsubstanz mit ihren feinen Fibrillen sein. Sie scheint sich mehr maschenförmig, retikulär, anzuordnen und die Hauptrolle bei der Anlage der nunmehr sich entwickelnden Dentinvorstufe zu spielen. In die Maschen der Grundsubstanz sind große Zellen eingelagert, die sich mit der Verbreiterung der dentinoiden Substanz immer weiter vom ursprünglichen Dentikelzentrum zurückziehen, aber den Zusammenhang mit der Kanalanlage in der unverkalkten Dentinzone doch deutlich erkennen lassen (Abb. 61).

Eine stärkere Vergrößerung (Abb. 62) läßt die retikuläre Anordnung der Grundsubstanz mit ihren zarten Fasern noch besser hervortreten; sie gibt uns zugleich noch weiteren Aufschluß über die einreihig in die Maschen der Grundsubstanz eingelagerten Zellen. Vor allem fällt die erhebliche Größe der gesamten Zelle, besonders aber des Kernes auf; durch schärfere Konturierung des Grundsubstanzgerüstes erscheinen die Zellen selbst auch besser abgegrenzt. Was sie aber von echten, d. h. primär aus Keimzellen differenzierten Odontoplasten stets unterscheidet, ist, daß ihnen die langgestreckte Walzen- oder Rübenform und die pallisadenartige Gleichmäßigkeit fehlt; sie erscheinen vielmehr meist kubisch, leicht abgeplattet, eine derart an echte Odontoplasten

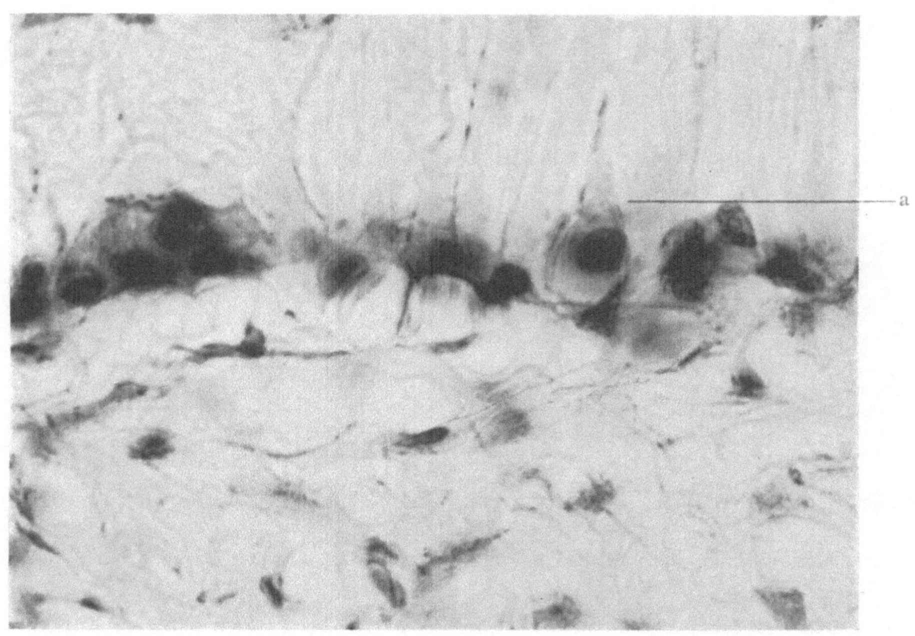

Abb. 62. Odontoplastensaum eines Dentikels. Stärkere Vergr. aus Abb. 61 der Stelle Ox.
Der Odontoplast bei a läßt einen deutlichen Dentinfortsatz erkennen.
(Optik: Winkel Fluor. 3 mm, Kompl. Ok. 4.)

erinnernde Form wie sie uns bei a in Abb. 62 entgegentritt, ist recht selten. Möglich, daß im Innern einer alten Pulpa andere Druckverhältnisse herrschen wie im Keim, und daß diese auch bei der Form der neuen Odontoplasten ihren Ausdruck finden. Vielleicht spielt auch die fortwährende Vermehrung der sekundären Odontoplasten eine Rolle; daß eine solche stattfindet, steht außer Zweifel; Fleischmann betont mit Recht, daß die Zahl der neu gebildeten Odontoplasten ständig zunehmen muß, weil auch diese Odontoplastenzone stets lückenlos erscheint; Lücken müßten aber sehr bald eintreten, wenn kein Nachschub erfolgt, da ja der Abstand vom Zentrum der Kugel immer größer wird und somit die Odontoplastenlage immer weiter auseinanderrücken müßte. Auch müßten an der Peripherie der Kugel die neuen Dentinkanälchen viel weiter voneinander entfernt sein als nach dem Zentrum zu, was aber nicht der Fall ist!

Die weitere Entwicklung des „hochstehend" gewordenen Dentikels erfolgt analog dem normalen Dentin, nur daß die vollkommen regelmäßige Anordnung der Kanälchen fehlt und wie beim irregulären Dentin die Fiederbildung sehr ausgeprägt ist. Jedenfalls: die Möglichkeit einer sekundären Odontoplastenbildung aus einfachen älteren Pulpazellen auf metabolischem Wege (an die wohl als erster Hohl gedacht hat) scheint uns nicht mehr in Abrede gestellt werden zu können, nachdem sich einerseits der Entwicklungsgang und andererseits das Produkt, der Kanalverlauf, gut verfolgen läßt. Allerdings gehört zu den Befunden sozusagen eine

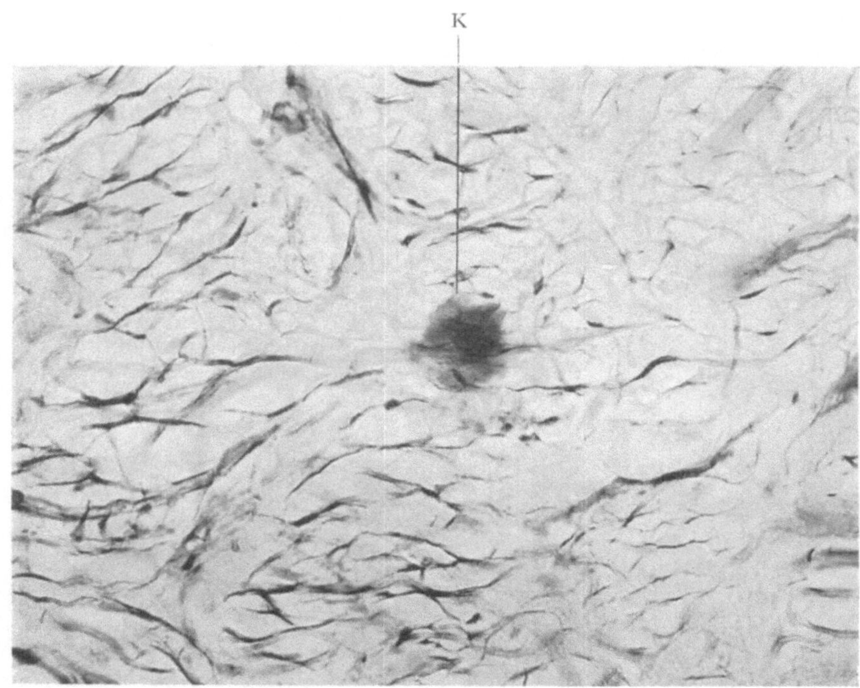

Abb. 63. Unterer 2. Molar. Kalkeinlagerung und Verkalkung (K) feinster Fibrillen in der atrophischen Pulpa.
Hämatox.-Eosinfärbung. Mittlere Vergr. (Optik: Winkel Achrom. 6 mm, Kompl. Ok. 4.)

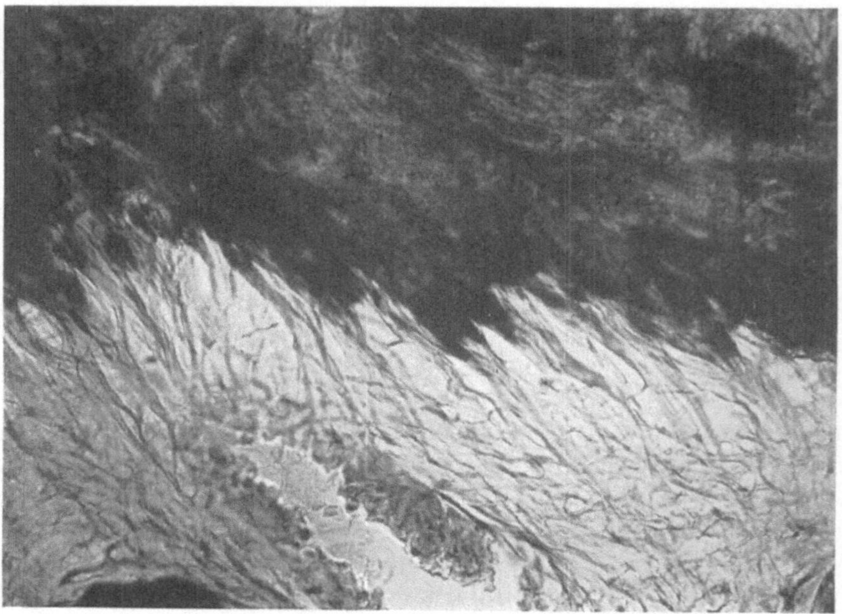

Abb. 64. Unterer 2. Molar. Grobe Faserzüge ziehen in das Dentikel hinein.
Hämatox.-Eosinfärbung. Schwache Vergr. (Optik: Winkel Achrom. 16 mm, Kompl. Ok. 4.)

glückliche Hand, denn eine sehr große Beständigkeit wohnt diesen neuen Odontoplasten nicht inne; sie verfallen anscheinend selbst sehr leicht der regressiven Metamorphose. Damit erklärt sich wohl auch, warum ihre Existenz von vielen ganz geleugnet wird.

Ganz anders liegen die Dinge, wenn wir eine Pulpa vor uns haben, der im Laufe regressiver Veränderungen die normale Reaktionsfähigkeit abhanden gekommen ist. Als extremes Beispiel sei mit Abb. 63 eine stark atrophische Pulpa gewählt, deren Bild in der Hauptsache von einem retikulär angeordneten Fasermaterial

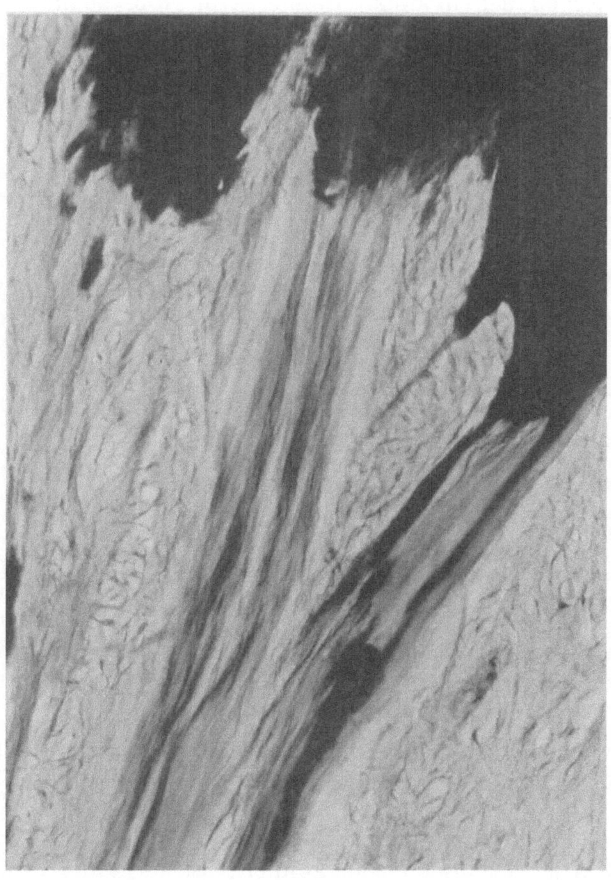

Abb. 65. Unterer 2. Molar. Verkalkende Nervenfaserbündel ziehen in das Dentikel hinein.
Hämatox.-Eosinfärbung. Mittlere Vergr. (Optik: Winkel Achrom. 6 mm, Kompl. Ok. 4.)

mit weiten Maschen und sehr spärlichen Kernen beherrscht wird. Hier kann sich wohl auch ein gleiches Verkalkungszentrum bilden (Stelle K in Abb. 63), es wird aber lediglich durch weitere Kalkausfällungen wachsen; eine Einbeziehung von Fibrillen kann ihm auch eine gewisse Zeichnung geben, niemals aber sind Vorgänge denkbar, wie sie an Hand von Abb. 60—62 geschildert worden sind, weil eben die Voraussetzungen fehlten, vor allem eine verdichtungsfähige, d. h. für Fibrillenanreicherung geeignete Grundsubstanz und metaplasierungsfähige Zellen fehlen.

Wo zwar auch die Zellkerne fehlen, aber reichliche Fibrillenbildung noch möglich ist, da kann ein Bild entstehen, wie es Abb. 64 zeigt, und wie wir ihm auch bei der Bildung von irregulärem Dentin ohne Zellbeteiligung begegnet sind: in dichten Bündeln ziehen Faserzüge in das Dentikel hinein, die lebhaft an die v. Korffschen Fasern erinnern, wahrscheinlich auch mit ihnen identisch sind. Solche Faserzüge dürfen allerdings nicht verwechselt werden mit degenerierten Nervenfaserbündeln, die auch in manche Dentikel hinein zu verfolgen sind. Eine stärkere Vergrößerung (Abb. 65) zeigt indessen leicht, wie solche degenerierte Nervenfasern an der gleichmäßigen Breite der Bündeln gut abzugrenzen sind, wie sie andererseits aber durch Einstreuung von länglichen Kalkplättchen sozusagen für die Aufnahme in das Dentikel schon vorbereitet sind. Ein anderes Beispiel für die Reaktionsunfähigkeit im Sinne einer Odontoplastenneubildung bringt Abb. 66. Hier handelt es sich um eine hyaline Entartung der Pulpa und wie so oft bei hyaliner Degeneration stellt sich auch hier bald eine Verkalkung ein; trotzdem zwischen den hyalinen Bändern (in Abb. 66 im Querschnitt getroffen)

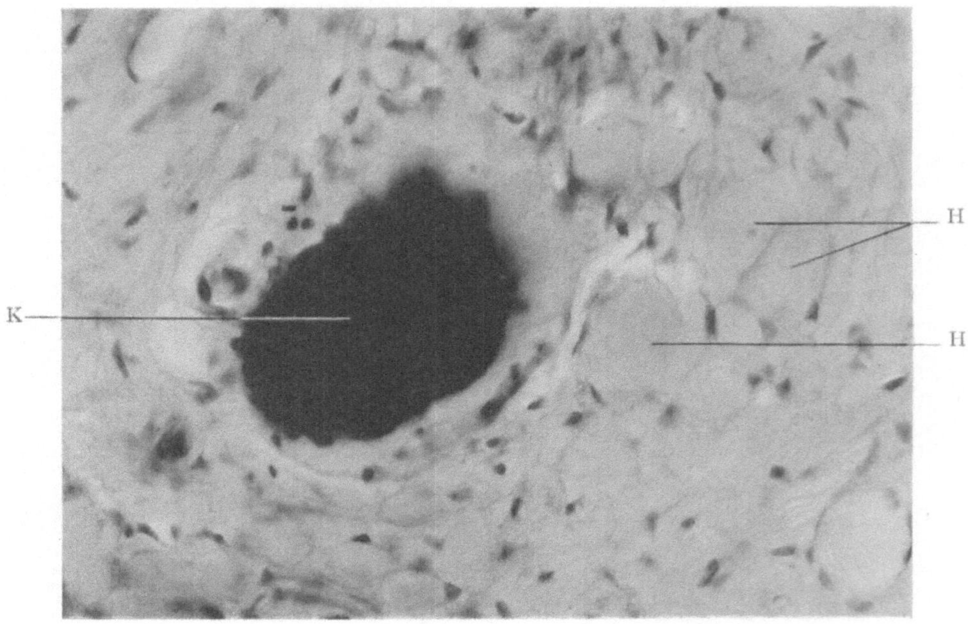

Abb. 66. Untere 1. Molar. Verkalkung (K) der hyalinen Partien (H) in der Pulpa.
Hämatox.-Eosinfärbung. Mittlere Vergr. (Optik: Winkel Achrom. 6 mm, Kompl. Ok. 4.)

noch zahlreiche Kerne vorhanden sein können, ist doch die erforderliche Reaktionsfähigkeit von seiten der Grundsubstanz und der Zellen aufgehoben.

Etwas höher stehend als die zuletzt besprochenen Formen, die schon eine weitgehende Degeneration voraussetzen, ist eine andere, ebenfalls recht häufige Form, charakterisiert durch das sog. Zwiebelschalenmuster (Abb. 67). Eine gewisse Minderwertigkeit der Pulpa liegt natürlich auch hier vor; das geht schon daraus hervor, daß solche „geschichteten" Dentikel selten vereinzelt, sondern meist in größeren Mengen in einer Pulpa vorkommen, wie ja auch auf dem Bilde mehrere solcher Dentikel zu sehen sind. Die Entwicklung dieser Gebilde hätte man sich etwa folgendermaßen zu denken: es entsteht zunächst ein Verkalkungskern (um nekrotische Zellen usw.); an diesen legen sich nun in kürzeren oder längeren Intervallen immer neue Kalkschichten an, die oft eine überraschende Regelmäßigkeit aufweisen können; im Schnitt wirkt das Bild dann wie eine große Zahl konzentrisch angeordneter Kreise. Die volle Reaktionsfähigkeit einer normalen Pulpa fehlt aber meist in der Umgebung solcher Dentikel und so bleibt die Kanalisierung aus. Ebensowenig haben wir sie in Pulpen zu erwarten, bei denen die diffuse Einstreuung von amorphen Kalkniederschlägen auf schwere Veränderungen im gesamten Stoffwechsel der Pulpa hinweisen (Abb. 68). Mit Dentikeln hat diese Form des Auftretens von Kalk in der Pulpa nichts mehr zu tun, wenigstens theoretisch nicht; in praxi können derartige Kalkkonkremente aber doch die Rolle von Dentikeln

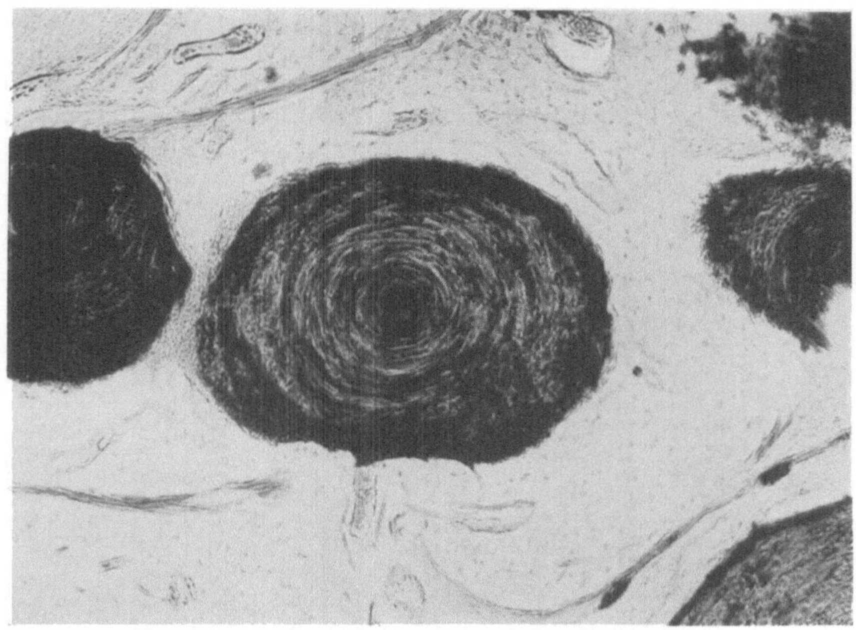

Abb. 67. Unterer 2. Molar. Schalig geschichtete Dentikel (Zwiebelschalenmuster). Hämatox.-Eosinfärbung. Schwache Vergr. (Optik: Winkel Achrom. 16 mm, Kompl. Ok. 4.)

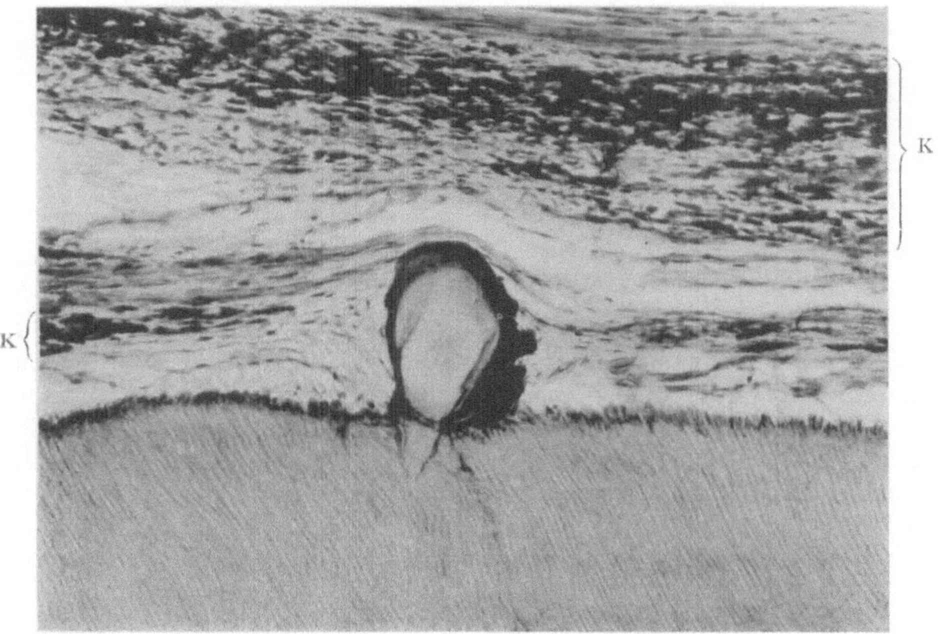

Abb. 68. Unterer 1. Molar. Adhärent gewordenes Dentikel und amorphe Kalkniederschläge (K) in der Pulpa.
Hämatox.-Eosinfärbung. Schwache Vergr. (Optik: Winkel Achrom. 16 mm, Kompl. Ok. 4.)

spielen, indem die einzelnen Platten und Spieße zu mächtigen Barren verbacken werden
können, die fast das ganze Pulpakavum ausfüllen.

Nachdem soweit eine wichtige prinzipielle Frage — die sekundäre Entstehung von
Odontoplasten — als in positivem Sinne gelöst betrachtet werden kann, nachdem
wir auch die Bedingungen kennen gelernt haben, unter denen die Metabolie möglich ist,
nachdem wir weiter die Fälle gesehen haben, bei denen die Hochdifferenzierung ausblieb,
ist es auf Grund all dieser Beobachtungen vielleicht möglich, eine befriedigendere Einteilung zu geben als es die meisten bisher gegebenen Einteilungen sind. Es wären nach
dem bisher Gesagten zu trennen:

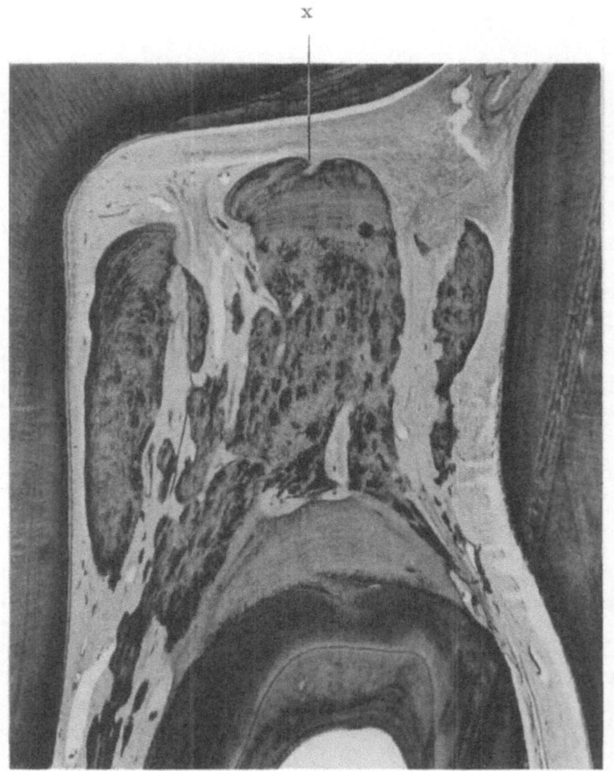

Abb. 69. Unterer 1. Molar. Dentikel mit Pulpaboden verwachsen.
Hämatox.-Eosinfärbung. Übersichtsbild. (Optik: Winkel Luminar 26 mm.)

1. wahre Dentikel, die aus Keimgewebe entstanden sind — Anomalien
der Primärdentinbildung; sie sind charakterisiert durch den frühen Zeitpunkt des Entstehens, durch das Fehlen einer Wachstumstendenz, durch den Wegfall von jeder Reizwirkung auf die Umgebung. Sie haben hauptsächlich in der Wurzel oder an der Bifurkation ihren Sitz und sind nicht zu verwechseln mit Dentinzungen, dem Produkt einer
Odontoplastenschichtfaltung. Sie haben entweder sehr zahlreiche, kaum gefiederte
Kanälchen oder sie bestehen nur aus homogen erscheinender Grundsubstanz; demnach:

    a) kanalisierte Anomalien der Primärdentinbildung.
    b) kanalfreie homogene Formen.

2. Hartgebilde, die nachträglich entstanden und aus einer Stoffwechselstörung hervorgegangen sind. Das Zentrum pflegt ein Komplex verkalkter
Zellen oder amorpher Kalkniederschläge zu sein. Die Weiterentwicklung wird haupt-

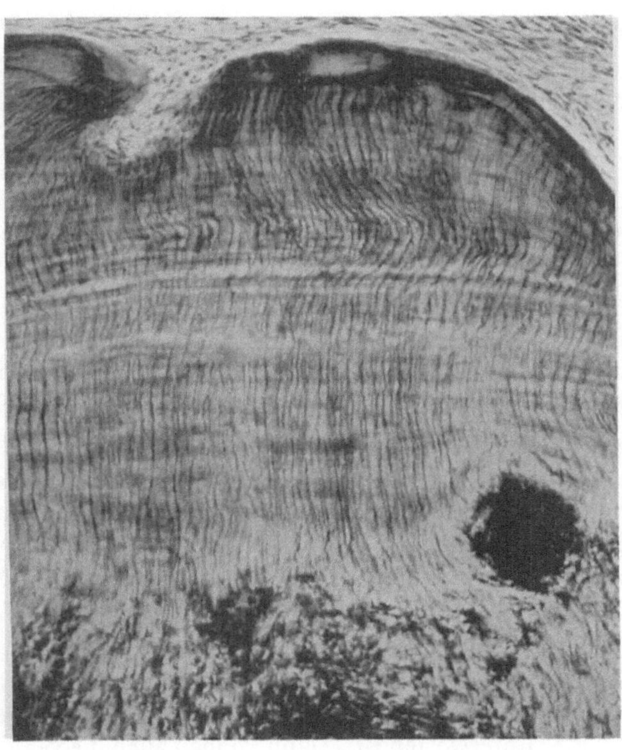

Abb. 70. Randpartie eines Dentikels. Stärkere Vergr. der Stelle x aus Abb. 69.
Nach dem Rande hin nimmt die Zahl und Regelmäßigkeit der Kanälchen zu.
(Optik: Winkel Achrom. 16 mm, Kompl. Ok. 4.)

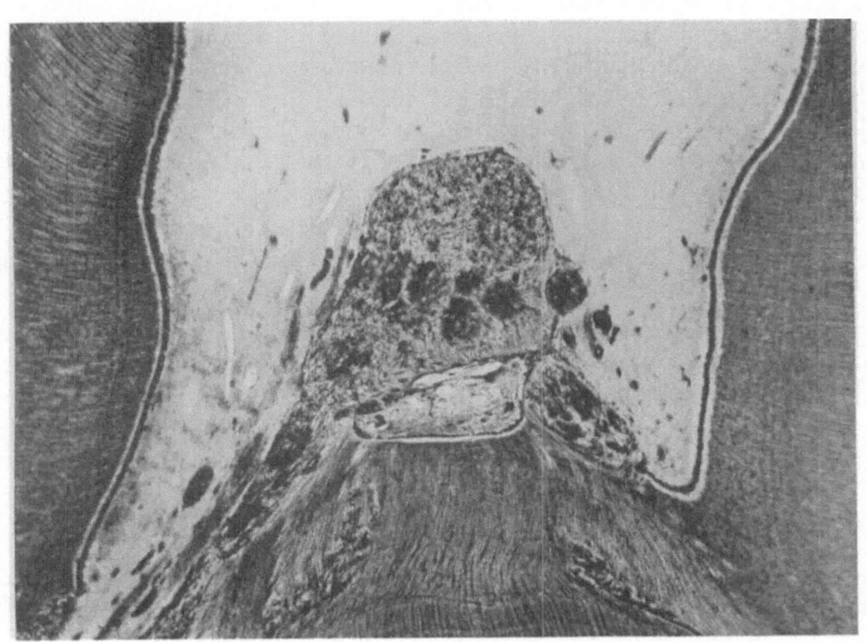

Abb. 71. Oberer 1. Molar. Freies Dentikel ist mit dem Pulpaboden verwachsen.
Schmorlfärbung. Ganz schwache Vergr. (Optik: Winkel Achrom. 16 mm, Kompl. Ok. 4.)

sächlich bestimmt durch die Leistungsfähigkeit der Pulpa, die sehr verschieden (auch wechselnd!) sein kann und etwa einteilen läßt in:

a) nicht entzündete Pulpa von besonderer Gewebsreaktionsfähigkeit; hier führt der Reiz des primären Verkalkungsherdes zu metabolischer Bildung von Odontoplasten und weiterhin zur Bildung von Dentinkanälchen,

b) nicht entzündete Pulpa mit einer gegenüber a nur mäßig herabgesetzten Reaktionsfähigkeit; hier dürfte das Dentikel mit Zwiebelschalenmuster vorherrschend sein,

c) nicht entzündete Pulpa mit ausgesprochener Gewebsdegeneration (hyaline Entartung usw., ferner Zellatrophie) mit entsprechend starker Verminderung der Reaktionsfähigkeit; hierher gehören die Dentikel mit faseriger Struktur, der Zusammenschluß amorpher Kalkniederschläge usw.,

d) die entzündete Pulpa, bei der — namentlich in chronischen Fällen — die durch die Entzündung geschädigten Gewebe und Kapillaren verkalken und sich zu mächtigen Barren zusammenschließen können; so entstehen Gebilde, die in praxi auch zu den Dentikeln gerechnet werden. Daneben sieht man gerade bei der chronischen Pulpitis auch oft ganz kleine, geschichtete Körperchen, sog. Corpora amylacea, die sich ebenfalls zusammenschließen können.

Es sei zu dieser Einteilung aber ausdrücklich bemerkt, daß sie nicht als starres System aufgefaßt werden darf; das geht schon deswegen nicht, weil ja auch der Gesamtzustand der Pulpa einem starken Wechsel — allerdings gewöhnlich nach der schlechteren Seite hin — unterworfen ist. Dann können auch die verschiedenen Abschnitte der Pulpa sich in einem verschieden reaktionsfähigen Zustand befinden. So ist man versucht, z. B. Abb. 69 so zu deuten, daß nach der Wurzel zu die Bedingungen sehr viel ungünstiger waren, infolgedessen erfolgte hier nur die Vergrößerung durch Aufnahme amorpher Kalkmassen, während im oberen Abschnitt der Kronenpulpa wieder bessere Bedingungen gewesen sein mögen, infolgedessen sehen wir hier am oberen Rande des Dentikels eine einwandsfreie Kanalisierung, deren ganzen Verlauf die stärkere Vergrößerung Abb. 70 gut erkennen läßt. Auch sonst können Mischbilder auftreten, so ist z. B. die Vereinigung von geschichteten Dentikeln mit amorphen Kalkmassen recht häufig. Noch abwechslungsreicher wird das Bild, wenn ein ursprünglich freies Dentikel, das anfänglich aus der Vereinigung mehrerer niedrig stehender Gebilde entstanden war und dann durch Kanalisierung Dentincharakter erhalten hatte, mit dem sekundären Dentin an der Pulpawand vereinigt und zum adhärenten Dentikel geworden ist, wie dies Abb. 71 illustriert. In Abb. 72 endlich seien noch die sog. Corpora amylacea aus einer chronisch entzündeten Pulpa wiedergegeben, die an ähnliche Formen im Gehirn (Psammome) und Prostata erinnern.

Zum Schlusse ist, wie beim sekundären Dentin, so auch bei den Dentikeln zu erwähnen, daß sie unter besonderen Verhältnissen auch gelegentlich wieder abgebaut werden können; namentlich bei der chronischen Pulpitis ist dies keine seltene Erscheinung. Seltener beobachtet man den Abbau eines Dentikels in nicht entzündeter Pulpa, wie er in Abb. 73 abgebildet ist.

Schriftennachweis zu Kapitel III.

Fischer und *Landois*, Zur Histologie der gesunden und kranken Zahnpulpa, mit besonderer Berücksichtigung ihrer harten Neugebilde. D. Z. 1919. H. 719. — *Fleischmann*, Über die Entwicklung der Dentikel. Oe.-U. V. f. Z. 1908. S. 479. — *Münch*, Die harten Neubildungen der Zahnpulpa. D. Z. Nr. 64. — *Kantorowicz*, Klinische Zahnheilkunde. Berlin 1924. S. 44 ff. — *Derselbe*, Kausalistische und teleologische Biologie. D. M. f. Z. 1911. S. 249. — *Reich*, Das irreguläre Dentin der Gebrauchsperiode. Marburg 1906. — *Szabó*, Die Größenverhältnisse des Cavum pulpae nach Altersstufen. Oe.-U. V. f. Z. 1900. S. 12. — *Trueb*, Größenverhältnisse des Cavum pulpae nach Altersstufen. Diss. Heidelberg 1908.

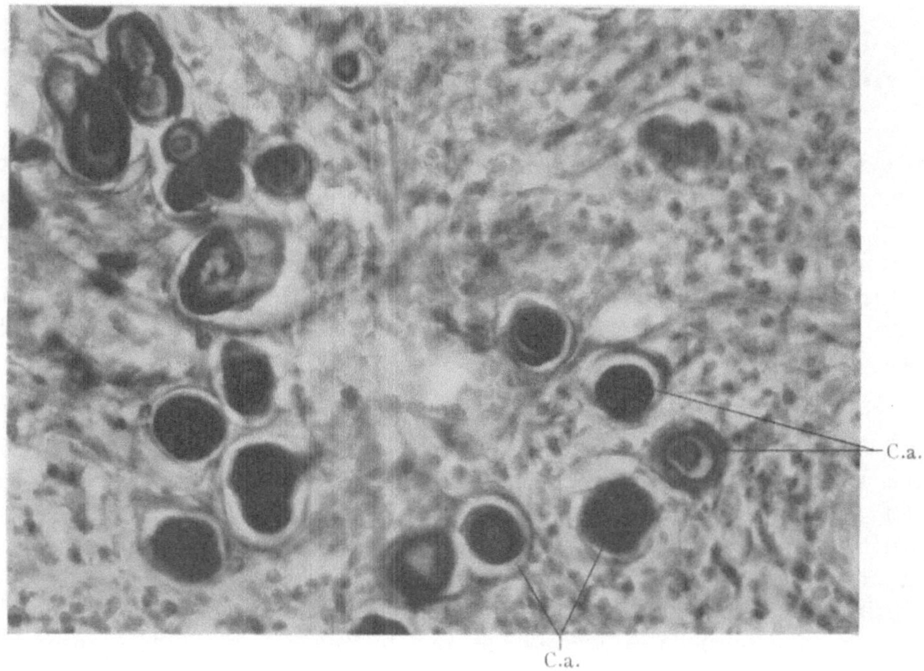

Abb. 72. Oberer 1. Molar. Corpora amylacea (C.a.) aus einer chronisch entzündeten Pulpa. Hämatox.-Eosinfärbung. Mittlere Vergr. (Optik: Winkel Achrom. 6 mm, Kompl. Ok. 4.)

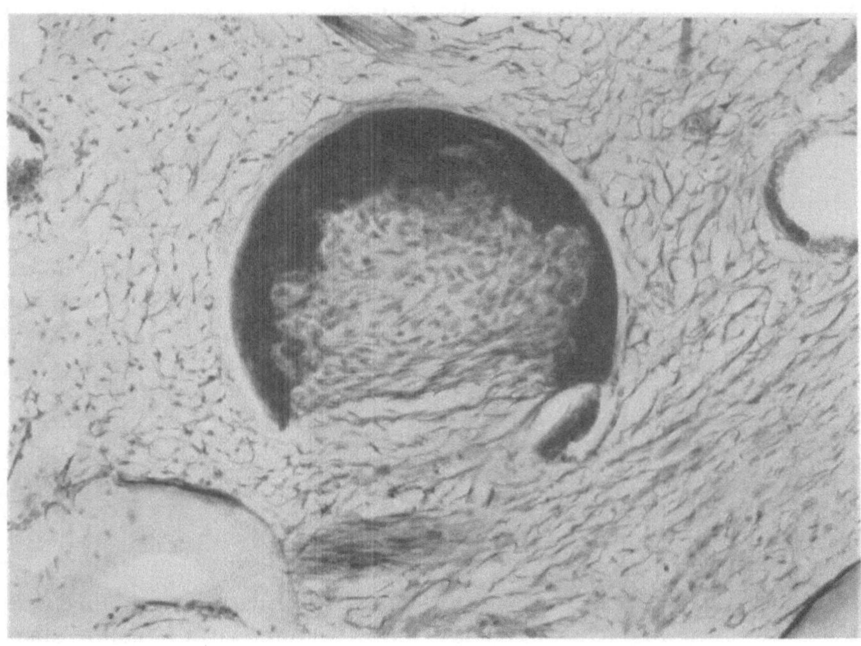

Abb. 73. Unterer 1. Molar. Abbau eines Dentikels in einer entzündungsfreien Pulpa. Hämatox.-Eosinfärbung. Schwache Vergr. Man sieht den inneren Rand des Dentikels stark lakunär resorbiert. (Optik: Winkel 12,6 mm, Kompl. Ok. 4.)

IV. Traumatische Veränderungen an den Zähnen.

Bei der Menge von Insulten, die das Gebiß treffen, ist es nicht weiter verwunderlich, wenn traumatische Veränderungen an den Zähnen zu den häufigen Erscheinungen gehören. Will man aber einiges System in die Fülle dieser Erscheinungen bringen, so muß vor allem geschieden werden in die Folgen chronischer und die Folgen akuter Traumata; die ersteren werden meist ihren sichtbaren Ausdruck erhalten in der Usur, die letzteren in der Fraktur mit oder ohne Luxation, mit oder ohne größeren Substanzverlust.

1. Veränderungen infolge chronischen Traumas.

Das Wesen des chronischen Traumas bei den Zähnen ist meist aufzufassen als eine übermäßige, sich häufig wiederholende Inanspruchnahme einzelner Zahnkronenabschnitte mit dem Ergebnis, daß an den betreffenden Abschnitten eine mehr oder minder charakteristische Abnutzung eintritt; Hypoplasien vermögen die Abnutzung wesentlich zu beschleunigen. Zu trennen von diesem Begriff des chronischen Traumas ist die — meist erworbene — übermäßige, sich häufig wiederholende Inanspruchnahme des ganzen Zahnes durch funktionelle Überlastung; sie findet ihre Auswirkung mehr im Periodontium und wird bei der Wurzelhautpathologie zu berücksichtigen sein.

Typische Beispiele für den uns hier allein interessierenden ersteren Begriff des chronischen Traumas und seiner Folgen sind die habituelle und professionelle Usur an den Frontzähnen, das Pfeifenraucherloch der gewohnheitsmäßigen Pfeifenraucher, das Nagelloch der Tapezierer, das Nadel- und Fadenloch an den Schneidezahnkanten der Näherinnen. Ein Beispiel anderer Art sind die keilförmigen Defekte, wie sie sich bei ständiger Benutzung zu harter Bürsten oder grober Schleifmittel in Zahnpulvern usw. herausbilden. Alle diese mechanischen Effekte haben das gemeinsame, daß sie auch einen beträchtlichen Reiz für die Odontoplastenfortsätze und die Pulpa selbst darstellen und daß wir als Reizwirkung die entsprechenden Reaktionen in den Dentinkanälchen und dem Pulpakavum bekommen. Mit anderen Worten: histologisch werden wir abgesehen von der makroskopisch feststellbaren Usur keine für das chronische Trauma allein als spezifisch geltenden Bilder erwarten dürfen, sondern mit der Bildung von transparenten Zonen, von sekundärem Dentin usw. Befunde erheben, die auch bei einfacher Abkauung, bei oberflächlicher Karies usw. stets zu finden sind und deshalb in den Abschnitten „sekundäres Dentin", „Karies der Hartsubstanzen" eingehend besprochen werden. Die keilförmigen Defekte wird man auch noch aus bakteriellen Gründen oft zur Karies (chronische Form) rechnen müssen.

2. Die Veränderungen bei akutem Trauma. <u>Zahnfraktur.</u>

Die meist vorkommenden Insulte sind Stoß, Schlag und Fall, und zwar sind es auch hier wieder die Frontzähne, die bei ihrer exponierten Stellung am häufigsten betroffen werden. Von den in der allgemeinen Pathologie üblichen Bezeichnungen lassen sich — soweit Frakturen in Betracht kommen — ohne weiteres auf die Zähne übertragen die Ausdrücke: Längs-, Quer-, Schräg- und Splitterfrakturen. Schwieriger steht es schon mit der Anwendung der Begriffe: einfache und komplizierte Fraktur. Streng genommen sind ja eigentlich nur die im Schmelz sich abspielenden Frakturen als einfache zu bewerten, denn bereits beim Dentin wird eine Fülle lebender Zellfortsätze freigelegt und zerrissen; der den Bakterien damit eröffnete Zugang wird ja auch oft genug von der Infektion beschritten. Gröber ist die Weichteilverletzung natürlich, wenn die Bruchlinie durch das Pulpakavum geht; dabei kann sie immer noch außerhalb des Alveolarfortsatzes bleiben. Frakturen innerhalb des Alveolarfortsatzes, Wurzelfrakturen also, können eintreten, ohne daß Schleimhaut und Knochen beteiligt sind, sie können aber auch zusammen mit einer Verletzung der weiteren Umgebung stattfinden. Endlich sind Brüche zu beobachten, die außerhalb der Alveole beginnen und weit in die Alveole hineinführen können. Man sieht: so klein das Gebiet ist, so mannigfach können die makroskopischen Bilder sein, so mannigfach können aber auch die histologischen Befunde bei der mehr oder minder unvollkommenen Heilung sein. In dieser Hinsicht läßt sich ein Vergleich mit den Knochenbrüchen kaum durchführen; dort wird sich normalerweise Kallus bilden und aus diesem regulärer Knochen mit gleichmäßiger Vereinigung der Bruchenden. Von der Pulpa kann auch Kallus gebildet werden, aber Dentin wird meist keines daraus und wenn wirklich eine feste Vereinigung von Dentinbruchstücken stattfindet, so geschieht dies seltener durch Dentin, gewöhnlich durch Zement; vielfach aber spielt das Epithel noch eine verhängnisvolle Rolle, das bei Knochenbrüchen ja doch ganz außer Acht bleibt.

In der Literatur zerstreut finden sich zahlreiche Berichte über Einzelbeobachtungen an frakturierten Zähnen; auch Situsbilder von alten Zahnbrüchen, Zufallsbefunde bei Kieferschnitten, stehen uns zur Verfügung (Weski, Gottlieb); ferner liefert das Tierexperiment ein wertvolles, leicht zu beschaffendes Material. All dies gibt Anhaltspunkte genug, um von den Ausgängen der Zahnfraktur eine Vorstellung zu bekommen; das volle Verständnis für die histologischen Befunde aber ist nur möglich, wenn man die Eigenart der einzelnen, unter sich auch biologisch recht verschiedenen Zahnsubstanzen berücksichtigt. Daß von seiten der Hartsubstanzen bei einer Frakturheilung keine aktive Mitwirkung zu erwarten ist, liegt klar auf der Hand; ein abgebrochenes Stück Schmelz ist und bleibt verloren, ebenso sonst ein abgebrochenes Stück Zahn, soweit die Frakturlinie außerhalb der Alveole liegt. Die Hauptrolle werden die Weichteile und von diesen speziell die Wurzelhaut zu spielen haben; histologisch interessante Bilder sind daher auch hauptsächlich im Bereiche des Periodontiums, also bei intraalveolären Brüchen zu erwarten. Für die Heilung ist aber doch eine Frage bei Dentin- und Zementbruchstücken von großer Wichtigkeit: wie weit sind sie durch das Trauma biologisch geschädigt oder, um mit Gottlieb zu reden, in ihrer Plantationsfähigkeit beeinflußt? Es gibt hier hauptsächlich 3 Möglichkeiten 1. völlige Nekrose, 2. traumatische Degeneration der Tomesschen Fasern bzw. Zementzellen in den Randpartien bei erhaltener zentraler Vitalität, 3. völlige Erhaltung der Vitalität. Für den ersteren Fall haben wir, wenn das nekrotische Stück nicht allzuweit vom Zahnfleischrand entfernt liegt, einen ausgezeichneten Prüfstein im Verhalten des Mundhöhlenepithels: mit überraschender Sicherheit wuchert das Schleimhautepithel von der oberflächlichen Wunde her nach dem nekrotischen Stück zu, umklammert es von allen Seiten und weicht nicht mehr von ihm; wenn möglich, sucht es das Stück in einer Bahn von Epithel nach außen zu befördern; sonst bleibt meist eine Fistel. Liegt das nekrotisch gewordene Stück sehr weit vom Alveolarrand entfernt und erleichtert kein Weichteilwundweg dem Epithel das Vordringen, so kann das Fragment von einer Kalkhülle umschlossen werden. Im zweiten Falle, Herabsetzung der Vitalität in den Randpartien des Bruchstückes bei guter zentraler Vitalität, ist die typische Erscheinung der Abbau dieser Randpartie, wobei die Wurzelhaut als Lieferant für die Osteoklasten auftritt; die Resorption wird so lange fortgesetzt, bis anlagerungsfähige Substanz erreicht ist, dann erfolgt sehr schnell der Umschlag von der Resorption in die Apposition. Da die Zellquelle die gleiche bleibt, so tritt das apponierte Material durchweg unter dem Bilde des Zementes auf. Für den dritten Fall endlich, völlige Erhaltung der Vitalität (besser wäre wohl zu sagen: minimalste Störung der Vitalität, denn ganz ohne traumatische Schädigung wird kein Frakturrand bleiben) dient als Kriterium die

Möglichkeit, daß sofort nach Organisierung der Wundgranulationen die Apposition erfolgt mit dem Endzweck, die Bruchstücke wieder zu verbinden. Hierbei kann die Pulpa auch in lebhafte Tätigkeit treten — vorausgesetzt natürlich, daß keine Infektion den Heilungsvorgang stört.

Es ist schon gesagt worden: die Hauptrolle spielt bei einer Frakturheilung die Wurzelhaut. Sie wird natürlich bei einer Wurzelfraktur auch geschädigt, es kommt zu Blutungen, zur Zerreißung von Faserbündeln, zu zirkumskripten Degenerationen. Aber die Wurzelhaut ist sehr robust und sehr regenerationsfähig; so sind nicht nur sehr rasch die Schäden innerhalb des Periodontiums selbst ausgeglichen, wir sehen auch bald genug die Wurzelhaut mit starker Zellvermehrung auf dem Plan, um abzubauen, was sonst irreparabeln Schaden erlitten hat. In die feinsten Bruchspalten schieben sich die

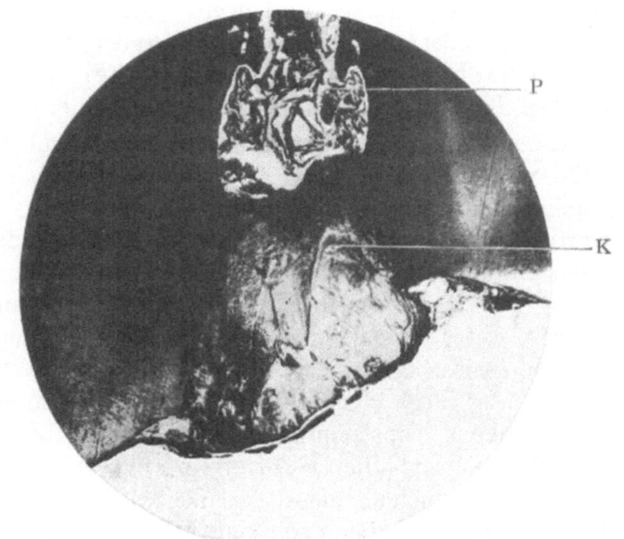

Abb. 74. Oberer 1. Schneidezahn. Fraktur.
Hämatox.-Eosinfärbung. Ganz schwache Vergr. Eine Art Kallus (K) ist nach der Kronenspitze zu in den Wurzelkanal eingelagert. Geschrumpfte Reste der Pulpa bei P.
(Optik: Winkel Achrom. 37 mm, Kompl. Ok. 4.)

Zellen hinein, erweitern den Spalt hinreichend und füllen ihn dann mit Zement aus, das zugleich die Bruchflächen fest vereinigt.

Auf die Wurzelhaut ist sozusagen immer Verlaß. Ganz anders die Pulpa; wie weit von ihrer Seite Hilfe zu erwarten ist, hängt einmal ab von dem Zustand, in dem sich die Pulpa vor dem Trauma befand und dann, wie weit sie selbst durch das Trauma geschädigt worden ist. Bei der Zartheit des Organs ist diese Schädigung meist recht umfangreich; immerhin können wenigstens jugendliche Pulpen ganz Erstaunliches leisten. So sind einige Fälle beschrieben worden, in denen es zur Fraktur der Krone und breiten Freilegung der Kronenpulpa kam; nach einer gewissen Zeit war die freigelegte Stelle durch neue Hartsubstanz verschlossen. Ob man solche Fälle aber wirklich als Beweis für aktives Mitarbeiten der Pulpa gelten lassen darf, scheint uns mindestens zweifelhaft; wahrscheinlicher ist wohl der Hartsubstanzverschluß auf passivem Wege zustande gekommen durch Verkalkung der in ihrem Stoffwechsel stark veränderten freiliegenden Pulpapartien. Einen Fall beobachtete ich selbst, der allerdings etwas anders lag. Es handelte sich dabei um eine Querfraktur, die zwar noch intra-alveolär, aber doch sehr nahe dem Limbus lag. Eine Zeitlang schien es, als ob der Zahn wieder fest werden würde; dann aber löste sich die Krone des Zahnes ([1]I) ab; die Frakturfläche war unverändert, aber an Stelle des Pulpaquerschnittes wölbte sich eine knochenharte Masse vor. Die histologische Untersuchung (Abb. 74) ergab, daß eine Art Dentinkallus vorlag, der sich halbkugelig noch in das Pulpalumen der Wurzel vorgewölbt und so eine beginnende Konsolidierung vorgetäuscht hatte. Die Kallusmasse bestand in der Hauptsache aus anscheinend homogener Grundsubstanz, in die einzelne Kanäle (wohl frühere Gefäße) und mehrere Fasern eingestreut waren; Zellmaterial war höchst spärlich; nach der Kronenspitze zu ging die Masse in die stark geschrumpfte Pulpa über. Dentinkanälchen fehlten in der Kallusmasse, aber die Verbindung der Masse mit den Pulpawänden war doch eine außerordentlich innige — im Gegensatz zur sonstigen Anlagerung von irregulärem Dentin an Bruchstücke!

Im allgemeinen ist die Wirkung einer Fraktur auf die Pulpa eines fertig entwickelten Zahnes kurz folgende: zunächst machen sich zahlreiche Blutungen geltend, die besonders ausgedehnt zwischen den Odontoplasten oder entlang der Odontoplastenreihe auftreten. Dann setzt die Degeneration der Odontoplasten ein, die bei jugendlichen Pulpen sich nur auf einen kleinen Bezirk zu erstrecken pflegt, bei älteren größere Ausdehnung annimmt, und zwar herrscht die Schrumpfung mit dem Bilde pyknotischer Kerne vor. Bei jugendlichen Pulpen kann nun in günstigen Fällen die Bildung von Ersatzdentin beginnen, sie erfolgt zunächst in reicherem Maße an den Pulpawänden nahe der Frakturstelle, schiebt sich aber dann an der Verletzungsstelle mehr und mehr nach der Mitte des Lumens zu und kann so völlig oder bis auf schmale Gänge den Zugang an der Frakturfläche verschließen. Die Zeichnung dieses irregulären Dentins ist vorerst noch recht wirr und immer wieder kommen Einschlüsse von geschädigten Zellen vor, dann aber erfolgt allmählich die Erneuerung der Odontoplastenschicht und jetzt wird wieder besser kanalisiertes Dentin geschaffen. Bei stärker geschädigten Pulpen ist die Tendenz zur Bildung von irregulärem Dentin viel mangelhafter und die Umwandlung des retikulären Pulpagewebes in ein derbfaseriges Bindegewebe ist nichts Seltenes. Bei älteren Individuen schließt sich an die Verletzung häufig eine weitgehende Atrophie der Pulpa an, die aber als solche nicht allzulange bestehen zu bleiben braucht; es kann vielmehr das atrophische Gewebe von dem andringenden Periodontium ersetzt und nun der Kanal mit Zement reichlich belegt werden.

Die sämtlichen bisher gemachten Schilderungen haben als Voraussetzung, daß keine Infektion zu dem Trauma hinzugetreten ist. In dieser Hinsicht am besten gestellt sind die Fälle, bei denen eine intraalveoläre Fraktur ohne Weichteilverletzung und ohne Substanzverluste stattfand. Hier ist dann auch die Dislokation der Bruchstücke meist unbedeutend und die Konsolidierung mit Hilfe von Zement eine häufige Erscheinung, wenn die Krone längere Zeit aus der Funktion ausgeschaltet blieb. Als günstig vom pathologischen Standpunkt aus müssen auch die Fälle gelten, bei denen zwar die Krone verloren ging, die Schleimhaut aber sich sehr schnell über der Wurzelbruchfläche verschloß und per primam verheilte. Eine Hauptvoraussetzung ist hierbei allerdings Gesundheit der Pulpa, auch darf die Wurzel nicht allzusehr zersplittert sein. Wesentlich anders wird dagegen das Bild, wenn eine Infektion im Anschluß an das Trauma stattfand oder die Pulpa schon vor der Fraktur infiziert war. Hier geht die Pulpa sehr rasch völlig verloren; sie kann bis zu einem gewissen Grad — trotz der Infektion — auch hier durch periodontales Gewebe ersetzt werden, von dem aus Zement apponiert wird. Im übrigen entwickelt sich in diesen Fällen meist eine Fistel; auch kann das Epithel von der Mundschleimhaut her sich stark ausbreiten. Zum Teil können später die Granulationen an einigen Stellen organisiert werden und es kann sogar zu Neubildung von Knochen kommen, der sich unmittelbar an die Grundsubstanz des Dentins an der Bruchfläche anlagert.

Wenn man sich, so wie es auf den vorstehenden Seiten versucht wurde, die Sonderart der einzelnen Zahnsubstanzen klar macht, dann dürfte das Verständnis für die histologischen Bilder bei einer alten Zahnfraktur auf keine allzugroßen Schwierigkeiten mehr stoßen. In Abb. 75 wird zunächst folgender Fall illustriert: durch Trauma ist in früheren Jahren die Krone eines Prämolaren verloren gegangen; die Wurzel ist zurückgeblieben und die Schleimhaut hat sich bald darüber geschlossen; auch zur Zeit der Wurzelentfernung (15 Jahre nach dem Trauma) war das Zahnfleisch über der Wurzel ohne Besonderheit. (Der Defekt im Bilde links oben ist künstlich.) Wie man sieht, ist eine Pulpadecke wieder entstanden, an deren Bildung sich namentlich ein von der Pulpa gelieferter Kallus beteiligte; die stärkere Vergrößerung Abb. 76 läßt in der neuen Decke auch eine deutliche

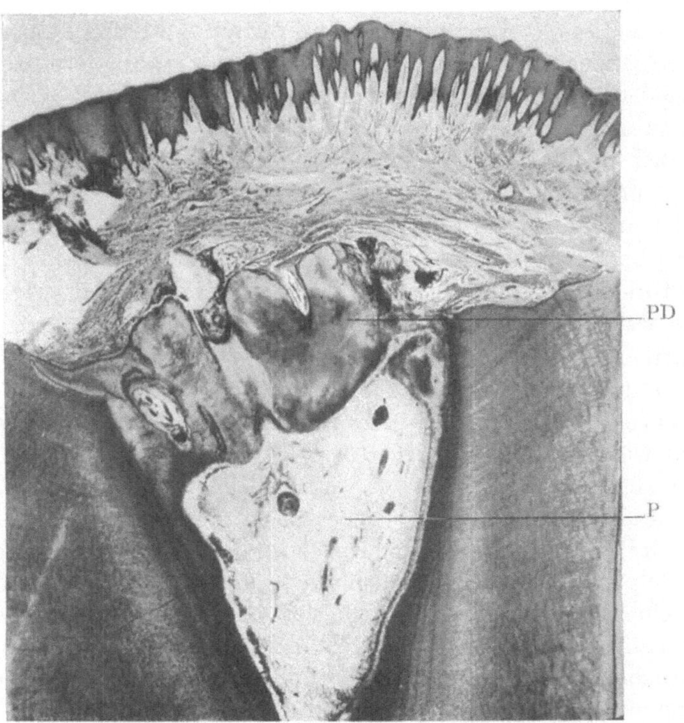

Abb. 75. Unterer Prämolar. Fraktur.
Hämatox.-Eosinfärbung. Übersichtsbild. Die Schleimhaut liegt geschlossen über der zurückgebliebenen Wurzel. Die neue Pulpadecke (PD) besteht aus einem kallusähnlichen Gewebe. P Pulpa.
(Optik: Winkel Luminar 50 mm.)

Kanalisierung erkennen, hauptsächlich nach der Pulpa zu, deren Odontoplastenschicht zweifellos wieder eine vollständige war, jetzt aber deutliche Anzeichen einer vakuolären Degeneration aufweist. Die stärkere Vergrößerung zeigt nun freilich außerdem noch, daß der Pulpakallus doch nicht vollständig zur Deckung ausreichte, und daß, manchmal ohne scharfe Grenze übergehend, auch Zement an der Pulpadecke beteiligt ist. Die Decke umschließt mehrere Kanäle, von denen auch zwei im Bilde zu sehen sind. Ihr Inhalt besteht hauptsächlich aus langfaserigem Bindegewebe und Gefäßen.

Etwas ähnlich waren die Verhältnisse bei dem in Abb. 77 abgebildeten Molaren gelegen; auch hier war durch die Fraktur die Krone vom Wurzelmassiv getrennt worden und in Verlust geraten; bei der Fraktur gab es aber zahlreiche Dentinsplitter und es ist nun interessant, zu sehen, wie die Dentinsplitter in die Kallusmasse einbezogen wurden. Die stärkere Vergrößerung, Abb. 78, zeigt in der Mitte einen solchen Splitter mit den quergetroffenen Dentinkanälchen; rechts und links davon das Ersatzdentin, auch wieder deutliche Kanälchenzeichnung aufweisend; allerdings fällt die geringe Zahl von Kanälchen hier neben dem Splitter normalen Dentins doppelt auf. Weiterhin fällt auf, wie lose die Anlagerung des neuen Dentins an dem Splitter ist; freilich entstammt das Bild einem Gefrierschnitt, der die Loslösung noch begünstigt, aber auch ohne dies wird die Festigkeit der Verbindung, wie sie bei Frakturen meist zwischen Zement und Dentin entsteht, niemals zwischen Dentinsplittern und Kallusdentin erreicht. Trotzdem stellt auch dieser Fall noch einen recht günstigen Ausgang dar; anders bei den folgenden Bildern, die Zufallsbefunde von Hundekiefern sind.

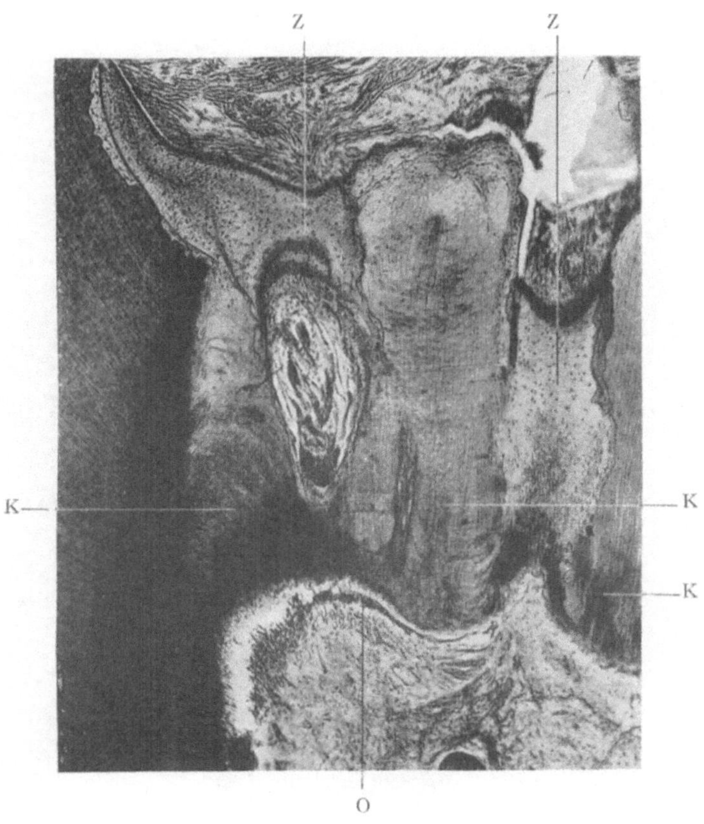

Abb. 76. Stärkere Vergrößerung aus Abb. 75.
Deutliche Kanalisierung in der neu geschaffenen Pulpadecke bei K. Bei Z Zement ohne deutliche Grenze in die Dentinkallusmasse eingeschaltet. Odontoplastenschicht (O).
(Optik: Winkel Achrom. 57 mm, Kompl. Ok. 4.)

Abb. 79 gibt ein hübsches Übersichtsbild von einer alten Fraktur in situ. Man sieht das kleine Bruchstück etwas abgedrängt vom größeren rechts schräg liegen. Der Abstand zwischen ihm und dem Alveolarknochen ist ein völlig normaler geblieben. Den Raum zwischen den beiden Bruchstücken füllt ein dem Periodontium sehr ähnliches Gewebe aus bis auf den Eingang in den Bruchspalt; bis zu dem Eingang ist von oben her Granulationsbildung und sehr reichliche atypisch unspezifische Epithelwucherung zu verfolgen. Der Dentinzementsplitter ist von Epithel frei geblieben; er war wohl „plantationsfähig" im Sinne Gottliebs und damit deckt sich auch, daß die lange Dentinbruchfläche, die nach dem Zahne zu sieht, mit einer dünnen Zementlage überzogen ist. Auch die Gegenbruchfläche am Zahn hat einen selbst bei der schwachen Vergrößerung erkennbaren Zementüberzug erhalten; er reicht genau bis zu der Stelle, bis zu welcher von oben her das Epithel vorgedrungen ist. Der Infiltrationsherd an der

Wurzelspitze hängt mit dem nachträglichen Absterben der Pulpa zusammen und ist für das Frakturbild bis dahin bedeutungslos geblieben. In diesem Falle ist also eine Vereinigung der Bruchstücke ausgeblieben, sei es weil die Dislokation von Anfang an zu stark war, sei es, weil die Tendenz zur Zementapposition doch nicht ausreichte; möglich ist auch, daß die funktionelle Bewegung des Zahnes der Vereinigung hinderlich war. In dem letzteren Sinne kann man auch die Abb. 80 auffassen (von einem anderen Zahn des gleichen, anscheinend sehr rauflustig gewesenen Hundes stammend), die eigent-

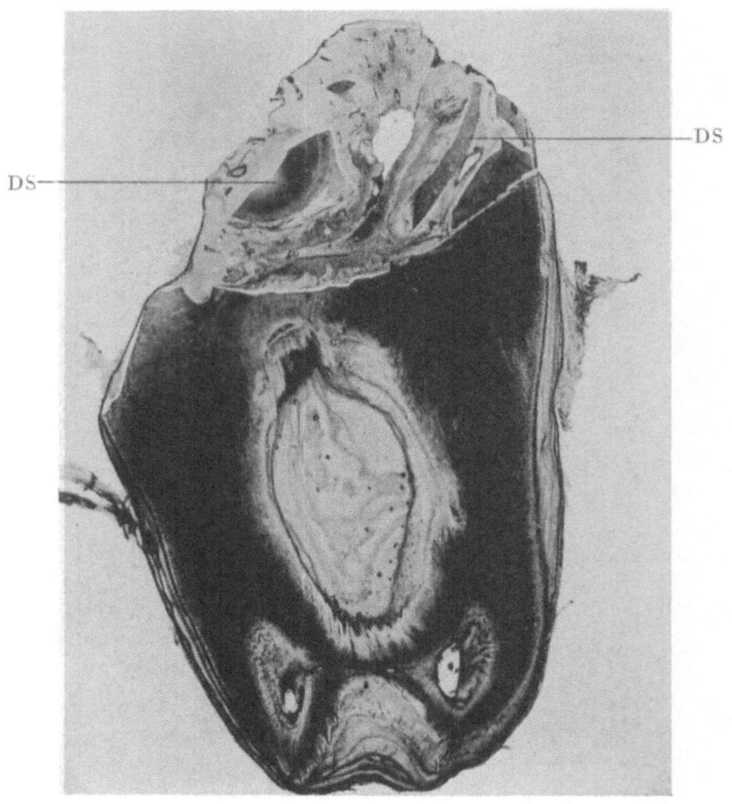

Abb. 77. Unterer 2. Molar. Fraktur.
Hämatox.-Eosinfärbung. Übersichtsbild. Die bei der Fraktur entstandenen Dentinsplitter (DS) sind eingeschlossen in die Kallusmasse, die die Frakturfläche bedeckt.
(Optik: Winkel Luminar 26 mm.)

lich nichts anderes darstellt als eine Pseudarthrose; nur ist das Gewebe, das zwischen den beiden Bruchflächen zieht, gefäßhaltiger als das bei Pseudarthrosen zwischen den Bruchstücken liegende Gewebe zu sein pflegt; das gleiche Gewebe zieht auch, wie man im Bilde erkennen kann, in den Wurzelkanal des Zahnes hinein.

Beziehungen des Epithels zur Zahnfraktur sollen auch in Abb. 81 zum Ausdruck gebracht werden. Man sieht das Epithel von der Mundschleimhaut aus in starkem Zuge nach der Bruchfläche zu ziehen und sich hier verbreiten; vor allem ist gut zu sehen, wie sich die Epithelzellen auch in den feinen Spalt hineinschieben, der parallel zur Wurzeloberfläche im Dentin zieht. Hier ist eine Konsolidierung nicht mehr zu erwarten. Wohl aber im nächsten Bild (Abb. 82), das man geradezu als typisch für eine Zahnfrakturheilung bezeichnen kann. So breit wie der Abstand zwischen den Dentinpartien jetzt ist, war er wohl sicher nicht von Anfang an gewesen. Die Resorptionsausbuchtungen sind auch an einzelnen Stellen noch gut erkennbar. Das vom Periodontium stammende zellreiche Gewebe, das zuerst die Resorption vorgenommen hatte, hat jetzt beim Umschlag in die Apposition durch Zementanlagerung den Spalt schon wieder erheblich verkleinert und es wäre nur noch eine Frage der Zeit gewesen, bis die Konsolidierung abgeschlossen war.

Die Zementverbindung muß allerdings in diesen Fällen eine dauernde bleiben und kann nie durch Dentin ersetzt werden, aber für die Festigkeit ist dies ja ohne Belang.

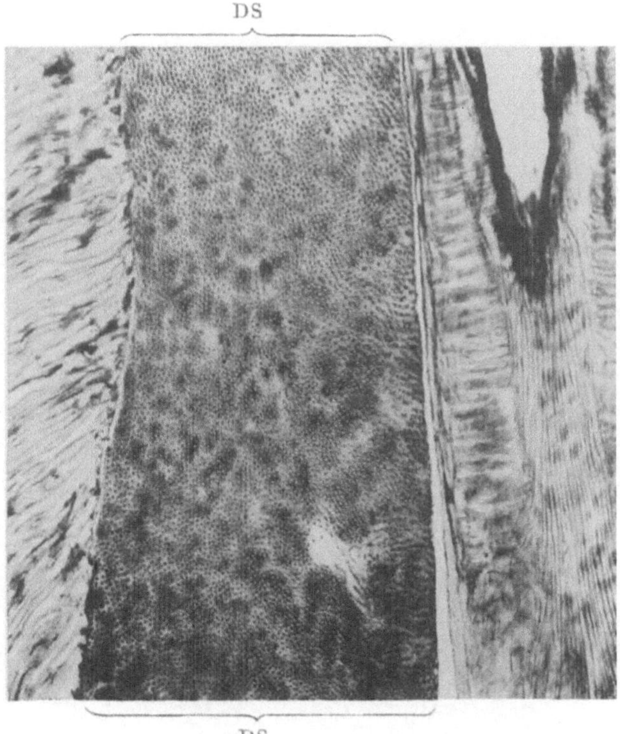

Abb. 78. Stärkere Vergrößerung der Stelle DS rechts aus Abb. 77.
Der Splitter (DS) mit seinen regelmäßigen Dentinkanalquerschnitten ist umgeben von einem unregelmäßigen dentinähnlichen Gewebe. (Optik: Winkel Achrom. 12,6 mm, Kompl. Ok. 4.)

Das letztere bedarf noch einer kurzen Erörterung. Die meisten Autoren vertreten den Standpunkt, daß es sich bei allen solchen Appositionen lediglich um eine anatomische Anlagerung handle; für das irreguläre Dentin nach Frakturen mag dies, wie an den Splittern in Abb. 77 bzw. 78 gezeigt worden ist, auch zutreffen. Bei der Apposition von Zement nach Dentinresorption besteht dagegen nach unseren Beobachtungen meist eine recht innige organische Verbindung. Man könnte sich ja schließlich auch recht gut denken, daß die Möglichkeit, eine solche zu erreichen, der tiefere Sinn der vorausgegangenen Resorption ist. Die Innigkeit der Verbindung drückt sich am deutlichsten darin aus, daß die Grundsubstanz des Dentins ohne erkennbare Grenze in die Grundsubstanz des apponierten Zementes übergeht. Ob unsere Vorstellung richtig ist, müßten wohl erst noch weitere Untersuchungen zeigen, nach unseren Bildern jedoch stellt sich die Sache so dar, daß die Grundsubstanz am definitiven Resorptionssaum des Dentins zunächst auch noch entkalkt wird, zwischen die dabei freiwerdenden Fasern sich feine, mit den Zementoplasten zusammenhängende Ausläuferchen und Fibrillen einschieben und dann das Ganze verkalkt wird.

Auch bei den Appositionen nach Frakturen ist es manchmal nur eine Lokalisationsfrage, ob man von Zement oder Knochen sprechen will. In Abb. 83 wird ein Bild gebracht, wo die Anlagerung stellenweise mehr auf Knochenbälkchen wie auf Zement hinweist; trotz der nicht sehr starken Vergrößerung kann man doch auch hier die Innigkeit der Verbindung zwischen Dentinresorptionsfläche und Apposition gut erkennen.

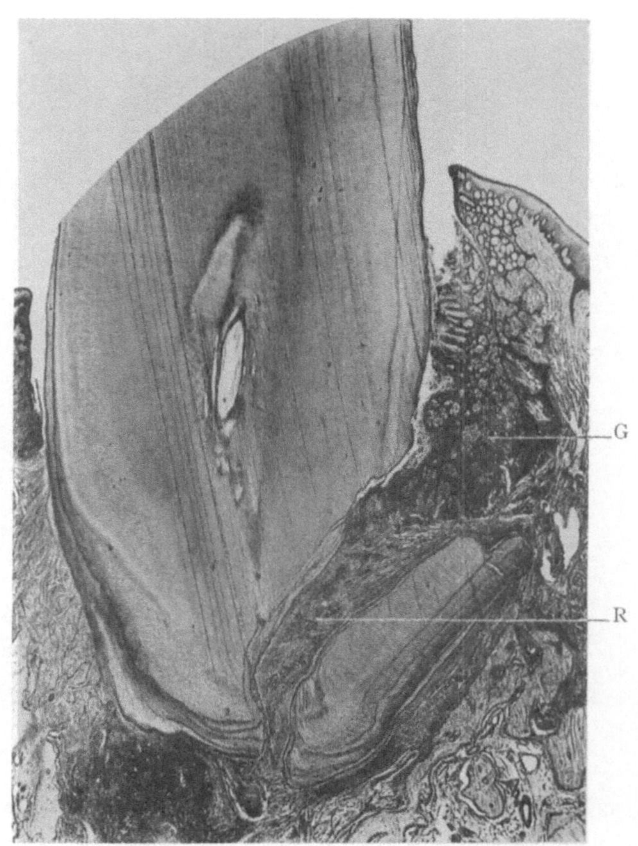

Abb. 79. Fraktur eines Hundezahnes.
Hämatix.-Eosinfärbung. Übersichtsbild. Den Raum (R) zwischen den beiden Frakturstücken füllt ein dem Periodontium sehr ähnliches Gewebe aus. Die Bruchflächen sind mit einer dünnen Zementlage überzogen. G Granulationsgewebe, epitheldurchwuchert. (Optik: Winkel Luminar 26 mm.)

Schriftennachweis zu Kapitel IV.

Euler, Über das Verhalten frakturierter, im Kiefer zurückgebliebener Wurzeln. D. Z. W. 1924. H. 15. — *Gottlieb*, Histologische Untersuchungen einer geheilten Zahnfraktur, ein weiterer Beitrag zur Histologie der Zähne. Z. f. St. 1922. H. 5. — *Greve*, Die Wurzelperforation und die Zahnfrakturen. D. Z. (i. V.) H. 25. — *Weski*, Die chronischen marginalen Entzündungen des Alveolarfortsatzes mit besonderer Berücksichtigung der Alveolarpyorrhöe. V. f. Z. 1921. H. 1. (Kiefer Nr. 32.) — *Williger*, Zähne und Trauma. D. Z. (i. V.) H. 16. — *Wunschheim, v.*, Frakturen, Infraktionen und Knickungen. Oe.-Ung. V. f. Z. 1904. S. 45.

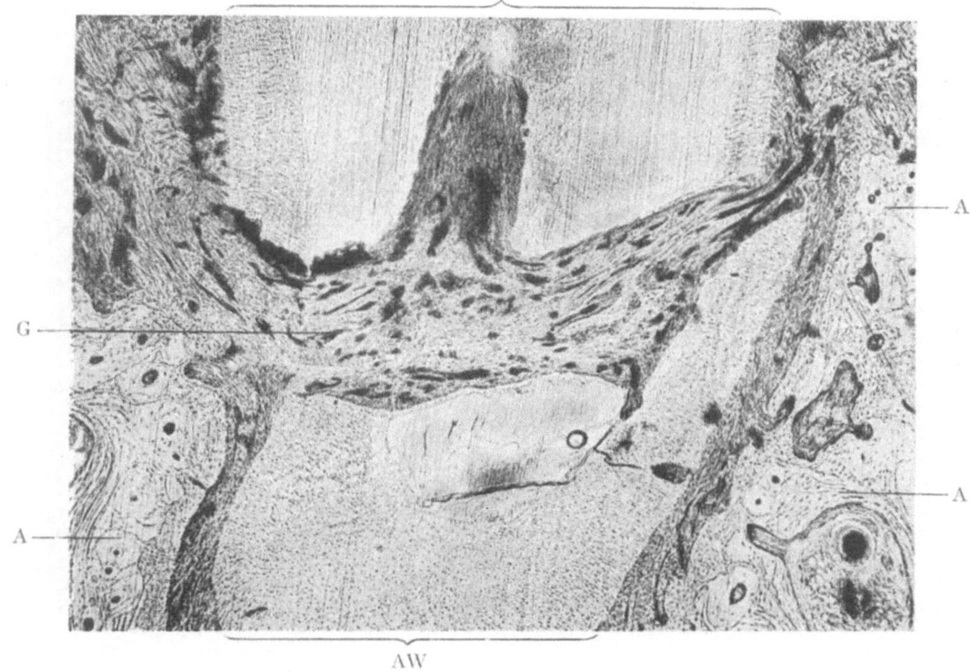

Abb. 80. Fraktur eines Hundezahnes.

Karminfärbung. Ganz schwache Vergr. Es ist nicht zur Vereinigung der Bruchstücke gekommen, sondern zur „Pseudarthrose". KW koronaler Teil, AW apikaler Teil der frakturierten Wurzel. Zwischen beiden Teilen ein gefäßreiches Gewebe (G). Alveole (A).

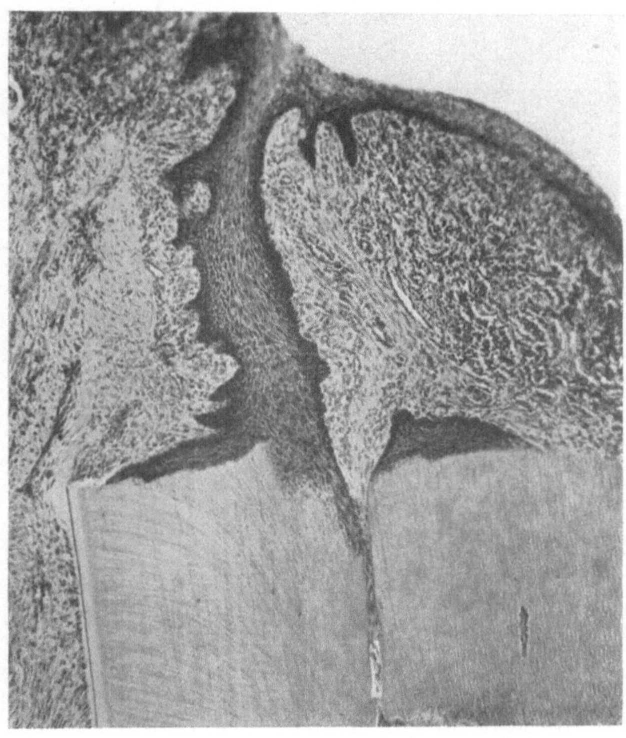

Abb. 81. Fraktur eines Hundezahnes.

Hämatox.-Eosinfärbung. Schwache Vergr. Das Epithel zieht von der Mundschleimhaut im starken Zuge auf die Frakturfläche und in den Frakturspalt der zurückgebliebenen Wurzel.
(Optik: Winkel Fluor. 13 mm, Kompl. Ok. 4.)

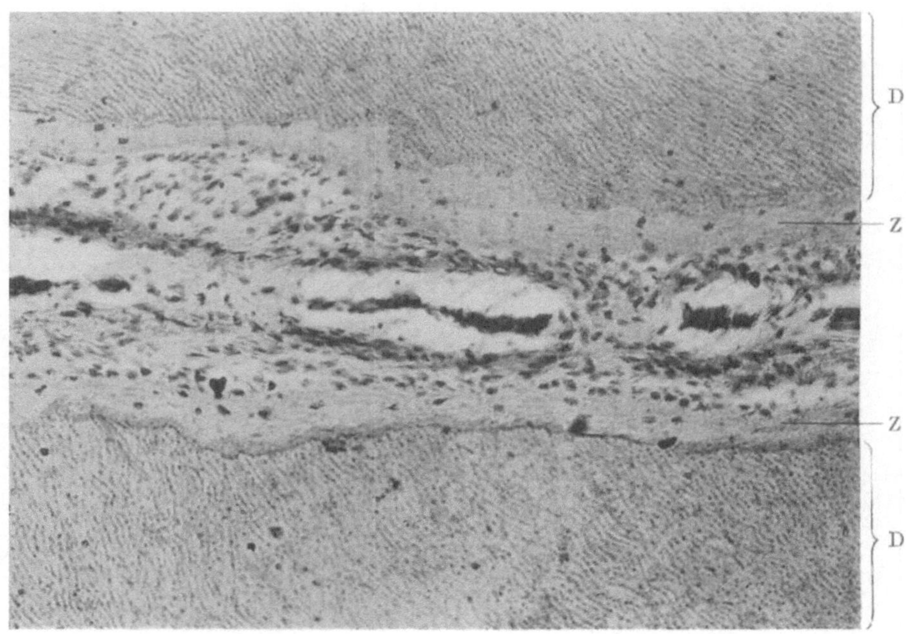

Abb. 82. Frakturspalt im Hundezahn.

Hämatox.-Eosinfärbung. Schwache Vergr. Vor der Apposition der Zementschicht (Z) haben Resorptionen am Dentin stattgefunden, erkennbar an den ehemaligen Resorptionslakunen. Dentin D.
(Optik: Winkel Achrom. 16 mm, Kompl. Ok. 4.)

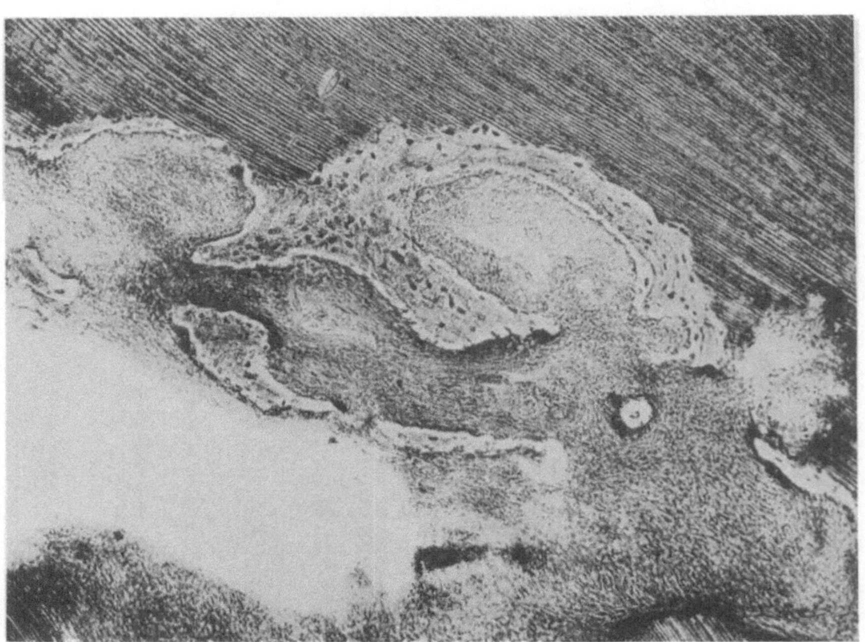

Abb. 83. Innige Verbindung von Knochen mit Dentin.

Schmorlfärbung. Schwache Vergr. Man kann sehen, wie die Grundsubstanz des Knochens fließend übergeht in die Dentingrundsubstanz. (Optik: Winkel Fluor 13 mm, Kompl. Ok. 4.)

V. Die Zahnkaries.

1. Schmelzoberhäutchen und Karies.

Um die pathohistologischen Bilder des Schmelzoberhäutchens (SOH), wie überhaupt die Rolle, die es beim Kariesbeginn spielt, richtig zu verstehen, ist notwendig, kurz auf seine entwicklungsgeschichtlichen und anatomischen Verhältnisse

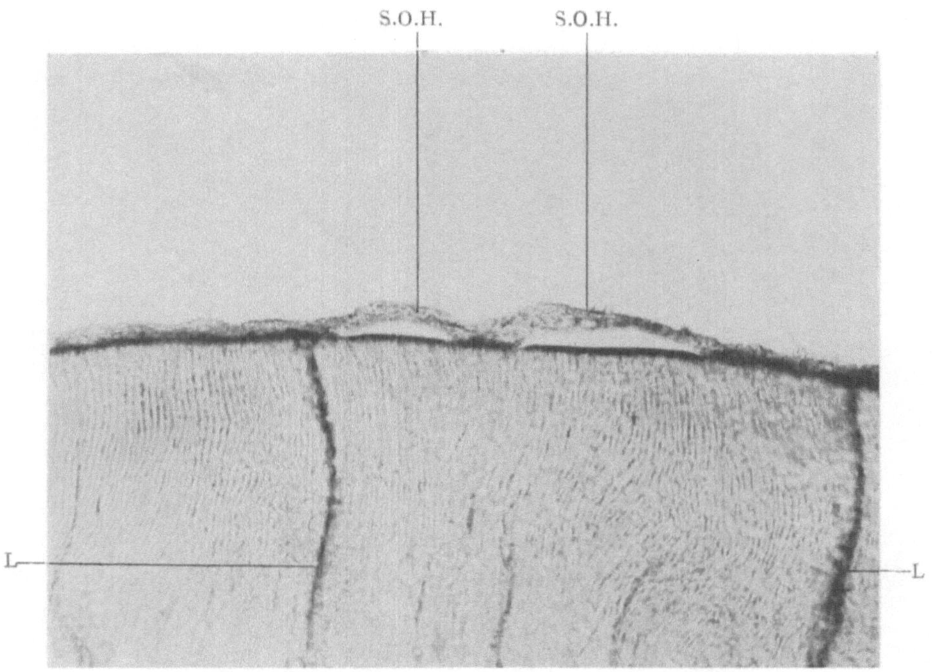

Abb. 84. Das Schmelzoberhäutchen (S.O.H.) eines unteren Molaren durch Säurewirkung blasig abgehoben vom Schmelz.
Schliff ungefärbt. Schwache Vergr. Bei „L" Schmelzlamellen.
(Optik: Winkel Achrom. 15 mm, Kompl. Ok. 4.)

einzugehen, zumal die Diskussion darüber gerade in der letzten Zeit besonders lebhaft war. Die Angaben über die Stärke des Schmelzoberhäutchens schwanken zwischen $1\,\mu$ und $50\,\mu$; diese Differenz wird verständlich, wenn man die Auffassung Gottliebs hört; nach ihm besteht das „definitive" Schmelzoberhäutchen aus der Ameloplastenkutikula („primäres" Schmelzoberhäutchen) und einer verschieden starken Lage verhornter Zellen des äußeren Schmelzepithels („sekundäres" Schmelzoberhäutchen). Je besser die Verhornung ist, um so größer ist nach Gottlieb der Widerstand gegen die karieserregenden Schädlichkeiten. Mit der Kutikula auf das innigste verbunden sind (im Schliff bandförmig erscheinende) Lagen von Interzellularsubstanz, die mehr oder weniger stark verhornen können und den Schmelz in seiner ganzen Dicke radiär durchziehen, die sog. „Schmelzlamellen".

An den Stellen, die vom Kauakt getroffen werden, geht das Schmelzoberhäutchen bald verloren; hier erhalten wir dann für den Kariesbeginn andere histologische Bilder. An den Stellen, wo das Schmelzoberhäutchen erhalten bleibt, muß zunächst dieses dem

Kariesbeginn zum Opfer fallen. Dabei muß man sich aber folgendes vor Augen halten:
1. Die Widerstandsfähigkeit des Schmelzoberhäutchens gegen Bakterien und Säuren
ist individuell sehr verschieden und kann vielleicht auch bei dem gleichen Individuum zu verschiedenen Zeiten verschieden sein; ferner 2. die Gefährdung des Schmelzoberhäutchens durch Bakterien und Säuren ist an den Stellen geringer, die der
natürlichen oder künstlichen Reinigung unterliegen als an den Stellen, an
denen die Wucherung von Mikroorganismen und die Gärung retinierter Speisepartikel
(Kohlehydrate) ungestört vor sich gehen kann, also in Fissuren, Grübchen und an Appro-

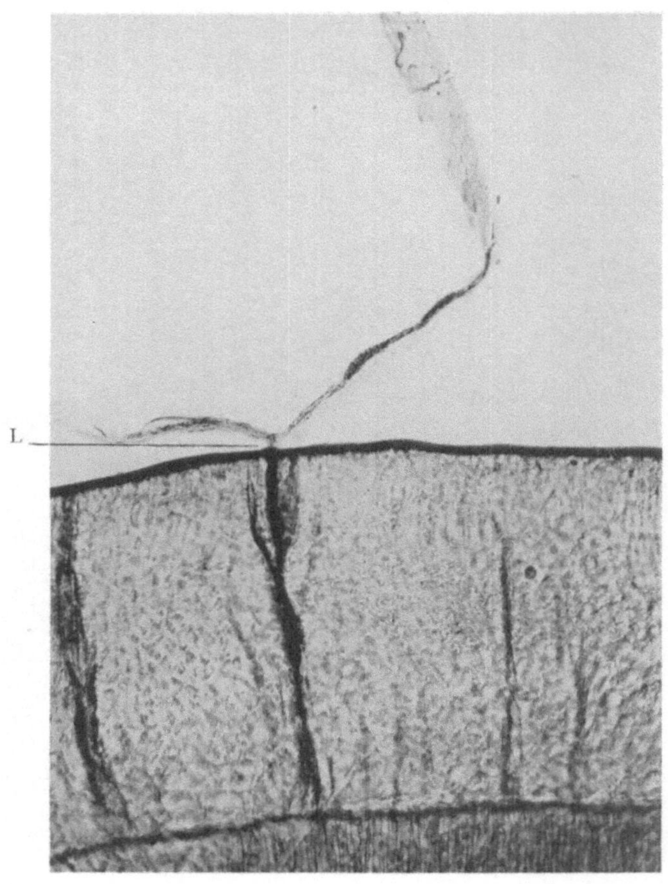

Abb. 85. Säurewirkung auf Schmelz eines unteren Prämolaren.
Schliff, ungefärbt. Lamelle (L) erscheint herausgezogen aus dem Schmelz. An der Lamelle hängt das Schmelzoberhäutchen. Schwache Vergr. (Optik: Winkel Achrom. 16 mm, Kompl. Ok. 4.)

ximalflächen. Und endlich 3. je geringer die Widerstandsfähigkeit ist (mangelhafte Verhornung bzw. Verkalkung des Schmelzoberhäutchens und der Lamellen) (größere
Permeabilität?), um so leichter können die schädigenden Faktoren zum
Kariesbeginn führen.

Im folgenden sollen nun einige mikroskopische Bilder gezeigt werden, wie sie sich
darbieten einmal bei reiner Säureeinwirkung auf das Schmelzoberhäutchen und dann
bei Wirkung von Mikroorganismen auf das Schmelzoberhäutchen. In praxi gehen diese
Wirkungen allerdings vielfach Hand in Hand.

Abb. 84 zeigt, wie sich die Wirkung der Säure auf das unverletzte Schmelzoberhäutchen zuerst äußert. Dieses Bild wurde, ebenso wie die beiden folgenden, dadurch gewonnen, daß dem fertigen Schliff unter dem Mikroskop ein Tropfen verdünnter Salpetersäure zugesetzt wurde. Wir sehen, wie das Schmelzoberhäutchen sich in Blasenform von der Schmelzoberfläche abhebt und sehen schon hier, wie links die Blasengrenze

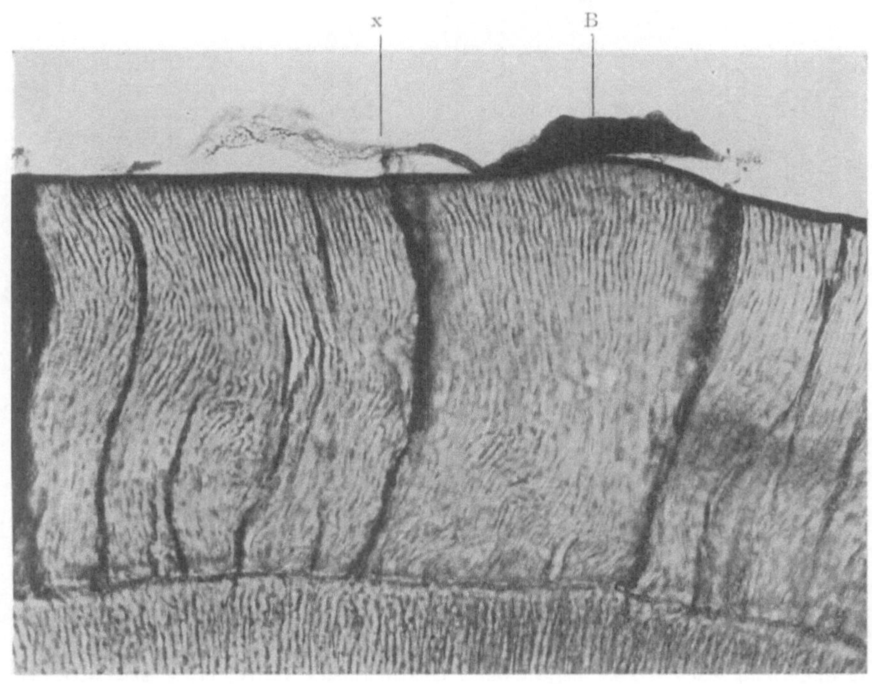

Abb. 86. Schmelzoberhäutchen eines unteren Molaren mit Bakterienhaufen B.
Säurewirkung auf ungefärbten Schliff. Schwache Vergr. Bei x hängt das S.O.H. noch zusammen mit der Lamelle.
(Optik: Winkel Achrom. 16 mm, Kompl. Ok. 4.)

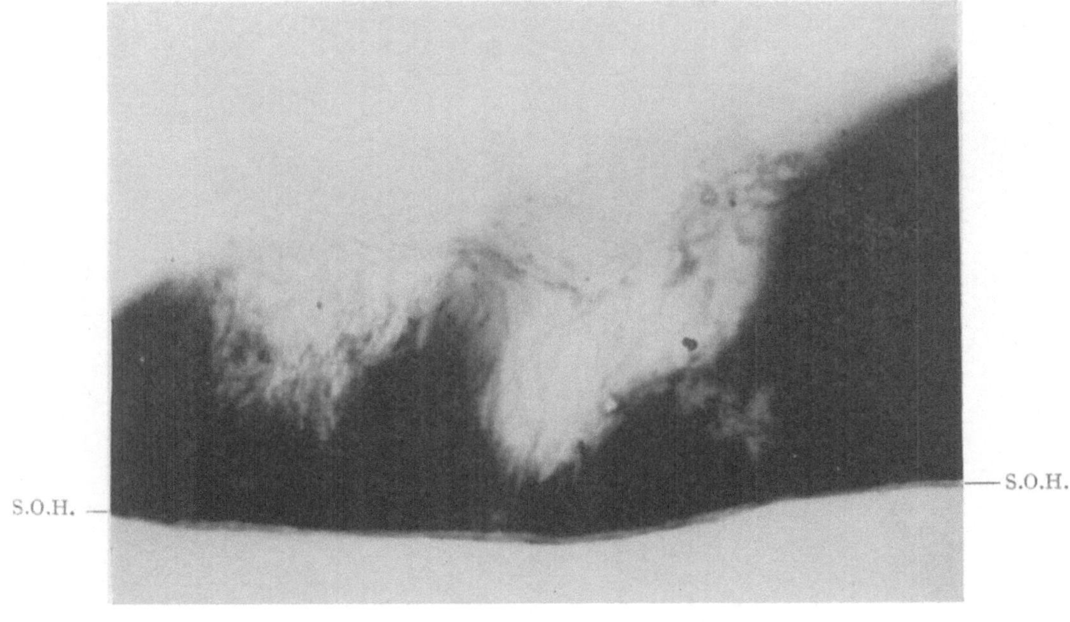

Abb. 87. Feinfädiger Pilzrasen auf Schmelzoberhäutchen (S.O.H.)
Hämatox.-Eosinfärbung. Starke Vergr. (Optik: Winkel Fluor. 3 mm, Kompl. Ok. 4.)

mit dem Lamellenansatz gegeben ist. Von der Innigkeit des Zusammenhanges
zwischen Schmelzoberhäutchen und Lamelle gibt Abb. 85 eine noch bessere

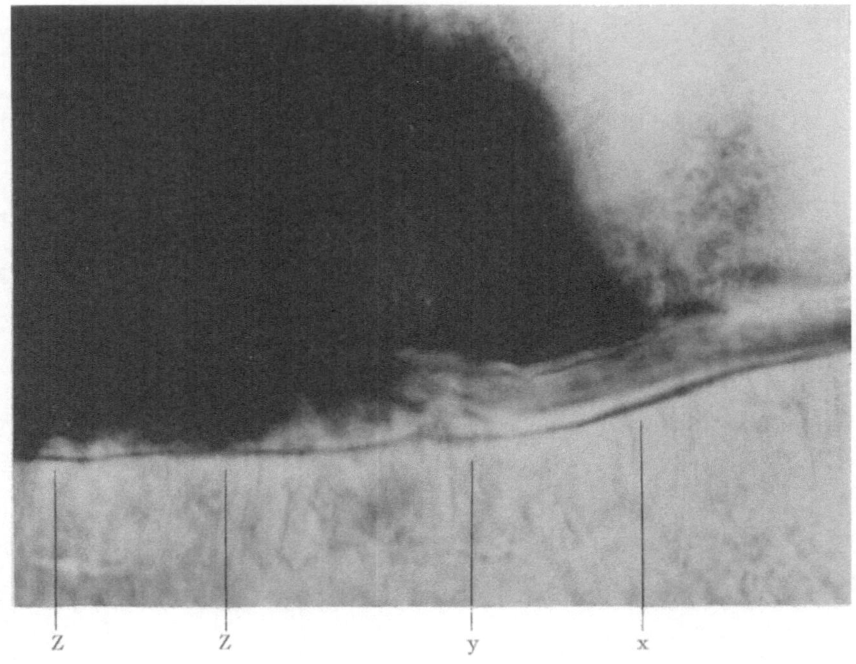

Abb. 88. Zerstörung des Schmelzoberhäutchens.
Hämatox.-Eosinfärbung. Sehr starke Vergr. Bei x noch normales S.O.H., bei y ist S.O.H. gequollen, bei Z
hat der Belag schon die Schmelzprismen erreicht.
(Optik: Zeiß Fluor. 1,8 mm. Winkel Kompl. Ok. 4.)

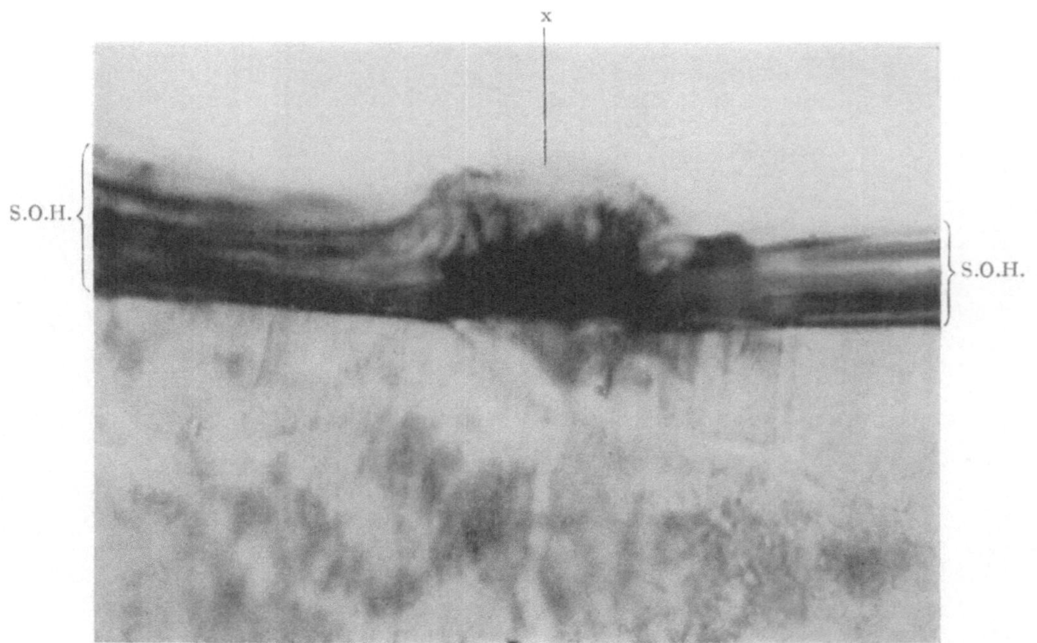

Abb. 89. Schmelzoberhäutchen (S.O.H.) eines oberen 1. Prämolaren. Bei x stark gequollen und
aufgelockert.
Hämatox.-Eosinfärbung. Sehr starke Vergr. (Optik: Winkel Fluor. 1,4 mm, Kompl. Ok. 4.)

Vorstellung. Das Schmelzoberhäutchen ist im ganzen abgelöst, nur die Verbindung mit der scheinbar etwas aus dem Schmelz herausgezogenen Lamelle besteht unverändert. Das Schmelzoberhäutchen hat sich an seinem längeren freien Ende umgeschlagen und erscheint nun — entsprechend der Schliffdicke — wirklich bandförmig. In Abb. 86 haben

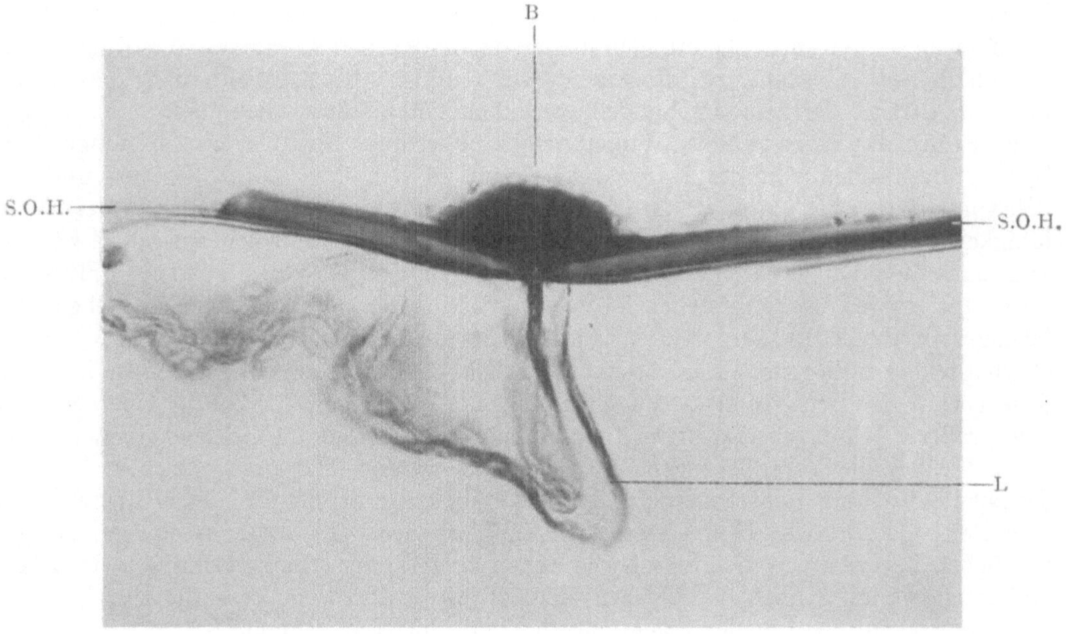

Abb. 90. Bakterienhaufen (B) auf dem Schmelzoberhäutchen (S.O.H.) über dem Ansatz einer Lamelle (L).
(Hämatox.-Eosinfärbung. Starke Vergr. (Optik: Winkel Fluor. 3 mm, Kompl. Ok. 4.)

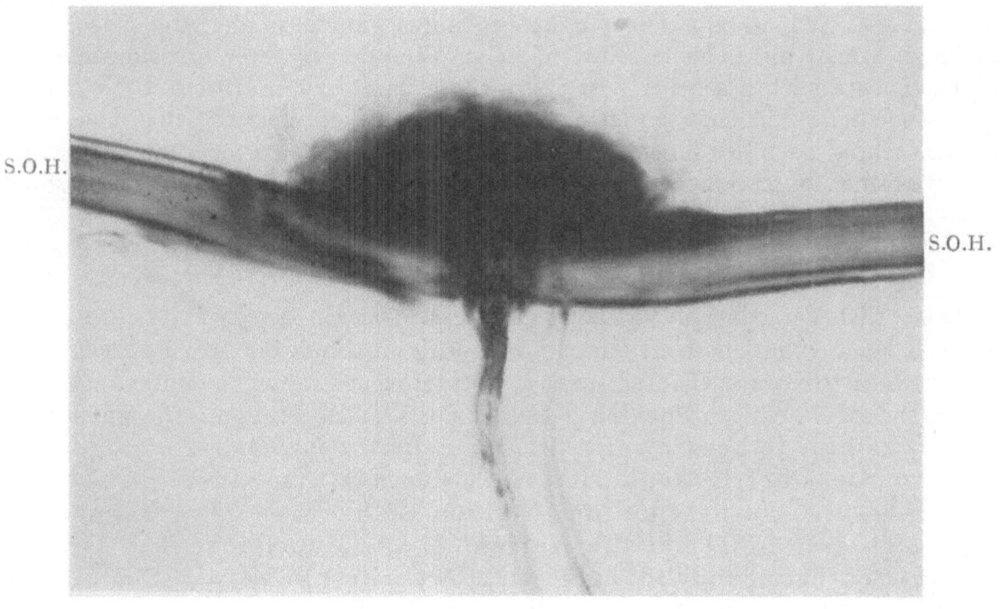

Abb. 91. Stärkere Vergrößerung aus Abb. 90.
Das S.O.H. wird schon von dem Belag beeinflußt. (Optik: Winkel Fluor. 1,4 mm, Kompl. Ok. 4.)

wir ein Schmelzoberhäutchen, das zum Teil von einem Bakterienhaufen (Plaque) bedeckt ist; hier hat die Säure etwas länger eingewirkt und rechts ebenso wie ganz links den Zusammenhang zwischen Schmelzoberhäutchen und Lamelle zerstört, während gleich links vom Bakterienhaufen der Zusammenhang besteht.

Die Beläge auf dem Schmelzoberhäutchen, die „Plaques", können bei schwacher Vergrößerung als mäßig dicke, sich mit Methylenblau usw. intensiv färbende Häutchen erscheinen, wovon auch der oft gebrauchte, nicht selten mißbrauchte Ausdruck „Bakterienhäutchen" stammt. Bei stärkerer Vergrößerung (Abb. 87) sieht man, daß es sich um feinfädige Pilzrasen handelt, zwischen deren Fäden sich mehr oder minder zahlreiche Kokken finden können, wobei allerdings leicht Verwechselungen mit Sporen unterlaufen. In der Hauptsache dürfte es sich um Leptothrixrasen und den „Maximus buccalis" handeln. Je nach den äußeren Umständen und der Widerstandsfähigkeit des Schmelzoberhäutchens kann dieses lange Zeit von solchen Belägen bedeckt sein, ohne davon angegriffen zu werden. Mit der Zeit, früher oder später, erliegt es aber der Noxe und es entstehen Bilder, wie sie in Abb. 88 und 89 wiedergegeben sind. Namentlich Abb. 88 ist sehr instruktiv; man sieht rechts im Bilde den Belag, dem Schmelzoberhäutchen aufliegend, ohne dieses wesentlich verändert zu haben. Links im Bilde dagegen hat der Belag in etwas ungleichmäßigem Vordringen das Schmelzoberhäutchen zum größten Teil durchsetzt und an einzelnen Stellen bereits die Schmelzprismenränder erreicht; über die Veränderungen, die sich dabei an den letzteren vollziehen, wird bei der Schmelzkaries berichtet werden. Abb. 89 stellt einen Schliff dar, der mehr tangential zum Belag geführt ist. Hier treten auch die Veränderungen am Schmelzoberhäutchen deutlicher hervor. Das Schmelzoberhäutchen quillt auf (Säurewirkung vermutlich) und erscheint im Bereich des Belages verdickt, wozu allerdings auch die Durchsetzung selbst beitragen mag; in der Zeichnung des benachbarten Schmelzoberhäutchenbezirks wird eine gewisse Schichtung erkennbar, die wohl nur zum Teil auf optischer Täuschung beruht. Auch das Weiterwirken auf die unter dem Belag befindlichen Prismenstücke ist in Abb. 89 gut sichtbar.

Was die Lamellenübergänge in das Schmelzoberhäutchen und ihre Beziehungen zu den Plaques anlangt, so gibt darüber Abb. 90 und in stärkerer Vergrößerung Abb. 91 Aufschluß. In dem Präparat, das von Gottlieb stammt und mit seiner Erlaubnis hier wiedergegeben wird, ist ein kleiner Bakterienhaufen gerade an der Abgangsstelle einer Lamelle zu sehen; die Lamelle selbst hat eine Veränderung ihrer ursprünglichen Lage erfahren (nachträglich geschehen), ist aber gerade durch die artefizielle Umknickung in großer Ausdehnung mit auf die Platte gelangt. Die stärkere Vergrößerung Abb. 91 zeigt nun, wie, schräg nach der inneren Abgangsstelle zu, das Schmelzoberhäutchen von den Mikroorganismen durchsetzt ist und diese selbst sich weiter in die Lamelle ausbreiten.

2. Die Karies des Schmelzes.

Hinsichtlich der feineren Vorgänge und der Bilder bei der Schmelzkaries herrscht zwar noch keine volle Übereinstimmung, immerhin ist Dank der Arbeiten von Baumgartner, Kantorowicz, Fleischmann, Gottlieb usw. heute wesentlich mehr Klarheit vorhanden. In einigen Punkten jedenfalls decken sich jetzt ganz allgemein die Ansichten, nämlich: 1. je besser verkalkt der Schmelz ist, um so weniger leicht wird sich die Oberflächenkaries nach der Tiefe zu ausbreiten können. 2. Je mehr organische Gebilde in einem Zahnschmelz vorhanden sind, um so leichteres Spiel hat die Karies. 3. Die Oberflächenkaries ist von gleichen Bedingungen abhängig wie die Erkrankung des Schmelzoberhäutchens (also Grad des natürlichen Schutzes (Verhornung), Wegfall der natürlichen und künstlichen Reinigung usw.). Worin dagegen die Auffassungen noch auseinandergehen ist die Frage, ob die Bakterien im Schmelz selbst Lebensbedingungen genug finden und Säure genug bilden können, um für sich allein die weitere Zerstörung des Schmelzes zu erklären, oder ob der Säurestrom von der Oberfläche her als unterstützendes Moment bei der Entkalkung unerläßlich ist.

Aus Punkt 2 geht hervor, wie wichtig für die Ausbreitung der Karies und damit auch für die histologischen Bilder die Kenntnis der organischen Gebilde im Schmelz ist. Bezüglich mangelhafter Formen und Verkalkungen der Prismen sind bei dem Abschnitt „Hypoplasien" schon Illustrationen gebracht worden; worauf aber zunächst noch kurz eingegangen werden muß, ehe die mikroskopischen

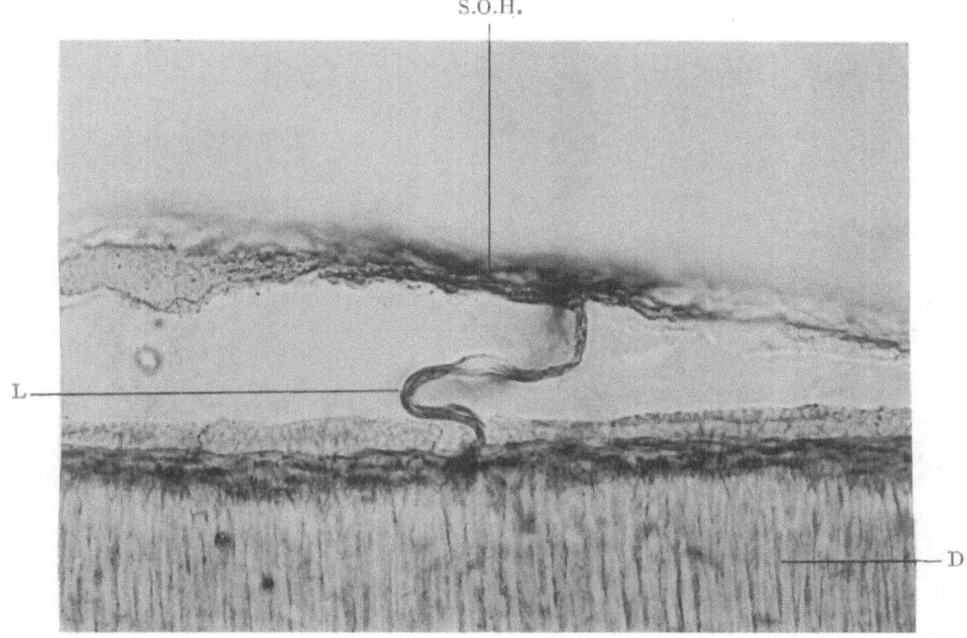

Abb. 92. Lamelle (L) im entkalkten Schliff eines oberen Molaren, ungefärbt.
Schwache Vergr. Das Schmelzoberhäutchen (S.O.H.) hat sich dem Dentin (D) genähert. Die Lamelle ist dadurch stark geschlängelt. (Optik: Winkel Achrom. 16 mm, Kompl. Ok. 4.)

Befunde der Schmelzkaries selbst erörtert werden können, das sind die Lamellen, die Büschel und die Retziusstreifen.

Was die Lamellen anlangt, so ist ja bereits im Zusammenhang mit Abb. 84—86 einiges gesagt worden. Die Ansicht, daß es sich um unverkalkte Prismen handelt, dürfte nicht mehr haltbar sein; es kann wohl als gesichert gelten, daß die Lamellen als unverkalkt erhalten gebliebene interzelluläre Grundsubstanz anzusprechen sind. Auf die Streitfrage, ob sich die Lamellen auch in das Dentin hinein fortsetzen, kann hier nicht eingegangen werden, ebensowenig auf die Frage, ob sie durch mechanische Faktoren bei der Entwicklung zustande kamen. Sicher ist jedenfalls, daß sie wie mit dem Schmelzoberhäutchen so auch mit der Dentingrenzschicht fest zusammenhängen. Ein treffendes Bild davon gibt uns Abb. 92. Hier sind durch die Säure die Schmelzprismen im Schliff fast vollständig verloren gegangen, nur das Schmelzoberhäutchen, die Lamelle und selbstverständlich die Dentinschmelzgrenze sind erhalten geblieben. Mit dem Verlust des Schmelzes ist das Schmelzoberhäutchen beweglich geworden und hat sich im Präparat der Dentingrenze genähert; daher der geschlängelte Verlauf gegenüber der mehr radiären Anordnung der Lamellen in natürlicher Lage.

Die „Büschel" werden schon seit längerer Zeit ganz allgemein als unverkalkte Schmelzsubstanz aufgefaßt; das Hauptcharakteristikum aber ist, daß die Kittsubstanz unverkalkt geblieben ist und diese, sowie die Prismenkonturen sich auch im Schliff färberisch gut herausheben lassen. Nach Orbàn ist übrigens die Büschelform nur eine optische Täuschung, entstanden dadurch, daß mangelhaft verkalkte Schmelzpartien verschiedener Ebenen in eine einzige Ebene projeziert werden. Ob die „Büschel" nutritive Bedeutung haben, gilt nicht als sicher. Auffallend ist die große Regelmäßigkeit, mit der sie an der Dentinschmelzgrenze angeordnet sind. Hiervon gibt Abb. 93 Zeugnis; hier sind außer der Lamelle bei vorsichtiger Säureeinwirkung auf den Schliff sämtliche

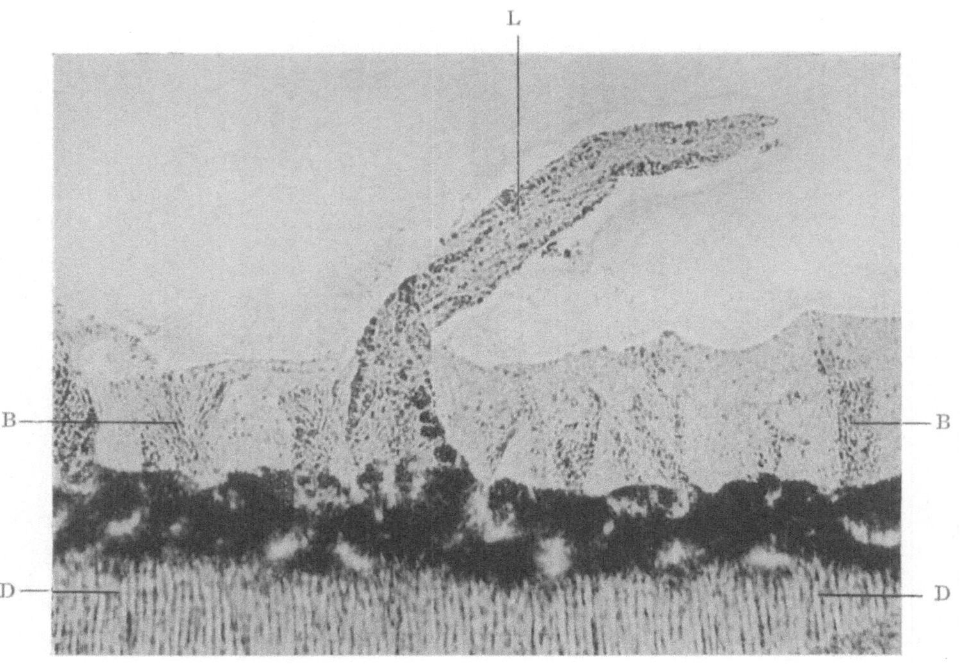

Abb. 93. Dentin-Schmelzgrenze eines oberen Molaren.
Entkalkter Schliff ungefärbt. Mittlere Vergr. Außer der Lamelle L sind sämtliche „Büschel" (B) erhalten
geblieben. Dentin (D). (Optik: Winkel Achrom. 6 mm, Kompl. Ok. 4.)

„Büschel" als organische Bestandteile des Schmelzes erhalten geblieben. Gemäß dem weiter oben Gesagten ist verständlich, daß sich hier die Karies leichter ausbreiten kann, wenn sie erst einmal bis zur Büschelzone gelangt ist.

Schließlich weisen noch die Retzius-Streifen auf organische Substanz im Schmelz hin; je breiter und zahlreicher sie sind, um so reichlicher die organische Substanz. Dem Wesen nach handelt es sich um kurze Phasen kümmerlicher oder gänzlich ausbleibender Verkalkung, während deren aber doch die Bildung des Schmelzgerüstes weitergeht. Eine nachträgliche Verkalkung dieser Zone findet anscheinend nur selten statt. Vereinzelt kommen die Retziusstreifen auch normalerweise vor; je zahlreicher sie aber sind, um so günstiger ist die Kariesentwicklung. Da bei den Retziusstreifen nur kleine Prismenabschnitte beteiligt sind, bleibt von den Streifen bei der völligen Entkalkung nichts mehr erhalten; um so sichtbarer werden sie im Schliff kariösen Schmelzes (Abb. 96, 98, 101).

Da Zahnkaries und Entkalkung unzertrennbare Begriffe sind, so sei hier gleich auf einen Satz hingewiesen, der den Wechsel der histologischen Bilder leichter verständlich macht: wenn nicht gerade eine ganz rapide überstürzte Kalksalzauflösung

und Zerstörung stattfindet, so wird rückläufig beim **Ent**kalken genau
der Weg eingehalten, der bei der **Ver**kalkung eingeschlagen worden war.
Für den Schmelz bedeutet das: zuletzt verkalkt die interprismatische Substanz, vor ihr
in den Prismen die anfänglich unverkalkt gebliebene, in kleinen Abständen folgende
Schicht; zuerst werden demnach entkalkt die interprismatische Substanz, in zweiter
Linie die eben erwähnten Schichten, wodurch dann wieder die Querstreifung sichtbar wird.

Mit welcher Promptheit die Lamellen empfangene Reize, ja die Schädlichkeit selbst
weiterleiten können zum Dentin (und hier in den Odontoplastenfortsätzen Stoffwechsel-

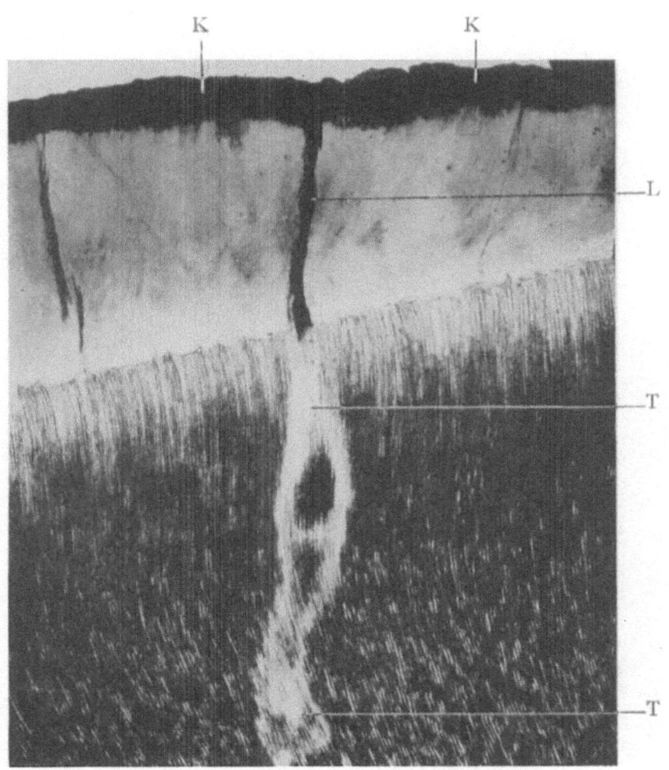

Abb. 94. Unterer 3. Molar.
Der Reiz der oberflächlichen Karies (K) wird in der Schmelzlamelle (L) fortgeleitet und bewirkt die Transparenz (T) des darunterliegenden Dentins. Schliff AgNO$_3$-Färbung. Ganz schwache Vergr.
(Optik: Winkel. Achrom. 37 mm, Kompl. Ok. 4.)

störungen hervorrufen), auch wenn begleitende Prismenzüge frei von Erkrankung sind,
das geht aus Abb. 94 klar hervor. Hier handelt es sich um eine ganz oberflächliche Karies;
von ihr aus aber führt eine breite, stark hervortretende Lamelle in geradem Zuge zum
Dentin und nun ist sehr schön zu erkennen, wie das Dentin, soweit die Kanälchen im Bereich der Lamelle endigten, transparent wurde. Die dunkle Insel in dem transparenten
Dentin stellt wohl angeschliffene Kanälchen aus intaktem Dentin (wahrscheinlich mit
verfettetem Inhalt) dar, die bei dem etwas schrägen Schliffverlauf mit getroffen wurden.
Eine stärkere Vergrößerung von einem ähnlich gelegenen Fall haben wir in Abb. 95.
Hier, wo die einzelnen Kanälchen sich besser unterscheiden lassen, kommt die Wirkung
der Lamellenreizleitung (oder Diffusion?) noch viel besser zum Ausdruck; selbst die
Zeichnung der unverkalkten Interglobularbezirke, die im Nachbardentin durch ihre
schwarze Farbe so deutlich sich abheben, ist bei der Reizverkalkung verloren gegangen.

Um einen unwissenschaftlichen Vergleich zu gebrauchen: die Lamelle erscheint wie eine
Schlauchleitung, von deren breiterem Mundstück in die dunklere Dentinzeichnung ein
heller Strom sich ergießt. Da das „Mundstück" in diesem Falle bereits auf Dentinboden
liegt, so haben wir es hier schon mit einer stärkeren Dentinschädigung, also gegenüber
Abb. 95 mit einem fortgeschrittenen Stadium zu tun. (Vgl. auch Abb. 105 und 107.)

Makroskopisch tritt uns die oberflächliche Schmelzkaries teils entgegen als „opaker"
Fleck, als weißlicher, weniger transparent erscheinender Bezirk von verschiedener
Größe, teils als dunkler, mehr oder minder stark pigmentierter Fleck — letzteres
namentlich an Approximalstellen. Der weißliche Fleck, die white spots der Ameri-

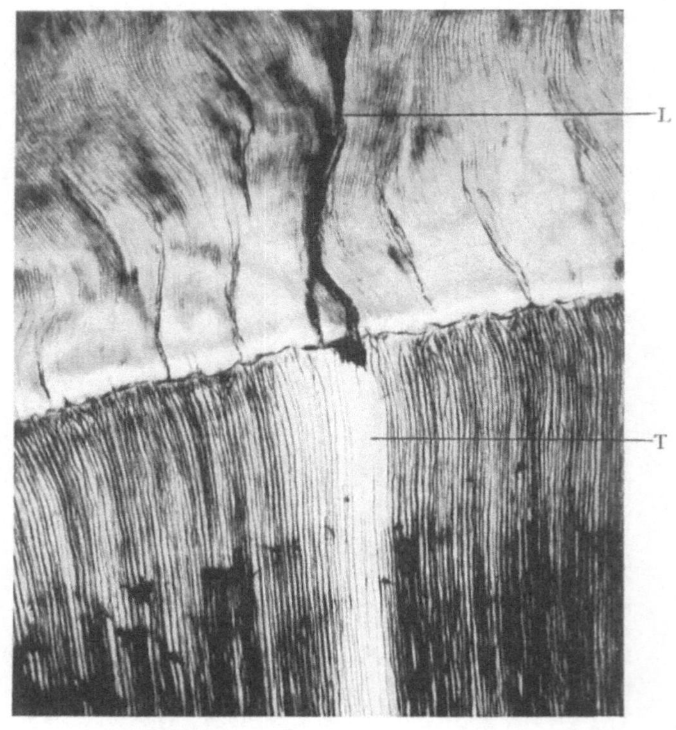

Abb. 95. Oberer 2. Prämolar.
Schmelzlamelle (L) mit darunter befindlichem transparenten Dentin (T). Auch das Interglobulardentin unter
der Lamelle ist transparent geworden. Schliff, Fuchsinfärbung. Schwache Vergr.
(Optik: Winkel Achrom. 16 mm, Kompl. Ok. 4.)

kaner, erklärt sich dadurch, daß die Verkalkung gegenüber den umgebenden
Bezirken abgenommen hat, somit keine Homogenität mehr besteht und das optische
Verhalten anders wurde. Beim Überfahren mit der spitzen Sonde läßt sich hier oft
schon eine deutliche Rauhigkeit feststellen, was differentialdiagnostisch wertvoll ist
gegenüber ähnlichen Flecken, die nicht durch nachträgliche Entkalkung entstanden
sind, sondern nie vollständig verkalkt waren (also Bildungsfehler). Nach Andresen
soll es bei diesen letzteren „präformierten" Flecken zwei verschiedene Bilder geben:
1. solche mit körniger Ablagerung der Mineralien und 2. solche mit Querstreifung der
Prismen bei sonst guter Konturierung. Beide Bilder finden wir allerdings auch bei beginnender Karies.

Das Auftreten der weißlichen Flecken wird vielfach als Zeichen akuter Karies
aufgefaßt, während die braunen oder schwärzlichen Flecken als Zeichen stationärer
Karies angesprochen werden. Fleischmann nimmt an, daß im letzteren Falle infolge

günstigerer äußerer Bedingungen nicht genügend Säure zur fortschreitenden Zerstörung gebildet wird. Da tatsächlich bei Entstehung solcher Stellen an Approximalflächen nach Entfernung des Kontaktzahnes jedes Weiterschreiten ausbleiben kann, manchmal sogar wieder durch das Scheuern von Speisen eine gewisse Glättung eintritt, so hat man in diesen Fällen auch schon von einer ausgeheilten Karies gesprochen. Dieser Vorgang der Glättung kann in Parallele gebracht werden zu der später zu behandelnden sog. Caries sicca.

Von topographischen Gesichtspunkten aus kann man bei der Schmelzkaries unterscheiden: die Erkrankung der glatten Oberfläche, die sog. Oberflächenkaries und weiterhin die in den Fissuren beginnende Form, die „Fis-

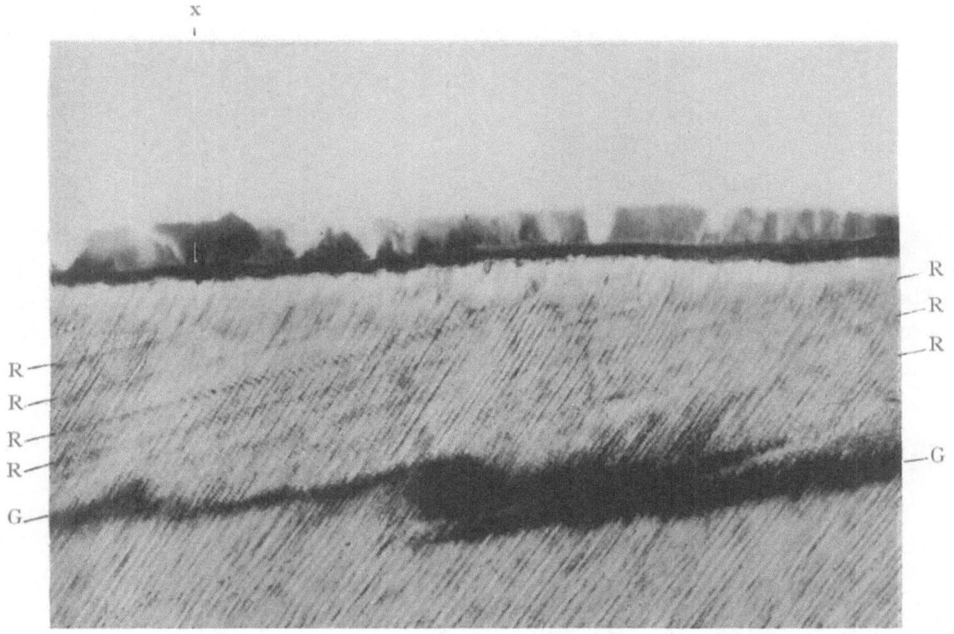

Abb. 96. Oberer Eckzahn labial. Oberflächliche Karies.
Schliff, Hämatoxylinfärbung. Schwache Vergr. Auftreten von Retziusstreifen (R) im kariösen Schmelz.
Dunkle Grenze (G) zwischen gesundem und kariösem Schmelz.
(Optik: Winkel Achrom. 12,6 mm, Kompl. Ok. 4.)

surenkaries“. Endlich spricht man noch von der „unterminierenden“ Schmelzkaries. Oberflächen- und Fissurenkaries haben natürlich sehr vieles gemeinsam, im histologischen Bilde ergeben sich aber doch Unterschiede genug (z. B. in der Art der Ausbreitung), daß sie auch im folgenden getrennt besprochen werden können. Auf gemeinsame feinste Einzelheiten, die nur mit stärkster Vergrößerung erkennbar sind, wird an Hand mikroskopischer Bilder am Schlusse eingegangen.

Oberflächenkaries. Sie findet sich mit Vorliebe in der Nähe des Zahnhalses. In Abb. 96 ist die Mikrophotographie einer solchen Oberflächenkaries, und zwar in einem verhältnismäßig frühen Stadium wiedergegeben. Schon bei der schwachen Vergrößerung läßt sich alles Wesentliche erkennen. Man sieht vor allem, daß das Schmelzgefüge im großen und ganzen erhalten ist und daß eine dunkle, verschieden breite, annähernd parallel zur Oberfläche ziehende Zone die Grenze gegen das gesunde Schmelzgewebe bildet. Die Oberfläche ist von einem Pilzrasen überzogen, die Oberflächenlinie ist noch verhältnismäßig glatt, der Zerstörungsprozeß fängt eben

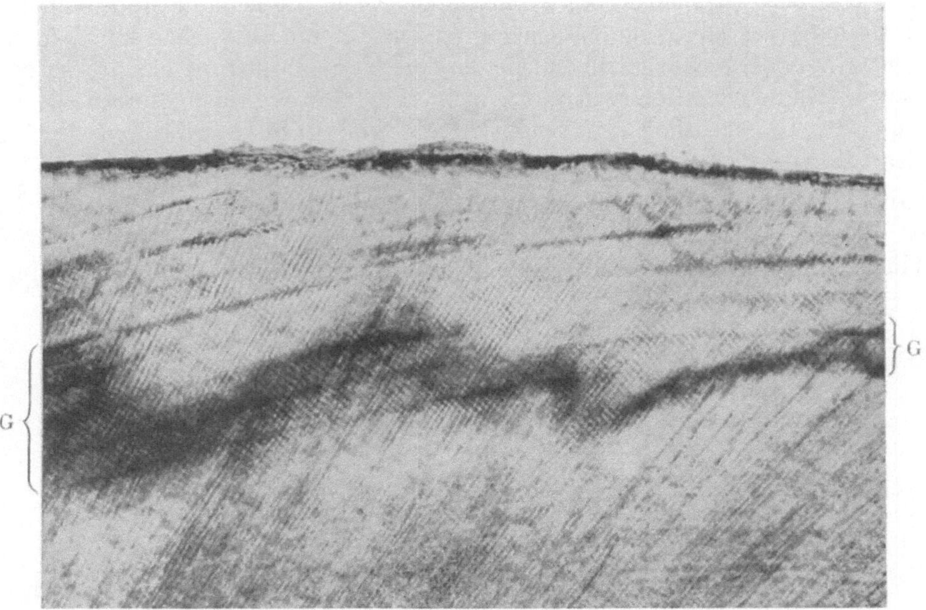

Abb. 97. Approximalseite eines 2. unteren Molaren. Oberflächliche Schmelzkaries.
Schliff ungefärbt. Schwache Vergr. Deutliche Querstreifung der Prismen und Auftreten von Retziusstreifen
im kariösen Schmelz. Dunkle Grenze (G) zwischen gesundem und kariösem Schmelz.
(Optik: Winkel. Achrom. 12,6 mm, Kompl. Ok. 4.)

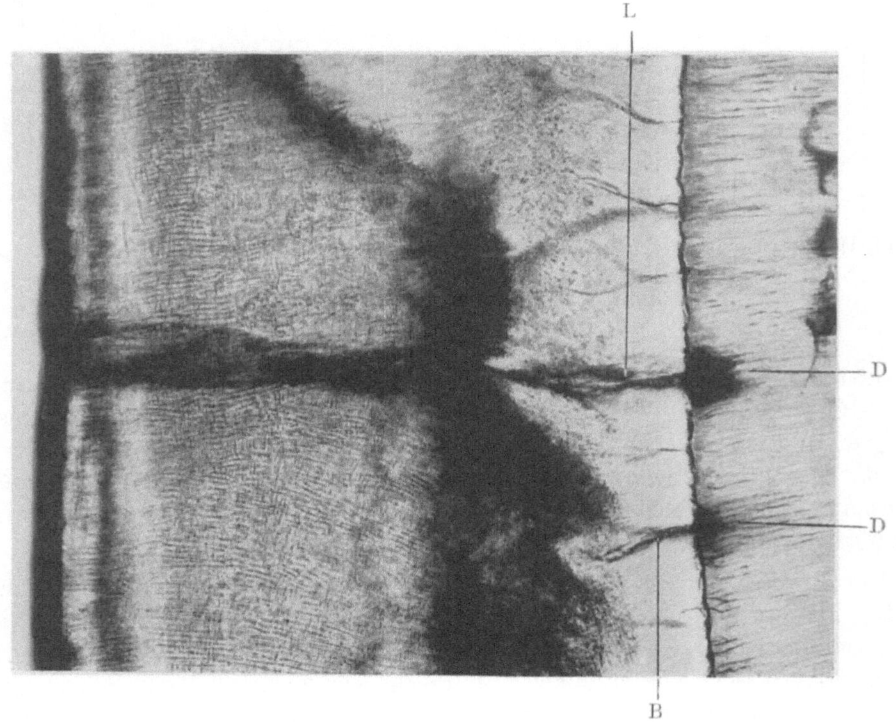

Abb. 98.　Oberer 1. Molar.　Schmelzkaries geht durch Lamelle (L) und „Büschel" (B)　auf das
Dentin (D) über.
Schliff ungefärbt. Ganz schwache Vergr. (Optik: Winkel Achrom. 37 mm, Kompl. Ok. 4.)

erst an; so ist z. B. bei X ein typischer kleinster keilförmiger Einschnitt zu sehen, der wirklichem Schmelzverlust entspricht. Das Präparat stammt von der labialen Seite eines Eckzahnes und entspricht einem weißlichen Fleck, wie er vorhin erwähnt wurde.

Ein ähnliches Frühstadium, diesmal von der Approximalseite eines unteren Molaren, ist in Abb. 97 abgebildet. Hier ist vor allem die Querstreifung der Prismen, über die ja vorhin schon gesprochen wurde, sehr deutlich ausgeprägt; auch sieht man, wie scharf die Retziusstreifen in dem erkrankten Bezirk hervortreten. Die dunkle Grenzlinie hat hier einen mehr zackigen Verlauf. Woher die Dunkelfärbung rührt, ist nicht mit Sicherheit festgestellt; von manchen Autoren wird sie als Zone der Pigmentation

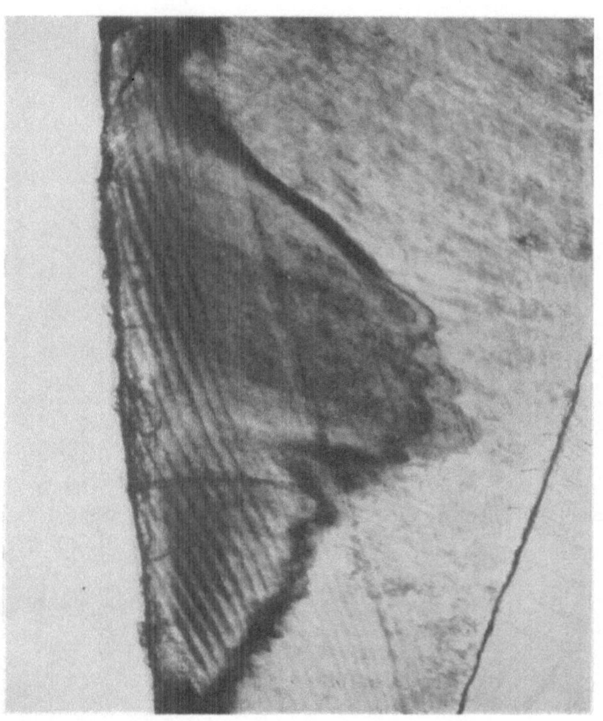

Abb. 99. Unterer 2. Molar. Schmelzkaries kegelförmig.
Schliff ungefärbt. Schwache Vergr. Die Retziusstreifen treten im kariösen Schmelz stark hervor
(Optik: Winkel Achrom. 16 mm, Kompl. Ok. 4.)

bezeichnet; möglich ist, daß ein Teil des peripherwärts gelösten Kalks zur Verdichtung und Bildung der dunklen Grenzzone beiträgt; z. T. aber handelt es sich um erste Schädigung der Prismen, also Übergangsbilder vom gesunden zum kariösen Schmelz

In Abb. 98 haben wir einen weiter fortgeschrittenen Grad; zwar ist auch hier noch der Schmelz im ganzen erhalten, doch ist die dunkle Grenzzone der Schmelz-Dentingrenze erheblich näher gerückt; namentlich einzelne Zackenspitzen sind es, die im Schliff nur noch ein schmales Schmelzband von relativ gutem Aussehen frei lassen und auch dieser Schmelzabschnitt ist in die Erkrankung insofern bereits eingezogen, als an der einen (unteren) Stelle durch „Büschel", an der oberen Stelle durch eine Lamelle die Fortleitung auf das Dentin stattgefunden hat. Bei genauerem Zusehen erkennt man auch, daß unter dem dunklen Belag die Oberflächenlinie schon mehr Unregelmäßigkeiten aufweist.

Abb. 99, auch von einer Approximalfläche stammend, bietet ein etwas anderes Bild. Makroskopisch war die Stelle durch die intensive Braunfärbung auffallend. Im Gegensatz zu der bisher geschilderten Form der Ausbreitung haben wir es hier mit der

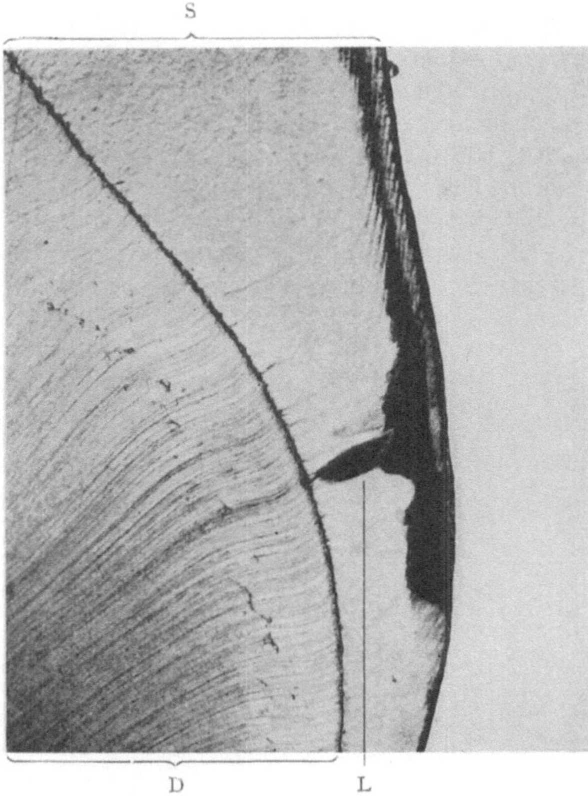

Abb. 100. Oberer 2. Prämolar. Schnelle Fortleitung der Karies in einer Lamelle (L).
Schliff ungefärbt. Ganz schwache Vergr. S Schmelz. D Dentin.
(Optik: Winkel Achrom. 37 mm, Kompl. Ok. 4.)

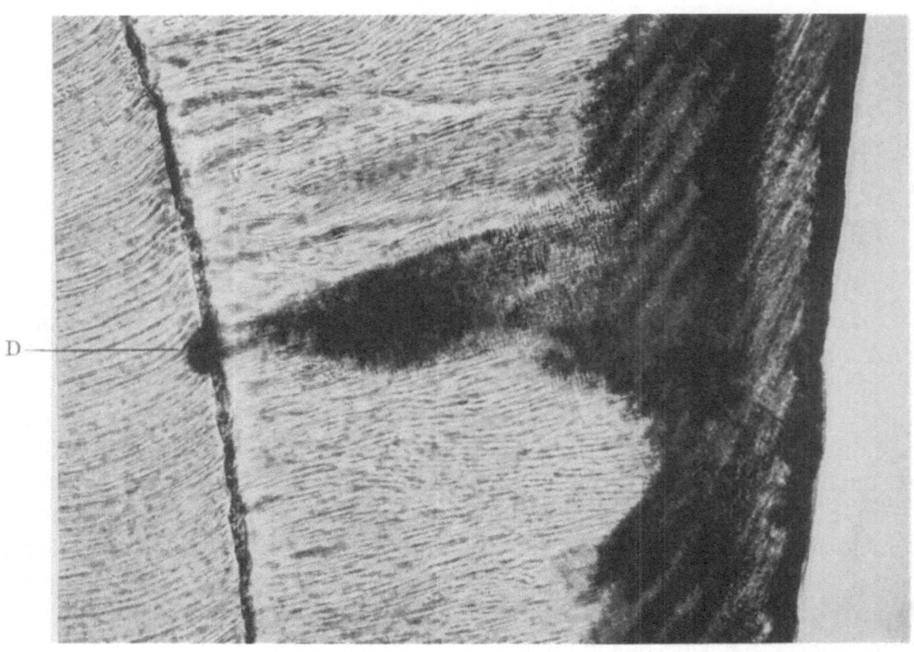

Abb. 101. Stärkere Vergrößerung der Stelle L aus Abb. 100.
Stärkere Querstreifung der Prismen im Bereich der Karies. Bei D geht die Karies von der Lamelle auf das
Dentin über. (Optik: Winkel Achrom. 12,6 mm, Kompl. Ok. 4.)

Form eines Kegels zu tun, dessen Basis die Zahnoberfläche bildet und dessen Spitze gegen das Dentin gerichtet ist. Besonders deutlich treten im Erkrankungsbereich wieder die Retziusstreifen hervor, während sie im angrenzenden gesunden Schmelz nur als feine Linien erkennbar sind.

Ein Bild, wie man es ebenfalls nicht selten sieht, zeigt Abb. 100. Es handelt sich dabei zunächst um eine ziemlich gleichmäßig sich ausbreitende Oberflächenkaries, die hier

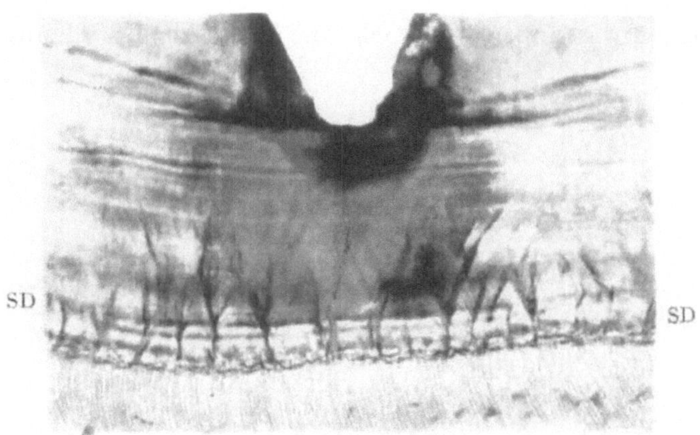

Abb. 102. Unterer 1. Molar. Ausbreitung der Karies vom Boden der Fissur in geraden Streifen nach unten.

Die „Büschel" sind mit einbezogen in das Kariesbereich. Schmelzdentingrenze (S.D) verläuft gradlinig. Schliff, Fuchsinfärbung. Schwache Vergr. (Optik: Winkel Achrom. 16 mm. Kompl. Ok. 4.)

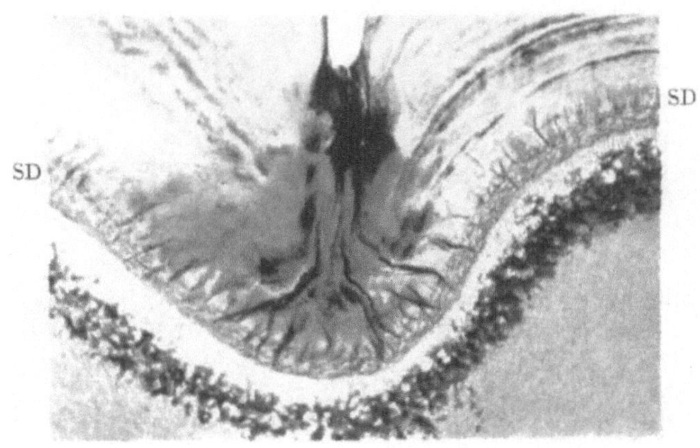

Abb. 103. Unterer 1. Molar. Die Karies geht von der Wandung der Fissur aus.

Ausbreitung der Anordnung der Prismen entsprechend mehr kegelförmig. Die „Büschel" an der Schmelzdentingrenze (S.D.) sind einbezogen in das Bereich der Karies. Schliff, Fuchsinfärbung. Schwache Vergr. (Optik: Winkel Achrom. 16 mm. Kompl. Ok. 4.)

eine verhältnismäßig geringe Tiefe hat. Wiederum hat aber an einer Stelle eine Lamelle in raschem Zug den Prozeß bis zur Dentingrenze geführt; durch Miterkrankung der der Lamelle benachbarten Prismen ist auch eine Art Kegel, aber in langausgezogener Form, entstanden. Die stärkere Vergrößerung Abb. 101 bringt sehr schön die Querstreifung der Prismen im erkrankten Bezirk zum Ausdruck; deutlich läßt sie sich auch in dem Kegel bis zur Spitze verfolgen, während der angrenzende gesunde Schmelz frei von Querstreifung ist. Abb. 101 bzw. 100 unterscheiden sich von den bisher besprochenen Bildern auch dadurch, daß die dunkle Grenzzone fehlt, die sonst ziemlich regelmäßig vorhanden ist.

Fissurenkaries. Bei der Fissurenkaries ist, genau wie bei der Oberflächenkaries, die Ausbreitung an den Prismenverlauf gebunden, d. h. eine Querausbreitung mitten im Schmelz kommt gewöhnlich nicht vor, es sind vielmehr nur diejenigen Prismen in das Kariesbereich einbezogen, bei denen die Erkrankung am peripheren freien Ende begonnen hat. Wenn trotzdem die Bilder der Fissurenkaries von den bisher besprochenen abweichen, so hängt dies damit zusammen, daß an der Fissur die Prismenanordnung etwas anders ist. Geht die Karies in der Hauptsache vom Boden

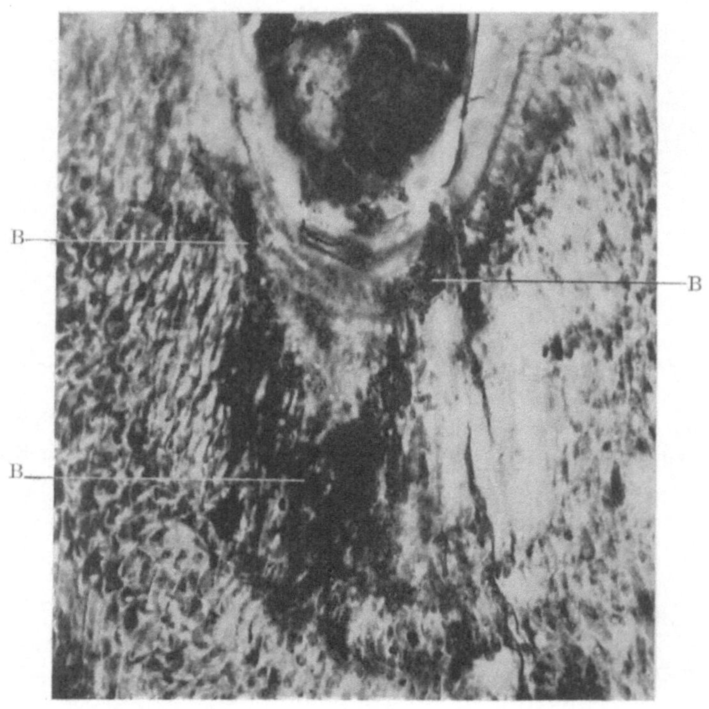

Abb. 104. Unterer 3. Molar. Fissurenkaries.
Schliff, Hämatoxylinfärbung. Mittlere Vergr. Die Prismenzeichnung ist am Boden der Fissur bei B schon stark verwaschen. (Optik: Winkel Achrom. 6 mm, Kompl. Ok. 4.)

der Fissur aus, so rückt der Prozeß, im Schliff betrachtet, weniger in Kegelform als vielmehr relativ gleichmäßig in Streifenform vor. Ein solcher Fall ist in Abb. 102 abgebildet. Nur ein kleiner Teil der Fissurenwand ist an der Karies beteiligt, Prismen, deren Verlauf auf kürzestem Wege nach der Dentingrenze gerichtet war. Kurz vor der letzteren hört der Herd ziemlich scharf abgeschnitten auf; unmittelbar darüber hat die Infektion seitlich dadurch noch etwas mehr Ausdehnung erfahren, daß Büschel minderverkalkter Schmelzsubstanz ergriffen worden sind, die nun in ihrem ganzen Bereich in den Herd mit einbezogen wurden, wie dies bei mangelhaft verkalkten Partien ohne weiteres verständlich ist. Allerdings verläuft in Abb. 102 die Dentinoberfläche genau in einer Geraden von rechts nach links.

Anders gestaltet sich das Bild, wenn in enger Fissur auch die Wände an der Schmelzkaries stärker beteiligt sind und die Dentingrenze in einem entsprechenden Bogen verläuft, wie das in Abb. 103 der Fall ist. Da kann dann unter Umständen auch eine unregelmäßige Kegelform zustande kommen, bei der aber die Spitze nach der

Fissur und die (abgerundete) Basis nach der Dentingrenze gerichtet ist. Auch in diesem Falle (Abb. 103) ist eben die Büschelzone erreicht und die „Büschel" selbst samt dem Stamme sind einbezogen in die Karies, während der zwischen den Büschelsäumen liegende Schmelz noch ziemlich frei ist. Beachtenswert ist auch die breite Interglobularzone im Dentin. Man kann sich leicht vorstellen, daß dem Prozeß hier die Ausbreitung auch wieder sehr leicht wird, sobald er erst bis zu dieser Zone vorgerückt ist (vgl. Dentinkaries).

Um von dem Prismenverlauf im Bereich einer Fissur noch ein besseres Bild zu geben, ist eine stärkere Vergrößerung (Abb. 104) eingefügt; sie ist einem Falle entnommen,

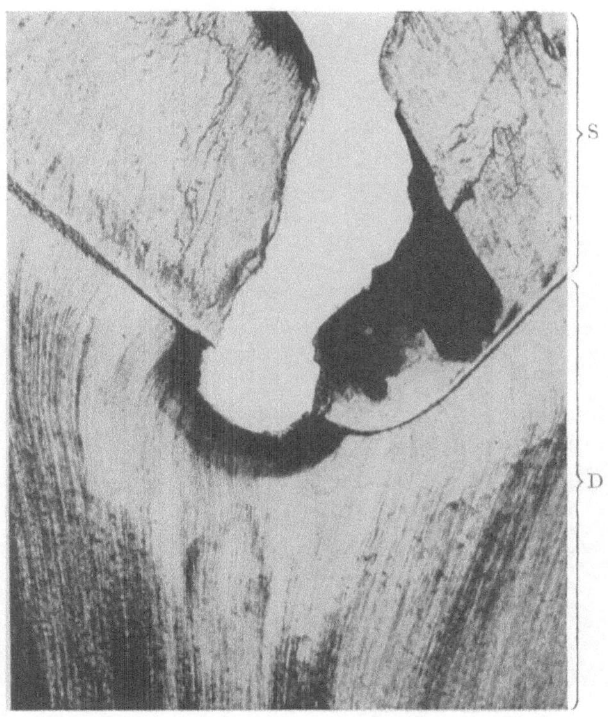

Abb. 105. Oberer 2. Prämolar. Fissurenkaries hat bereits auf Dentin übergegriffen.
Schliff ungefärbt. Ganz schwache Vergr. S Schmelz. D Dentin.
(Optik: Winkel Achrom. 37 mm, Kompl. Ok. 4.)

bei dem die Fissurenkaries noch nicht so weit fortgeschritten ist, aber doch auch in der Hauptsache vom Fissurenboden ausgeht. Die Prismenzeichnung ist unterhalb des Bodens schon stark verwischt, während sie seitlich im Längs- und Querschliff noch besser erkennbar ist.

In Abb. 105 endlich ist ein wesentlich weiter fortgeschrittener Grad von Fissurenkaries abgebildet; man sieht, daß hier die Dentingrenze bereits überschritten und im unmittelbaren Fissurenbereich schon ein Substanzverlust am Zahnbein eingetreten ist. Die linke kariöse Fissurenwand ist beim Schleifen abgebrochen, in der rechten Wand aber ist deutlich die weitere Ausbreitung von der Seitenwand her zu beobachten.

Unterminierende Karies. Wenn die Dentingrenzzone kanalarm und gut verkalkt ist, kann dem Weiterschreiten der Karies vom Schmelz her ein gewisser Widerstand entgegengesetzt werden, der sich aus dem Mangel an unverkalkten Gebilden erklärt. In solchen Fällen sehen wir oft, daß sich die Karies unterminierend zwischen Schmelz und Dentin ausbreitet. Allerdings kann man bei den so entstehenden

Spalten auch einer Täuschung verfallen, wenn man trockene Zähne zum Schleifen verwendet, bei denen oberflächlich erweichtes Dentin geschrumpft ist und so künstlich der
Spalt erweitert wurde.

Abb. 106 zeigt eine derartige unterminierende Karies, wie sie sich an eine Fissurenkaries angeschlossen hat; man kann die Fissur und die überhängenden Schmelzpartien
deutlich verfolgen. Der dunkle Rand, der nach oben den Spalt begrenzt, erklärt sich
damit, daß hier eine „rückläufige Karies" eingesetzt hat. In vivo ist ja der Spalt
nicht leer, sondern vollgepfropft mit Bakterien und gärungsfähigem Material; von hier
aus erfolgt dann die Entkalkung und Zerstörung der Prismen an ihrem Dentin-
ende. Die untere Grenze des Spaltes besteht in der Hauptsache aus transparentem

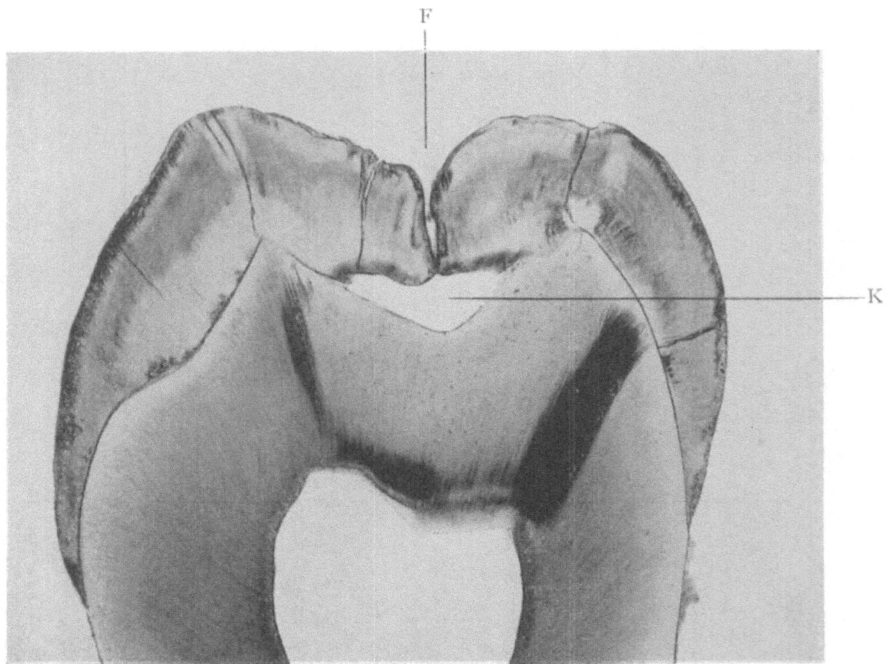

Abb. 106. Oberer 2. Prämolar. Unterminierende Schmelzkaries (K) von einer Fissur (F)
ausgegangen.
Schliff ungefärbt. Übersichtsbild. (Optik: Winkel Luminar 26 mm.)

Dentin; die das letztere seitlich begrenzenden schwarzen Streifen entsprechen einem
Dentin, dessen Fasern verfettet sind (vielfach die Vorstufe des transparenten Dentins).

In Abb. 107 ist das Dentin an der Karies schon stärker beteiligt; eine Erweiterung
des Spaltes durch Schrumpfung des erweichten Dentins liegt allerdings nicht vor, da
der Zahn feucht vorbehandelt und dann in Kollolith eingebettet war (daher auch die
Erhaltung der Pulpa im Schliff). Abb. 107 ist zugleich deshalb bemerkenswert, weil es
sich hier nicht um eine Fissurenkaries handelt; vielmehr ging die Karies von der
abgekauten Fläche eines Höckers aus; von da aus wurde sie offenbar durch eine
Lamelle rasch in die Tiefe geleitet.

Wie steht es nun mit den feineren Vorgängen bei der Schmelzkaries und
mit der Rolle, die die Bakterien dabei spielen?

In gut verkalkte Schmelzoberflächen können keine Bakterien eindringen; ihnen ist erst der Weg geöffnet, wenn entweder organische Gebilde bis zur
Oberfläche reichen (Lamellen!) oder wenn durch Säuren die oberflächlichen Schmelzpartien ihrer Kalksalze beraubt werden und sich nun die Bakterien einnisten können.

Die notwendigen Säuren werden teils bei der Kohlehydratgärung, teils unmittelbar durch die aufgelagerten Bakterien gebildet. Das erste ist also die Entkalkung der Prismenendstücke. Diese geht so vor sich, daß die zuletzt verkalkte

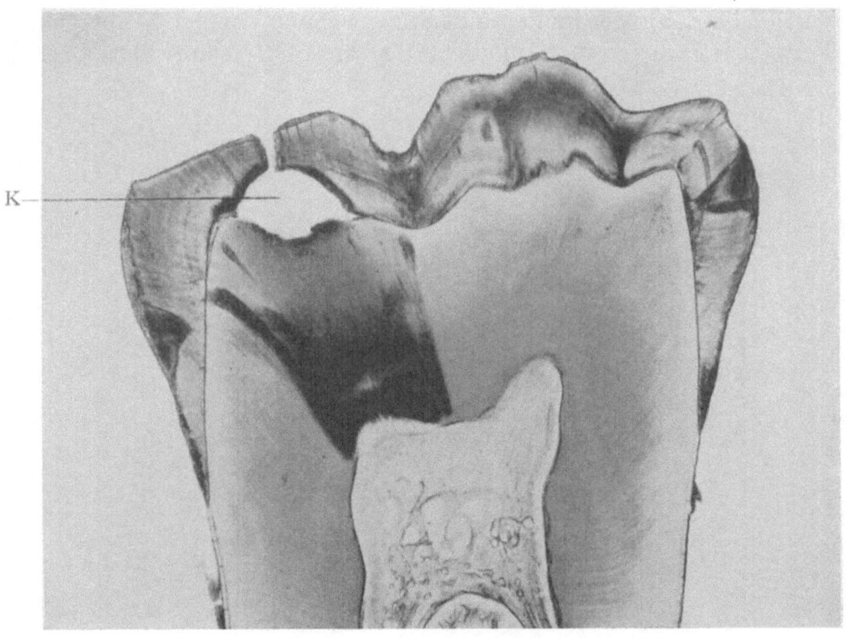

Abb. 107. Oberer 2. Molar. Unterminierende Karies (K) von einer Lamelle in die Tiefe geleitet. Eingebetteter Schliff ungefärbt. Übersichtsbild. (Optik: Winkel Luminar 26 mm.)

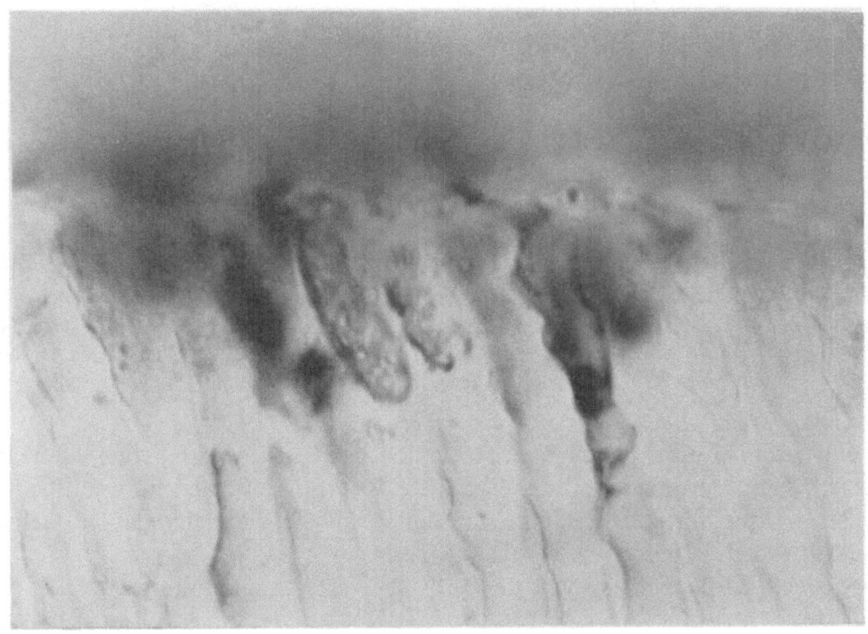

Abb. 108. Unterer 1. Molar. Oberflächliche Schmelzkaries. Schliff, Fuchsinfärbung. Sehr starke Vergr. Körnelung der betroffenen Prismen. Hervortreten der Konturen. (Optik: Winkel Fluor. 1,4 mm, Kompl. Ok. 4.)

interprismatische Substanz zuerst kalkfrei wird, wobei vielfach der Raum der interprismatischen Substanz verbreitert erscheint; die Prismenränder treten dabei stärker
hervor. Fast gleichzeitig mit derjenigen der interprismatischen Substanz geht auch die
Entkalkung des peripheren Prismaendes vor sich; die Endkonturen werden undeutlicher
und im Prisma selbst macht sich eine starke Körnelung bemerkbar, die schließlich
in eine wolkige Trübung — immer in den periphersten Partien — übergeht. Es erfolgt
eine Art Konfluierens unter den benachbarten Prismenstücken. Diese eben

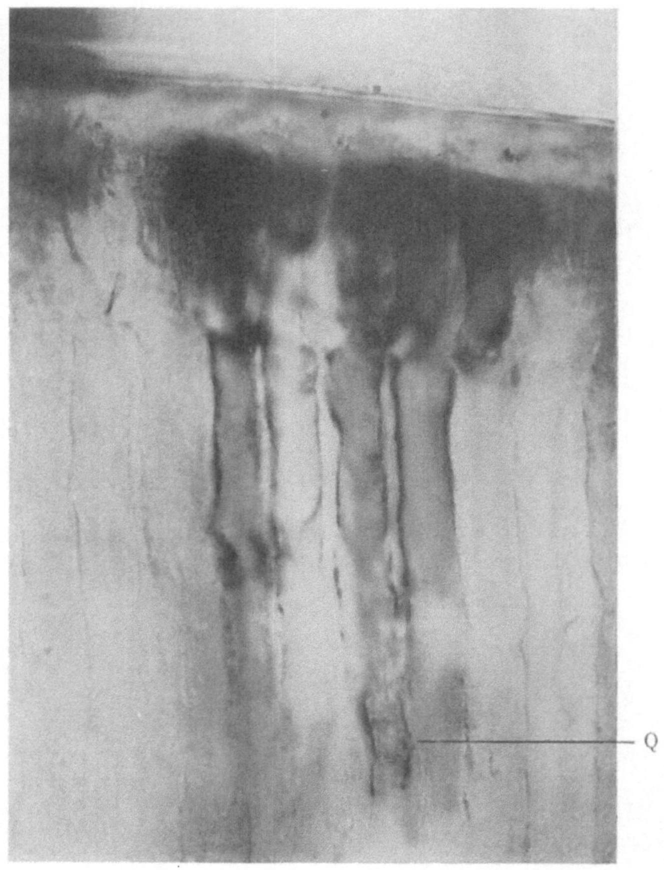

Abb. 109. Unterer 1. Molar. Weitere Entwicklung der Schmelzkaries.
Schliff, Fuchsinfärbung. Sehr starke Vergr. Im oberen Teil des Bildes sind die Grenzen der Prismen verloren
gegangen. Darunter beginnen die Konturen bereits zu verschwimmen. Bei Q Querstreifen in dem Prisma
und Körnelung. (Optik: Winkel Fluor. 1,4 mm, Kompl. Ok. 4.)

geschilderten Verhältnisse sind aus Abb. 108 ersichtlich. Schließlich gehen kleine Prismen-
randstückchen verloren und es entstehen feinste V-förmige Zacken im Schliffrand, deren
Spitze meist in eine Kittsubstanzbahn mündet. Soweit die Schmelzoberfläche, die ja
unmittelbar mit den Plaques in Berührung steht.

Schiebt sich nun der Prozeß von der äußersten Schmelzperipherie mehr dentinwärts
vor, so sind es zunächst auch wieder die interprismatischen Substanzen,
die zuerst betroffen werden und wieder treten zuerst die Grenzkonturen stärker
hervor, während anschließend in den Prismen selbst die Querstreifung erkennbar wird.
Mit der fortschreitenden Entkalkung verschwindet aber wieder die Querstreifung und
macht einer gleichmäßigen Körnelung und weiterhin wolkigen Trübung Platz, die entlang

der interprismatischen Substanz ihren Anfang nimmt und nach dem Prismenzentrum zu fortschreitet. Nun verlieren auch die Konturen ihre Schärfe, sie werden zackig oder erscheinen unterbrochen. Abb. 109 stellt diese weitere Entwicklung dar; die zuerst

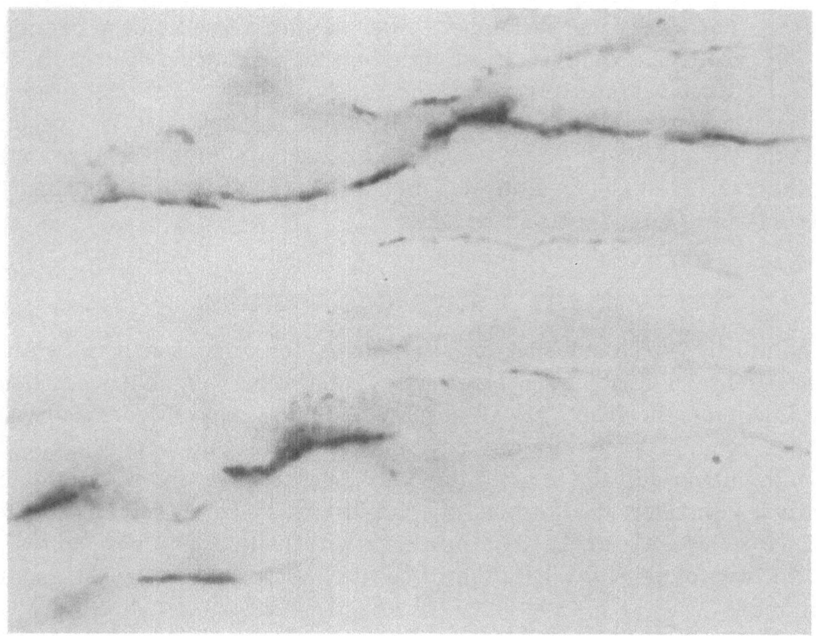

Abb. 110. Unterer 1. Molar. Schmelzkaries. Kokken in der interprismatischen Substanz. Schliff Karbolfuchsinfärbung. Sehr starke Vergr. (Optik: Winkel Fluor. 1,4 mm, Kompl. Ok. 4.)

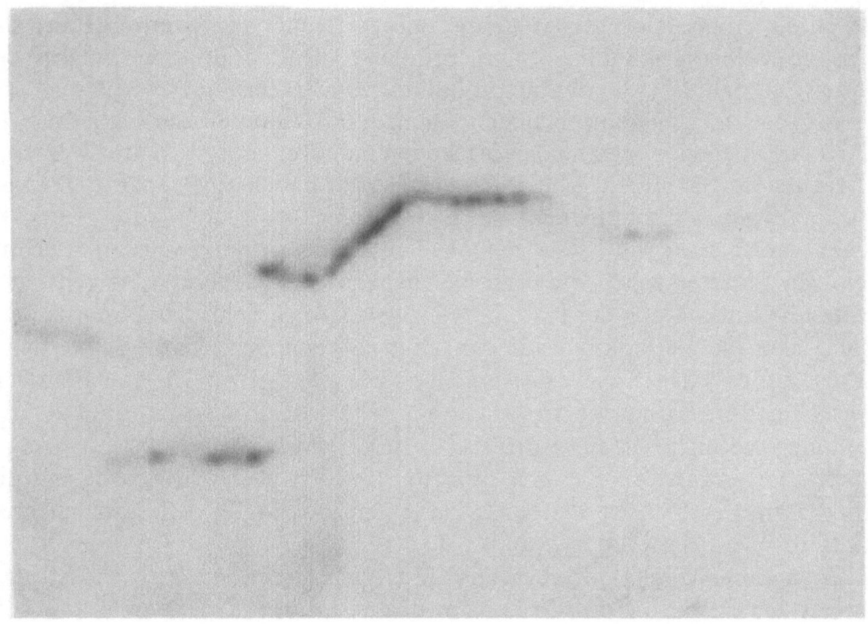

Abb. 111. Stärkere Vergrößerung aus Abb. 110. Die Kokken in Reihenform in der interprismatischen Substanz. (Optik: Winkel Fluor. 1,4 mm, Zeiß Ok. 20 x.)

7*

erkrankte Oberflächenpartie hebt sich deutlich gegen die neu einbezogenen Prismenstücke ab; die Konturen der letzteren beginnen eben an Schärfe zu verlieren.

Was nun die Bakterien anlangt, so liegt für die tiefer liegenden Schmelzpartien die Sache so: zunächst muß eine Entkalkung der interprismatischen Substanz durch Säure erfolgt sein, dann können die Mikroorganismen hier einwandern. Von dem Oberflächenherd aus, der um diese Zeit ja bereits völlig entkalkt und von Bakterien durchsetzt ist, erhalten sie reichlich Nachschub. Die Säure wirkt also als Schrittmacher für Mikroorganismen. Bei dem großen Reichtum des Schmelzes an organischen Substanzen ist wohl anzunehmen, daß nicht allein die von den Bakterien gebildete Säure, sondern auch ein Säurediffusionsstrom von oben sich am Entkalken beteiligt. In Abb. 110 und Abb. 111 ist die Ausbreitung von Kokken in der interprismatischen Substanz dargestellt.

3. Die Karies des Dentins.

Beim Zahnbein verschiebt sich das Verhältnis der organischen Substanzen zu den anorganischen sehr zugunsten der ersteren — wenigstens verglichen mit dem Schmelz. Es bleibt wohl immer noch ein gewaltiger Prozentsatz anorganischer Substanzen (rund $72\,^0/_0$), der naturgemäß auch auf das pathohistologische Bild von großem Einfluß ist, aber die Bedingungen für die Ernährung und Ausbreitung der Mikroorganismen sind doch wesentlich günstiger. So kommt es, daß die Karies des Dentins viel deutlicher das Gepräge einer Infektionskrankheit hat, als dies beim Schmelz der Fall war, wo wir ohne die Vorstellung von der Mitwirkung der Gärungssäure nicht ganz auskommen.

Vor allem ist zu beachten, daß bei der Dentinkaries der Krankheitsprozeß auch unmittelbar mit Weichgewebe in Berührung tritt, insofern die in den Dentinkanälchen verlaufenden Fasern ein Bestandteil der Odontoplasten sind und von der Pulpa her auch ihre Ernährung beziehen. Die Pathohistologie der Zahnbeinkaries wird also einmal die sich an diesen „Weichteilen" abspielenden krankhaften Vorgänge wie auch die an der Hartsubstanz im engeren Sinne auftretenden Bilder zu berücksichtigen haben; daß beide aufs engste miteinander zusammenhängen, ist ja selbstverständlich. Das Studium wird dadurch wesentlich erleichtert, daß uns sowohl Schliff- wie Schnittpräparate von Dentin zur Verfügung stehen, die sich aber gegenseitig zu ergänzen haben; denn nur so können die Fehlerquellen, die — in ihrer Art verschieden — den beiden Methoden anhaften, ausgeschaltet werden, namentlich die Befunde im Schliff, für sich allein betrachtet, haben eine ganze Reihe von irrtümlichen Auffassungen aufkommen lassen.

So sehr verschieden die Bilder der Dentinkaries von denjenigen der Schmelzkaries sind, in einigen Punkten sehen wir doch die gleichen Gesetze walten; so geht auch bei der Dentinkaries die Entkalkung der Hartsubstanz gewöhnlich Schritt um Schritt den gleichen Weg zurück, den die Verkalkung auf dem Hinweg genommen hat. Es werden also bei der Karies zuerst die Salze gelöst, die nachträglich in der Funktionszeit des Zahnes an den Kanalwänden angelagert worden waren und zur Einengung des Kanallumens geführt hatten. Sodann treten in der Grundsubstanz die gröberen tangential verlaufenden Fasern hervor, die sich wie Achtenturen um die Kanälchen schlingen und endlich werden auch die feinen parallel zu den Kanälchen ziehenden Fasern sichtbar (vgl. Abb. 137—139).

Und ein anderes Gesetz gilt ebenfalls: Mangelhaft oder gar nicht verkalkte Partien der Grundsubstanz können die Ausbreitung der Karies wesentlich begünstigen. Hierher gehören beim Dentin vor allem die sog. Interglobulärräume, die man richtiger Interglobularbezirke (oder Interglobulardentin) nennen würde, da der Begriff „Raum", wie die Literatur zeigt, leicht zur Vorstellung von Hohlräumen führt. Eine Vergrößerung ihrer Zahl hängt ab von dem Umfang der Störung in der Verkalkungsgleichmäßigkeit und -intensität; am zahlreichsten finden wir sie daher bei den

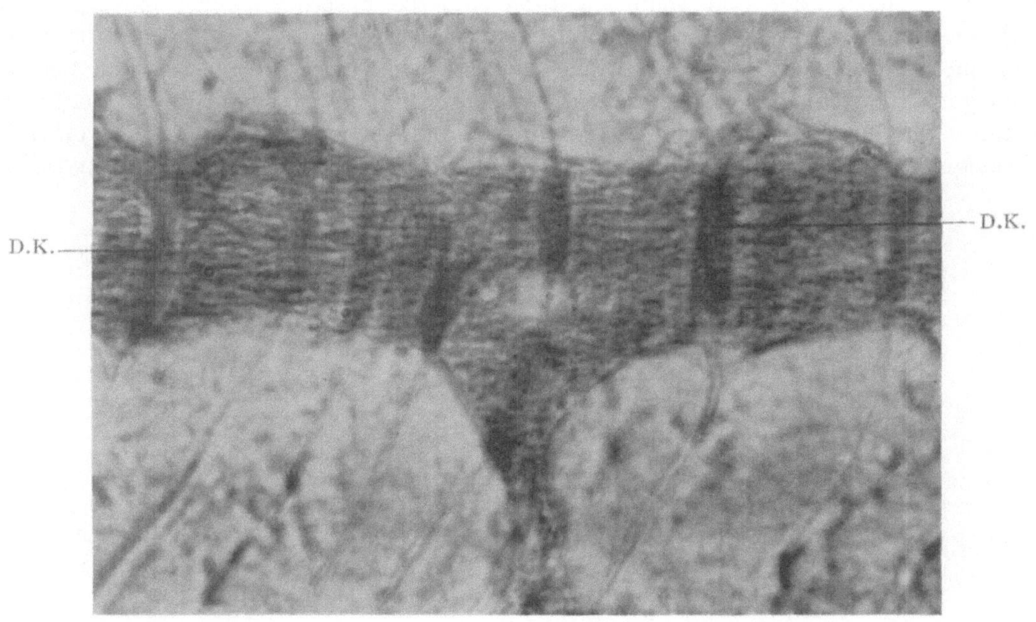

Abb. 112. Unterer 2. Schneidezahn. Unverkalkt gebliebenes Interglobulardentin. Hämatox.-Eosinfärbung. Sehr starke Vergr. Stark erweiterte Dentinkanälchen (D.K.). Faserzeichnung der Grundsubstanz. (Optik: Winkel Fluor. 1,4 mm, Kompl. Ok. 4.)

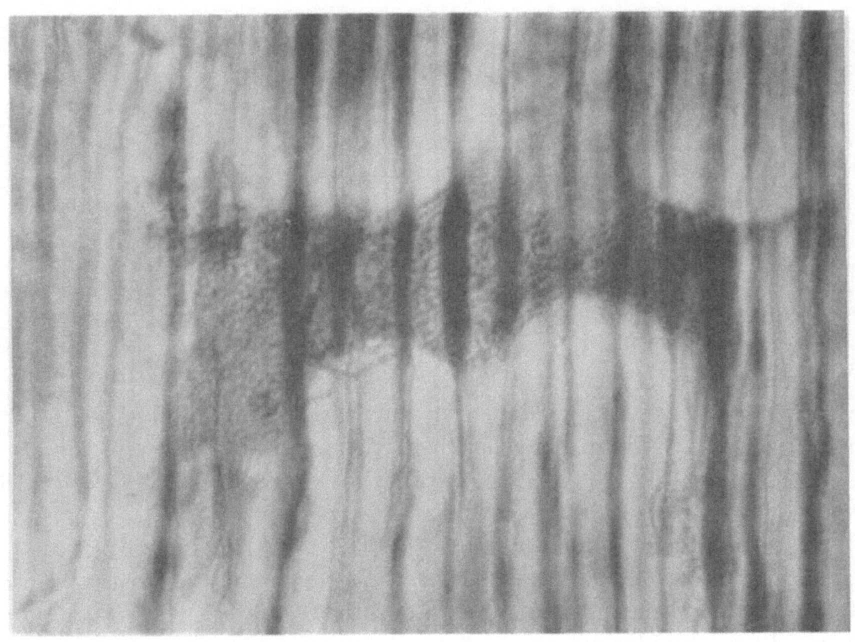

Abb. 113. Oberer 1. Molar. Unverkalktes Interglobulardentin. Hämatox.-Eosinfärbung. Starke Vergr. Erweiterte Dentinkanälchen im Interglobulardentin. Die Fasern der Grundsubstanz sind quergeschnitten und erscheinen hier wie eine feine Körnelung. (Optik: Winkel Fluor. 3 mm, Kompl. Ok. 4.)

sog. hypoplastischen Zähnen (Abb. 17). Betrachtet man ein solches unverkalkt gebliebenes Interglobulardentin, so fällt zunächst die größere Breite der Dentinkanälchen in seinem Bereich auf und ferner tritt die Faserzeichnung der Grundsubstanz deutlich hervor. Je nach Lage und Schnittrichtung sind die Fasern entweder längs getroffen und der Eindruck eines korbartigen Geflechtes wird erweckt (Abb. 112) oder die Fasern sind quer getroffen und das Feld erscheint wie gekörnt (Abb. 113). Zwischen den von Kalk ganz frei gebliebenen Bezirken und dem normal aussehenden älteren Dentin mit seinen verengten Kanälchen gibt es nun auch alle möglichen Zwischenstufen, von denen diejenigen sich am meisten der Norm nähern, bei denen nur noch eine beschränkte Zahl

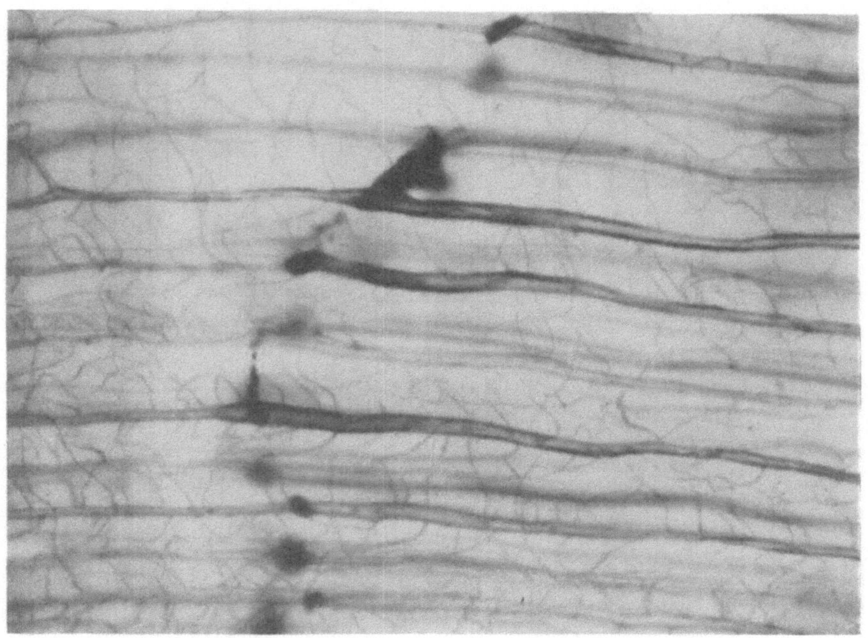

Abb. 114. Oberer 1. Prämolar. Erweitert gebliebene Dentinkanälchen deuten auf nachträglich verkalktes Interglobulardentin hin.
Schliff, Fuchsinfärbung. Starke Vergr. (Optik: Winkel Fluor. 3 mm, Kompl. Ok. 4.)

von Dentinkanälchen eine kurze Strecke weit abnorm breit erscheint, während die Grundsubstanz doch noch ziemlich vollständig verkalkt wurde. Abb. 114 gibt von einem derartig geringen Grad ein Bild.

Im Wurzeldentin findet sich parallel zum Zement fast konstant eine Zone, die sog. Körnerschicht (Abb. 115), die man früher vielfach als eine Häufung kleiner Interglobularräume angesprochen hat. Nach unserer heutigen Auffassung setzt sie sich zusammen aus Querschnitten von Faserbündeln der Grundsubstanz des Manteldentins (Weidenreich), aus kolbenförmigen Fortsätzen der Dentinkanälchen (Hanazawa) und nur zum kleinen Teil aus winzigen Interglobularbezirken. Jedenfalls haben wir auch hier eine Zone, in der die Ausbreitung der Karies begünstigt werden kann.

Die Verkalkung des Dentins geht — auch normalerweise — nicht in glatt fortlaufender Form vor sich, sondern lagenweise. Ist die Pause zwischen den einzelnen Lagen, den Dentinlamellen der neueren Autoren, etwas größer, dann kommt es anscheinend zu einer stärkeren Verdichtung des Randes der zuletzt gebildeten Lage, während die nach dem Pausenende beginnende Verkalkung zwar stets unmittelbar an dem vorausgehenden Rande ansetzt, aber zunächst noch nicht mit ganz der gleichen Intensität erfolgt. Das prägt sich auch am entkalkten Dentin in der Farbaufnahmefähigkeit für Hämatoxylin aus und es entstehen charakteristische, mit der Pulpaoberfläche parallel ziehende Linien. Diese Vorgänge können ebenfalls wieder bei der Säurewirkung der Bakterien — Entkalkung — rückläufig zutage treten; sie erklären zusammen mit der Fibrillenanordnung zwanglos die Querspalten im kariösen Dentin, wie sie z. B. in Abb. 149 gezeigt werden.

Ehe nun auf die histologischen Einzelheiten bei der Dentinkaries eingegangen wird, sei noch einmal an die Täuschungsbilder erinnert, die beim Studium der Zahnbein-

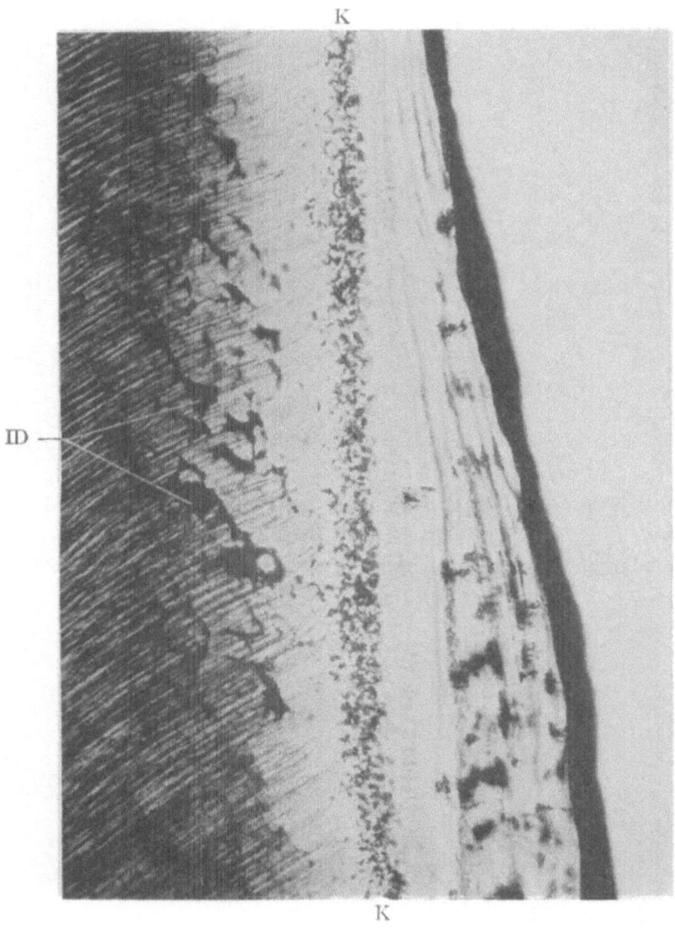

Abb. 115. Oberer 2. Prämolar. Körnerschicht (K) und Interglobulardentin (ID) in der Wurzel nebeneinander.
Schliff, Fuchsinfärbung. Schwache Vergr. (Optik: Winkel Achrom. 16 mm, Kompl. Ok. 4.)

karies an Schliffen zur Beobachtung gelangen, nachdem solche Bilder in Verkennung der wahren Verhältnisse gelegentlich in älteren histologischen Atlanten Aufnahme fanden. Abb. 116 und 117 mögen dabei als Illustration dienen; sie wurden künstlich geschaffen, indem eine Flüssigkeit (Öl) in die lufthaltigen Kanälchen gebracht wurde. In der linken Hälfte von Abb. 116 sind die Kanälchen ganz mit Öl gefüllt, in der rechten Hälfte enthalten die Kanälchen noch Luftblasen. Abb. 117 zeigt die eigentümliche irreführende Form der Luftblasen bei stärkerer Vergrößerung. Mit den pathologischen Zuständen der Dentinfaser aber haben solche Bilder, die z. T. als „Blitzfiguren" bezeichnet wurden, nichts zu tun.

Wir müssen uns stets vor Augen halten, daß — beim gesunden Zahn — der Inhalt der Dentinkanälchen von Fortsätzen lebender Zellen gebildet wird und daß das, was wir unter krankhaften Verhältnissen hier zu erwarten haben,

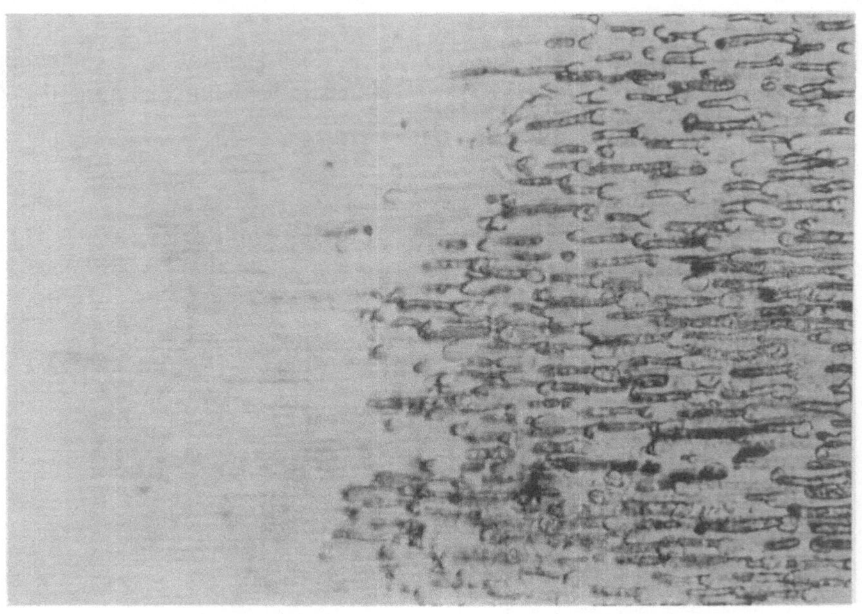

Abb. 116. Unterer 2. Prämolar. Rechts im Bild Luft in den Dentinkanälchen, links im Bild Öl in den Dentinkanälchen.
Schliff, Fuchsinfärbung. Schwache Vergr. (Optik: Winkel Achrom. 12,6 mm, Zeiß Ok. 20 x.)

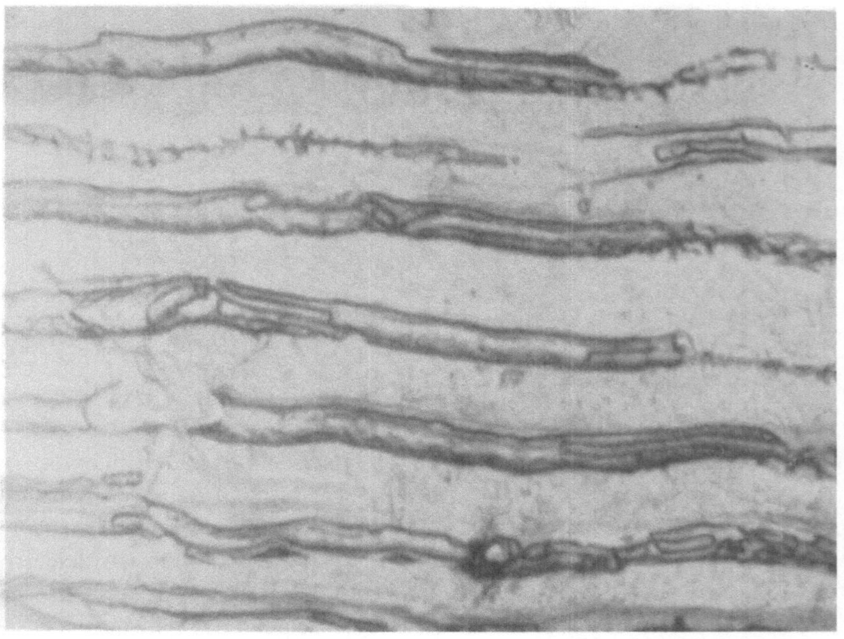

Abb. 117. Oberer 1. Molar. Luft in den Dentinkanälchen „Blitzfiguren" vortäuschend.
Schliff, Fuchsinfärbung. Starke Vergr. (Optik: Winkel Fluor. 3 mm, Zeiß Ok. 20 x.)

sich nun auch im Rahmen der Zellpathologie bewegen muß. In der unverhältnismäßig lang ausgezogenen Tomesschen Faser, um den alten Ausdruck zu gebrauchen, die zudem in starre Kanalwände eingebettet ist, mag der Stoffwechsel leicht der wunde

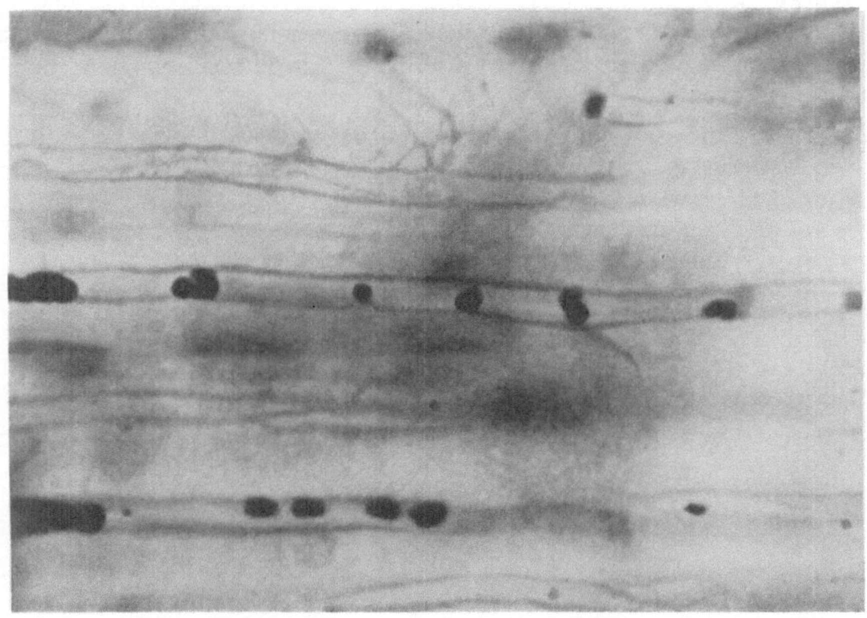

Abb. 118. Unterer 3. Molar. Auftreten von Fetttropfen in den Odontoplastenfortsätzen. Hämatox.-Sudanfärbung. Sehr starke Vergr. Die schwarzen Kugeln hier in der Abbildung sind im Präparat leuchtend rot. (Optik: Winkel Fluor. 1,4 mm, Kompl. Ok. 4.)

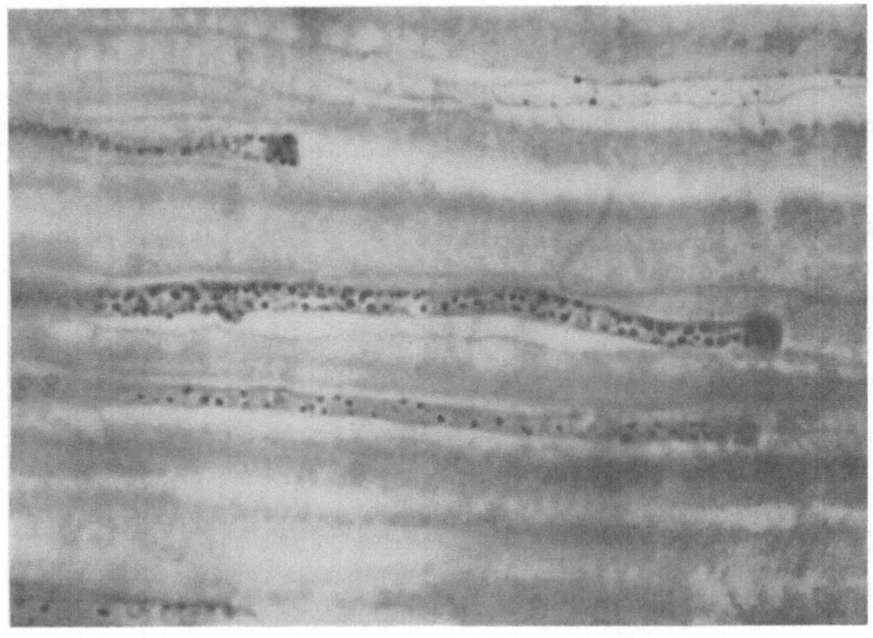

Abb. 119. Unterer 3. Molar. Feinste Fetttröpfchen (schwarz) in den Odontoplastenfortsätzen. Hämatox.-Sudanfärbung. Sehr starke Vergr. (Optik: Winkel Fluor. 1,4 mm, Kompl. Ok. 4.)

Punkt sein, so daß auch schon geringere Noxen hier Störungen verursachen. Noch ausgeprägter müssen die Störungen sein, wenn so schwere Reize wie Bakterientoxine und Abbauprodukte, zuletzt die Bakterieninvasion selbst die Zellfortsätze treffen. Die Reizleitung wird von Anfang an durchgeführt bis zur Ausgangsstelle, dem Odontoplasten (Reizdentinbildung!); der Reiz selbst nimmt aber bei der Länge des Weges an Intensität ab und so können an ein und derselben Faser je nach der Intensität des Reizes auch die derselben entsprechenden Stoffwechselstörungen verschieden zum Ausdruck kommen.

Bei der Subtilität des Gebildes ist schwer zu sagen und ebenso schwer bildlich darzustellen, wie weit als erster Ausdruck der Stoffwechselstörung in den Odontoplasten-

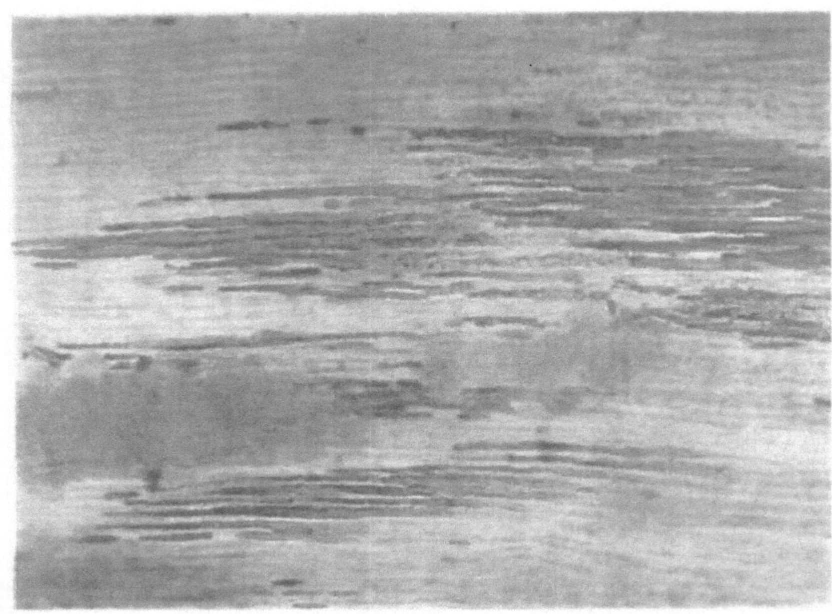

Abb. 120. Unterer 1. Molar. Fett — leuchtend rot — in den Dentinkanälchen bei Karies. Hämatox. = Sudanfärbung. Mittlere Vergr. Streckenweise ist der ganze Kanalinhalt verfettet. (Optik: Winkel Achrom. 6 mm. Kompl. Ok. 4.)

fortsätzen eine trübe Schwellung eintritt, um so leichter kann aber die Zunahme der Störung im Mikroskop erfaßt werden, soweit sie sich in Fettspeicherung und Kalksalzniederschlägen äußert.

Verfettung. Die genauere Kenntnis vom Auftreten von Fett in den Dentinkanälchen verdanken wir einigen Arbeiten der allerletzten Zeit (Weber, Willner), Aus diesen Arbeiten wissen wir, daß unter den verschiedensten Umständen in den Odontoplastenfortsätzen eine Fettspeicherung stattfinden kann, daß sie aber jedenfalls konstant auftritt bei Karies. Anscheinend ist sie so aufzufassen, daß eben als Ausdruck der Stoffwechselstörung das angebotene Fett nicht mehr verarbeitet werden kann, sich infolgedessen häuft und nun auch färberisch leicht dargestellt zu werden vermag. Abb. 118 zeigt das zunächst spärliche Auftreten von Fetttröpfchen in der Faser. Manche Kanälchen sind hier noch ganz frei, in anderen treten in größeren oder kleineren Abständen die im Bilde tiefschwarzen (im Präparat leuchtend roten) Kügelchen vereinzelt oder zu zweien oder dreien auf. Mit dem Weiterbestehen und Zunehmen der Stoffwechselstörung nimmt auch die Zahl der angespeicherten Fetttröpfchen zu. Im nächsten Bilde, Abb. 119, sehen wir besonders bei dem in der Mitte verlaufenden Kanälchen schon eine gewaltige Steigerung der schwarzen Punkte; größere fettfreie Abstände sind hier nicht mehr vorhanden. In dem folgenden Bilde endlich, das allerdings schon einem weit fortgeschrittenen Grade der Karies entspricht (Abb. 120), sind die einzelnen Tröpfchen überhaupt nicht mehr zu unterscheiden; hier erscheint streckenweise der ganze Kanalinhalt verfettet. (Die roten Streifen im Bilde entsprechen dem Fett.) In der stärkeren Vergrößerung (Abb. 121) tritt der Unterschied gegenüber dem fettfreien erweichten Dentin noch besser hervor.

Ob die Reihenfolge: Verfettung, Verkalkung bei der zunehmenden Stoffwechselstörung im Odontoplastenfortsatz stets eingehalten wird, erscheint zum mindesten frag-

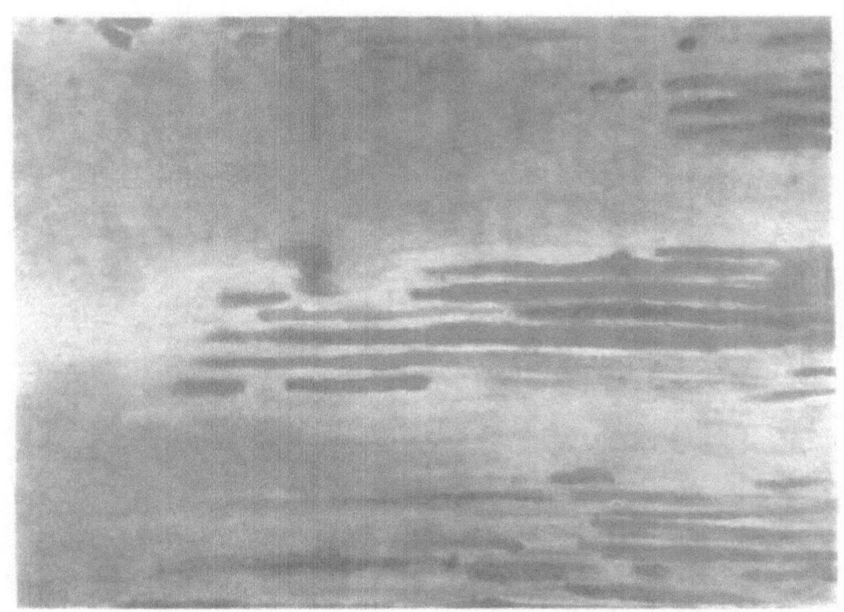

Abb. 121. Unterer 1. Molar. Stärkere Vergrößerung aus Abb. 120.
Hier tritt der Unterschied gegenüber den fettfreien Dentinkanälchen noch deutlicher hervor.
(Optik: Winkel Fluor. 3 mm, Kompl. Ok. 4.)

lich; manche Bilder weisen allerdings deutlich darauf hin. Mit der Feststellung der Fettspeicherung hat nun auch eine eigentümliche Beobachtung, die man namentlich bei geringer, langsam verlaufender Karies (Caries simplex) an Schliffen machte, ihre Erklärung gefunden. Den Kariesherd und die sich an ihn pulpawärts anschließende sog. transparente Zone fand man, wie das auch Abb. 122 zeigt, in der Regel eingeschlossen von Dentinkanälchen bzw. Kanälchenabschnitten, die intensiv dunkel erschienen. Vielfach gab man sich früher mit der Erklärung zufrieden, daß hier „Luft" in die Kanälchen eingedrungen sei. Macht man aber bei Schnitten, die genau den gleichen Kariesverhältnissen entsprechen, eine Fettfärbung, dann erscheint alles, was im Schliff dunkel war, leuchtend rot — eine hochgradige Verfettung der Fasern hat stattgefunden!

Positive Fettfärbung erhält man übrigens auch sehr häufig in oberflächlichen, längst erweichten Partien von kariösem Dentin. Mit einer degenerativen Fettinfiltration der Fasern dürfen aber diese Bilder nicht gleichgestellt werden; es wird sich hier vielmehr eher um das Auftreten von Fäulnisfetten handeln.

Verkalkung. Daß bei lebender Pulpa in der Nachbarschaft eines Kariesherdes

eine lebhafte Kalkablagerung in den Dentinkanälchen stattfindet, das sog. transparente
Dentin gebildet wird, hatte man schon seit langem beobachtet und die Deutung „von
der Natur wird hier in sinnreichster Weise dem Vordringen der Bakterien ein Wall entgegengesetzt", erschien sehr einleuchtend. In Wirklichkeit aber handelt es sich auch
nur um den Ausdruck einer Stoffwechselstörung; es entfallen dabei, wie Liesegang sagt, die Hemmungen für die Niederschlagsbildung. Eine normale Zellatmung
verhindert den Niederschlag und die Ansammlung von Kalksalzen; unter dem Einfluß

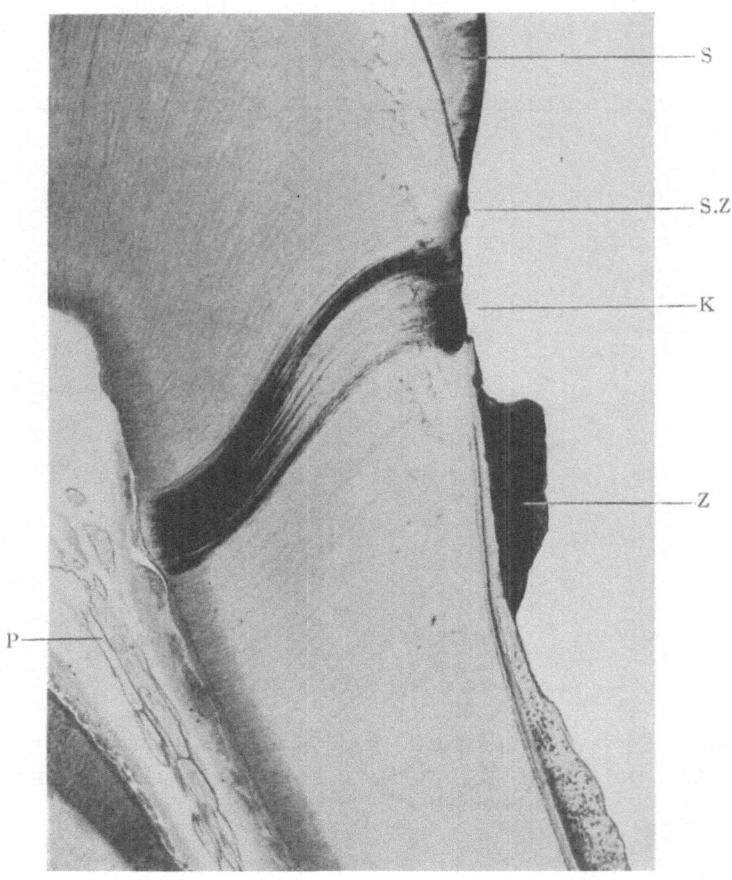

Abb. 122. Unterer 1. Molar. Leichte Halskaries (K).
Schliff ungefärbt. Übersichtsbild. Das transparente Dentin ist von einer dunklen Zone umgeben, die durch
Verfettung der Odontoplastenfortsätze zustande kommt. S Schmelz. S.Z. Schmelz-Zementgrenze. Z Zahnstein.
P Pulpa. (Optik: Winkel Luminar 26 mm.)

der Bakterientoxine aber kommt eine Veränderung des Zellstoffwechsels, und zwar
am ausgeprägtesten in dem periphersten Teil, d. i. in dem Faserfortsatz zustande, der
die Verhinderung aufhebt.

Das, was man unter transparentem Dentin versteht, nämlich eine mehr oder minder
vollständige Obliteration der Kanälchen, kommt natürlich nicht mit einem Schlage
zustande. Insofern hat Furrer recht, wenn sie hier drei Zonen unterscheidet, und zwar
— von der Pulpa aus peripherwärts gesehen — eine Zone der „vitalen Reaktion", wie
sie es nennt, d. i. der Anfang der Kalkausfällung (körnige Verkalkung), eine Zone der
Transparenz, diejenige des stärksten Kalkniederschlages (homogene Verkalkung) und

endlich eine Zone der Trübung, die Zone teilweiser Entkalkung durch die Säurewirkung der Bakterien.

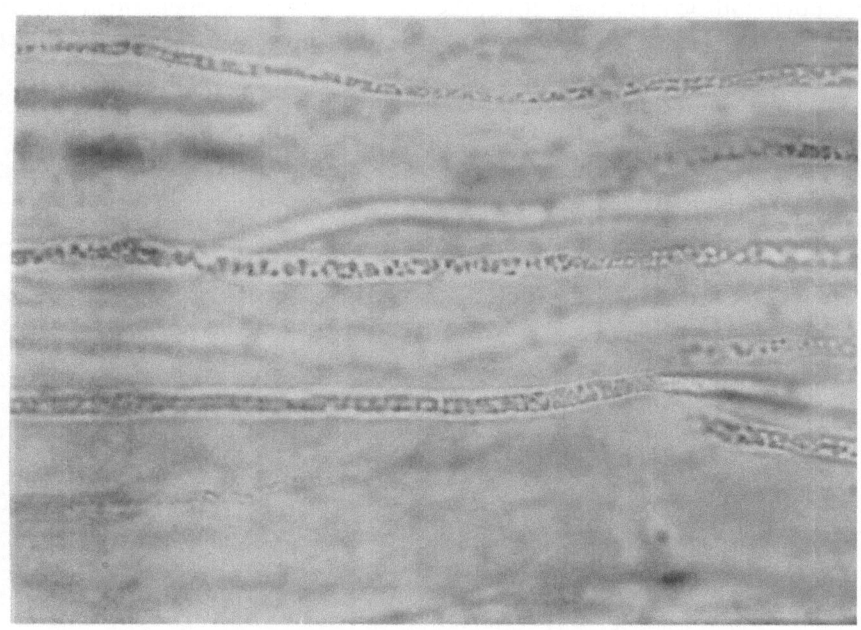

Abb. 123. Unterer 3. Molar. Körniger Kalkniederschlag in den Dentinkanälchen, Vorstufe zur Transparenz.
Schliff, Hämatoxylinfärbung. Sehr starke Vergr. (Optik: Winkel Fluor. 1,4 mm, Kompl. Ok. 4.)

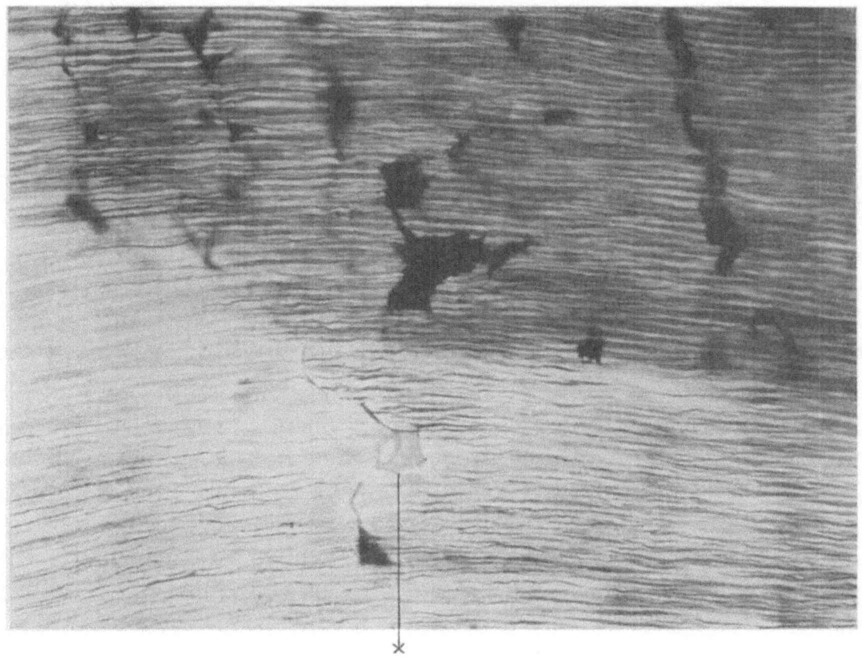

Abb. 124. Oberer 2. Prämolar. Transparentes Dentin.
Längsschliff. Fuchsinfärbung. Schwache Vergr. Bei x verkalkter Interglobularbezirk. Normales Dentin dunkel, transparentes Dentin hell. (Optik: Winkel Achrom. 12,6 mm, Kompl. Ok. 4.)

Von der ersten dieser drei Zonen gibt Abb. 123 eine Illustration. Wir sehen, wie die Kanälchen eine große Menge feiner, dicht nebeneinander angeordneter Körnchen enthalten, die als körniger Kalkniederschlag angesprochen werden müssen. Erkennbar aber sind sie nur in Schliffen, die nicht mit Säure vorbehandelt worden sind; es liegt deshalb auch wieder die Gefahr mit Verwechslung von feinen Luftbläschen oder Flüssigkeitströpfchen nahe. Die sicherste Probe ist der nachträgliche Zusatz von Säure zum Schliff, wobei die Körnchen aufgelöst werden müssen. Ein Bild von der zweiten Zone, der homogenen Verkalkung, bringt Abb. 124. An diesem Bilde ist oben eine Partie normalen Dentins mit der deutlichen Zeichnung der Kanälchen und den dunklen unverkalkt gebliebenen Interglobularbezirken zu erkennen; nach unten zu tritt eine Aufhellung ein,

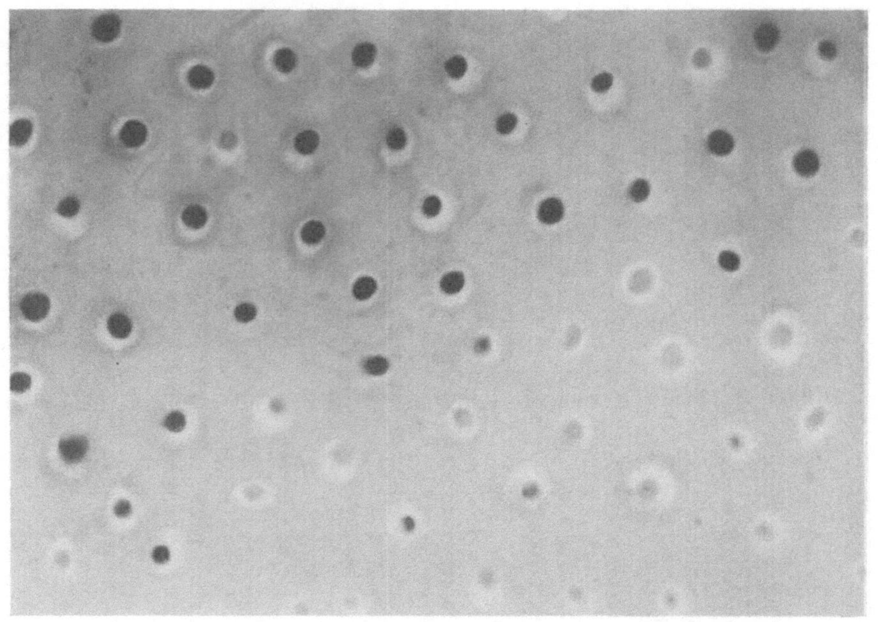

Abb. 125. Oberer 1. Molar. Transparentes Dentin.
Querschliff. Fuchsinfärbung. Sehr starke Vergr. Die Grenze zwischen normalem und transparentem Dentin verläuft diagonal von links unten nach rechts oben. (Optik: Winkel Fluor. 1,4 mm, Kompl. Ok. 4.)

wobei die Konturen der Kanälchen vielfach schon verwischt erscheinen und in der Mitte nach links zu hört eine deutliche Zeichnung der Kanälchen ganz auf; auch die Interglobularbezirke sind nicht mehr erkennbar — Zone der homogenen Verkalkung.

Als Ergänzung zu diesem Bilde von einem Längsschliff soll Abb. 125 dienen, das die Verhältnisse im Querschliff bei stärkerer Vergrößerung zeigt. Die von Kalkniederschlägen freien Kanälchen bzw. Odontoplastenfortsätze erscheinen schwarz bei annähernd gleicher Größe der Querschnitte. Anders die zum transparenten Dentin gehörigen Kanälchen, bei denen das Querschnittsbild je nach der Kalkmenge recht wechselnd ist. Am häufigsten sind die Kanälchen vertreten, bei denen die Faserquerschnitte hellgrau erscheinen; bei anderen ist wohl noch eine Dunkelfärbung vorhanden, die Faserquerschnitte erscheinen aber wesentlich kleiner.

Das weitere Schicksal der Tomesschen Faser besteht nun darin, daß mit dem Fortschreiten des Krankheitsprozesses die Kalksalze in den Dentinkanälchen wieder verschwinden, indem sie durch die von den heranrückenden Bakterien gebildete Säure aufgelöst werden. Damit wird dann der Weg für die Mikroorganismen frei. Es soll aber vorkommen, daß die Verkalkung bei einzelnen Fasern erhalten bleibt, die Fasern selbst dann in kleine, im Kanälchen zickzackartig angeordnete Stückchen zerfallen und so die Wellauerschen „Blitzfiguren" entstehen. Eine solche Auffassung

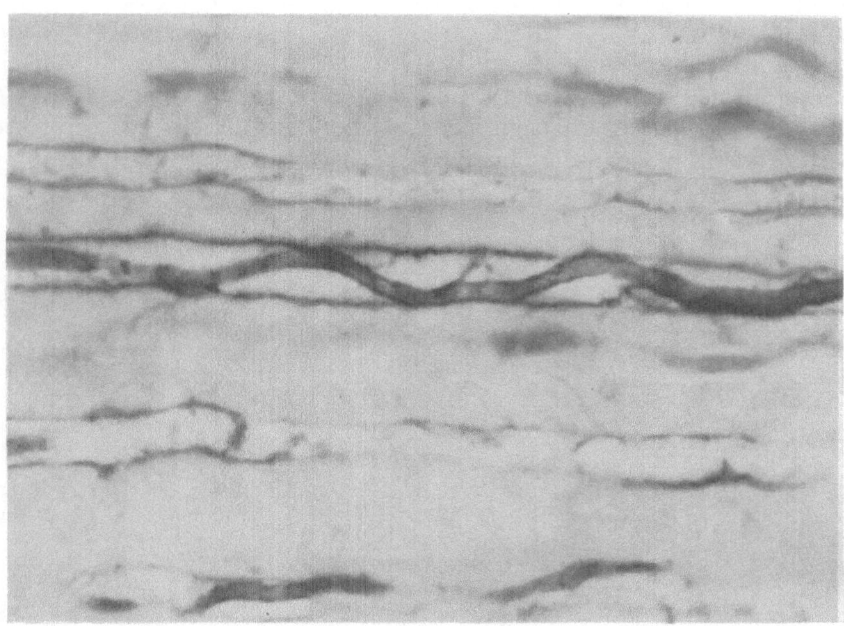

Abb. 126. Unterer 2. Prämolar. Schlängelung und Schrumpfung der Odontoplastenfortsätze bei Karies.
Hämatox.-Eosinfärbung. Sehr starke Vergr. (Optik: Winkel Fluor. 1,4 mm, Kompl. Ok. 4.)

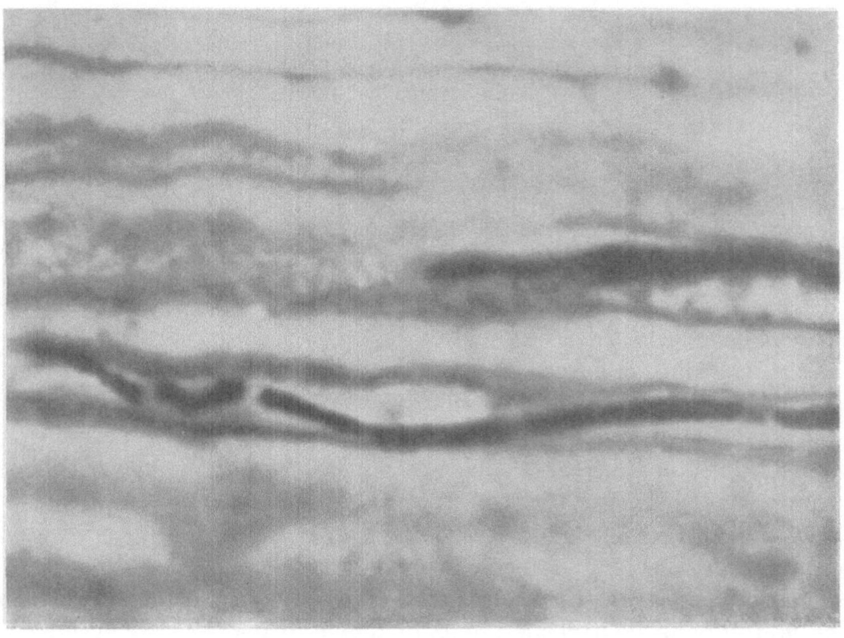

Abb. 127. Unterer 2. Prämolar. Segmentierung der Odontoplastenfortsätze bei Karies.
Hämatox.-Eosinfärbung. Sehr starke Vergr. (Optik: Winkel Fluor. 1,4 mm, Kompl. Ok. 4.)

erscheint wenig haltbar; viel wahrscheinlicher ist, daß es sich um eine Segmentierung der Faser handelt, wie sie von Hanazawa beschrieben wurde, und daß die Segmente an einzelnen Stellen erhalten blieben, während sie sonst letzten Endes körnig zerfallen. Hierüber mögen die folgenden Bilder Aufschluß geben. Abb. 126 zeigt eine auffallende Schlängelung der Faser im Kanälchen; es macht den Eindruck, als ob der Odontoplastenfortsatz im Querdurchmesser stark geschrumpft sei, in der Länge aber scheinbar noch etwas zugenommen habe. Man darf mit Bestimmtheit annehmen, daß diese Schrumpffung keine artifizielle ist, sondern mit den degenerativen Prozessen zusammenhängt, die die Faser durchzumachen hatte. Dabei hat auch die aus verdicktem Protoplasma bestehende Randzone der Faser erheblich gelitten, sie ist „brüchig" geworden.

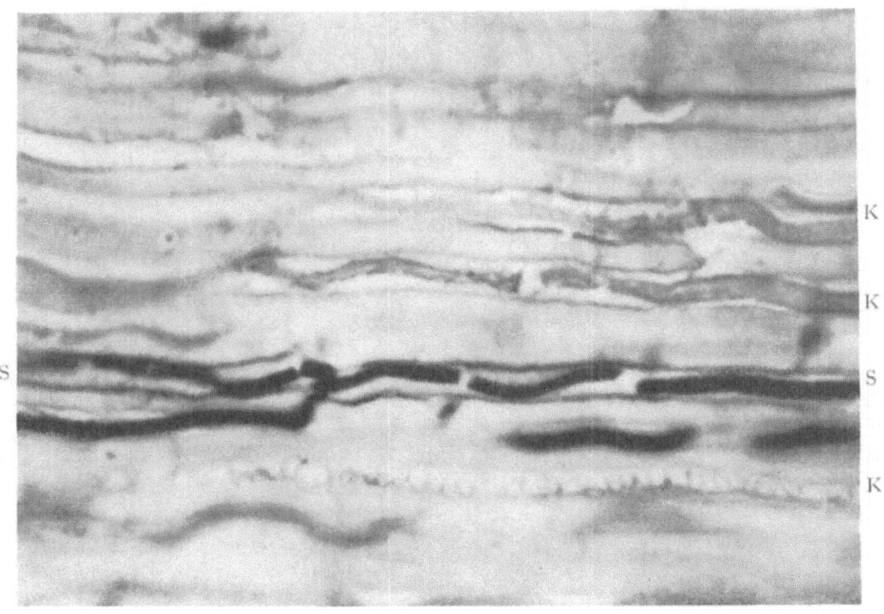

Abb. 128. Unterer 2. Prämolar. Segmentierungen (S) und krümeliger Zerfall (K) der Odontoplastenfortsätze bei Karies.
Hämatox.-Eosinfärbung. Sehr starke Vergr. (Optik: Winkel Fluor. 1,4 mm, Kompl. Ok. 4.)

Im nächsten Bild, Abb. 127, sehen wir, wie es bei einer derartig veränderten Faser zu mehrfacher Kontinuitätstrennung, „Segmentierung", gekommen ist, wobei die Windungsscheitel die Stelle zu sein scheinen, an denen der Bruch erfolgt. In Abb. 128 endlich sehen wir eine ganze Anzahl solcher Segmente, während (ebenso wie auch in Abb. 127) in anderen Kanälchen statt der Segmentierung bereits der krümelige Zerfall der Faser zu beobachten ist. Solche Fasersegmente, oder richtiger gesagt Röhrchensegmente — denn es handelt sich ja wohl viel mehr um die Faserwandung allein — besitzen offenbar auch den späteren tryptischen Vorgängen gegenüber eine recht beträchtliche Widerstandsfähigkeit, da man sie häufig noch aus völlig erweichtem und zerfallenem Dentin isolieren kann.

Das gewöhnliche Schicksal des Dentinfortsatzes der Odontoplasten gestaltet sich allerdings unter der Wirkung der eindringenden Bakterien etwas anders, wie spätere Bilder zeigen werden. Zunächst sind es nur vereinzelte Kanälchen, in denen der Vormarsch der Mikroorganismen erfolgt, und in diesen Kanälchen wiederum sind die am weitesten vorgeschobenen „Posten" ihrerseits noch vereinzelt, nehmen aber gegen die Kavität hin sehr bald an Zahl stark zu und füllen dann die Faser vollkommen aus.

Wenigstens gilt als Regel, daß der Vormarsch innerhalb der Faser erfolgt, wo ja die weiche Protoplasmamasse einen günstigen Weg abgibt, während die verdichtete Faserwandung zunächst noch erhalten bleibt; die Faser selbst dehnt sich dabei wieder

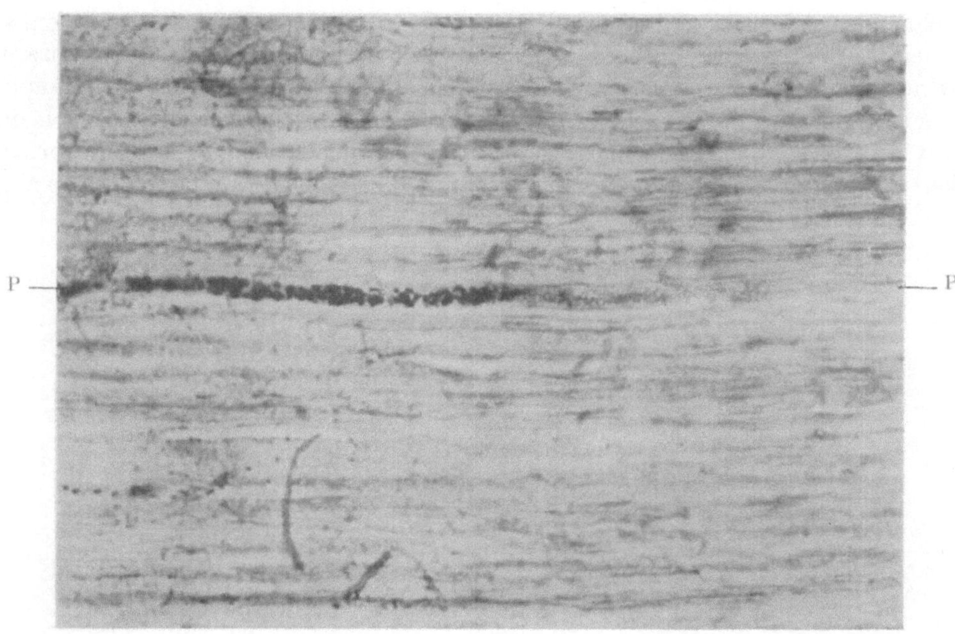

Abb. 129. Oberer 1. Molar. „Pionierpilze" im Dentinkanälchen (P) bei Karies. Die übrigen Kanälchen sind frei von Pilzen.
Gramfärbung. Mittlere Vergr. (Optik: Winkel Achrom. 6 mm, Zeiß Ok. 20 x.)

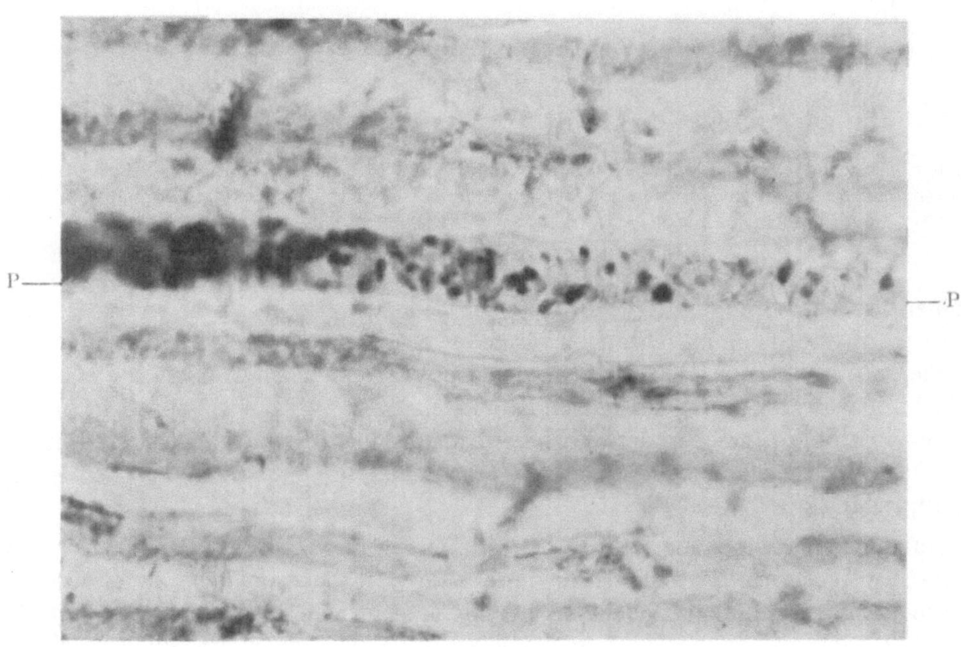

Abb. 130. Stärkere Vergrößerung aus Abb. 129 Kanal P.
Die vorderste Spitze der vorrückenden „Pionierpilze" im Kanälchen P.
(Optik: Winkel Fluor. 1,4 mm, Kompl. Ok. 4.)

stark aus, bis sie überall der Kanalwandung anliegt, was wohl mit dem Druck der sich
rapide vermehrenden Bakterien erklärt werden kann.

Furrer hat für dieses Erkrankungsbereich im Zahnbein, dessen Charakteristikum
die Spärlichkeit der Mikroorganismen wie auch der infizierten Kanälchen ist, den recht
bezeichnenden Ausdruck „Zone der Pionierpilze" geprägt. In Abb. 129 ist ein solcher
Zahnbeinabschnitt wiedergegeben. Man sieht hier nur ein einziges Kanälchen unter vielen,
das eine ausgesprochene Invasion von Kokken aufzuweisen hat und erkennt auch, wie
diese nach rechts — pulpawärts — immer spärlicher werden, während sie nach links —
kavitätenwärts — das Kanälchen fast ganz auszufüllen scheinen. Abb. 130 bringt eine
stärkere Vergrößerung desjenigen Kanalabschnittes, in dem die Zahl der Kokken abnimmt

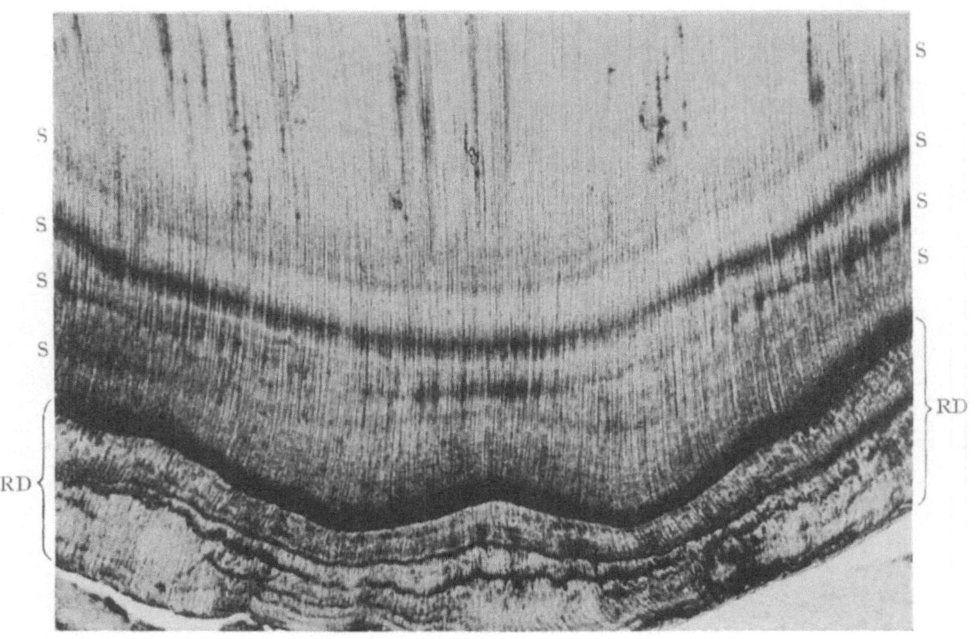

Abb. 131. Oberer 1. Molar. Dentinkaries.
Hämatox.-Eosinärbung. Ganz schwache Vergr. Zone der „Pionierpilze". Nur die dunklen Kanälchen im
oberen Teil des Bildes sind infiziert. Unter der Zone der Pionierpilze starke Schichtung im Dentin (S).
RD Reizdentin. (Optik: Winkel Achrom. 38 mm, Kompl. Ok. 4.)

und hier läßt sich besonders gut verfolgen, wie sie pulpawärts nur ganz vereinzelt auftreten.
Abb. 131 gibt noch einmal in ganz schwacher Vergrößerung eine Übersicht über die „Zone
der Pionierpilze". Die Hauptmenge der Dentinkanälchen ist noch bakterienfrei und
erscheint hell, während die infizierten Kanälchen, verhältnismäßig spärlich an der Zahl,
sich deutlich durch ihre dunklere Farbe abheben. Meist entsprechen die dunklen Striche
drei oder vier nebeneinander liegenden Kanälchen, in denen die Kokken gleichzeitig
vorgedrungen sind.

An dem gleichen Bilde (Abb. 131) fällt eine eigentümliche Schichtung auf, ein
mehrfacher Wechsel von hellen und dunklen Zonen, der zunächst einer periodenweise
erfolgten Anlagerung von Dentin zu entsprechen scheint. Die letztere Deutung trifft
auch ohne weiteres für die unterste Partie zu, die eine weniger regelmäßige Kanalzeichnung aufzuweisen hat und durch ein leicht gewunden verlaufendes tiefschwarzes Band
scharf abgesetzt ist gegen das Dentin mit regelmäßiger Kanalzeichnung. Auf diese
Partie, die Zone des Reizdentins, wird nachher noch zurückzukommen sein. Bei der

oberhalb des schwarzen Bandes gelegenen Schichtung aber ist das Merkwürdige, daß sie genau konzentrisch zum Kavitätenboden verläuft und mit der Bildung des normalen Dentins anscheinend nichts zu tun hat. Sie muß im Zusammenhang mit der Karies stehen, wie sie aber zustande kommt, darüber bestehen derzeit nur Vermutungen.

Es ist schon weiter oben ausgeführt worden, daß der Reiz, den die anrückende Karies auf die Dentinfortsätze der Odontoplasten ausübt, sich nicht nur an dem Zellfortsatze, sondern auch an dessen Ausgangszelle bemerkbar machen muß, sind doch beide ein untrennbares lebendes Ganze. Und die Ausgangszellen, die Odontoplasten, wiederum vermitteln den empfangenen Reiz auf ihre nächste Umgebung. Die Reizquelle selbst ist einstweilen noch von der Odontoplastenzone weit entfernt; infolgedessen bedeutet sie vorerst auch noch nicht Vernichtung, sondern Ansporn zu erhöhter Tätigkeit und erhöhte Tätigkeit an der Pulpaperipherie heißt: vermehrte Anlagerung von Dentin. Da dieses Dentin somit in seiner Bildung auf den peripheren Reiz der Kavität zurückzuführen ist, so kann die Bezeichnung „Reizdentin", die sich jetzt allmählich eingebürgert hat, als die richtige angesprochen werden. Das Reizdentin ist in seiner Zeichnung, in Kanalzahl, Kanalverlauf usw. außerordentlich verschieden; es hängt eben ab von der Art und Stärke des Reizes, von der Beschaffenheit der Odontoplasten, von der Leistungsfähigkeit der Pulpa und so manchem andern Faktor. Im übrigen ist die Bildung des Reizdentins keineswegs eine spezifische Begleiterscheinung der Karies allein; auch andere Reize außer den bakteriellen und toxischen vermögen seine Entstehung herbeizuführen. Deshalb soll auch hier nicht weiter auf seine Histologie eingegangen werden, sondern ihre Besprechung in einem anderen Kapitel gesondert erfolgen. (Abb. 39 u. ff.) Nur soviel sei hier noch gesagt: bei der morphologischen Verschiedenheit zwischen normalem und Reizdentin gestaltet sich auch die Ausbreitung der Karies bei beiden etwas verschieden. Näheres darüber siehe Abb. 160 u. f.

Es bedarf wohl keiner besonderen Betonung, daß die Bildung von transparentem Dentin ebenso wie diejenige des Reizdentins an das Vorhandensein einer lebenden Pulpa gebunden ist. Wo keine lebenden Odontoplastenfortsätze mehr sind, kann auch keine Zellstoffwechselstörung eintreten, als deren eines Ergebnis wir ja die Bildung des transparenten Dentins kennen gelernt haben. Für das Fortschreiten der Karies ist der Wegfall einer transparenten Zone insofern von Bedeutung, als er eine beträchtliche Erleichterung für das Fortschreiten darstellen kann.

Die Bemühung, eine übersichtlichere Darstellung der Kariesentwicklung im Zahnbein zu geben, hat schon seit langem dazu geführt, je nach dem Stadium der Erkrankung und ihrem Einfluß auf die Odontoplastenfortsätze von Zonen zu sprechen. Die ältere, häufigst zitierte Einteilung lautet: die Zone der Transparenz, der Trübung, der Erweichung, des Zerfalles. Diese Einteilung ist neuerdings u. a. erweitert worden von Furrer (vgl. früher gesagtes) und von Kantorowicz. Letzterer trennt bei lebender Pulpa: 1. normales Dentin, 2. getrübtes Dentin (nicht konstant, beginnende Transparenz), 3. transparentes Dentin, 4. getrübtes Dentin (sich lösende Transparenz, sieht dem normalen Dentin zuweilen ähnlich), 5. entkalktes Dentin, 6. erweichtes Dentin.

Alle diese Einteilungen nehmen den Weg vom Gesunden zur Kavität, wobei ja auch die steigende Wirkung der Erkrankung am besten ihren Ausdruck findet. Man darf sich nur bei dieser Trennung in Zonen nicht zu der Vorstellung eines festen Schemas verleiten lassen, denn in Wirklichkeit sind ja die Grenzen sehr fließend und es ist stets mit einer schnelleren oder langsameren Verschiebung der Zonen zu rechnen.

Auch bei der folgenden Serie von Bildern soll der Weg nach der Peripherie zu, also in der Richtung vom gesunden zum kranken Dentin beibehalten werden, und zwar soll zunächst die wachsende Zahl infizierter Kanälchen sowie das Verhalten der Grundsubstanz an einer Reihe von Quer- und Längsschnitten gezeigt werden. Die Abb. 132 von einem Schliff stammend, bringt noch einmal die Anfangsverhältnisse; die untere dunkle

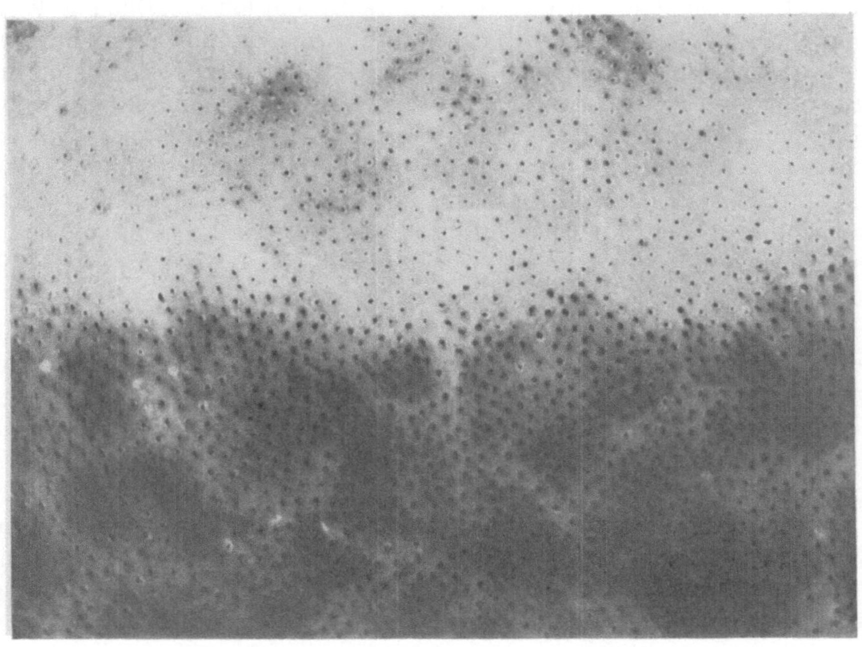

Abb. 132. Oberer 1. Molar. Dentinkaries.
Schliff. Fuchsinfärbung. Mittlere Vergr. Der obere Teil der Abbildung entspricht der Zone der Transparenz, der untere Teil der Abbildung entspricht der Zone der Verfettung.
(Optik: Winkel Achrom. 6 mm, Kompl. Ok. 4.)

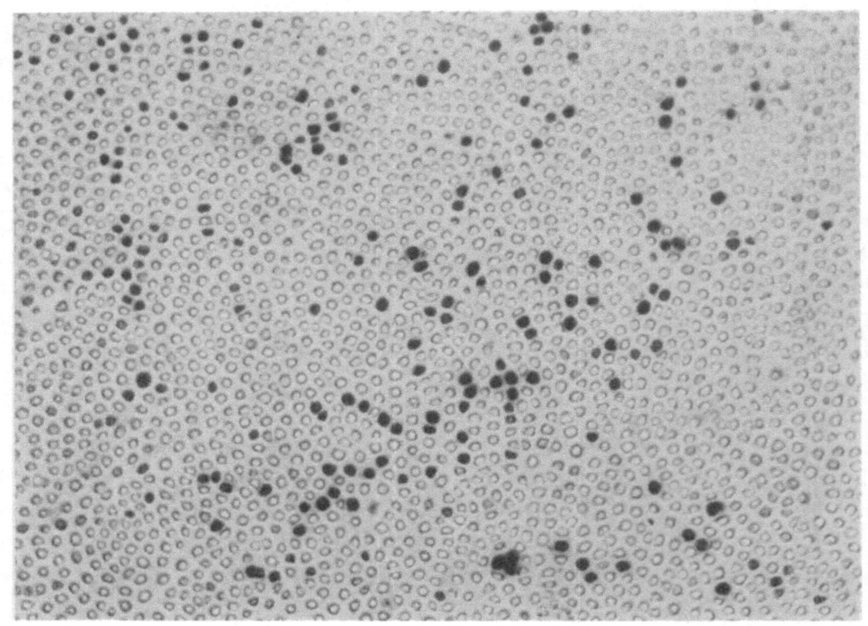

Abb. 133. Unterer 1. Molar. Dentinkaries.
Hämatox.-Gramfärbung. Mittlere Vergr. Zone der „Pionierpilze" im Querschnitt. Die mit Bakterien gefüllten Kanälchen erscheinen dunkel. Die hellen Kanälchen sind frei von Pilzen.
(Optik: Winkel Achrom. 6 mm, Kompl. Ok. 4.)

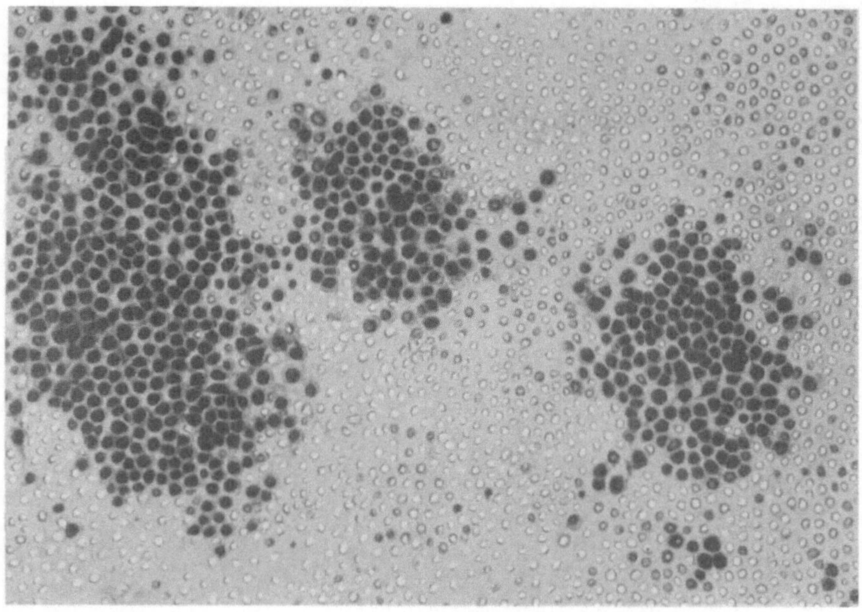

Abb. 134. Derselbe untere 1. Molar wie Abb. 133. Dentinkaries. Querschnitt.
Hämatox.-Gramfärbung. Mittlere Vergr. Nach der Kavität zu werden die infizierten (dunklen) Kanälchen zahlreicher. (Optik: Winkel Achrom. 6 mm, Kompl. Ok. 4.)

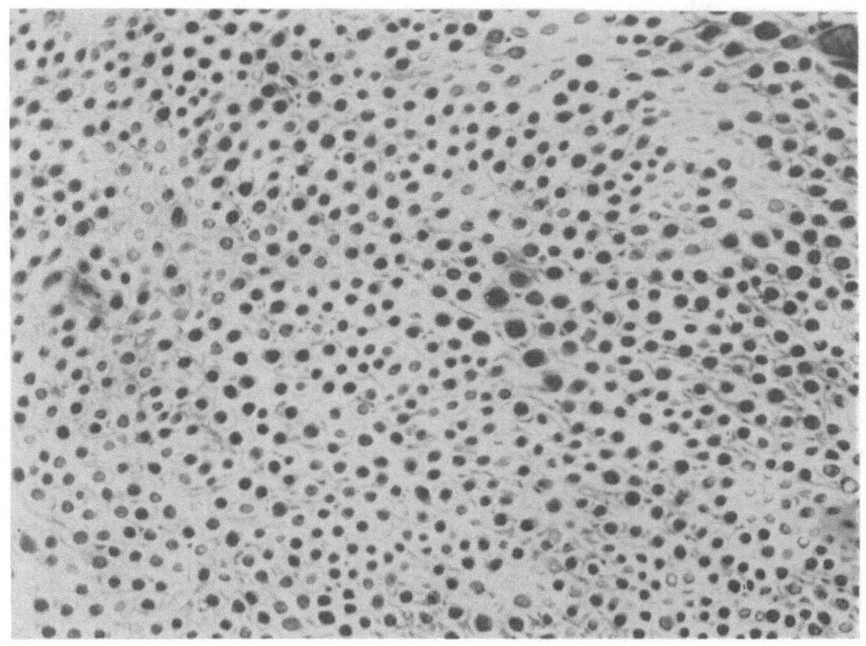

Abb. 135. Derselbe untere 1. Molar wie Abb. 133 und 134. Dentinkaries. Querschnitt.
Hämatox.-Gramfärbung. Mittlere Vergr. Noch weiter nach der Kavität zu sind alle Kanälchen infiziert (dunkel). Beginn der Grundsubstanzveränderung, die Fasern treten hervor.
(Optik: Winkel Achrom. 6 mm, Kompl. Ok. 4.)

Partie des Bildes entspricht einer Zone der Verfettung, die obere helle Partie einer Zone
der beginnenden und fertigen Transparenz. Peripherwärts schließt sich hieran die Zone
der Wiederauflösung der ausgefällten Kalksalze in den Dentinkanälchen; da sie aber
im Querschnitt wenig zum Ausdruck kommt, sei sie hier bei der Serie übergangen und
gleich ein Bild der nächsten Lage gebracht (Abb. 133), für welche charakteristisch die
geringe Zahl infizierter Kanälchen ist (Pionierpilze! vgl. die Längsschnitte Abb. 129 u. 131).
Bei dem Schnitt ist eine Bakterienfärbung gemacht worden — ebenso wie bei den folgenden
Bildern —; die feinen hellen Kreise entsprechen bakterienfreien Kanälchen. Man sieht
auch hier, wie die Punkte (Querschnitte infizierter Kanälchen) vielfach zu zweien oder
zu dreien zusammen liegen.

Einen Schritt weiter — Abb. 134 — hat sich das Verhältnis der feinen hellen Kreise

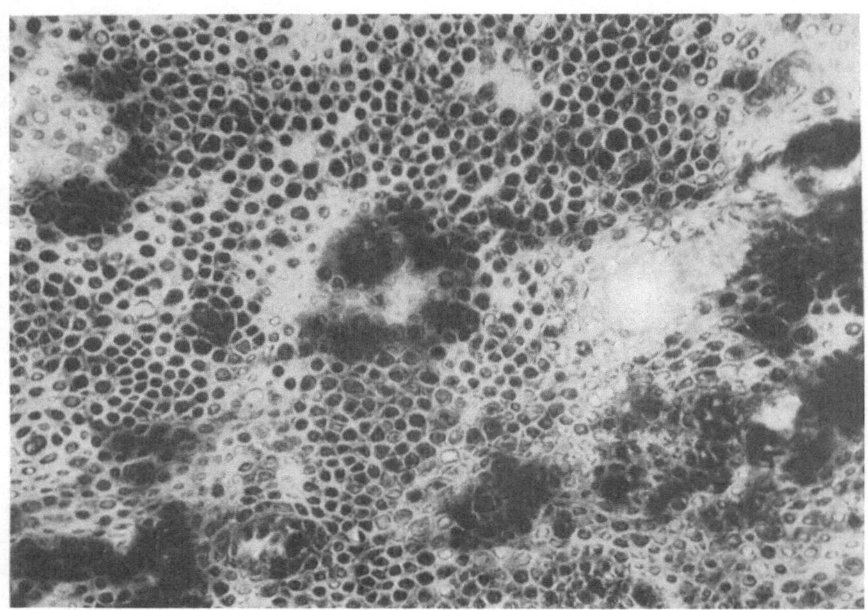

Abb. 136. Derselbe untere 1. Molar wie Abb. 133, 134 und 135. Dentinkaries. Querschnitt.
Hämatox.-Gramfärbung. Mittlere Vergr. Noch weiter nach der Kavität zu findet man die Zone des Zerfalles.
Die Grundsubstanz zwischen den Kanälchen geht zugrunde, die Kanälchen fließen ineinander.
(Optik: Winkel Achrom. 6 mm, Kompl. Ok. 4.)

zu den dunklen Punkten zahlenmäßig schon ganz gewaltig verschoben. Drei Dinge fallen
uns außerdem noch auf, auf die nachher noch weiter einzugehen sein wird: die infizierten Kanälchen erscheinen nicht mehr wie zerstreute dunkle Punkte,
sondern sie treten in größeren oder kleineren Haufen auf; ferner: die dunklen
Punkte sind nicht mehr einander an Größe gleich, sie zeigen vielmehr recht beträchtliche Unterschiede im Umfang und endlich: an mehreren Stellen ist die Grenze
zwischen den benachbarten Querschnitten infizierter Kanälchen verschwunden, die
Querschnitte gehen ineinander über.

Gehen wir noch einen Schritt weiter — Abb. 135 —, so ist nunmehr kaum noch etwas
zu sehen von den kleinen hellen Kreisen; die Kanälchen sind fast ausnahmslos infiziert.
Der Größenunterschied zwischen den dunkeln Punkten tritt jetzt noch viel schärfer
hervor. Weiterhin fällt auf, daß die Zeichnung an einigen Stellen des Bildes unscharf
geworden ist, und daß auch die Grundsubstanz sich sichtlich verändert hat:
wir sind bereits zur Zone der Erweichung gelangt. Und gehen wir endlich noch einen

Schritt weiter zum Kavitätenboden hin — Abb. 136 —, so haben wir die letzte Zone erreicht, diejenige, in der der Zerfall des erweichten Dentins erfolgt. Während das vorhergehende Bild immerhin noch eine gewisse Regelmäßigkeit der Zeichnung aufwies, wenn sie auch nicht überall gleich scharf war, so ist jetzt in einem großen Teile des Gesichtsfeldes die Zeichnung ganz verschwunden und hat unregelmäßig begrenzten Bezirken von teils sehr heller, zumeist aber dunkler Färbung Platz gemacht, die dem zerfallenen Dentin entsprechen. Soweit noch Kanalquerschnitte bestehen, lassen sie in Größe und Form die weitestgehenden Unterschiede erkennen; das Rund des normalen Kanalquerschnittes ist zur Seltenheit geworden, um so mehr eckige Querschnittsbilder sind jetzt vorhanden.

Wenn wir uns vergegenwärtigen, daß die Tomesschen Fasern normalerweise in starrwandigen Kanälen von relativ großer Regelmäßigkeit verlaufen, so ist klar, daß

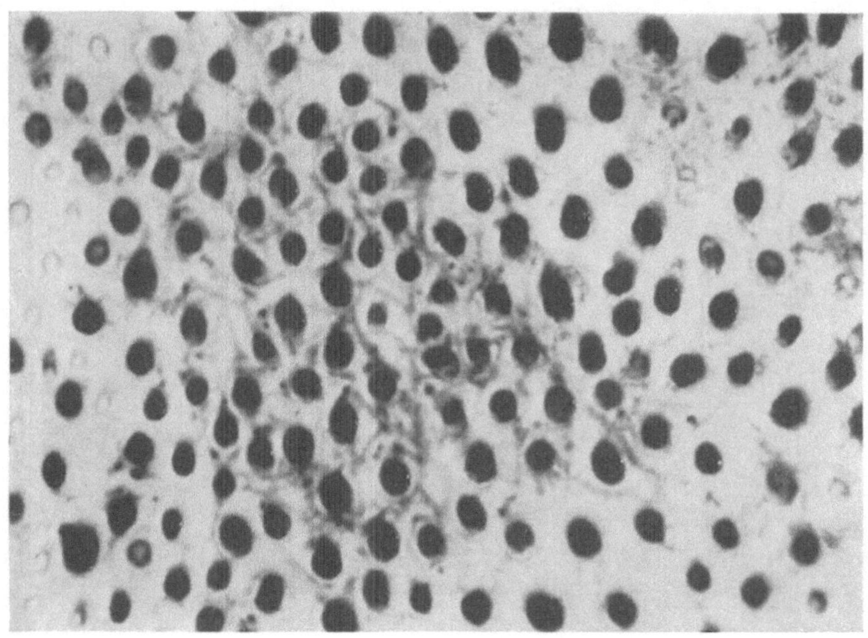

Abb. 137. Unterer 1. Molar. Dentinkaries. Querschnitt.
Hamatox.-Gramfärbung. Starke Vergr. Sichtbarwerden starker Fasern in der Grundsubstanz zwischen den infizierten (dunklen) Kanälchen. (Optik: Winkel Fluor 3 mm, Kompl. Ok. 4.)

eine nachträgliche Größenzunahme des Kanalquerschnitts nur erfolgen kann auf Kosten der umgebenden Grundsubstanz. Dabei muß aber diese selbst erst entkalkt werden, denn ein Abbau der Kanalwandung durch Resorption von der Faser aus ist nicht bekannt. Wie sich die Entkalkung im Mikroskop darstellt, darüber geben die folgenden Bilder Aufschluß. Bei Abb. 137 sieht man (wie übrigens auch bei Abb. 135) in der Grundsubstanz eine netzartige Zeichnung grober Fasern oder richtiger gesagt Faserbündel, die sich meist von der unmittelbaren Grenze der Kanalquerschnitte fern hält, mehr in der Mitte des Raumes zwischen den Kanälchen verläuft und diese wie eine Achtertour umschlingt. Es handelt sich hier wohl um ein Frühstadium der Entkalkung, das in der Hauptsache nur die tangential verlaufenden Fasern der Grundsubstanz trifft. Im nächsten Bild (Abb. 138) ist die mehr netzförmige Zeichnung des Faserverlaufs in der Grundsubstanz bei A undeutlich geworden und eine starke Trübung der gesamten Grundsubstanz in dem Bereich A eingetreten; soweit dabei eine Art Körnelung wahrzunehmen ist, handelt es sich wohl um Querschnitte von nun auch entkalkten

Fasern, die parallel zu den Dentinkanälchen verlaufen. Die helle Farbe der Grundsubstanz in der Umgebung des Bezirks A zeigt, daß hier die Entkalkung noch nicht soweit fortgeschritten ist. Vergleichen wir damit einen Schnitt, der wesentlich näher der Kavität liegt (Abb. 139), so ist jetzt von einer hellen Grundsubstanz kaum mehr etwas zu sehen, sie erscheint ziemlich gleichmäßig getrübt, schmutziggrau — die Grundsubstanz ist vollständig entkalkt. In Ergänzung zu den Querschnitten durch die Kanälchen sei noch das Bild von einem Längsschnitt gebracht (Abb. 140), das zugleich den Übergang vom völlig entkalkten und erweichten Dentin zum schließlichen Zerfall illustriert (vgl. hiermit auch Abb. 136).

Die Frage, ob die für die Beseitigung der transparenten Zone und für die Entkalkung der Grundsubstanz erforderliche Säure allein von den Mikroorganismen (Strepto

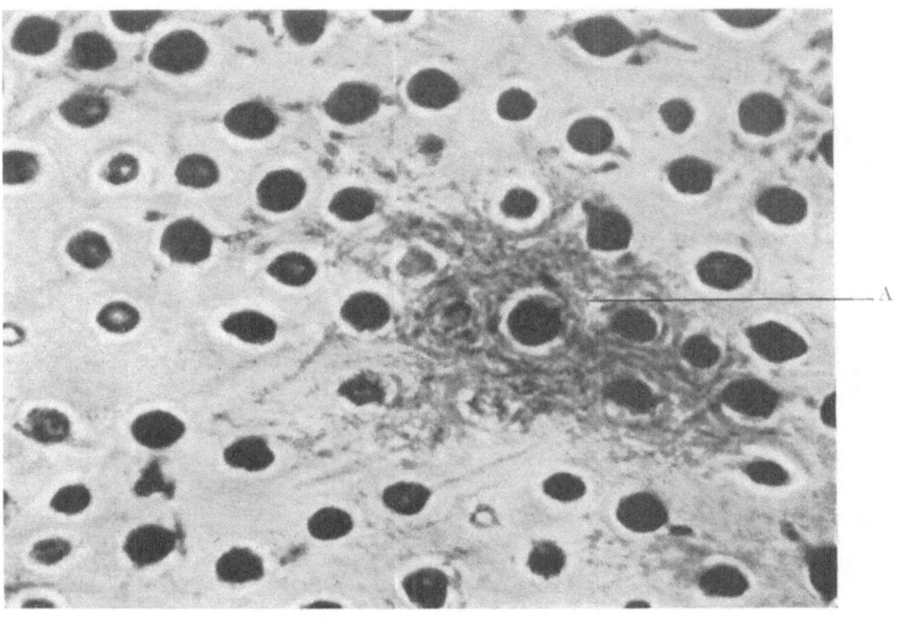

Abb. 138. Unterer 1. Molar. Dentinkaries. Querschnitt.
Hämatox.-Gramfärbung. Sehr starke Vergr. Stärkeres Hervortreten der Grundsubstanzfasern zwischen den infizierten (dunklen) Dentinkanälchen. Die Netzform der Fasern wird bei a schon undeutlich.
(Optik: Winkel Fluor. 1,4 mm, Kompl. Ok. 4.)

kokken) geliefert wird, die in das Dentin eingedrungen sind, ist noch nicht völlig geklärt. Nach Ansicht der einen Autoren kommen für die Säureproduktion nur die vorhandenen Bakterien in Betracht, nach Ansicht anderer werden sie unterstützt durch einen von der Kavität her durch das erweichte Dentin diffundierenden Säurestrom. An sich können die Streptokokken sehr wohl die gesamte erforderliche Säuremenge produzieren; zweifelhaft könnte höchstens sein, ob sie in den Kanälchen auch die für die Säurebildung nötigen Stoffe in ausreichendem Maße finden. Dem histologischen Befunde nach, wie er z. B. in Abb. 141 wiedergegeben ist, möchte man es wohl annehmen, denn hier macht sich an einzelnen Stellen innerhalb der infizierten Bezirke die entkalkende Wirkung schon recht bemerkbar und doch sind diese Bezirke noch von so viel festem, bakterienfreiem Dentin umgeben, daß man sich hier eine wirksame Diffussion von der Kavität schlecht vorstellen kann.

Jedenfalls mit der Auflösung der Kalksalze in der Dentingrundsubstanz muß die Resistenz der Kanalwandung nachlassen und die Kanälchen selbst werden ausdehnungsfähig. Das Querschnittsbild läßt teils eine gleichmäßige exzentrische Erweiterung, teils eine ungleichmäßige Ausdehnung mit polygonaler Form erkennen, wie das deutlich aus Abb. 141 hervorgeht, wo auch der Vergleich mit Kanälchen von

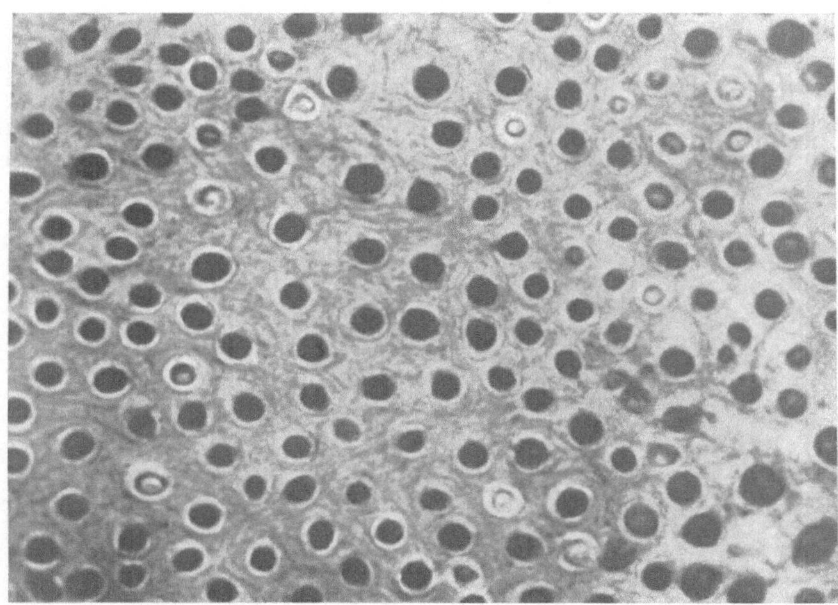

Abb. 139. Unterer 1. Molar. Dentinkaries. Querschnitt.
Hämatox.-Gramfärbung. Starke Vergr. Die Entkalkung der Grundsubstanz und damit das Hervortreten der Fasern hat an Ausdehnung zugenommen. (Optik: Winkel Fluor. 3 mm, Kompl. Ok. 4.)

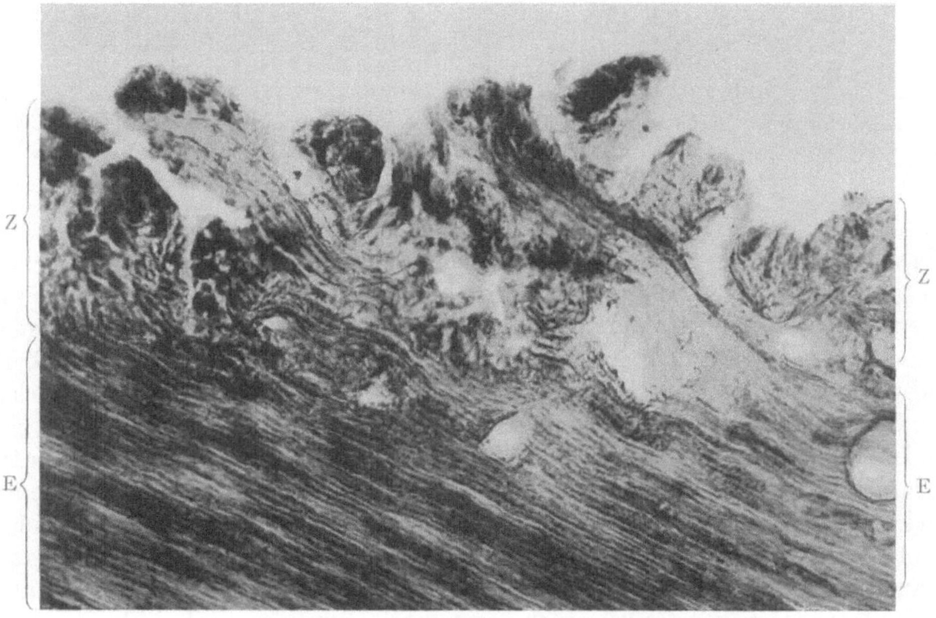

Abb. 140. Oberer 3. Molar. Dentinkaries. Längsschnitt.
Hämatox.-Eosinfärbung. Schwache Vergr. Übergang der Zone der Erweichung (E) in die Zone des Zerfalles (Z). (Optik: Winkel Achrom. 12,6 mm, Kompl. Ok. 4.)

normalemDurchmesser (im Bilde Ecke links unten) möglich ist. Ob die Ausdehnung zum
Teil darauf zurückzuführen ist, daß die Grundsubstanz beim Entkalken schrumpfte,
ist doch sehr fraglich; der Druck der sich enorm vermehrenden Bakterien zusammen
mit der durch das Entkalken entstandenen Nachgiebigkeit der Kanalwände reichen als
Erklärung vollkommen aus. Auch die elliptisch geformten Querschnitte von Kanälchen,
wie sie in den folgenden Bildern zu sehen sind, sprechen durchaus dafür.

Eine weitere Eigentümlichkeit, auf die bei Besprechung der Abb. 134 und 141 aufmerksam gemacht wurde, ist das Verschmelzen benachbarter infizierter Kanälchen, ein Vorgang, der natürlich nur nach völligem Schwund der intertubulären Substanz möglich ist. Hanazawa nimmt zwei Formen von Schwund für diese Substanz

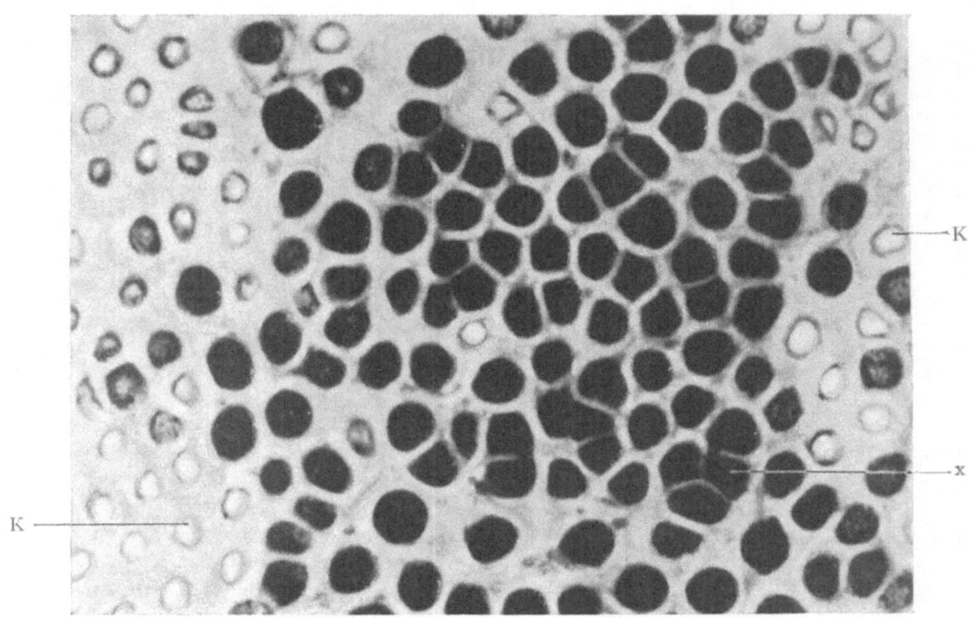

Abb. 141. Unterer 1. Molar. Dentinkaries. Querschnitt.
Hämatox.-Gramfärbung. Starke Vergr. Starke Erweiterung und polygonale Form der infizierten Kanälchen,
die stellenweise zu konfluieren beginnen (x). Die nicht infizierten Kanälchen sind viel enger (K).
(Optik: Winkel Fluor 3 mm, Kompl. Ok. 4.)

an: Die eine erfolgt durch abbauende Fermente der in den Kanälchen befindlichen Bakterien, die andere ist auf die unmittelbare Tätigkeit besonderer Bakterien (ähnlich den
Hyphomyceten) zurückzuführen. Nach Kantorowicz diffundiert ein Ferment der die
Tomessche Faser prall ausfüllenden Bakterien durch die Faserwandhaut und löst die
Grundsubstanz; die gelöste Grundsubstanz dringt in die Kanälchen .ein, die sich berührenden Kanalwände schwinden und es entsteht eine Kaverne. Wenn man nun die
folgenden Bilder und namentlich auch die Längsschnitte Abb. 145 und 146 betrachtet,
dann läßt sich erkennen, daß der Druck der gewaltigen Bakterienmengen in den Kanälchen ein sehr erheblicher ist, der sich durch weite Schichten von Nachbardentin (natürlich nur soweit dessen Grundsubstanz entkalkt ist) geltend macht. Es liegt daher die
Annahme nahe, daß mindestens ein sehr erheblicher Teil des Schwundes der intertubulären Substanz rein mechanisch vor sich geht. Zum andern Teil aber sind trypti-
sche Vorgänge sicher mit im Spiel und sie sind es wohl auch, die zum Verschwinden
der sich schließlich berührenden Kanal- oder besser gesagt Faserwände führen. Die
Vorstellung, die man früher hatte, daß nämlich infolge Überfüllung von Bakterien die

Kanälchen schließlich platzen und so zur Kavernenbildung führen, ist angesichts der Abb. 142—148 und besonders 148 nicht mehr haltbar.

In Abb. 142 ist zunächst bei schwächerer Vergrößerung das Verschmelzen mehrerer Kanälchen und die Entwicklung einer Kaverne dargestellt. Der unregelmäßig runde

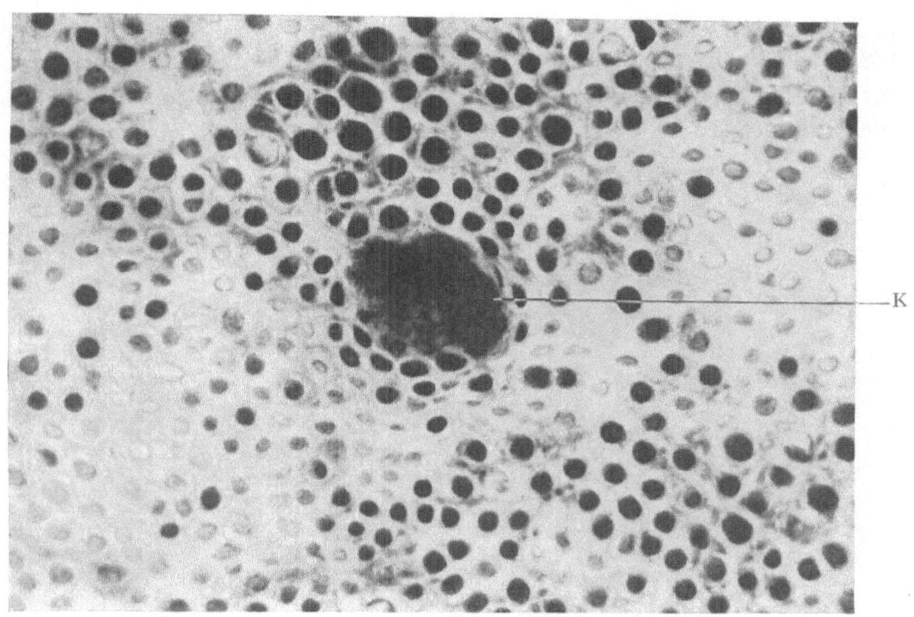

Abb. 142. Unterer 1. Molar. Dentinkaries. Querschnitt.
Hämatox.-Gramfärbung. Starke Vergr. Entstehung einer Kaverne (K) durch das Ineinanderfließen benachbarter Kanälchen. (Optik: Winkel Fluor. 3 mm, Kompl. Ok. 4.)

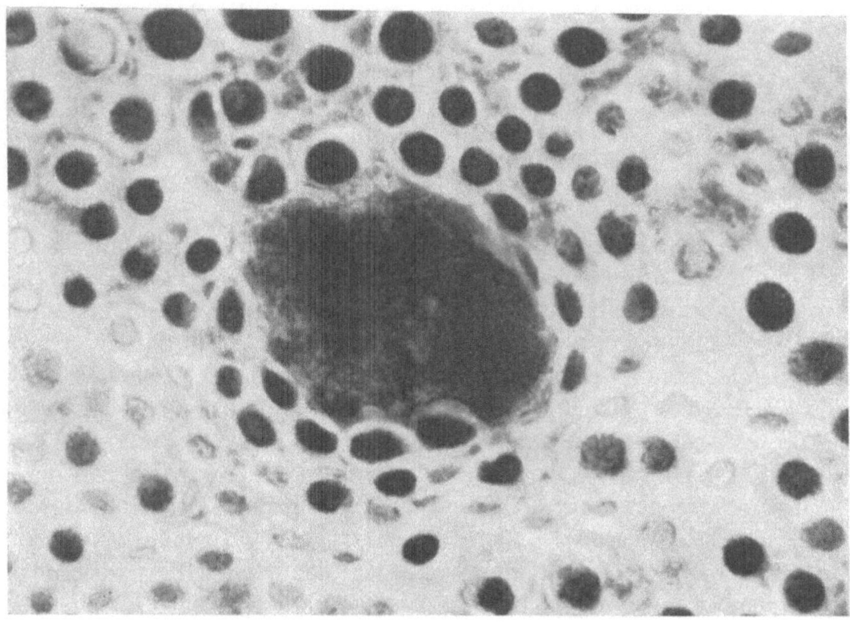

Abb. 143. Stärkere Vergrößerung aus Abb. 142 Stelle K.
Man sieht wie die Nachbarkanälchen der Kaverne durch den Expansionsdruck der Kaverne flachgedrückt werden. (Optik: Winkel Fluor. 1,4 mm, Kompl. Ok. 4.)

schwarze Fleck entspricht der Vereinigung benachbarter Kanälchen zu einem größeren Hohlraum (Kaverne) nach Verlust der Zwischensubstanz. Schon bei dieser Vergrößerung fällt auf, daß die den Hohlraum umgebenden Kanälchen radiär von der Kaverne zu-sammengepreßt sind und abgeplattet erscheinen und weiterhin, daß die Anordnung dieser Kanälchen eine gewisse Symmetrie erlangt hat etwa ähnlich der Anordnung von Knochenhöhlen um einen Haversischen Kanal. All dies kann doch wohl nur als das Produkt des exzentrisch wirkenden Drucks des Kaverneninhalts aufgefaßt werden. Bei der stärkeren Vergrößerung Abb. 143 sieht man, wie die vorhin besprochene Trübung der umgebenden Grundsubstanz vor sich geht und somit die Voraussetzung für die Druckauswirkung gegeben ist.

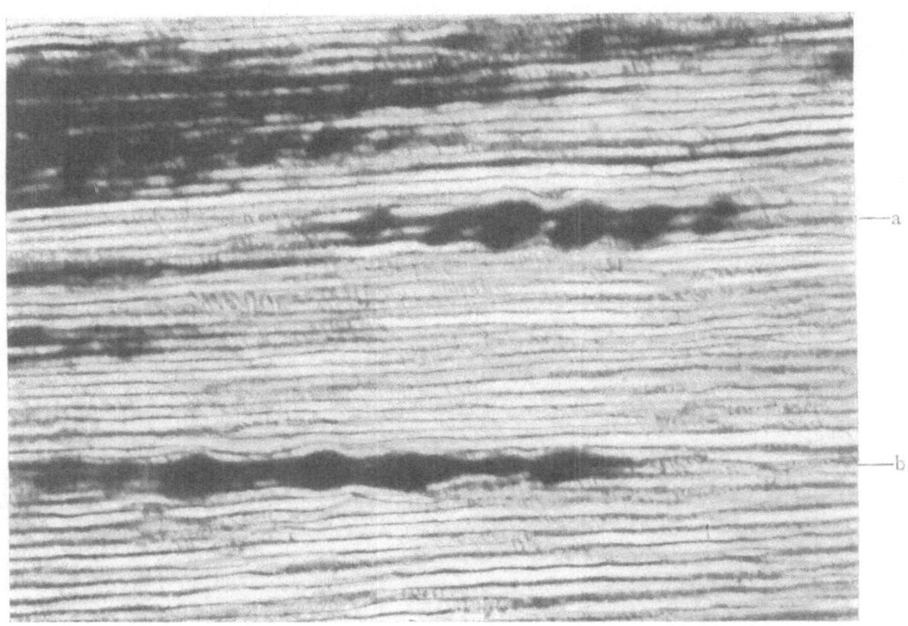

Abb. 144. Unterer 3. Molar. Dentinkaries. Längsschnitt.
Schmorlfärbung. Mittlere Vergr. Verschmelzung einzelner infizierter Kanälchen in abgesetzter Kugelform, wodurch das Bild des Rosenkranzes entsteht (a). Bei b ist die Rosenkranzform schon mehr verschwunden. (Optik: Winkel Achrom. 6 mm, Kompl. Ok. 4.)

Noch klarer und plastisch besser vorstellbar werden die Verhältnisse, wenn wir zu solchen Querschnitten uns die entsprechenden Längsschnitte ansehen. Abb. 144 zeigt ein relativ frühes Stadium, bei dem es sich um die Verschmelzung einiger weniger Kanäl-chen handelt. Auf eine längere Strecke hin betrachtet ergibt sich, daß die Verschmelzung nicht fortlaufend gleichmäßig erfolgt, sondern daß meist kurze Partien stärkerer Kanal-ausdehnung wechseln mit solchen von geringerer Ausdehnung: Hierbei können dann, wie dies in Abb. 144 gut zu entnehmen ist, zwischen kurzen Strecken einer bereits voll-zogenen Verschmelzung immer wieder andere eingeschaltet sein, in denen die Zwischen-substanz noch vorübergehend erhalten bleibt. Das Gesamtbild wird dadurch zu einer Folge von knopfförmigen Anschwellungen oder besser gesagt Kugeln, die man als Rosen-kranzform bezeichnet. Sehr bald geht dann die dazwischen liegende, noch erhalten gebliebene Grundsubstanz verloren und das Bild gewinnt nun das Aussehen, wie es aus b in Abb. 144 hervorgeht.

Betrachtet man einen weiter fortgeschrittenen Grad, wie er in Abb. 145 gezeigt wird, so tritt uns jetzt an Stelle der Kugelgestalt mehr die Ampullenform entgegen, die sich sehr wohl durch die Vereinigung mehrerer nebeneinander gereihter Kugeln gebildet haben kann. Mit der Größenzunahme der Kaverne macht sich nun auch die

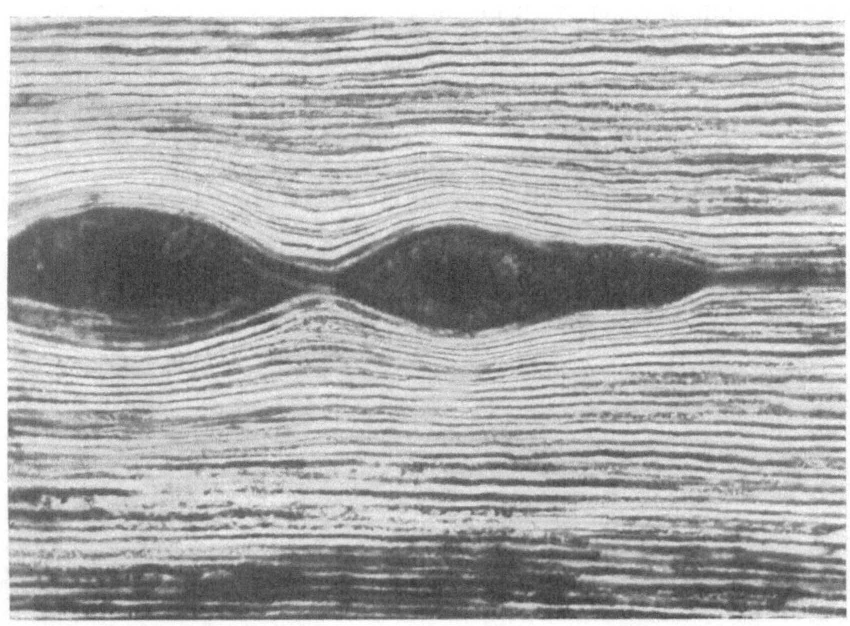

Abb. 145. Unterer 3. Molar. Dentinkaries. Längsschnitt.
Schmorlfärbung. Mittlere Vergr. Ampullenförmige Erweiterung von Dentinkanälchen. Die Nachbarkanälchen fügen sich in ihrem Verlauf dem Expansionsdruck der Ampulle und werden zusammengedrückt.
(Optik: Winkel Achrom. 6 mm. Kompl. Ok. 4.)

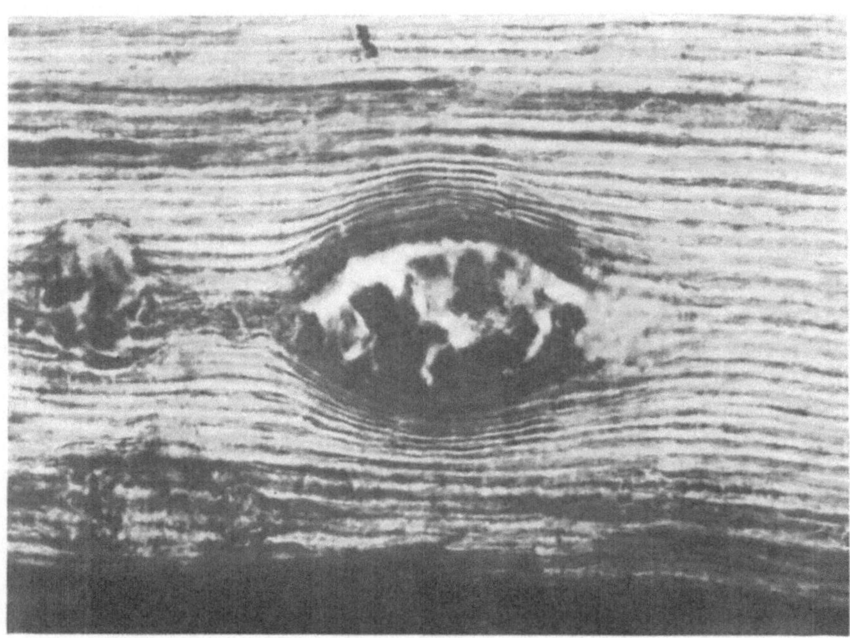

Abb. 146. Oberer 1. Molar. Dentinkaries. Längsschnitt.
Hämatox.-Eosinfarbung. Mittlere Vergr. Auch die Grundsubstanz wird durch den Ausdehnungsdruck der Ampullen zusammengepreßt. Die Dentinkanälchen um den Bauch der Ampulle sind fast völlig komprimiert.
(Optik: Winkel Achrom. 6 mm, Kompl. Ok. 4.)

Druckwirkung auf die Nachbarschaft viel deutlicher geltend. Wir sehen, wie auf eine beträchtliche Strecke hin die angrenzenden Kanälchen ausweichen und entsprechend der Kavernenoberfläche einen welligen Verlauf erhalten haben; je näher der Kaverne sie sich befinden, um so enger erscheint im Längsschnitt der Kanal und um so schmäler erscheint auch, wie das besonders klar aus Abb. 146 hervorgeht, die Zwischensubstanz. Je weiter wir uns von der Kaverne entfernen, um so breiter erscheinen Kanälchen und Zwischensubstanz, um so mehr klingt die Wellenform im Verlauf ab. Die Verschmälerung entspricht der seitlichen Kompression; im Querschnitt muß eine Art Ellipse erscheinen, wie wir sie ja in Abb. 143 gesehen haben. Der Inhalt einer solchen Kaverne ist, wie auch Abb. 147 zeigt, scheinbar nahezu amorph. Er besteht in der Hauptsache

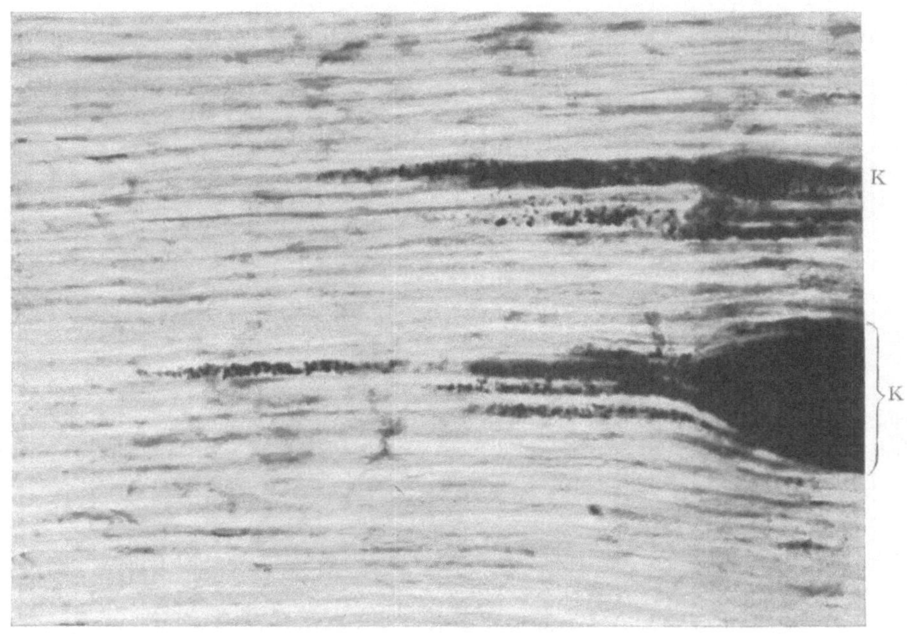

Abb. 147. Oberer 1. Molar. Dentinkaries. Längsschnitt.
Gramfärbung. Mittlere Vergr. „Pionierpilze" dringen von Kavernen (K) aus in einzelne Kanälchen pulpawärts vor. Der Inhalt der Kaverne selbst ist scheinbar amorph.
(Optik: Winkel Achrom. 6 mm, Ok. Zeiß 20 x.)

aus Bakterien und Detritus, zerfallenen Resten der Odontoplastenfaserwandung usw. Bei einer Bakterienfärbung (Abb. 147) kann man in der Kaverne selbst bei der Unmenge von Mikroorganismen keine Einzelheiten unterscheiden, man hat aber an verschiedenen Stellen den Eindruck, als ob pulpawärts von der Ampulle die Bakterien nicht mehr ganz streng an den Verlauf der Kanälchen gebunden sind, sondern auch in die Zwischensubstanz vordringen, so daß anzunehmen ist, eine weitere Ausdehnung der Kaverne — dem Verlauf der betroffenen Kanälchen entsprechend — müsse auch durch unmittelbare Bakterientätigkeit bewirkt, vorbereitet werden können.

In Abb. 148 ist bei starker Vergrößerung zu erkennen, wie die am Rande liegenden Kanälchen in die Kaverne einbezogen werden. Zunächst verliert der nach innen, der Kaverne zu, gelegene Teil der Kanalwandung an Schärfe der Zeichnung, er erscheint krümelig, wie arrodiert (links im Bilde), dann wird auch die Zeichnung an den Schmalseiten der Wandung verwischt und vorübergehend bildet nun der äußere Teil der Wandung die Grenze der Kaverne, bis auch er zerstört ist.

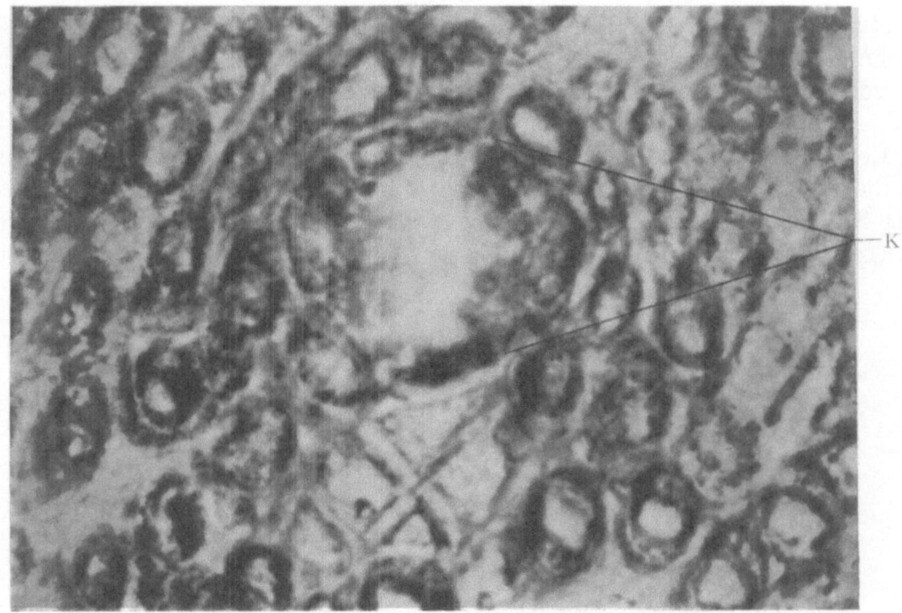

Abb. 148. Unterer 1. Molar. Dentinkaries. Querschnitt.

Gramfärbung. Sehr starke Vergr. Die am Rande einer Kaverne (K) liegenden Kanälchen werden in die Kaverne einbezogen. (Optik: Winkel Fluor. 1,4 mm, Kompl. Ok. 4.)

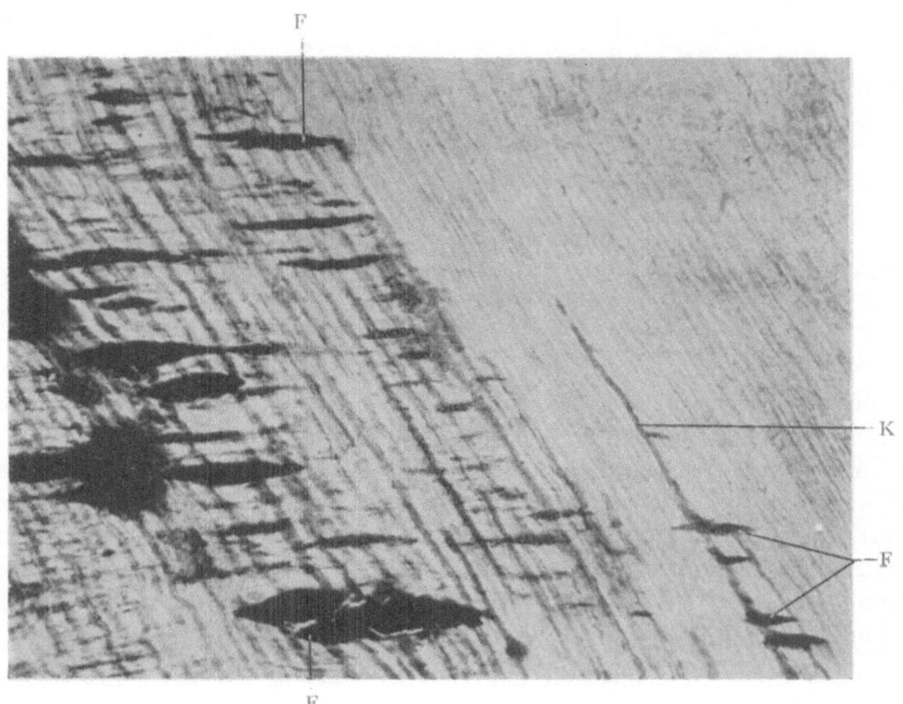

Abb. 149. Oberer 1. Schneidezahn. Dentinkaries. Längsschnitt.

Hámatox.-Eosinfärbung. Mittlere Vergr. Ausbreitung der Bakterien senkrecht zu den Dentinkanälchen (K) in den tangential zur Pulpa verlaufenden Fasern (F) des Dentins. Auch dabei finden ampullenartige Auftreibungen statt. (Optik: Winkel Achrom. 6 mm, Kompl. Ok. 4.)

Von dieser Art von Kavernen, wie sie auf den letzten Seiten geschildert wurde, ist wohl zu unterscheiden eine Spaltbildung, die sich auch fast regelmäßig im kariösen Dentin findet, in ihrem Verlauf aber nicht mit den Kanälchen übereinstimmt, sondern senkrecht oder im Winkel zu diesen steht. Abb. 149 zeigt eine ganze Reihe solcher Spalten von verschiedenster Größe, die sämtlich parallel zu einander ziehen. Auch da, wo man eigentlich noch nicht von Spalten reden kann, wie im Bilde in der Ecke links unten, sondern mehr eine Strichform vorliegt, ist die gleiche Anordnung wahrzunehmen. Gerade diese Strichform gibt uns die Erklärung für das Zustandekommen solcher Spalten. Es handelt sich nämlich um entkalkte, tangential zur Pulpa verlaufende Fasern in der Grundsubstanz, die nun nach der Entkalkung ihrerseits

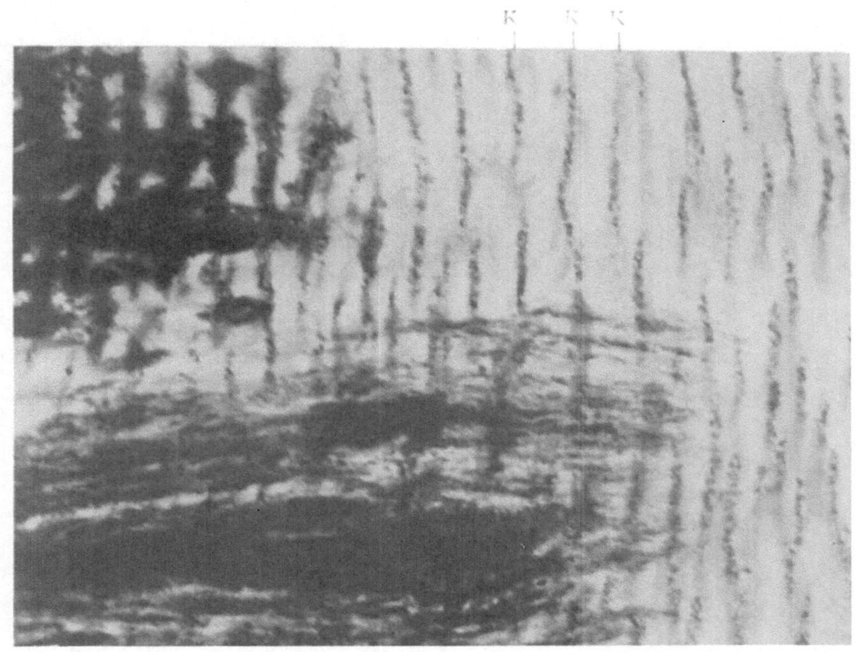

Abb. 150. Unterer 2. Prämolar. Dentinkaries. Längsschnitt.
Schmorlfärbung. Starke Vergr. Hier tritt die senkrecht zu den Dentinkanälchen (K) verlaufende Faserung der Grundsubstanz im kariösen Dentin deutlich hervor.
(Optik: Winkel Fluor. 3 mm, Kompl. Ok. 4.)

auch zu einer Straße für die Mikroorganismen werden können. Im folgenden Bild tritt bei stärkerer Vergrößerung die Fasernatur und der Faserverlauf noch viel besser zu Tage (Abb. 150). Werden nun mehrere solcher nebeneinander ziehender Faserbündel nach Auflösung der dazwischen liegenden Grundsubstanz durch die Mikroorganismen zerstört, so ist damit auch die Bildung der tangential verlaufenden Spalten gegeben. Teilweise wird angegeben, daß die Entstehung und der Verlauf dieser Spalten durch die Grenzen der „Dentinlamellen" bestimmt sei; vereinzelt mag dies auch zutreffen. Ein Bild wie Abb. 150 spricht allerdings nicht gerade für diese Auffassung.

Zunächst werden die entkalkten Tangentialfasern, wie das ja auch aus früheren Querschnittsbildern hervorging, die in ihrem Bereich liegenden Kanälchen nur um- fassen; nach der Durchsetzung mit Bakterien aber und völliger Zerstörung der Grund- substanz einschließlich der Kanalwandung können sie nun ihrerseits wieder die um- faßten Tomesschen Fasern infizieren und wir erhalten dann Bilder, wie sie in Abb. 151 veranschaulicht sind. Der dunkle Streifen, der hier von der linken oberen Ecke nach rechts unten zieht, entspricht einem Spalt (Sp); der kurze untere, sowie der längere obere Streifen, der im Winkel zu dem eben erwähnten Spalt parallel mit dem Bildrand zieht,

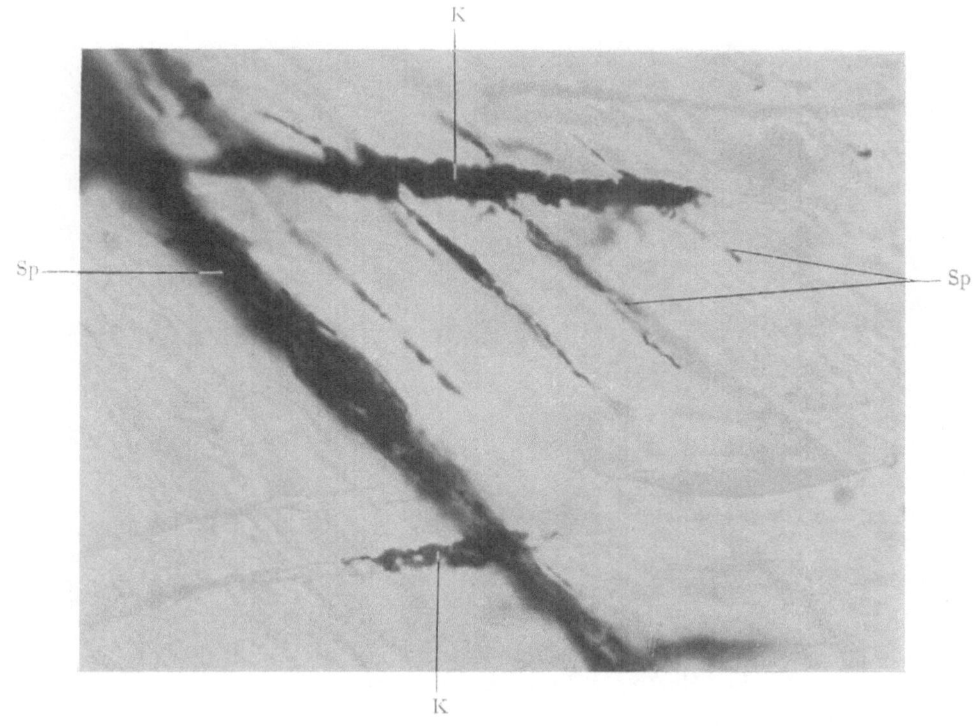

Abb. 151. Oberer 1. Prämolar. Dentinkaries. Längsschnitt.
Gramfärbung. Sehr starke Vergr. Ausbreitung der Bakterien in den Dentinkanälchen (K) und vor allem in den Spalten (Sp). (Optik: Winkel Fluor. 1,4 mm, Kompl. Ok. 4.)

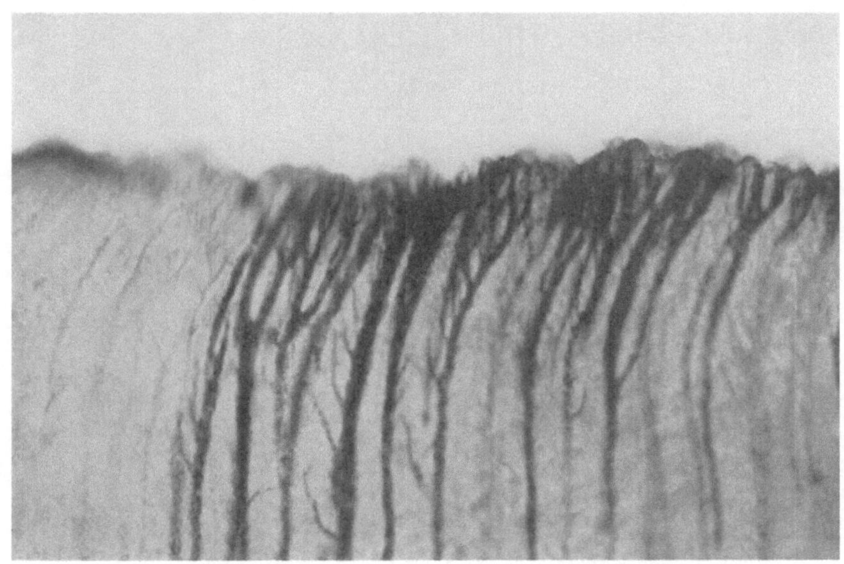

Abb. 152. Unterer 1. Molar. Dentinkaries. Längsschnitt.
Hämatox.-Gramfärbung. Starke Vergr. Die mit Bakterien gefüllten Dentinkanälchen und ihre Verzweigungen erscheinen deutlich dunkel gefärbt. (Optik: Winkel Fluor. 3 mm, Kompl. Ok. 4.)

entspricht infizierten Kanälchen (K); deutlich ist zu sehen, wie von der schrägen Spalte aus die Bakterien in die Dentinkanälchen (K) eingedrungen sind.

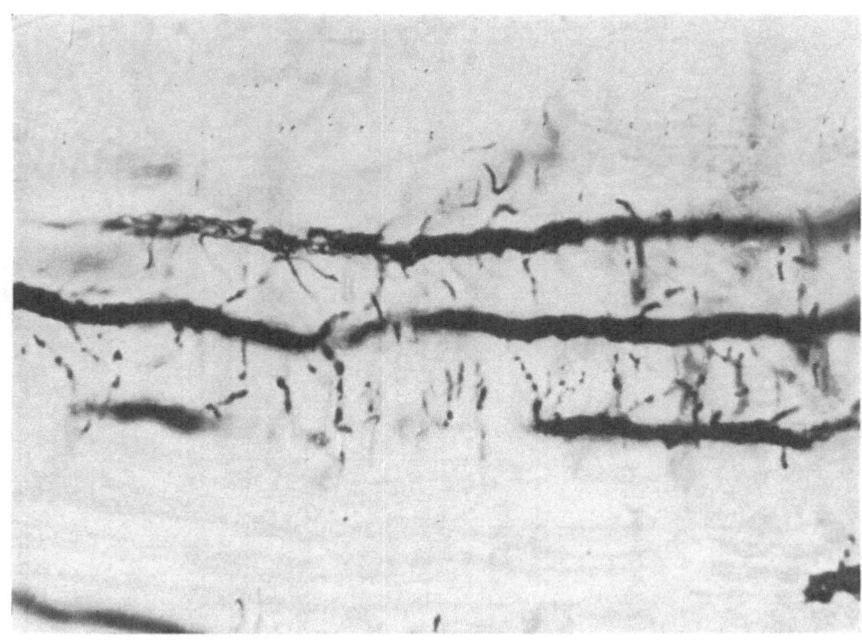

Abb. 153. Unterer 1. Prämolar. Dentinkaries. Längsschnitt.
Gramfärbung. Sehr starke Vergr. Die feinen Seitenäste der Dentinkanälchen werden vom Stamm aus infiziert.
(Optik: Zeiß Fluor. 1,8 mm, Winkel Kompl. Ok. 4.)

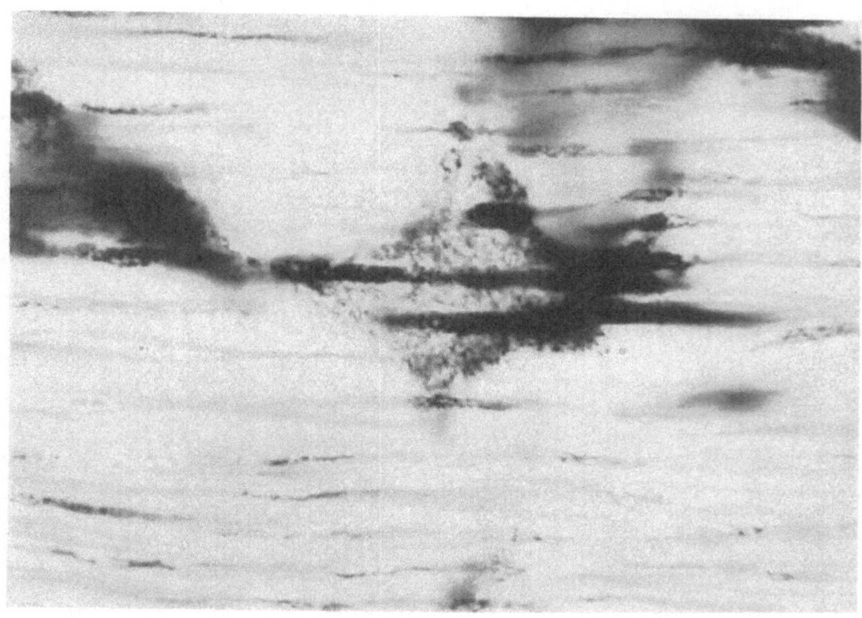

Abb. 154. Unterer 2. Molar. Dentinkaries. Längsschnitt.
Gramfärbung. Sehr starke Vergr. Von den bakteriengefüllten (dunklen) Dentinkanälchen aus findet die Infektion der Grundsubstanz des Interglobulardentins statt. Die Grundsubstanz ist mit Kokken durchsetzt.
(Optik: Zeiß Fluor. 1,8 mm, Winkel Kompl. Ok. 2.)

Auf diese Weise kann die Infektion im Dentin eine weitere Ausdehnung erfahren. Der erste Weg für die Mikroorganismen ist allerdings gewöhnlich der, daß sie von der sich an der Oberfläche ausbreitenden Kavität her in die Dentinkanälchen gelangen. Da sich an der Zahnbeingrenze die Dentinkanälchen stark verästeln, so sind bei beginnender Dentinkaries Bilder, wie deren eines in Abb. 152 gebracht wird, nichts Seltenes. Die baumartige Verzweigung der Kanalendstücke kann dann in ihrer Bakterien-füllung höchst deutlich hervortreten. Aber auch die feinen Seitenäste, die in den tieferen

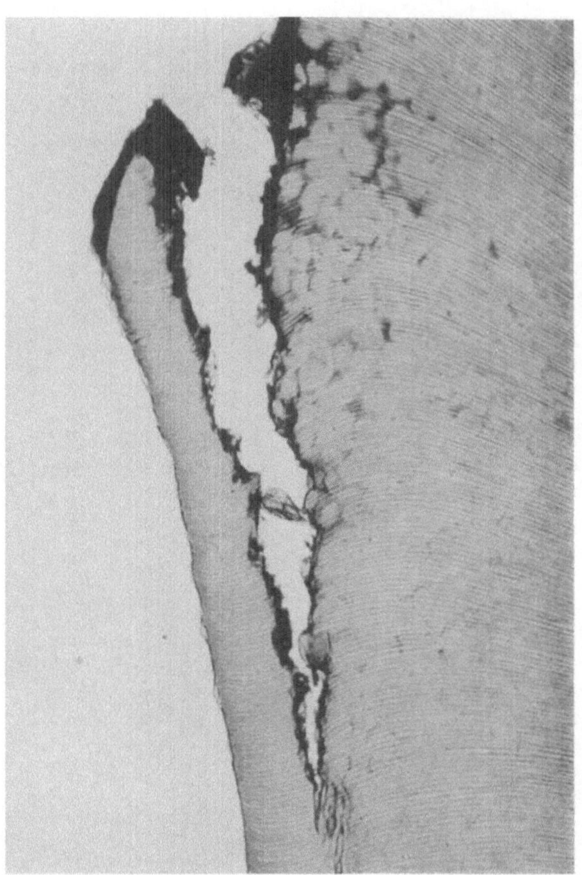

Abb. 155. Unterer 1. Molar. In der Reihe kariöser Interglobularbezirke verläuft ein Spalt entlang, der beim Kauakt entstanden ist.
Hämatox.-Eosinfärbung. Schwache Vergr. (Optik: Winkel Achrom. 16 mm, Kompl. Ok. 4.)

Abschnitten des Dentins von den Kanälchen abzweigen, werden vom Stamm aus bald mit Bakterien durchsetzt (Abb. 153).

Im Eingang zu dem Kapitel Dentinkaries ist bereits erwähnt worden, daß die un-verkalkt gebliebenen Interglobularbezirke die Ausbreitung der Mikroorganismen be-günstigen können. Das folgende Bild (Abb. 154) bestätigt dies. Wir sehen einige mit Bakterien prall gefüllte Dentinkanälchen und sehen weiter, wie von hier aus der ganze Interglobularbezirk mit Bakterien durchsetzt wurde. (Es besteht wohl eine gewisse Ähnlichkeit mit Abb. 113, doch ist diese Ähnlichkeit nur eine scheinbare, denn bei Abb. 113 liegt eine Hämatoxylinfärbung vor, durch die die Faserquerschnitte heraus-gehoben wurden, während Abb. 154 von einer Gramfärbung stammt, die nur die Bakterien, nicht aber die feinen Fasern der Grundsubstanz sichtbar macht.)

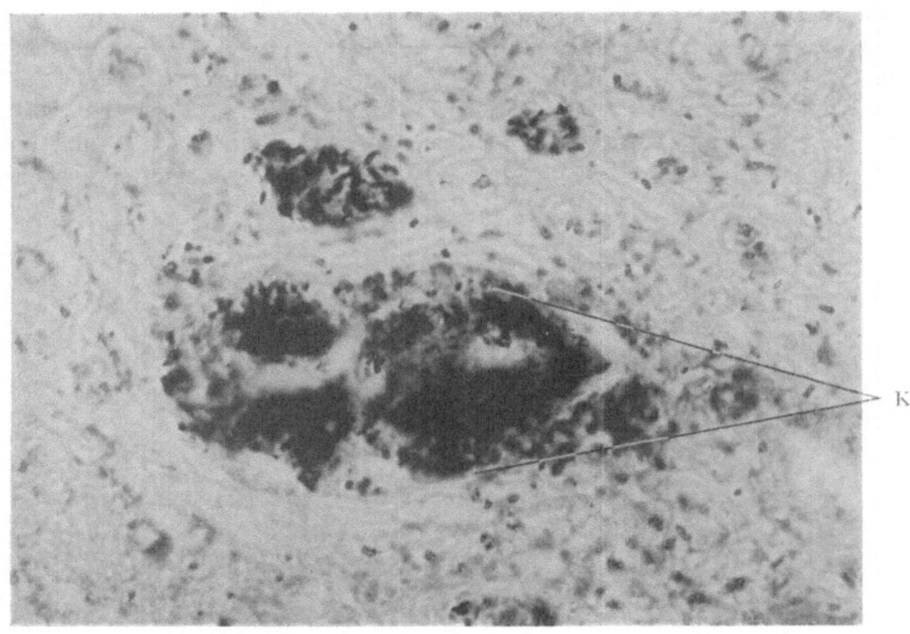

Abb. 156. Unterer 1. Molar. Dentinkaries. Querschnitt.

Gramfärbung. Sehr starke Vergr. Die Bakterien liegen wie verstreut in der erweichten Grundsubstanz. K Kaverne.
(Optik: Winkel Fluor. 1,4 mm, Kompl. Ok. 4.)

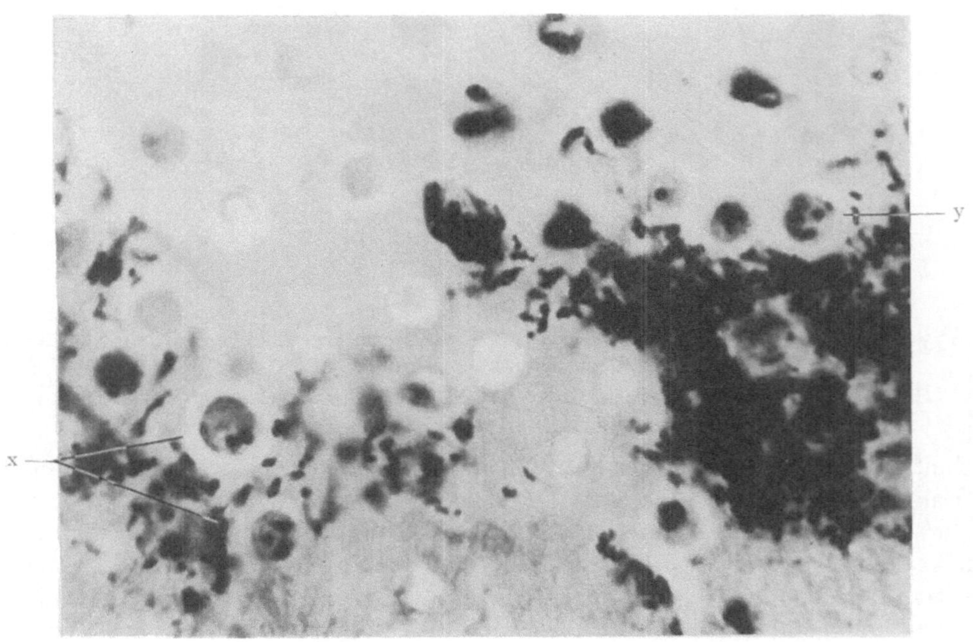

Abb. 157. Unterer 1. Molar. Dentinkaries. Querschnitt.

Gramfärbung. Sehr starke Vergr. Bakterien in den Kanälchen und in der Grundsubstanz; wo sie in den
Odontoplastenfasern liegen, bieten deren Querschnitte das Bild von Leukozyten. Die Bakterien täuschen die
Kerne vor, z. B. in x und y. (Optik: Winkel Fluor. 1,4 mm, Kompl. Ok. 4.)

Von einem solchen infizierten Interglobularbezirk aus können die Mikroorganismen in den unverkalkten Nachbarbezirk gelangen und wenn zahlreiche derartige Bezirke in einer Reihe liegen, dann kann in der Folge eine erhebliche Schwächung des Zahnes an einer solchen Stelle eintreten mit dem Ergebnis, daß sich unter dem Druck von oben ein Spalt bildet, wie ihn Abb. 155 zeigt. Diese Art Spalten, auf die bei der Wurzelkaries noch einmal zurückzukommen sein wird, hat natürlich nichts mit den Spalten zu tun, wie sie an Hand der Bilder Abb. 149 bis 151 geschildert worden sind.

So deutlich wie in unverkalkten Interglobularbezirken ist wenigstens im Stadium der Entkalkung das Auftreten von Bakterien in der Grundsubstanz des kariösen Dentins nicht zu beobachten; um so besser dagegen im Stadium der fortschreitenden Erweichung

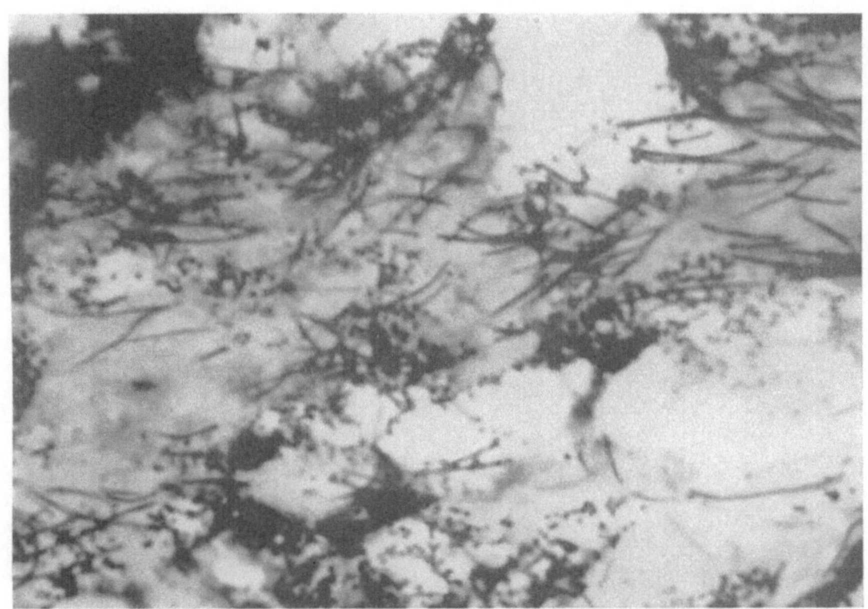

Abb. 158. Unterer 1. Molar. Dentinkaries. Bazillen und Kokken in erweichtem Dentin. Gramfärbung. Starke Vergr. (Optik: Winkel Fluor. 3 mm, Kompl. Ok. 5.)

und des Zerfalls. Abb. 156, 157 und 158 sind solchen Schichten entnommen, die bereits nahe an den Boden der Kavität herangehen, also stark peripher gelegenen Abschnitten kariösen Dentins entsprechen. In Abb. 156 treten die Bakterien außerhalb der Kavernenquerschnitte mehr vereinzelt, unregelmäßig zerstreut auf, in Abb. 157 sehen wir sie z. T. in großen Mengen in die die Dentinkanalquerschnitte umgebende Grundsubstanz eingelagert. Die Kanälchen selbst sind teils prall mit Bakterien gefüllt, teils sind im Querschnitt nur vereinzelte Bakterien zu sehen. In der starken Vergrößerung können dann solche Querschnittsbilder von infizierten Kanälchen eine flüchtige Ähnlichkeit mit Leukozyten erhalten.

Welcher Art die Mikroorganismen sind, die die Dentinkaries hervorrufen, darüber gehen die Auffassungen immer noch auseinander. Mit Sicherheit kann man nur sagen, daß für die tiefen Schichten, wenn überhaupt mehrere Arten, dann nur einige wenige in Betracht kommen, die die fakultative Anaerobier sein müssen. In überwiegendem Maße handelt es sich um Streptokokken, darin besteht weitgehende Einigkeit; Nach Ansicht der einen ist es der Streptococcus viridans, nach Ansicht anderer sind es besondere Formen von Streptokokken, die sich zum Teil durch erhebliche Größe auszeichnen. Etwas spärlicher, aber doch auch von zahlreichen Autoren beobachtet, treten

Stäbchenformen auf (Bac. acidophilus der Engländer und Amerikaner?). Bezüglich
der Hyphomyzeten, die schon früher erwähnt wurden, liegen nur wenige Mitteilungen vor.

Ganz anders und sehr viel mannigfaltiger gestaltet sich das Bild, wenn wir Präparate
mit Bakterienfärbung aus oberflächlichen Schichten des kariösen Dentins aus deñ Zonen
der Erweichung und des Zerfalls machen. Hier handelt es sich nicht mehr um die Karies-
erreger als solche, sondern nun kommen auch die zahlreichen saprophytischen
Mikroorganismen der Mundhöhle in Betracht, die in die Kavität gelangen und
das Zerstörungswerk am entkalkten Dentin vollenden können. Kantorowicz trennt
diese Bakterien im Anschluß an Goadby in säureproduzierende und säurelösende.

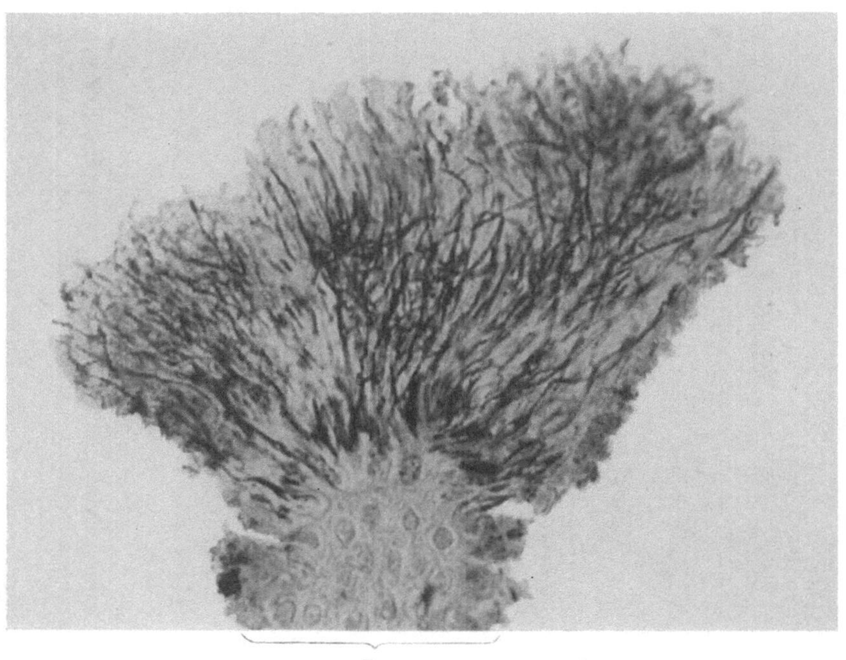

Abb. 159. Unterer 1. Molar. Durch Karies erweichtes Dentin (D), in dem sich langfädige Mikroorganismen angesammelt haben.
Gramfärbung. Starke Vergr. (Optik: Winkel Fluor. 3 mm, Kompl. Ok. 4.)

Abb. 158, der Zone des Zerfalls entnommen, gibt ein schwaches Bild von der Reichhaltig-
keit der Mikroorganismen. Namentlich verschiedene Leptothrixarten können durch die
Stärke und Länge der Fäden auffallen. Sie bilden bisweilen, wie Abb. 159 zeigt, fast
grotesk zu nennende Figuren. Man sieht unten im Bilde ein Stückchen erweichtes Dentin,
aus dessen Kanälchen die langen Fäden herauszuwachsen scheinen.*)

Vom normalen Dentin kann, wie das ja schon mehrfach erwähnt worden ist, das
Reizdentin („sekundäre Dentin") in seiner feineren Struktur, vor allem auch in dem
Verhältnis der Kanälchenzahl zur Grundsubstanz sowie in dem Verlauf der
Kanälchen sehr erheblich abweichen. Dies kommt dann auch zur Geltung, wenn die
Karies auf das Reizdentin übergreift. Im normalen Dentin ist bei der Regelmäßigkeit
der Zeichnung eine gewisse Stetigkeit gesichert, im Reizdentin erscheint das Bild ver-
schiedenartiger. Prinzipiell besteht natürlich keinerlei Unterschied; soweit

*) Nach einer während der Korrektur erschienenen Arbeit von Schlirf „sind es vor allem die Azido-
bakterien, insbesondere das Acidobacterium lactis (Fac. necrcdentalis), welche für die Entkalkung des Zahnbeins verantwortlich zu machen sind, doch dürfen auch die Streptokokken nicht außer acht gelassen werden".

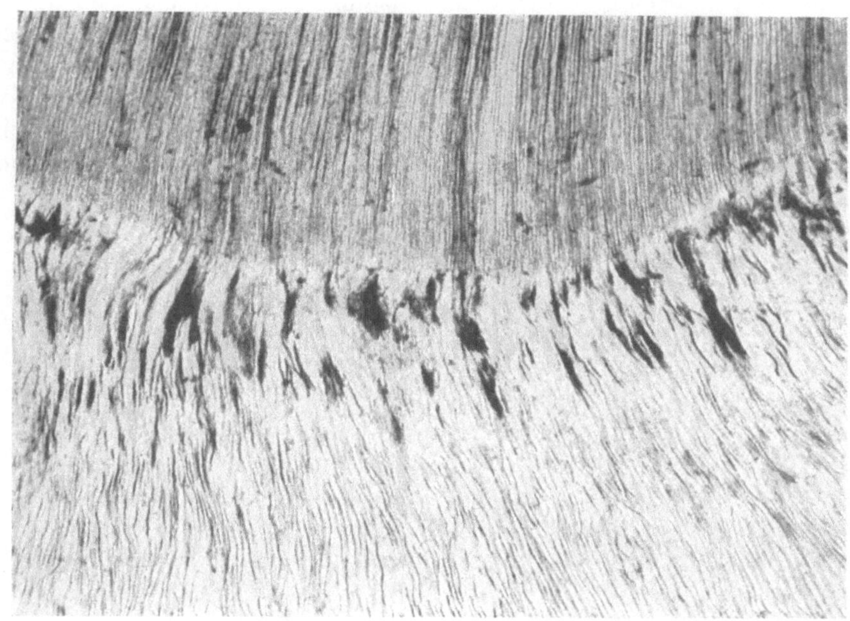

Abb. 160. Oberer 3. Molar. Karies im Reizdentin. Längsschnitt.
Schmorlfärbung. Schwache Vergr. Man sieht, wie die Infektion (Dunkelfärbung) von den regelmäßigen Kanälchen
des normalen Dentins auf die unregelmäßigen Kanälchen des Reizdentins übergeht.
(Optik: Winkel Achrom. 16 mm, Kompl. Ok. 4.)

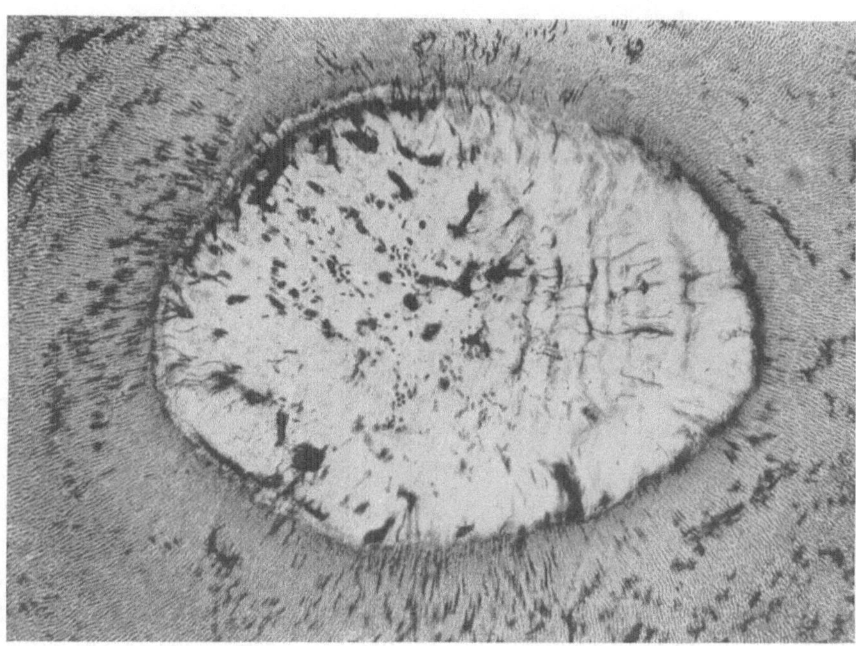

Abb. 161. Oberer Eckzahn. Karies im Reizdentin. Querschnitt.
Hämatox.-Eosinfärbung. Schwache Vergr. Das ehemalige Pulpenhorn ist mit Reizdentin (hell) ausgefüllt. Die
dunklen Kanälchen sind infiziert. (Optik: Winkel Achrom. 16 mm, Kompl. Ok. 4.)

Kanälchen vorhanden sind, ist in ihnen auch beim Reizdentin den Bakterien ein Weg vorgezeichnet. Das Überwiegen der Grundsubstanz gegenüber der Zahl der Kanälchen kann ja als eine gewisse Erschwerung für die Ausbreitung der Karies gelten, aber andererseits haben wir im Reizdentin doch verschiedene Stellen, die wiederum begünstigend für die Ausbreitung wirken. Dazu gehören vor allem die Odontoplasteneinschlüsse, die ja durchweg unverkalkt bleiben und sozusagen präformierte Spalten bilden, von denen aus neue Kanälchen infiziert werden können. Ferner finden sich auch noch häufig

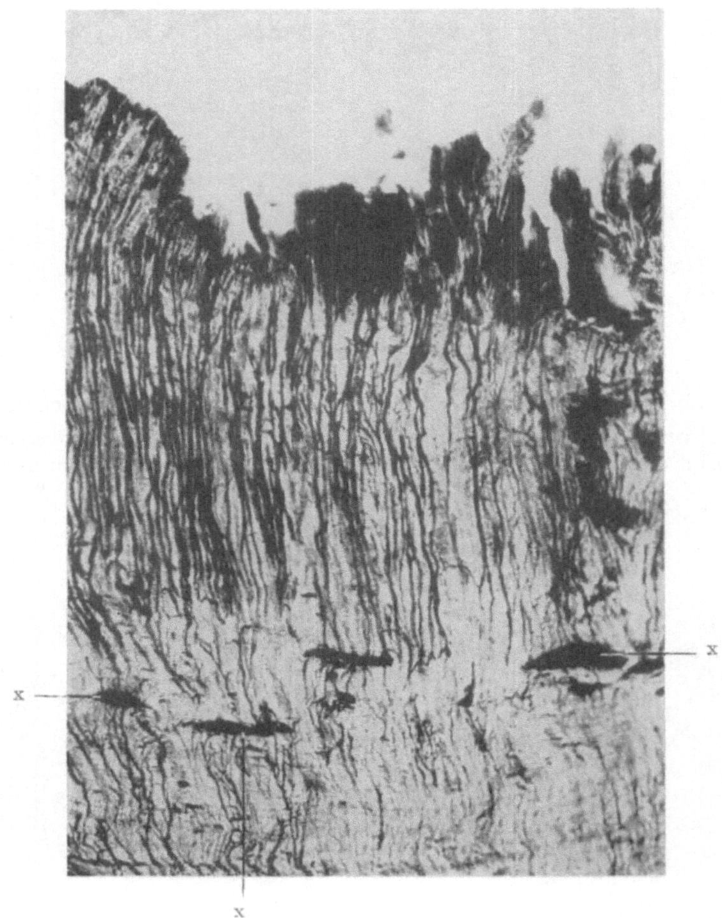

Abb. 162. Oberer 1. Molar. Karies im Reizdentin. Längsschnitt.
Hämatox.-Eosinfärbung. Schwache Vergr. Starke Ausbreitung der Infektion in den Zelleinschlüssen des Reizdentins bei x. (Optik: Winkel Achrom. 12,6 mm, Kompl. Ok. 4.)

kalkfreie Spalten da, wo das Reizdentin in Etappen angelagert wird, indem die Verbindung zwischen den einzelnen Lagen keineswegs immer eine sehr innige ist.

Abb. 160 zeigt das Übergreifen der Infektion vom normalen Dentin auf das Reizdentin. Gerade an der Grenze zwischen beiden beobachtet man ja besonders häufig Zelleinschlüsse, wenn der Anstoß zur Anlagerung sich rasch auswirkt und die Odontoplasten nicht mehr alle gleich leistungsfähig waren. So erklärt sich, warum im regulären Dentin (obere Hälfte des Bildes) nur verhältnismäßig wenige Kanälchen verbreitert und schwarz (d. h. mit Bakterien angefüllt) erscheinen, während im Reizdentin (untere Hälfte des Bildes) die Bakterien eine größere Ausbreitung gefunden haben. In Abb. 161

ist der Querschnitt durch eine Zahnkrone wiedergegeben; die Kontur des früheren Pulpakavums ist noch deutlich zu erkennen; an Stelle der Pulpa ist Reizdentin getreten. Auch hier sieht man wieder an mehreren Stellen (besonders an der Grenze l. o.), wie im Reizdentin eine wesentlich stärkere Ausbreitung erfolgt als im anstoßenden regulären Dentin. Bei dem Präparat, von dem Abb. 162 stammt, war das reguläre Dentin durch die Karies bereits völlig zerstört worden, die zerklüftete Oberfläche des Reizdentins entspricht nunmehr dem Kavitätenboden. Gerade durch die Bakterienfüllung tritt in diesem Bilde die Unregelmäßigkeit von Zahl und Verlauf der Dentinkanälchen ebenso wie die den umfangreicheren Zelleneinschlüssen entsprechende Spaltbildung besonders deutlich hervor. Abb. 163 endlich bringt, allerdings in sehr starker Vergrößerung, ein

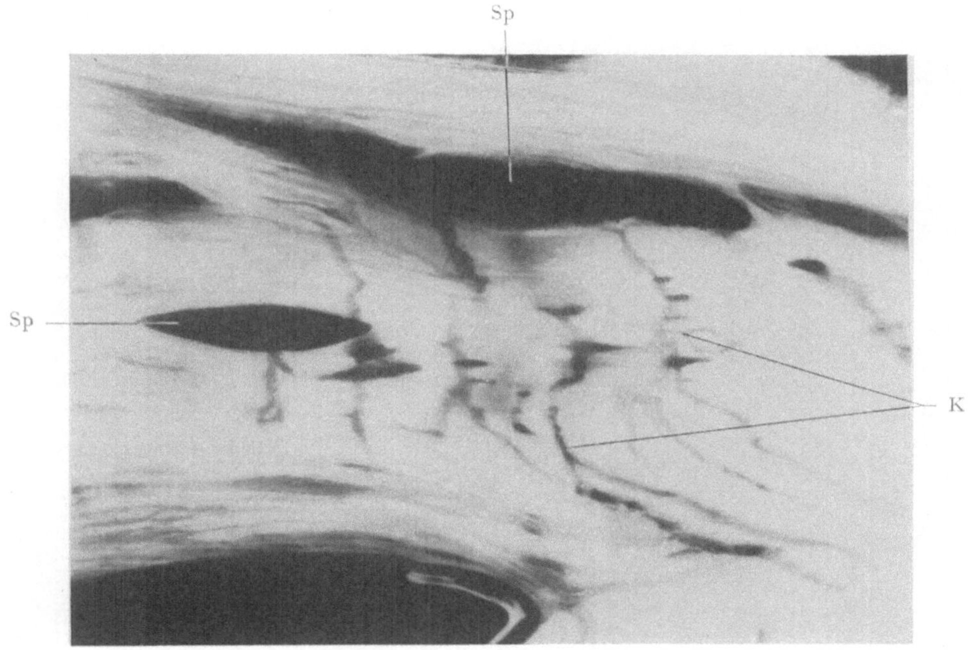

Abb. 163. Oberer 1. Prämolar. Karies im Reizdentin.
Hämatox.-Eosinfärbung. Starke Vergr. Ausbreitung zwischen den einzelnen Schichten. Da sind jetzt große Spalten entstanden, die mit Bakterien angefüllt sind (Sp). Außerdem Ausbreitung in den spärlichen Kanälchen (K). (Optik: Winkel Fluor. 3 mm, Kompl. Ok. 4.)

Bild von infiziertem sekundären Dentin eines Wurzelkanales, wo die schichtweise erfolgende Anlagerung meist sehr stark ausgeprägt ist. So entsprechen auch die beiden großen von links nach rechts ziehenden Spalten in Abb. 163 der Grenze zwischen zwei Schichten; die Spalten sind prall gefüllt mit Bakterien und man kann deutlich erkennen, wie von der einen (längeren) Spalte aus die spärlichen Kanälchen infiziert worden sind.

Die Karies der Wurzel bietet abgesehen vom Verlauf noch in anderer Hinsicht einige Besonderheiten, die gleich hier im Anschluß an das letzte Bild besprochen werden mögen. Bei der Oberflächenkaries nehmen wir mit den wenigen bereits geschilderten Ausnahmen an, daß der Einmarsch der Bakterien in die Dentinkanälchen von peripher d. h. von der Kavität her erfolgt. Wenn aber die Krone vollständig zerstört ist und nur noch die Wurzel steht, dann tritt der freiliegende Wurzelkanal gewissermaßen an die Stelle der Kavität insofern, als sich hier neben zahlreichen anderen Mikroorganismen auch die Bakterien ansiedeln können, die den Bedingungen für das Einwandern in die

tieferen Dentinschichten entsprechen. Und nun wird, wie aus Abb. 164 hervorgeht, d e r
Weg ein u mgek e h r t e r: die Bakterien dringen am zentralen Ende der Kanälchen in d iese ein und wandern nach der Oberfläche zu, eine Feststellung, die naturgemäß für die konservierende Zahnheilkunde von erheblicher Bedeutung ist, da sie die
Möglichkeit einer Reinfektion in sich schließt.

Wenn von der Wurzel alles zerstört ist, was über das Zahnfleischniveau hinausragt,
dann wird die durch das Zahnfleisch geschützte Außenseite weniger angreifbar und die
Karies breitet sich mehr im zentralen Abschnitt der Wurzel aus. Die Wurzel selbst
erhält dadurch meist an der Oberfläche eine napfförmige Gestalt, und zahl-

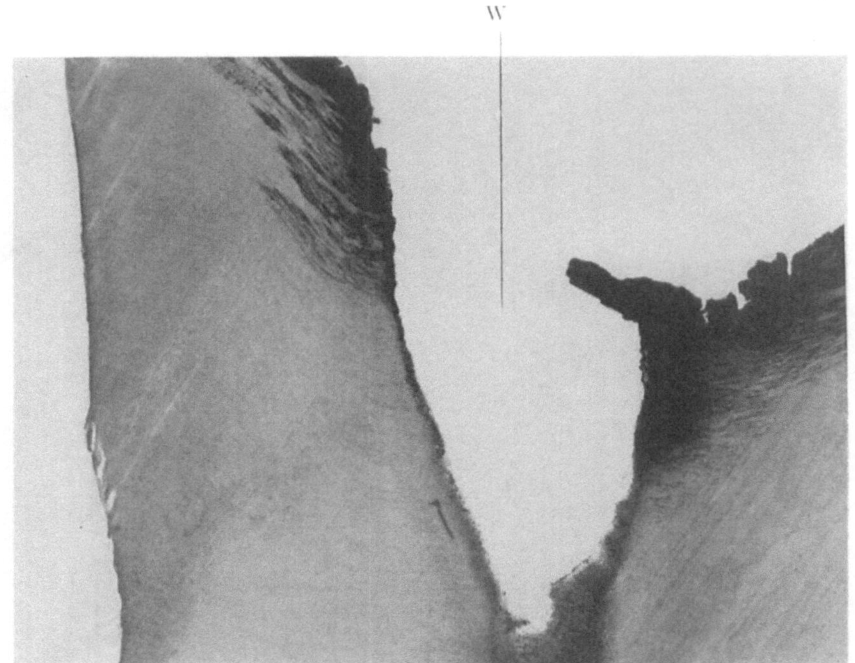

Abb. 164. Oberer 1. Prämolar. Dentinkaries vom Wurzelkanal (W) aus.
Gramfärbung. Übersichtsbild. Man sieht, wie die Kanälchen vom Wurzelkanal aus infiziert (dunkel) werden.
(Optik: Winkel Luminar 26 mm.)

reiche verschieden tiefe Spalten führen von da aus in die Tiefe. Was zur Bildung
dieser Spalten führt, steht noch nicht ganz fest; der Kaudruck allein genügt deswegen
kaum als Erklärung, weil ja die Okklusion fehlt und doch möchte man, wenn man
ein Bild wie Abb. 165 sieht, einen auf die Wurzeloberfläche ausgeübten Druck als die
wahrscheinlichste Ursache ansprechen. Der Spaltbildung an der Wurzeloberfläche, wie
sie eben in Abb. 165 gezeigt wird, geht die Entkalkung voraus und in diesem Zustande
— vor der Erweichung — können die Dentinstücke in ihrem Gefüge noch einen recht
festen Zusammenhalt haben, dabei aber derart e igentü mliche V e rb ieg u ng en aufweisen, wie sie aus dem Bilde hervorgehen. Doch spricht eben die Richtung, nach der das
linke Dentinstück umgebogen ist, dafür, daß ein Druck von oben hier zur Geltung kam.

Die bisherige Schilderung der Dentinkaries, ebenso wie die Bilder, die bisher besprochen worden sind, beziehen sich mit Ausnahme der Wurzelkaries durchweg auf
den akuten Verlauf der Erkrankung, als deren ausgesprochenste Form wir die sog. „penetrierende Karies" ansprechen können. Bei dieser rückt der Prozeß, dem Zuge der
Dentinkanälchen folgend, in sehr kurzer Zeit von dem Oberflächenherde aus gegen die

Pulpa vor und führt dann weiterhin zur Pulpitis, wenn nicht rechtzeitige Behandlung erfolgt. Im Gegensatz dazu steht die chronische Form der Erkrankung, die Caries chronica oder, wie sie auch vielfach genannt wird, die Caries sicca, die allerdings nur unter ganz bestimmten Voraussetzungen sich entwickeln kann. Man hat früher von der gleichen Form auch als von einer ausgeheilten Karies gesprochen, weil alle sichtbaren Zeichen der Zerstörung fehlen; doch zeigt das mikroskopische Bild und namentlich die Bakterienfärbung ohne weiteres, daß von einer wirklichen

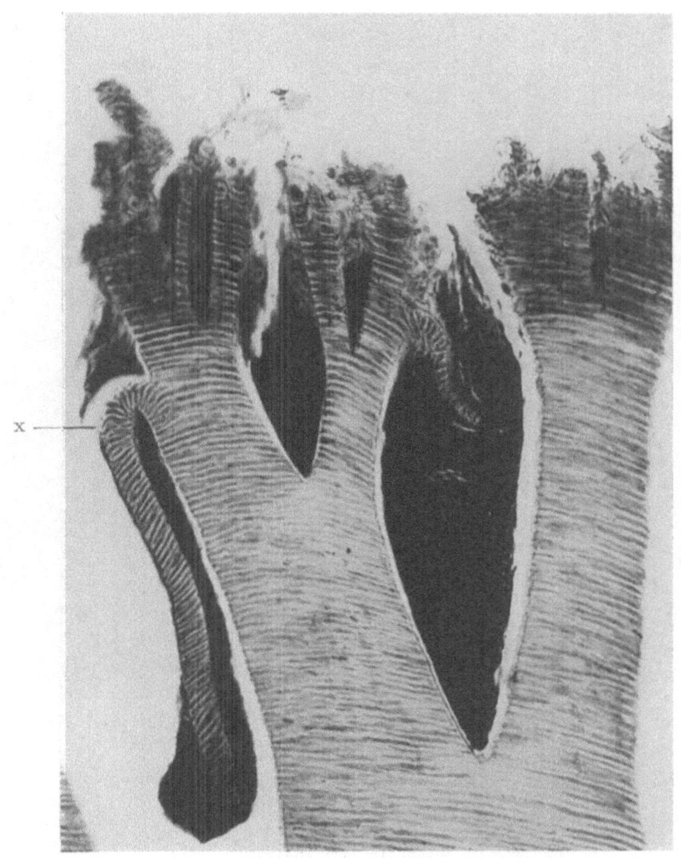

Abb. 165. Unterer 1. Molar. Dentinkaries. Längsschnitt.
Hämatox.-Eosinfärbung. Schwache Vergr. Ein erweichtes Stück Dentin ist durch den Kaudruck bei x nach unten gebogen. (Optik: Winkel Achrom. 12,6 mm, Kompl. Ok. 4.)

Ausheilung kaum je die Rede sein kann. Die Bedingungen, an die der chronische Verlauf der Karies gebunden ist, lauten vor allem: es dürfen keine überhängenden Partien, namentlich keine überhängenden Schmelzpartien da sein, also überhaupt keine Nischen, in denen gärungsfähiges Material einen Schlupfwinkel findet; denn wo solche Schlupfwinkel vorhanden sind, da ist auch Gelegenheit zur ungestörten Säurebildung gegeben, und durch die entkalkende Wirkung der Säure eine bessere Ausdehnungsmöglichkeit für die Mikroorganismen geschaffen. Ferner: die erkrankte Fläche muß unter ausreichender Funktion stehen, denn Kauakt und Friktion des Speisebreies sorgen für mechanische Reinigung und Abtragung etwaiger entkalkter Dentinpartien; würden die letzteren bestehen bleiben, so wäre wegen des Reichtums an (auch säurebildenden) Mikroorganismen und wegen des Nachschubs doch die Gefahr einer rascheren

Krankheitsausdehnung gegeben. Endlich: ein gewisses Mindestmaß von Leistungsfähigkeit der Pulpa muß vorhanden sein (Bildung einer starken transparenten Zone).
Wie weit sonst noch besondere Momente hinzukommen, wie etwa Mineralisation vom
Speichel her, das ist noch nicht geklärt. Fest steht jedenfalls dies: Sobald sich eine
Nische bildet, z. B. durch Miterkrankung oder interkurrente Erkrankung der Approximalfläche, setzt hier oft auch an Stelle der Caries chronica wieder die akute Form ein. Kantorowicz sagt: Durch das Fehlen der Kohlehydratgärung kann auch keine Säure in
die Tiefe diffundieren; die Bakterien können wohl in der Tomesschen Faser vordringen
und das Protoplasma derselben zerstören, entkalken können sie nicht! Dazu kommt,

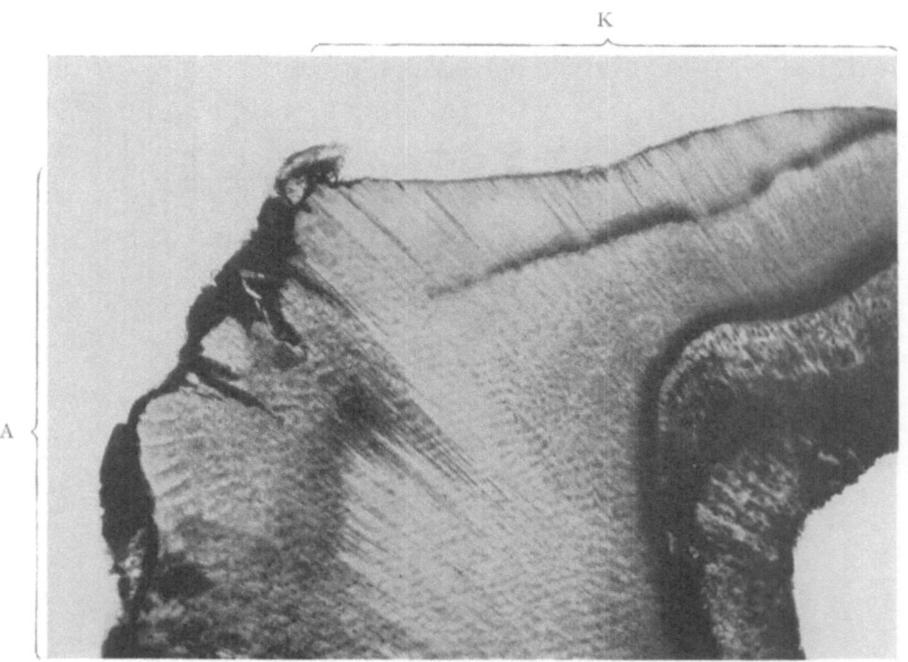

Abb. 166. Oberer 1. Molar. Caries chronica auf der Kaufläche (K), Caries humida an der
Approximalseite (A).
Hämatox.-Eosinfärbung. Ganz schwache Vergr. (Optik: Winkel Achrom. 37 mm, Kompl. Ok. 4.)

daß auch die auflösende Wirkung der oberflächlichen Arten fehlt, weil diese stets weg-
gescheuert werden. Das Fehlen der Kohlehydrate ist also das ursächliche
Moment dafür, daß keine Säuren entstehen, demnach auch keine Entkalkung
und Erweichung stattfinden kann.

Eine Gegenüberstellung von mikroskopischen Bildern der beiden Verlaufsformen
zeigt ohne weiteres die großen Unterschiede: Bei der akuten Form die weit nach der
Pulpa zu sich vorschiebenden Infektionserreger, die rosenkranz- oder ampullenförmige
Erweiterung der Kanälchen, die zahlreichen Querspalten, die tiefgehenden Zerklüftungen
und der Zerfall des erweichten Dentins. Auf der anderen Seite bei der chronischen Form
das Fehlen aller dieser Erscheinungen, dafür aber eine viel schärfere Abgrenzung des
gesunden Zahnbeins vom kranken. Die Bakterienfärbung ergibt, daß die Mikroorganismen nie sehr weit in die Tiefe dringen. Es fehlt die Erweiterung der Kanälchen und eine nennenswerte Beteiligung der Grundsubstanz bei dem Zerstörungsprozeß.

Verschiedenes von dem, was soeben orientierend gesagt wurde, findet bereits in der
schwachen Vergrößerung des Bildes Abb. 166 seine Bestätigung. Es handelt sich hier
um einen ersten Molaren (gerade bei diesen beobachtet man besonders häufig

die chronische Form der Karies), der an der Kaufläche die Merkmale einer chronischen Karies trug und an der einen Approximalseite eine frische Karies aufwies (im Bilde links). Vor allem fällt der fast ganz glatt verlaufende Kauflächenrand bei der

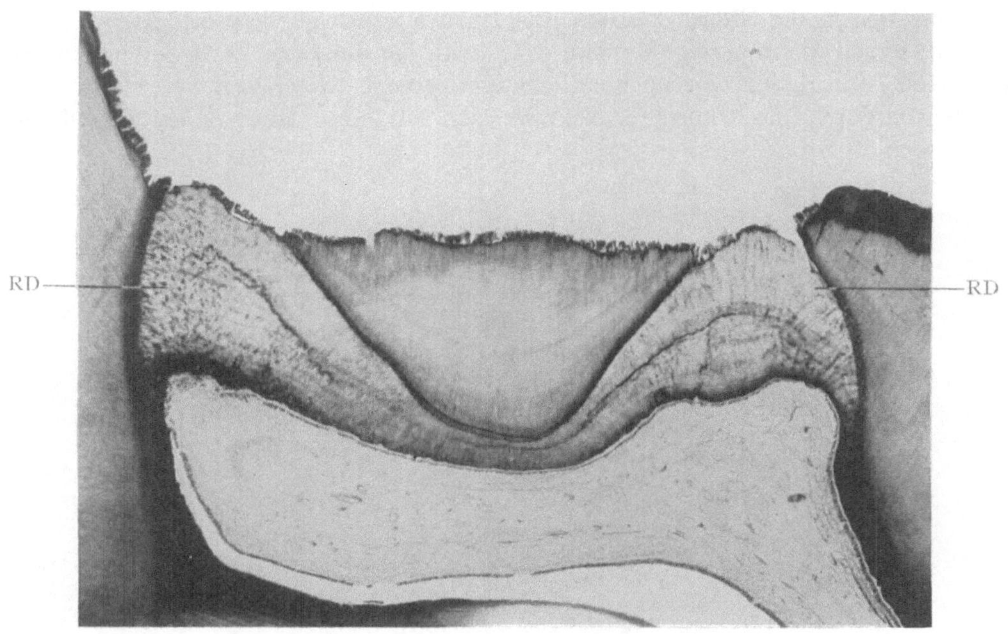

Abb. 167. Oberer 1. Molar. Die Caries chronica hat das Reizdentin (RD) erreicht. Hämatox.-Eosinfärbung. Übersichtsbild. (Optik: Winkel Luminar 26 mm.)

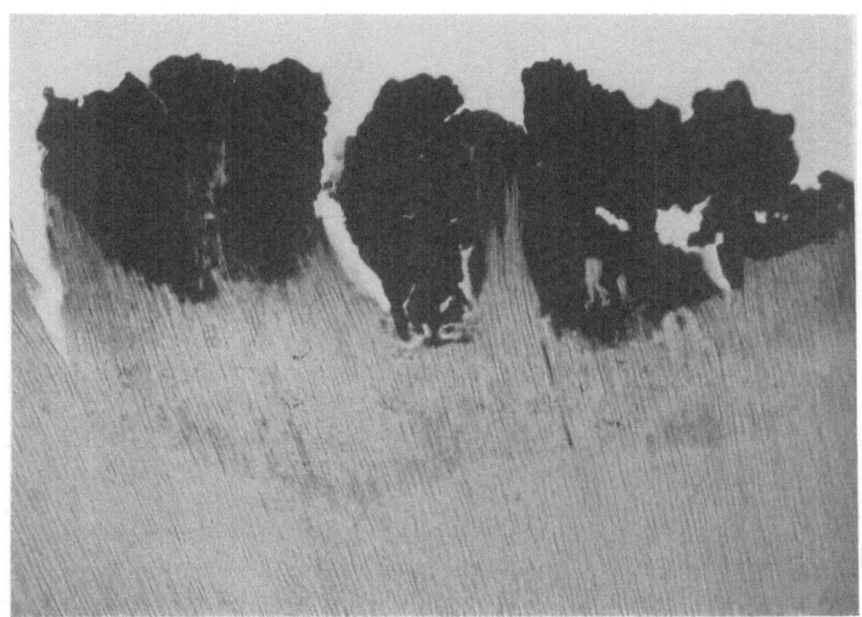

Abb 168. Unterer 1. Molar. Caries chronica. Gramfärbung. Schwache Vergr. Oberflächlicher Bakterienbelag. Man sieht nur ganz vereinzelt in wenigen Kanälchen ein Tieferdringen von Bakterien. (Optik: Winkel Achrom. 12,6 mm, Kompl. Ok. 4.)

Caries chronica gegenüber der starken und tiefgehenden Zerklüftung des Approximalrandes bei der frischen Karies ins Auge. Ferner läßt sich auch das ungleichmäßige, aber z. T. schon sehr weit bis an die Pulpa herangehende Vorrücken der Bakterien bei der Approximalkaries an den als dunklere Striche wirkenden infizierten Kanälchen erkennen im Gegensatz zu der chronisch verlaufenden Oberflächenkaries, wo mit dem dunkeln Band im Dentin die Grenze gezogen ist. Ein weiteres Übersichtsbild ist mit Abb. 167 gegeben; es soll daran gezeigt werden, daß, wenn die sonstigen Vorbedingungen gegeben sind, auch dann die chronische Form der Karies noch weiter bestehen kann, wenn das Reizdentin durch die Abrasio erreicht worden ist. Daß trotz derartig weitgehender

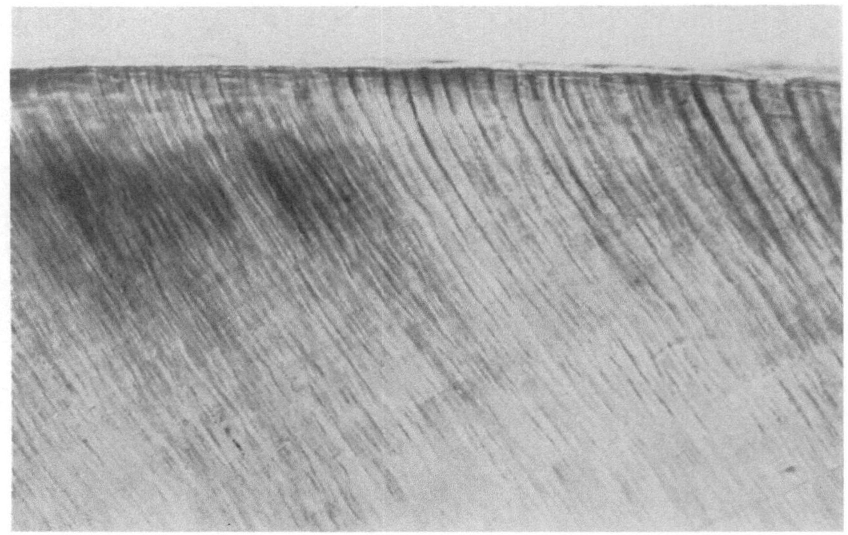

Abb. 169. Oberer 2. Prämolar. Caries chronica.
Schliff ungefärbt. Mittlere Vergr. Nur wenige Kanälchen erscheinen nach der glatten Oberfläche zu etwas erweitert.
(Optik: Winkel Achrom. 6 mm, Kompl. Ok. 4.)

Reduzierung der Zahnkrone die Odontoplastenzone noch so gut erhalten ist, spricht ebenfalls für den langsamen Verlauf des Prozesses.

Eine leichte Zerklüftung kann ja gelegentlich auch bei der chronischen Form vorkommen, namentlich dann, wenn der Zahn bzw. seine Oberfläche funktionell nicht so sehr in Anspruch genommen wurde. Ein solcher Fall ist in Abb. 168 abgebildet. Das Präparat stammt von einem Zahn, der mit der klinischen Diagnose Caries nigra geschnitten worden war. Die Diagnose war gestützt auf das Fehlen einer eigentlichen Kavität, auf die Härte des schmelzfreien Dentins und auf die tief-schwarze Färbung der Dentinoberfläche. Im Bilde zeigt sich nun ein dichter Belag von Bakterien, der auch die Klüfte ausfüllt; trotzdem sind alle Merkmale der chronischen Karies gegeben; insbesondere fällt auf, daß sich nur ganz vereinzelt Kanälchen finden, in die die Kokken etwas weiter vorgedrungen sind (es handelt sich um eine Gramfärbung!).

Als Gegenstück dazu mag das Bild Abb. 169 dienen. Es stammt ebenfalls von einem Zahn mit der Diagnose chronische Karies und entspricht einer der besonders harten, glänzend polierten braunen Stellen, die wir häufig an Molaren mit chronisch verlaufender Kauflächenkaries beobachten. (Die Politur wird natürlich durch den

artikulierenden Antagonisten herbeigeführt.) An diesem Bild wird verständlich, wie
manche von einer ausgeheilten Karies sprechen können. Denn auch bei der Vergrößerung
zeichnet sich der Dentinrand noch durch die scharf gezogene Begrenzung aus, wie sie
bei einer Abkauung ohne Karies nicht besser ausgeprägt sein könnte und nur bei genauer
Prüfung kann man feststellen, daß mehrere Dentinkanälchen sich gegen die Oberfläche
hin beträchtlich erweitern, während sie nach unten in das transparente Dentin übergehen.

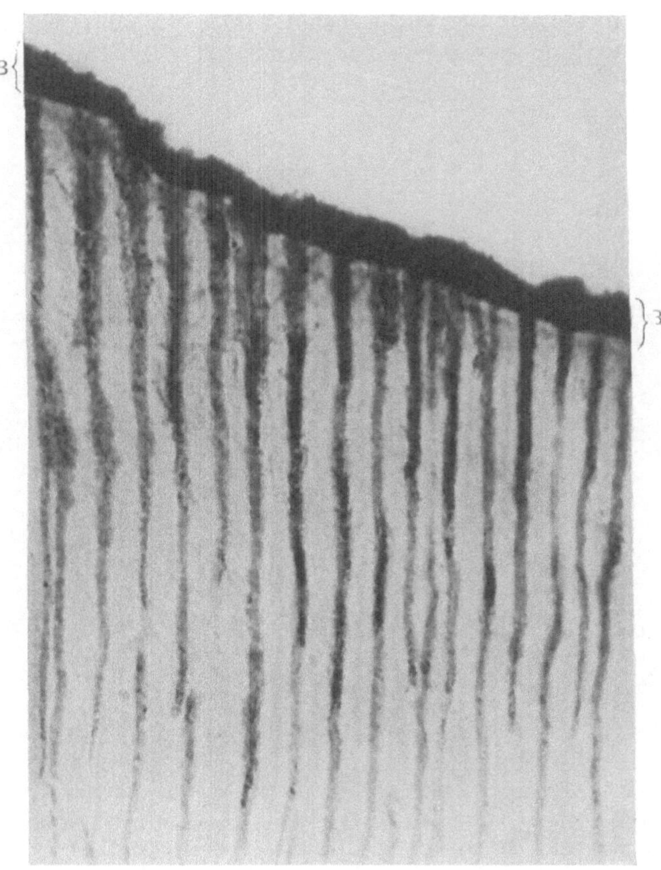

Abb. 170. Unterer 1. Molar. Caries chronica.
Hämatox.-Gramfärbung. Starke Vergr. Unter dem Belag (B) sind alle Dentinkanälchen trichterförmig erweitert.
(Optik: Winkel Fluor. 3 mm, Kompl. Ok. 4.)

Abb. 170 bringt eine Stelle, die ebenfalls ganz glatt, wenn auch nicht poliert erschien,
in stärkerer Vergrößerung. Hier tritt — im vorliegenden Bild allerdings unter einem
Pilzrasen — die Erweiterung des Kanallumens an der Oberfläche noch deutlicher in
Erscheinung. Unwillkürlich drängt sich bei einzelnen Kanälchen das Bild eines lang-
ausgezogenen Trichters auf. Man sieht aber auch hier, wie wenig bei der chronisch
verlaufenden Karies die Grundsubstanz in Mitleidenschaft gezogen wird. Das letztere
gilt selbst da, wo die Oberfläche durch die Kaufunktion nicht so sehr geglättet ist, sondern
etwas rauher erscheint, wie dies in Abb. 171 der Fall ist. Das Bild — eine Bakterienfärbung — gibt zugleich noch einmal einen guten Überblick über die geringe Tiefe, bis
zu der die Bakterien vordringen; im großen und ganzen halten sie sich dicht an der
Oberfläche und nur einige wenige Kanälchen lassen ein etwas weiteres Vordringen

erkennen. Bemerkenswert ist auch das folgende Bild (Abb. 172), ebenfalls eine Bakterienfärbung. Hier lag ziemlich nahe unter der harten braunen Oberfläche eine Reihe von Interglobularbezirken. Bei Bildung der transparenten Zone, die ja gerade bei der Caries chronica außerordentlich gut entwickelt wird, war wohl auch hier noch nachträglich eine Verkalkung eingetreten, doch reichte sie nicht aus, um die Interglobularbezirke zum Verschwinden zu bringen, und die Kanälchen auf die Norm älteren Dentins zu verengern. Und nun ist interessant zu sehen, wie die Kanälchen, soweit sie nicht verengert waren, prall mit Bakterien angefüllt sind und die Kokken auch in den Interglobularbezirken, soweit sie nicht nachträglich verkalkt wurden, eingestreut liegen. Auf der Verbindungsstrecke zur Oberfläche aber waren nur sehr vereinzelte

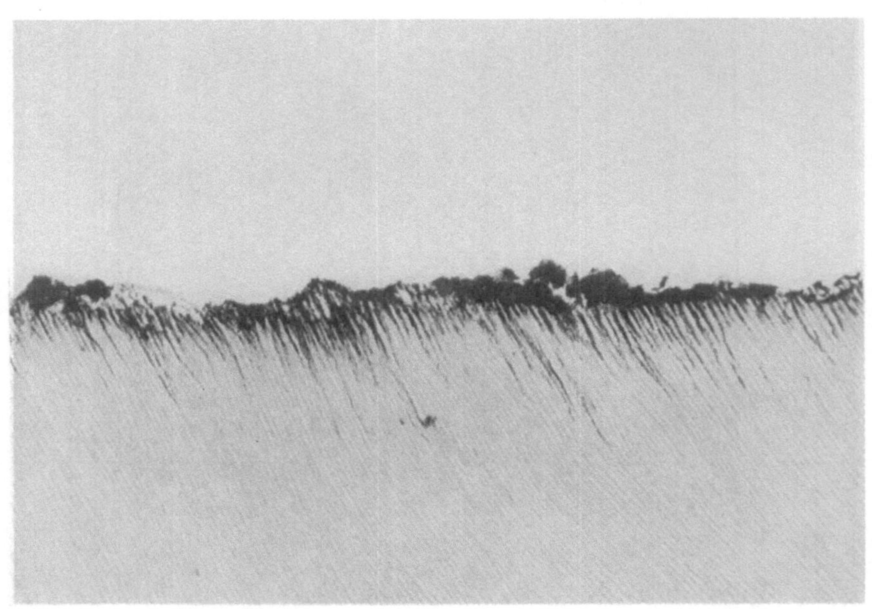

Abb. 171. Oberer 1. Prämolar. Caries chronica.
Gramfärbung. Schwache Vergr. Die Oberfläche ist nicht glattgeschliffen und etwas mehr zerklüftet. Aber die Bakterien dringen auch hier nur wenig in die Tiefe. (Optik: Winkel Achrom. 12,6 mm, Kompl. Ok. 4.)

Kokken zu erkennen. Anscheinend vermögen auch kleine Partien Dentins mit günstigeren Ausbreitungsbedingungen für die Bakterien nicht den chronischen Verlauf zu beeinflussen, wenn die sonstigen Vorbedingungen für eine Caries chronica gegeben sind.

Im Zusammenhang mit Abb. 168 ist schon einmal von der Caries nigra die Rede gewesen, einer Form, die durchaus zu den chronischen gehört, namentlich auch die charakteristische Härte aufzuweisen hat, von der andern aber sich durch eine tiefe schwarze Farbe des erkrankten Dentins unterscheidet. Wenn man einen solchen Zahn untersucht, versteht man sehr wohl, wie ältere Autoren zu dem Namen Necrosis eboris kamen. In Abb. 173 ist der Längsschliff durch einen solchen Zahn wiedergegeben. Von Schmelz ist an diesem Zahn kaum mehr etwas erhalten gewesen. Das besondere bleibt, wie tief die Schwarzfärbung sich in das Kronendentin hinein erstreckt und das Zahnbein doch seine vollkommene Härte bewahrt hat. Die plausibelste Erklärung ist, daß hier eine starke Pigmentierung durch Mikroorganismen erfolgte, die aber keinerlei Säure zu bilden vermochten.

Zu den Kariesherden, die mehr der chronischen als der akuten Form zuzurechnen sind, gehören auch die Zahnhalskavitäten, namentlich an den Stellen, die wenigstens

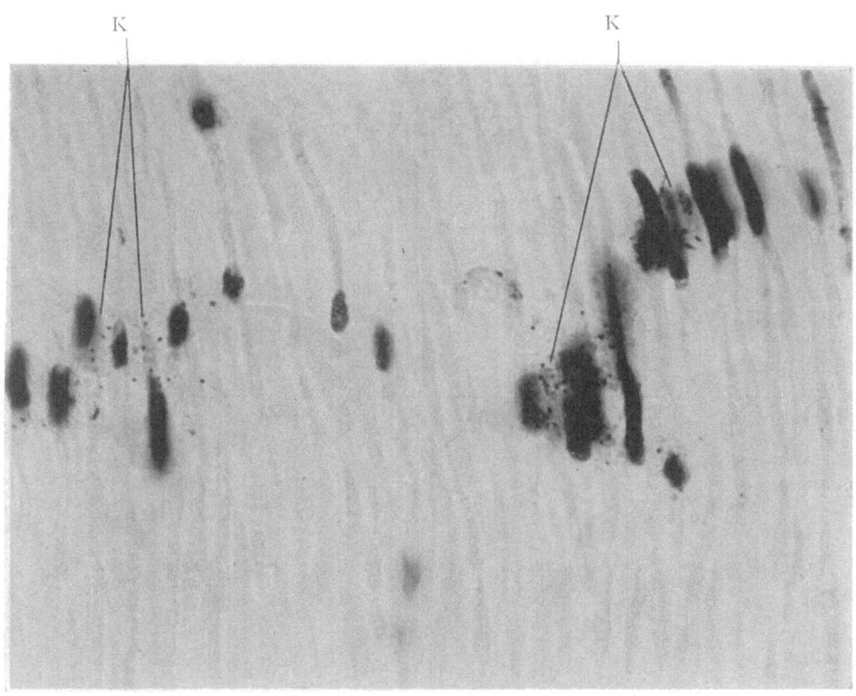

Abb. 172. Unterer 1. Molar. Interglobulardentin unter einer Caries chronica.
Gramfärbung. Starke Vergr. Die weiten Kanälchen im Interglobulardentin sind prall gefüllt mit Bakterien (schwarz) in der interglobulären Grundsubstanz Kokken (K). (Optik: Winkel Fluor. 3 mm, Kompl. Ok. 4.)

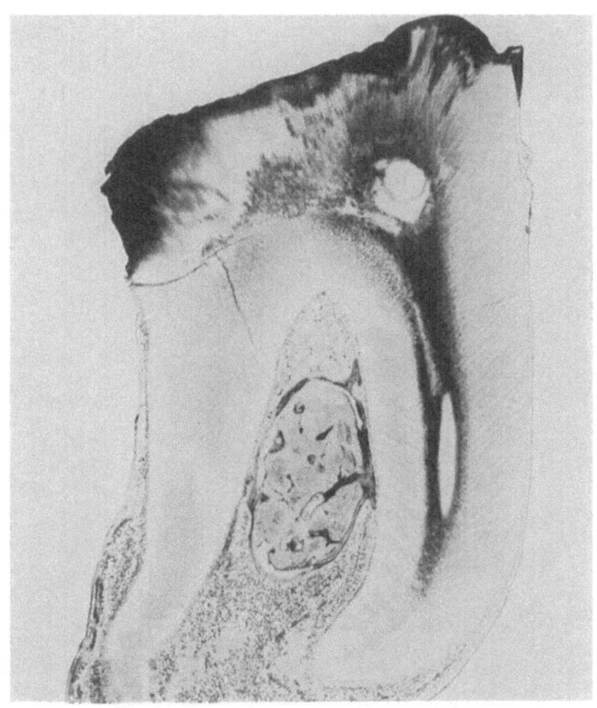

Abb. 173. Unterer 1. Molar. Caries nigra.
Schliff ungefärbt. Übersichtsbild. Die Schwarzfärbung dringt tief ins Dentin ein.
(Optik: Winkel Luminar 70 mm.)

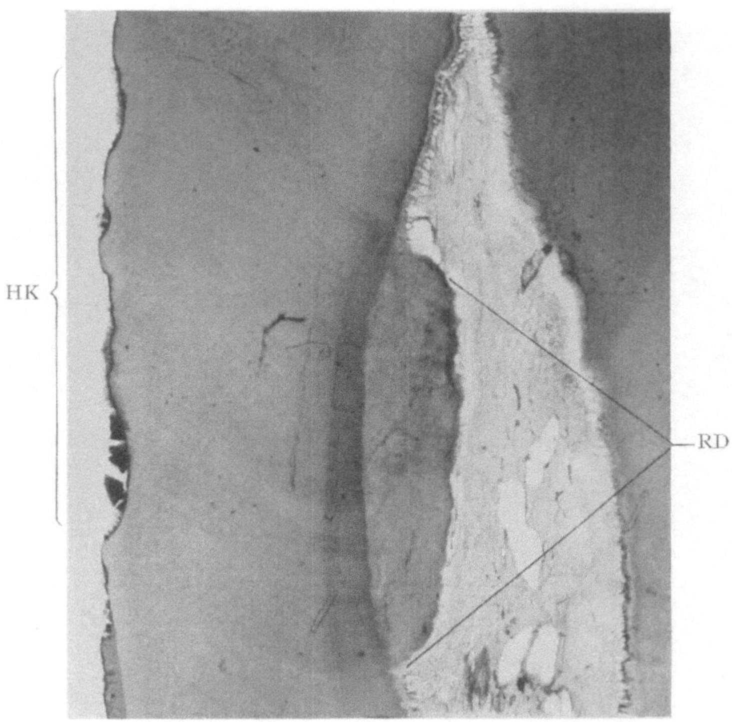

Abb. 174. Oberer Eckzahn. Halskaries (HK). Korrespondierende Reizdentinbildung (RD).
Hämatox.-Eosinfärbung. Übersichtsbild. (Optik: Winkel Luminar 26 mm.)

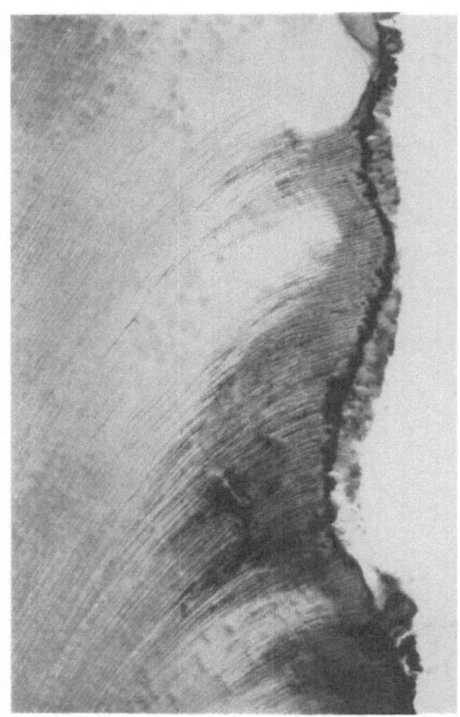

Abb. 175. Oberer Eckzahn. Halskaries. Die Bakterien sind auch hier nicht weit in die Tiefe
gedrungen.
Hämatox.-Eosinfärbung. Ganz schwach Vergr. (Optik: Winkel Achrom. 37 mm, Kompl. Ok. 4.)

einer künstlichen Reinigung zugänglich sind. In Abb. 174 haben wir das Übersichtsbild über eine solche chronische Halskavität. Der Prozeß zeigt wenig Neigung, nach der Tiefe zu sich auszubreiten und doch muß er, nach der dicken Lage von Reizdentin zu schließen, schon geraume Zeit bestehen. Charakteristisch ist der Sitz des Reizdentins; er liegt scheinbar etwas tiefer als die Kavität selbst, in Wirklichkeit aber entspricht er genau der Menge und dem Verlauf der von der Karies betroffenen Kanälchen. In Abb. 175 wird bei etwas stärkerer Vergrößerung das Bild von einer Halskavität gebracht. Auch hier konnte man nicht eigentlich von einem akuten Prozeß sprechen; trotzdem zeigen die Bakterien schon mehr Tendenz, nach der

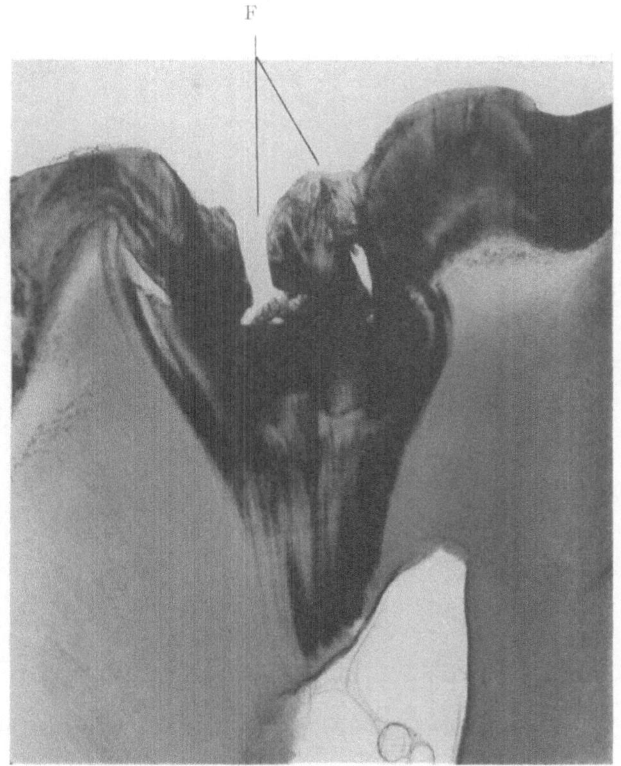

Abb. 176. Oberer 2. Molar. Die Fissurenkaries (F) des Schmelzes geht auf das Dentin über.
Die dunkle Farbe des Dentins entspricht der Zone der Verfettung. Schliff ungefärbt. Übersichtsbild.
(Optik: Winkel Luminar 26 mm.)

Tiefe zu sich auszubreiten. Auch sind im Bereiche des infizierten Dentins verschiedentlich Spaltbildung und Konfluieren benachbarter Kanalstrecken zu beobachten, was, wie wir gesehen haben, bei der reinen Form der Caries chronica nicht vorkommt. Man würde ein derartiges Bild also eher als eine Zwischenform zwischen akuter und chronischer Karies zu bezeichnen haben (subakut).

Ganz anders ist es mit den keilförmigen Defekten, die ja dem Sitz nach den Halskavitäten sehr nahe stehen. Sie sind nicht ohne weiteres in die Rubrik der chronischen Karies einzureihen, denn es gibt immer wieder Fälle, in denen die den Defekt begrenzenden Zahnbeinwände vollkommen glatt und frei von Karieszeichen sind; andererseits sind aber auch die Fälle recht häufig, wo die Zahnbeinflächen kleinste Erweiterungsherde oder die freigelegten Dentinkanälchen eine Bakterieninvasion von geringer Tiefe aufzuweisen haben. In diesen Fällen gleicht das Bild den bisher gebrachten Figuren,

10*

so daß von einer Wiederholung abgesehen werden kann. (Näheres über die keilförmigen
Defekte selbst findet sich in dem Kapitel „traumatische Veränderungen".)

Entsprechend den Prädilektionsstellen für Karies und bestimmten öfter wieder-
kehrenden Erscheinungsformen hat man gewisse Gruppen zusammengefaßt, deren wesentlichste sind: Fissurenkaries, Approximalkaries, Halskaries, zirkuläre Karies, Wurzelkaries. Zum Teil sind diese Gruppen mit den vorausgegangenen Bildern schon illustriert
worden; es wäre also der Vollständigkeit halber nur noch einiges wenige nachzutragen.

Fissurenkaries. Die Häufigkeit gerade dieser Gruppe ist leicht verständlich, da
die Voraussetzungen für die Retention von Speisepartikelchen und für die Bildung von
Gärungssäure ohne weiteres durch die Gestaltung gegeben sind. Wie bei der Fissuren-

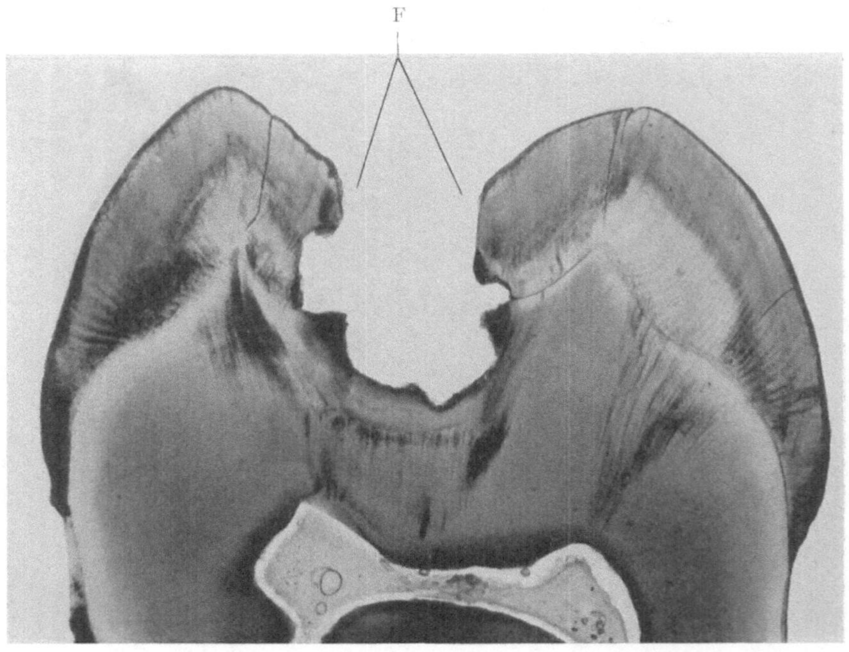

Abb. 177. Oberer 1. Molar. Die Fissurenkaries (F) des Schmelzes ist übergegangen in die
Dentinkaries.
Schliff ungefärbt. Übersichtsbild. (Optik: Winkel Luminar 70 mm.)

karies zunächst der Schmelz ergriffen wird und sich dann der Prozeß auf das Zahnbein
ausdehnt, ist im Abschnitt „Karies des Schmelzes" schon gezeigt worden. In Abb. 176
und 177 werden noch einmal zwei Belege dafür gebracht. Abb. 176 stellt ein Anfangsstadium dar. Der Schmelz ist zum Teil noch erhalten, das Dentin ist eben in Mitleidenschaft gezogen worden; die dunkle Zeichnung der Dentinkanälchen bis zur Pulpa hin
entspricht in der Hauptsache der Verfettung der Tomesschen Faser. In Abb. 177 dagegen
ist bereits ein Teil Dentin zerstört.

Approximalkaries. Ein Anfangsstadium ist in Abb. 166 abgebildet und in Vergleich mit der Caries chronica gebracht worden. Abb. 178 bringt das Bild von einem
Schneidezahn mit doppelseitiger Approximalkaries in einem weiter fortgeschrittenen Stadium. Sehr gut ist auch hier wieder zu sehen, wie Sitz und Umfang des Reizdentins sich nach Zahl und Verlauf der infizierten Dentinkanälchen richten.

Was die Zahnhalskaries und die Wurzelkaries anlangt, so sind die hierzu
gehörigen wichtigsten Bilder bereits besprochen worden und was endlich die ringförmige Karies betrifft, so wäre darüber nach der Darstellung von Kantorowicz

folgendes zu sagen: Die letzten Schmelzschichten auch des Milchgebisses werden erst nach der Geburt angelagert; die im ersten Lebensjahre so häufigen Erkrankungen können durch Störung des Kalkstoffwechsels diese letzten Schmelzschichten recht mangelhaft und wenig widerstandsfähig ausfallen lassen; dadurch werden in diesem Bereich günstige Bedingungen für die Ausbreitung der Karies geschaffen; da die Anlagerung lamellär ringförmig erfolgt, so ist nun auch die ringförmige Verbreitung der Karies in diesem Bereich verständlich; der Verlauf ist im all-

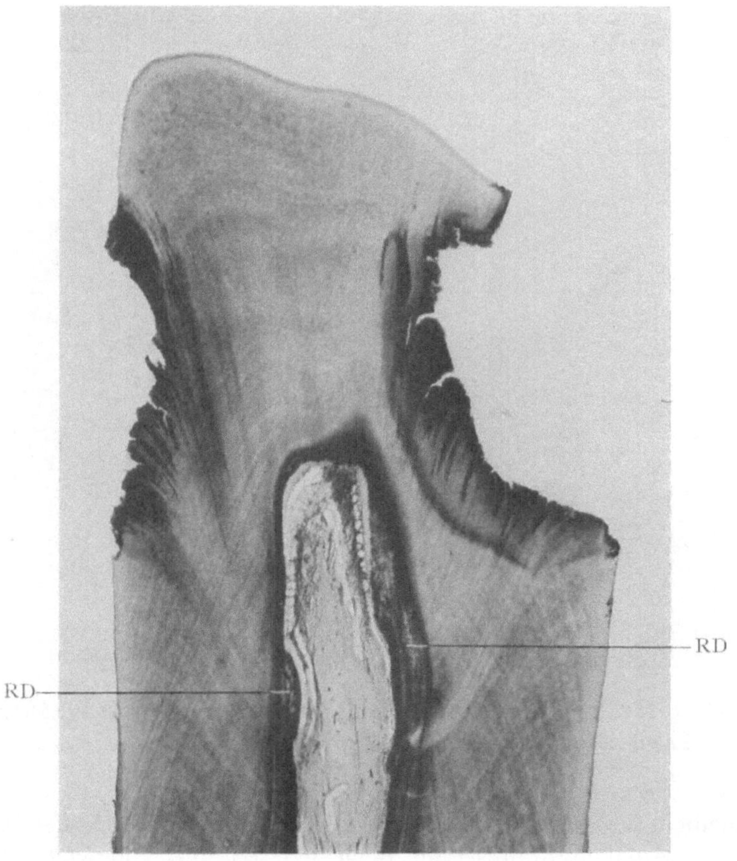

Abb. 178. Unterer 2. Prämolar. Doppelseitige Approximalkaries.

Der Sitz des Reizdentins (RD) entspricht der Ausdehnung der Karies und dem Verlauf der infizierten Dentinkanälchen. (Optik: Winkel Luminar 26 mm.)

gemeinen ein ziemlich langsamer und wenn erst der Schmelz verschwunden ist, kann ganz und gar das Bild der chronischen Karies auftreten, wie es bereits besprochen ist.

Zum Schluß noch ein paar Worte über die sog. sekundäre Karies. In der Praxis werden darunter vielfach die Fälle verstanden, die sich unter oder neben einer bereits gelegten Füllung entwickeln. Häufig genug ist allerdings die Bezeichnung nur eine Beschönigung für Fehler in der Behandlung, sei es, daß die Wände und Ränder der Kavität beim Füllen nicht ordentlich bedacht worden waren, sei es, daß der Behandelnde sich durch die Härte des Kavitätenbodens verführen ließ, infiziertes Zahnbeinmaterial zurückzulassen und daß von da aus der Prozeß weiter ging. Gerade die Bilder von der „Zone der Pionierpilze" haben gezeigt, daß eine mikroskopisch erkennbare Erweichung noch keineswegs da zu sein braucht, wo in einzelnen Kanälchen bereits

Kokken vorgedrungen sind. Sekundär kann dann eine Karies auftreten, wenn zwar alles Krankhafte entfernt war, aber durch Kontraktion des Füllungsmaterials eine Lücke entstand oder wenn durch Absplittern des Schmelzrandes eine Nische neben der Füllung entsteht. Die dabei sich entwickelnden Bilder decken sich natürlich vollkommen mit den bereits besprochenen. Bei gründlicher Säuberung der Kavität und gründlichem Dichten des Amalgams legt sich dieses außerordentlich scharf an, wie Abb. 179 zeigt, von hier aus ist die Entwicklung einer „sekundären" Karies dann nicht denkbar. Ja, man könnte sich selbst denken, daß wenn auch vereinzelte Pionierpilze noch beim Legen der Füllung in dem darunter liegenden Dentin vorhanden waren, diese

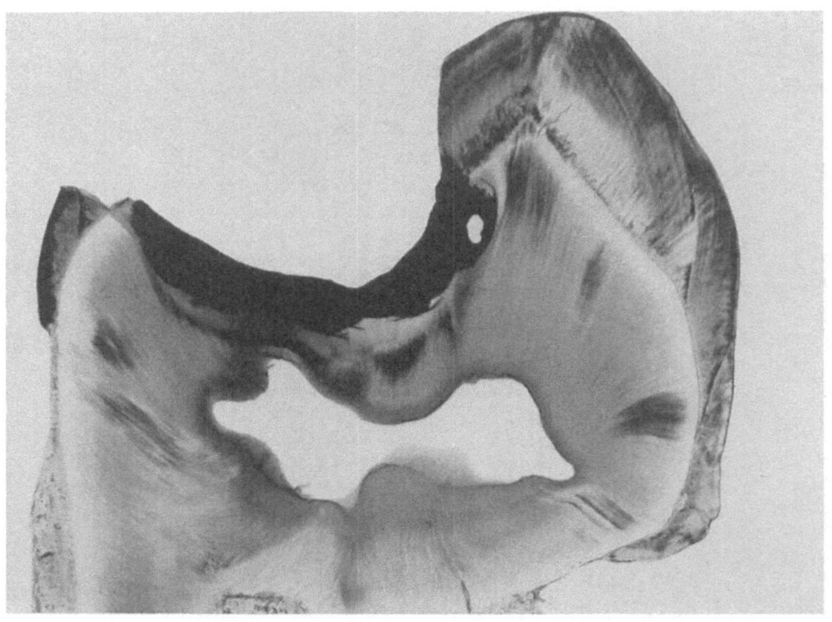

Abb. 179. Oberer 1. Molar. Die Amalgamfüllung (schwarz) liegt den Kavitätenwänden fest an. Schliff ungefärbt. Übersichtsbild. (Optik: Winkel Luminar 70 mm.)

unschädlich bleiben, sozusagen ersticken. In dem Falle, von dem der Schliff Abb. 179 stammt, war die Amalgamfüllung sehr lange gelegen und von weitergehender Karies nichts zu sehen; die dunkeln Partien im Dentin unter der Amalgamfüllung entsprechen nicht kariösem Zahnbein, sondern zum größten Teil wohl einer Pigmentierung.

4. Die Karies des Zementes.

Eine Gegenüberstellung von Zement und Dentin hinsichtlich des Gehaltes an organischen Substanzen ergibt, daß das Zement mit seinen 32,24 % rund 4 % mehr organische Bestandteile hat wie das Zahnbein. Der Knochen hat 32 %; es steht ihm also in dieser — wie übrigens auch in mancher anderen — Beziehung das Zement fast gleich. Nach all dem, was in den beiden vorausgehenden Abschnitten über die Bedeutung der organischen Substanzen für die Kariesausbreitung gesagt worden ist, muß das Zement mit seinem hohen Prozentsatz der Karies besonders leicht zum Opfer fallen. Damit deckt sich auch die klinische Beobachtung; es ist eine alte Erfahrung, daß mit der fortschreitenden Atrophie des Alveolarfortsatzes im höheren Alter und mit der dadurch bedingten Bloßlegung des Zements sehr häufig eine Karies an den freiliegenden Wurzelabschnitten beginnt, während die Krone intakt ist. Ebenso sehen wir — vorausgesetzt daß das Zahnfleisch entsprechend zurücktritt — eine Zahnhals-karies sich immer leichter nach der Wurzel bzw. dem Zement zu ausbreiten wie nach der Krone zu.

Wenn wir uns nun wieder die Frage vorlegen, in welcher Weise der organische Be-stand strukturell zum Ausdruck kommt, so ist zunächst daran zu erinnern, daß es zwei im Aussehen sehr verschiedene Arten von Zement gibt, die wir an jedem Zahne be-obachten. Die eine wird dadurch charakterisiert, daß sie frei von Zelleinschlüssen ist

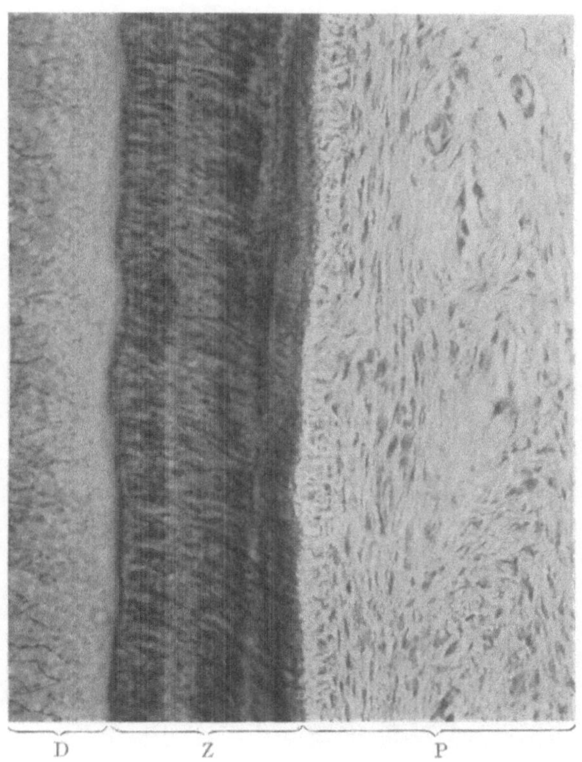

Abb. 180. Oberer 1. Molar. Fibrilläres Zement.
Schmorlfärbung. Mittlere Vergr. Die fast senkrecht zur Oberfläche stehenden Faserzüge und Saftlücken treten stark hervor. D Dentin. Z Zement (fibrilläres). P Periodontium.
(Optik: Winkel Achrom. 6 mm, Kompl. Ok. 4.)

und eine regelmäßige, radiär verlaufende Fibrillenanordnung aufweist. Sie bedeckt stets das koronale Drittel der Wurzel, dehnt sich aber auch sehr oft über die beiden andern Drittel, hier gewöhnlich als unterste von mehreren Lagen, bis zur Wurzelspitze aus. Shmamine hat für diese Art von Zement den Ausdruck „primäres" Zement vorgeschlagen. Diese Bezeichnung ist insofern nicht ganz glücklich, als sich häufig im apikalen Wurzeldrittel primär das zellhaltige Zement an das Zahnbein anlagert und andererseits das zellfreie Zement des öfteren sich sekundär auf andere Zementschichten legt. Im folgenden wird daher für das von Zelleinschlüssen freie Zement bei dem, wie gesagt, die regelmäßige Fibrillenanordnung im Bilde das vorherrschende ist, der Aus-druck „fibrilläres Zement" gebraucht. Die zweite Art von Zement erhält durch die mehr oder minder zahlreichen Zementhöhlen, bzw. Zellen, sowie durch seinen lamellären Bau eine besondere Ähnlichkeit mit Knochen; sie wird im folgenden als „Osteozement" bezeichnet. Natürlich enthält auch das Osteozement zahlreiche Fibrillen; gerade durch die Karies werden sie dem Auge erst recht sichtbar gemacht; sie verlaufen aber anders, sind unregelmäßiger angeordnet und im gesunden Zement wenig sichtbar.

Im fibrillären Zement sind vom Standpunkt der Kariesentwicklung aus betrachtet besonders wichtig die mehr oder minder unverkalkt gebliebenen feinen Faserbündel (die Sharpeyschen Fasern) und die in oder neben ihnen laufenden, ebenfalls radiär angeordneten Saftlücken, die den Stoffwechsel von der Wurzelhaut her nach der Dentingrenze zu vermitteln (Abb. 180). Im Osteozement sind besonders

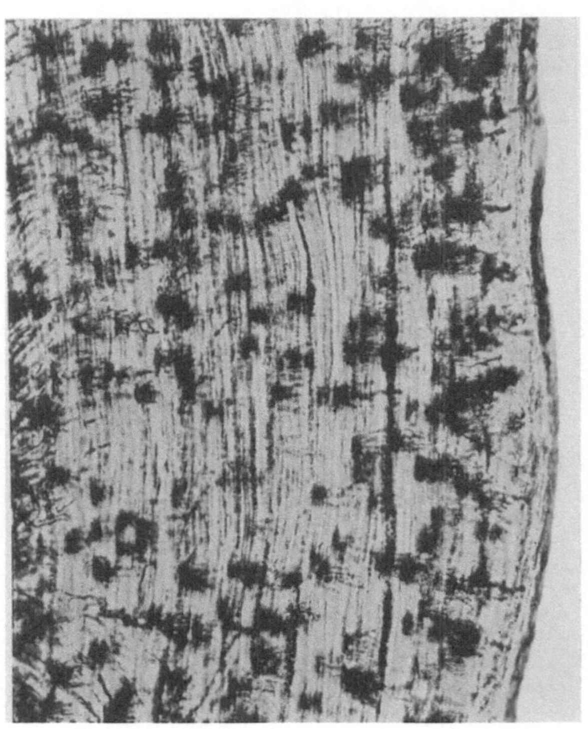

Abb. 181. Oberer 2. Prämolar. Osteozement.
Schliff ungefärbt. Schwache Vergr. Die einzelnen Lamellenlagen und die Zementkörperchen treten deutlich hervor.
(Optik: Winkel 12,6 mm, Kompl. Ok. 4.)

wichtig einerseits die Zementhöhlen und die von ihm ausgehenden überaus zahlreichen, miteinander anastomosierenden Kanälchen und andererseits die annähernd parallel zur Dentingrenze ziehenden, lang gezogenen Saftlücken, die dadurch gebildet werden, daß die einzelnen Lamellen des Osteozementes sich nicht gleichmäßig dicht aneinander legen, sondern häufig unverkalkte Spalten zwischen sich lassen (Abb. 181). Wie wenig fest die Lamellen untereinander verbunden sein können, geht schon daraus hervor, daß beim Schnitt unter Umständen ein leichter Druck auf das Deckglas bereits genügen kann, um die einzelnen Lagen voneinander zu trennen. Für die Ausbreitung der Karies ist dies, wie spätere Bilder zeigen werden, von erheblicher Bedeutung.

Bei solcher strukturellen Verschiedenheit der beiden Zementformen gestalten sich auch die histologischen Bilder bei der Karies recht verschieden. Es werden deshalb im folgenden die beiden getrennt besprochen werden. Auf eine besondere Form der Zementkaries, die sich bei der Wurzelkaries zentrifugal vom Dentin aus entwickeln kann, wird am Schlusse dieses Kapitels nochmals zurückzukommen sein.

Fibrilläres Zement. Sehr häufig geht der Bloßlegung der Wurzel, der selbstverständlichen Voraussetzung für die Zementkaries, ein Tieferwachsen des Epithels voraus; von diesem Epithel kann an der Berührungsfläche mit dem Zement eine Kutikula gebildet werden, die dem Zement oft sehr fest anhaftet. Ist diese Kutikula gut verhornt, so kann sie u. U. sogar einen gewissen Schutz vor der Infektion darstellen. Jedenfalls muß sie zuerst zerstört oder abgelöst sein, ehe die Mikroorganismen

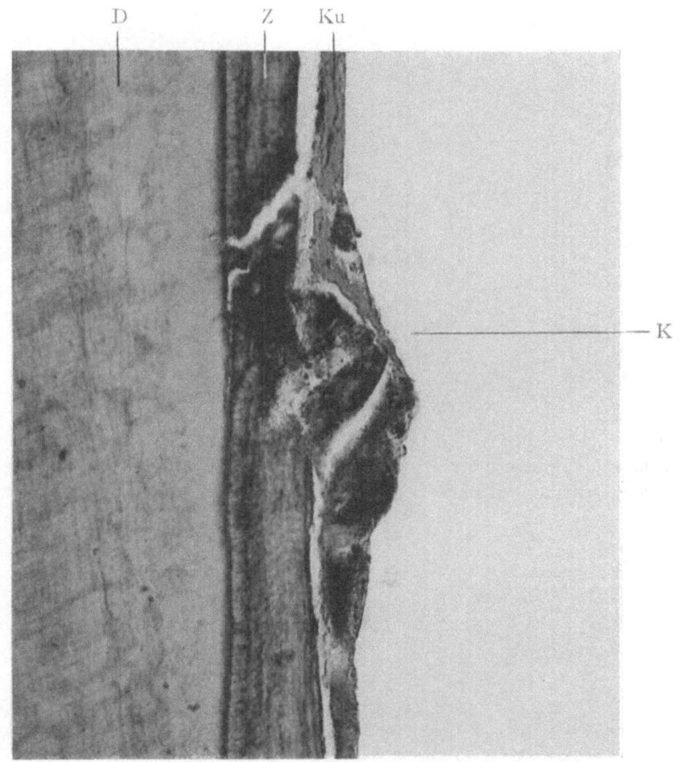

Abb. 182. Oberer 2. Schneidezahn. Zementkaries.
Hämatox.-Eosinfärbung. Mittlere Vergr. Kutikula mit Plaques und Durchsetzung. Zerstörung des darunter liegenden Zementes (fibrill.) Z bei K. D Dentin. Ku Kutikula.
(Optik: Winkel Achrom. 6 mm, Kompl. Ok. 4.)

und die entkalkende Säure sich im Zement selbst stärker auswirken können. Die Zerstörung geht, wie das Abb. 182 zeigt, in der Weise vor sich, daß sich zunächst Pilzrasen auf der Kutikula festsetzen. Bemerkenswert ist dabei, daß diese Pilzrasen sehr häufig nicht zur Leptothrix-, sondern zur Streptothrixgruppe gehören (stärkere Verzweigung der Fäden!). Die vielfach mit Kokken und Stäbchen untermischten Rasen, die den Plaques auf dem Schmelzoberhäutchen gleichzustellen sind, lockern allmählich ihr Substrat und durchsetzen es schließlich unter beträchtlicher Verbreiterung der Kutikula. Einmal zwischen Zement und Kutikula gelangt, breiten sich die Mikroorganismen rasch hier aus und heben die Kutikula auf größere Strecken hin ab. Gleichzeitig dringen sie aber auch an der Durchbruchsstelle in die feinen Saftlücken des fibrillären Zementes ein. Durch die Säurewirkung erfolgt eine Entkalkung der Faserbündel (soweit diese verkalkt sind) und ebenso eine Entkalkung der Grundsubstanz. Nun sind neue Wege für die Ausbreitung der Bakterien gegeben und das durchsetzte

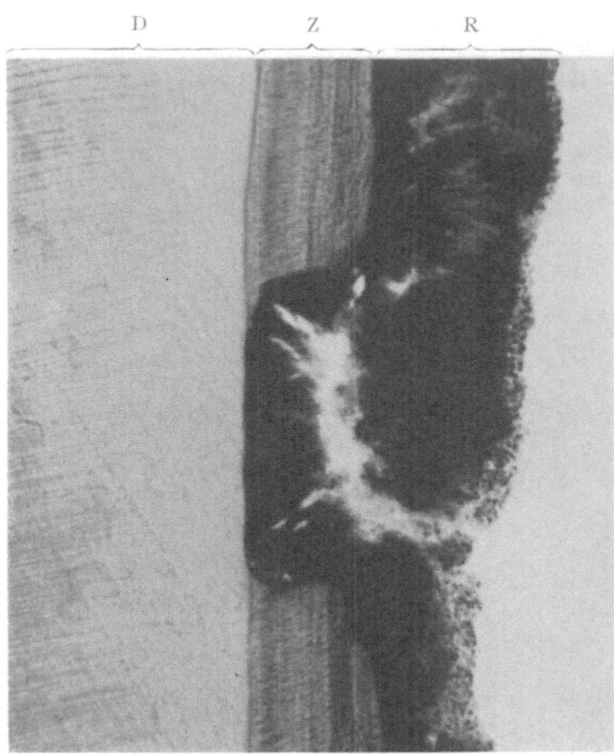

Abb. 183. Unterer 1. Molar. Zementkaries.

Hämatox.-Eosinfärbung. Schwache Vergr. Pilzrasen (R) auf Zement (Z). Zerstörung eines kleinen Zement-abschnittes bis zur Dentinoberfläche. Dentin (D). (Optik: Winkel Achrom. 16 mm, Kompl. Ok. 5.)

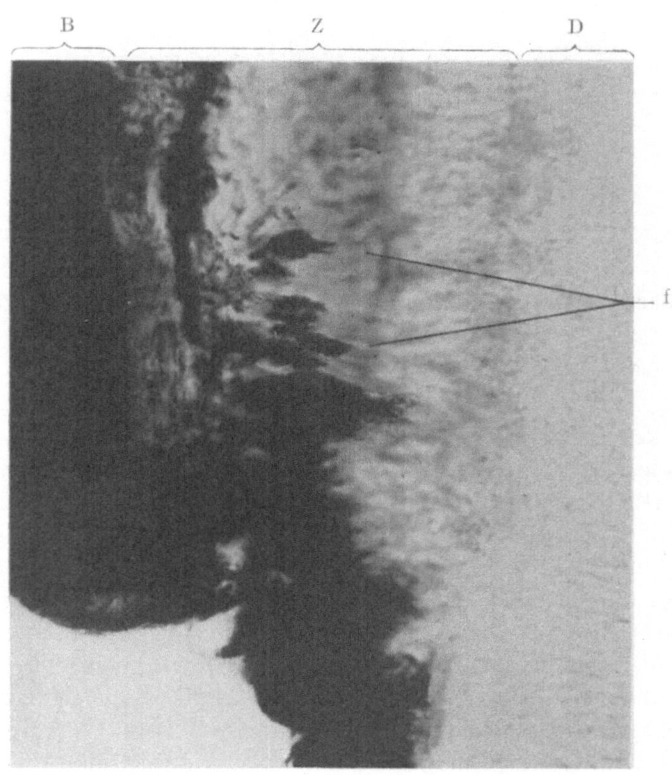

Abb. 184. Oberer 2. Prämolar. Zementkaries.

Gramfärbung. Starke Vergr. Eindringen der Bakterien in das fibrilläre Zement bei f. Z Zement. D Dentin. B Belag. (Optik: Winkel Fluor. 3 mm, Kompl. Ok. 4.)

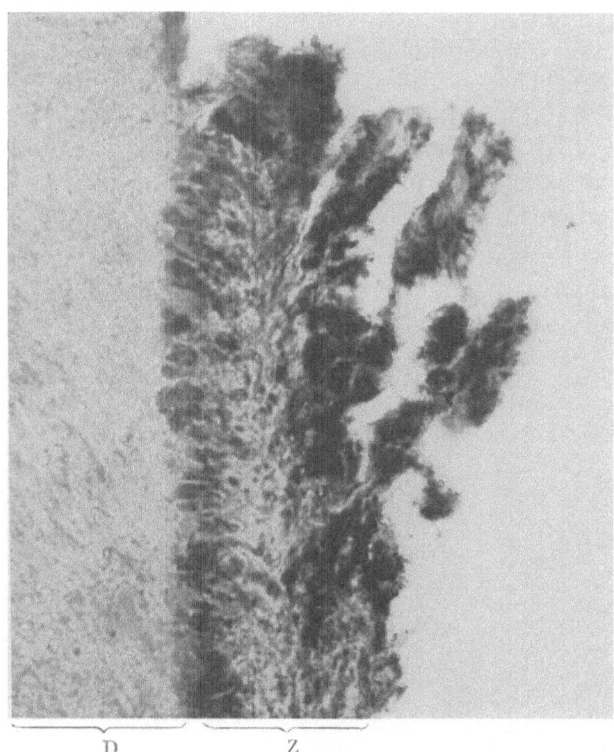

D   Z

Abb. 185. Unterer 2. Prämolar. Zementkaries.
Hämatox.-Eosinfärbung. Mittlere Vergr. Erweichung und Zerfall des fibrillären Zementes. Z Zement. D Dentin.
(Optik: Winkel Achrom. 6 mm, Kompl. Ok. 4.)

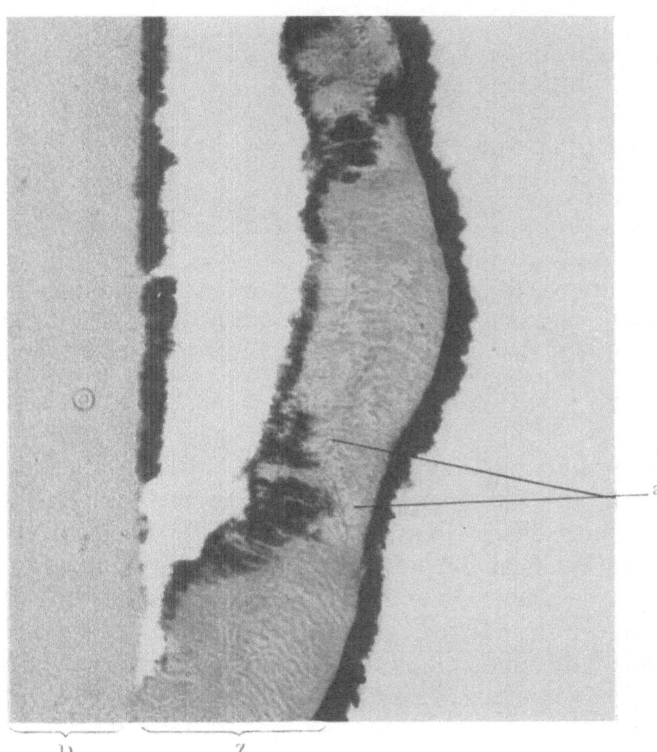

D   Z

Abb. 186. Oberer 1. Schneidezahn. Zementkaries.
Gramfärbung. Mittlere Vergr. Abhebung des Zementes (Z) vom Dentin (D) und zentrifugales Einwandern der
Bakterien in das fibrilläre Zement bei a. (Optik: Winkel Achrom. 6 mm, Kompl. Ok. 4.)

Zement wird zerstört bis zur Dentinoberfläche. Dieses Stadium ist in Abb. 183 festgehalten. Man erkennt hier deutlich den Rasen und die Zerstörung eines zunächst nur kleinen Zementbezirks; die Dentinoberfläche bildet die ziemlich scharf gezogene Grenze. Im nächsten Bild (Abb. 184) wird bei stärkerer Vergrößerung der Randbezirk einer solchen zerstörten Zementpartie gezeigt; man sieht hier, wie die Durchsetzung des fibrillären Zementes mit Bakterien in der Richtung des Faserverlaufs erfolgt (f).

Für den weiteren Verlauf ist zweierlei möglich. Entweder das stark mit Mikroorganismen durchsetzte Zement zerfällt in der Weise, wie es Abb. 184 veranschaulicht oder es geht — auch ohne vollständig durchsetzt zu sein — durch Abhebung

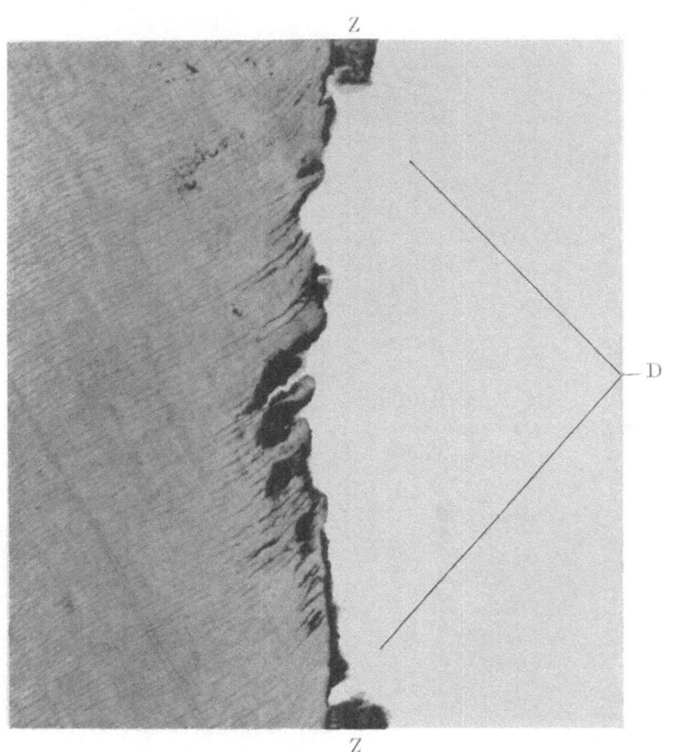

Abb. 187. Unterer 1. Prämolar. Zementkaries.
Hämatox.-Eosinfärbung. Schwache Vergr. Das Zement (Z) ist schon auf weite Strecke verloren gegangen. Das jetzt freiliegende Dentin (D) ist auch kariös geworden.
(Optik: Winkel Achrom. 16 mm, Kompl. Ok. 4.)

in größeren Stücken verloren. Im letzteren Falle spielt sich der Vorgang folgendermaßen ab: Sobald die Bakterien die Zementdentingrenze erreicht haben, können sie sich nun auch entlang dieser Grenze ausbreiten. Dies geschieht regelmäßig dann, wenn die periphere Dentinschicht gut verkalkt und ihre Verbindung mit dem Zement nicht sehr gefestigt ist. Die sich an der Zementdentingrenze ausbreitenden Mikroorganismen vermehren sich in der geschützten Stelle rasch und führen so zur Abhebung des gesamten Zementes auf eine größere Strecke hin (Abb. 185). Interessant ist dabei zu beobachten, wie nun von hier aus rückläufig die Bakterien in die feinen Lücken des Zementes eindringen können (Stelle a in Abb. 186). Dadurch wird die abgehobene Zementlage weiter geschwächt und nun genügt ein geringer Druck, um sie zu Verlust zu bringen. Das Ergebnis ist dann, daß jetzt das Dentin auf eine größere Strecke hin frei liegt und seinerseits sehr bald der Karies verfällt, wie das Abb. 187 zeigt.

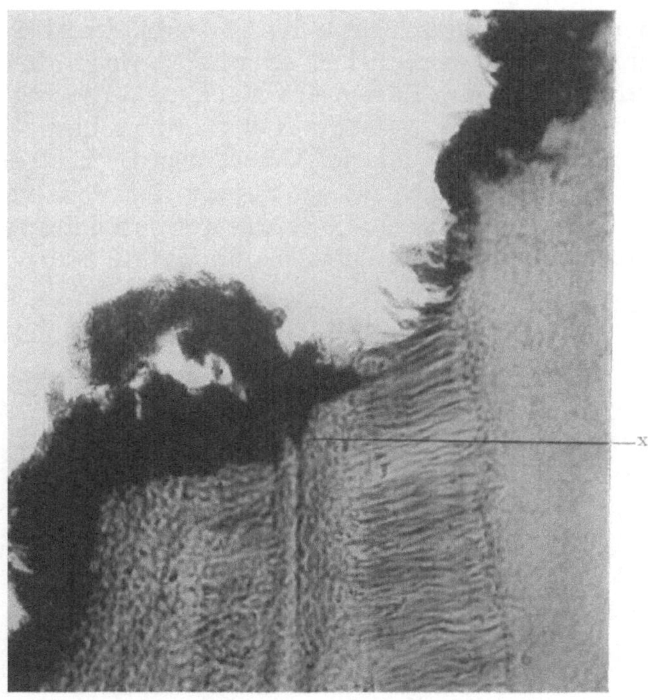

Abb. 188. Oberer 2. Molar. Zementkaries.
Hämatox.-Eosinfarbung. Mittlere Vergr. Die Bakterien beginnen bei x in die Lamellenzwischenschicht des mehrschichtigen fibrillären Zementes einzudringen. (Optik: Winkel Achrom. 6 mm, Kompl. Ok. 4.)

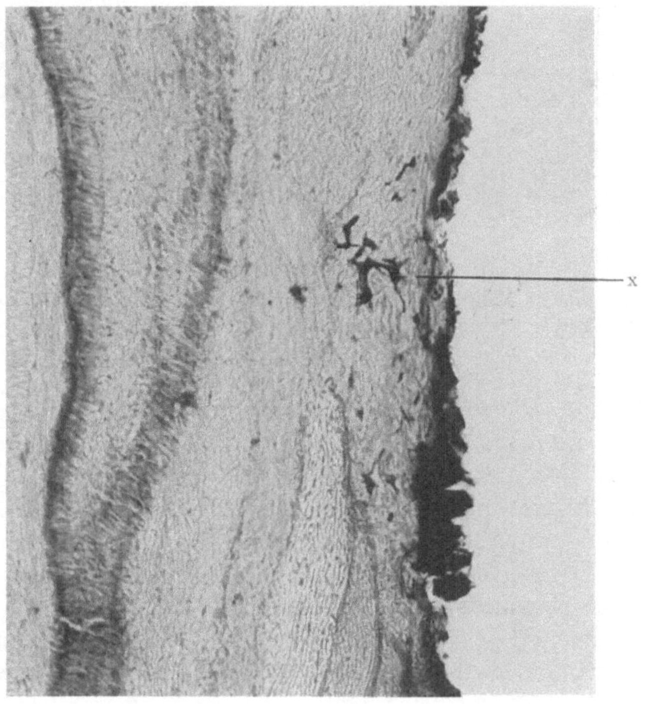

Abb. 189. Oberer 2. Prämolar. Zementkaries.
Gramfarbung. Schwache Vergr. Eindringen der Bakterien in die Zementhohlen des Osteozementes bei x. (Optik: Winkel Achrom. 12,6 mm, Kompl. Ok. 4.)

Das fibrilläre Zement kann auch in mehreren Lagen aufeinander geschichtet sein. Hier spielt sich nun der vorhin geschilderte Prozeß zunächst an der obersten Lage ab. Ist dabei die Grenze zwischen zwei Schichten erreicht, so erfolgt einerseits eine Ausbreitung der Bakterien in der Lamellenzwischenschicht (Stelle x in Abb. 188), andererseits geht die Karies weiter auf die innere Lamelle über. Von der Lamellenzwischenschicht aus kann mit der Vermehrung der Bakterien nun lagenweise eine Abhebung erfolgen und so ebenfalls das Zement stückweise verschwinden.

Osteozement. Bei der Karies des Osteozementes wird unter dem fast regelmäßig vorhandenen Bakterienhäutchen wohl durch die produzierte Säure die Oberfläche an-

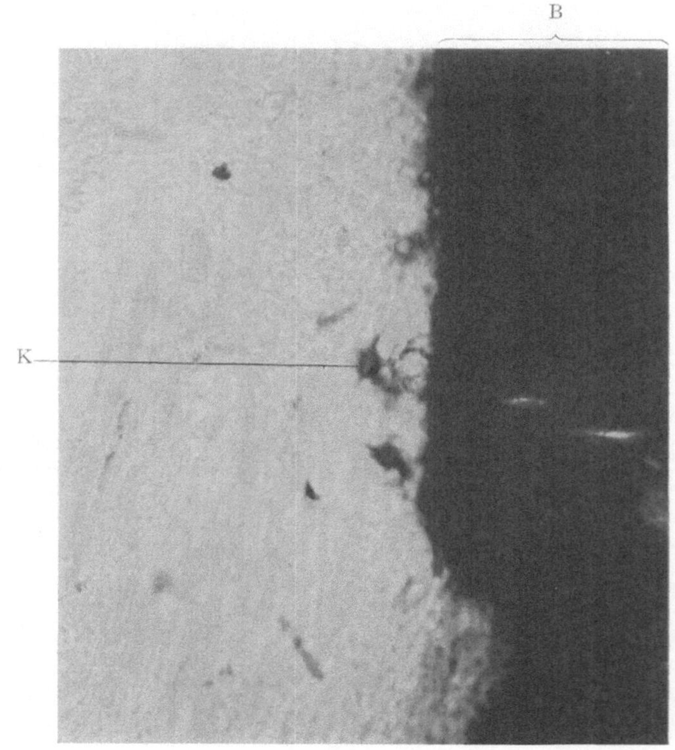

Abb. 190. Oberer 2. Molar. Zementkaries.
Hämatox.-Eosinfärbung. Mittlere Vergr. Von dem Belag (B) aus wandern die Bakterien in die Ausläuferchen des Zementkörperchens bei K. (Optik: Winkel Achrom. 6 mm, Kompl. Ok. 4.)

gegriffen und entkalkt. Daneben steht aber den Mikroorganismen ein Weg nach der Tiefe zu offen: es sind dies die in das Periodontium mündenden Ausläufer der Zementzellen. Von hier aus gelangen sie dann in die zugehörigen oberflächlichen Zementhöhlen selbst hinein, um sich von da aus auf dem Wege der anastomosierenden Ausläufer auf weitere Zementhöhlen auszubreiten. In Abb. 189 ist ein solches Anfangsstadium abgebildet. Wir sehen den äußeren Belag, sehen weiter auch bei der schwachen Vergrößerung, wie die Zementoberfläche nicht mehr glatt erscheint, sondern in unregelmäßiger Linie verläuft und sehen endlich, wie die infizierten Zementhöhlen nahe der Oberfläche, z. T. miteinander zusammenhängend, sich durch die Schwarzfärbung scharf abheben, während die bakterienfreien Höhlen bei der angewendeten Färbung (Gram-Lithion-Karmin) überhaupt nicht merklich hervortreten.

Im folgenden Bild (Abb. 190), ebenfalls Bakterienfärbung von einem ähnlichen Präparat, ist auf eine der peripheren Zementhöhlen scharf eingestellt worden und es

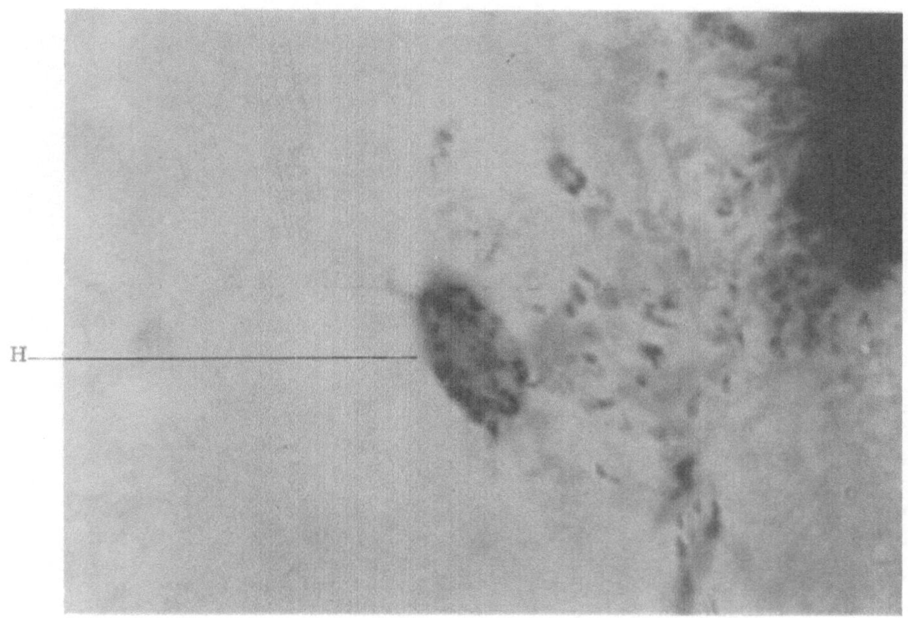

Abb. 191. Oberer 2. Prämolar. Zementkaries.
Gramfärbung. Sehr starke Vergr. Zementhöhle (H) mit Bakterien angefüllt. Die dunklen Punkte im Zement sind Querschnitte durch Ausläufer der Zementhöhle, die ebenfalls mit Bakterien angefüllt sind.
(Optik: Winkel Fluor. 1,4 mm, Kompl. Ok. 4.)

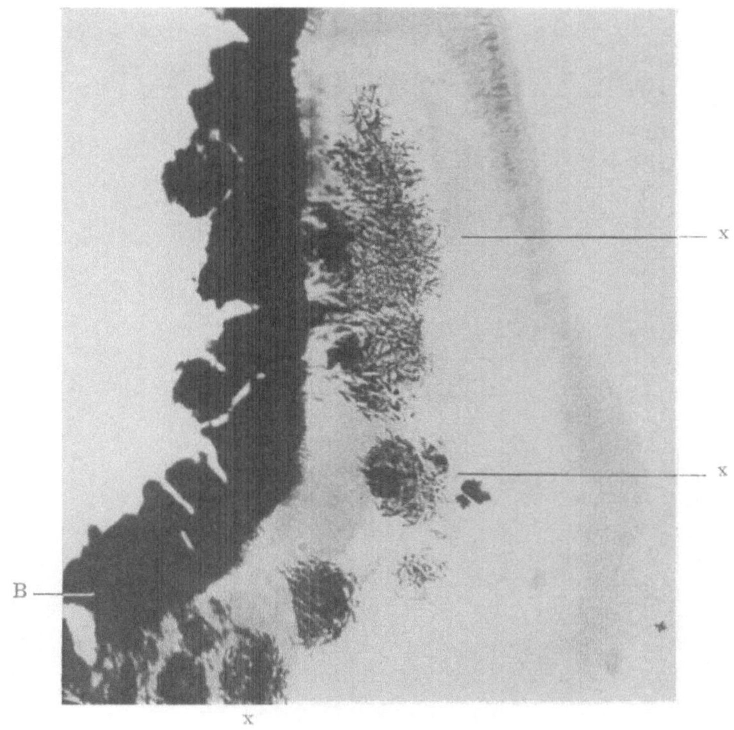

Abb. 192. Unterer 1. Molar. Zementkaries.
Gramfärbung. Schwache Vergr. Durchsetzung des Zementes mit Bakterien bei x. B Belag.
(Optik: Winkel Achrom. 12,6 mm, Kompl. Ok. 4.)

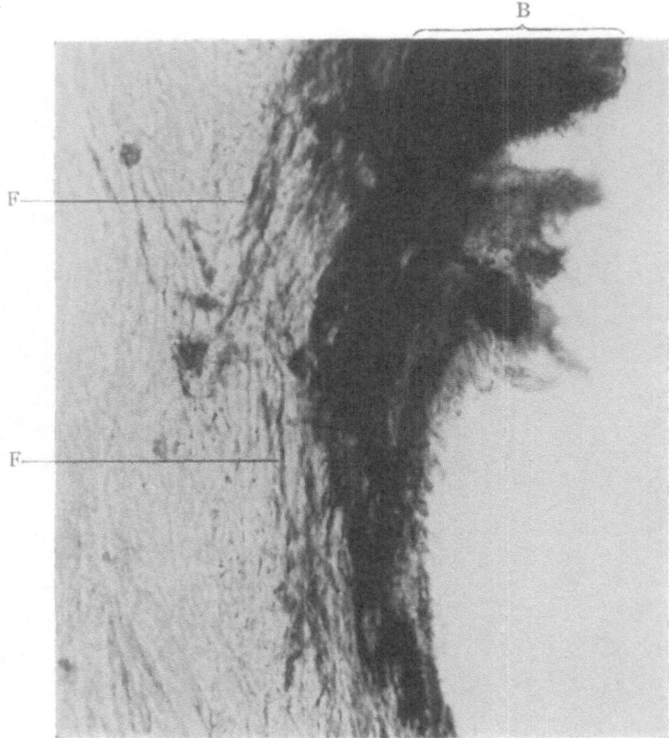

Abb. 193. Unterer 2. Prämolar. Zementkaries.
Gramfärbung. Mittlere Vergr. Die Fibrillen (F) der Grundsubstanz des Osteozementes sind günstige Ausbreitungswege für die Bakterien. B Belag. (Optik: Winkel Achrom. 6 mm, Kompl. Ok. 4.)

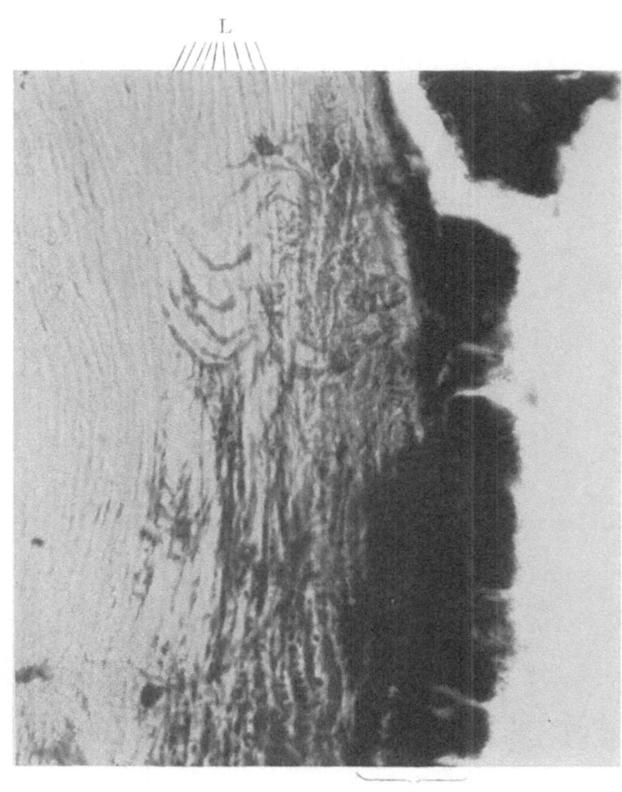

Abb. 194. Oberer 1. Molar. Zementkaries.
Hämatox.-Eosinfärbung. Mittlere Vergr. Zwischen den Schichtungslamellen (L) des Osteozementes können sich die Bakterien leicht ausbreiten, erkenntlich an der Dunkelfärbung. B Belag.
(Optik: Winkel Achrom. 6 mm, Kompl. Ok. 4.)

treten auch die feinen infizierten Ausläufer, die von dem Belag nach der
Zementhöhle zu führen, stärker hervor. In Abb. 191 ist eine infizierte Zementhöhle
bei starker Vergrößerung abgebildet; man sieht, wie mit Ausnahme ganz kleiner Stellen
die Höhle dicht mit Bakterien besetzt ist. Die dunkeln Punkte rechts von der Höhle
entsprechen Querschnitten durch infizierte Ausläufer. Von der Zementhöhle bzw. Ausläuferchen aus kann die umgebende Grundsubstanz entkalkt werden und damit werden
dann auch die Fasern für die Bakterien angreifbar. Das Gesamtbild kann dann im
Schnitt das Aussehen von eigentümlichen Knäueln bekommen, wie dies aus Abb. 192
hervorgeht. Dazu kommt die entkalkende Wirkung der Säure von der Oberfläche her

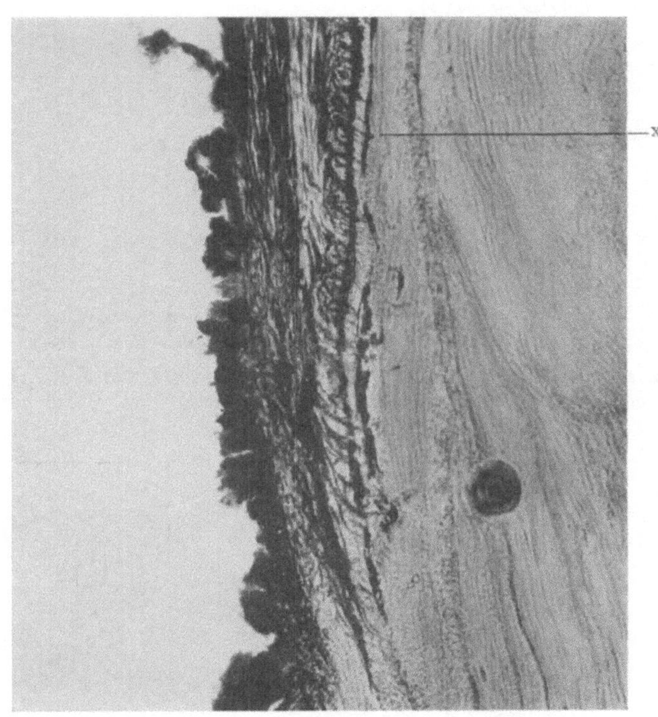

Abb. 195. Unterer 2. Prämolar. Zementkaries.
Hamatox.-Eosinfärbung. Schwache Vergr. Übergreifen der Karies von einer Zementlage auf die andere.
(Optik: Winkel Achrom. 16 mm, Kompl. Ok. 4.)

durch die die Fibrillen der Grundsubstanz ebenfalls zu Bahnen für die Bakterien
werden (Abb. 193).

Abgesehen von der groben Lamellenzeichnung weist das Zement noch eine feine,
ebenfalls parallel zur Dentinoberfläche ziehende Schichtung auf, die durch die inter-
mittierende Art der Verkalkung zu erklären ist. Auch durch diese Schichtung
kann die Ausbreitung der Bakterien bestimmt werden (Abb. 194). Wie der Prozeß durch
eine Lamelle hindurch nach der nächsten Lamelle zu sich ausbreitet, ist aus Abb. 195
und bei stärkerer Vergrößerung aus Abb. 196 zu ersehen. Anscheinend bestimmen hier
die radiär verlaufenden Fasern der Grundsubstanz den Weg, ähnlich wie wir es beim
fibrillären Zement gesehen haben. Eine Ähnlichkeit im Verlauf besteht mit dem fibrillären
Zement noch in anderer Hinsicht. Auch beim Osteozement kann die Ausbreitung
der Bakterien in den Lamellenzwischenschichten zur Abhebung einzelner
Lagen führen (Abb. 197). Man versteht diesen Vorgang um so eher, wenn man wie in

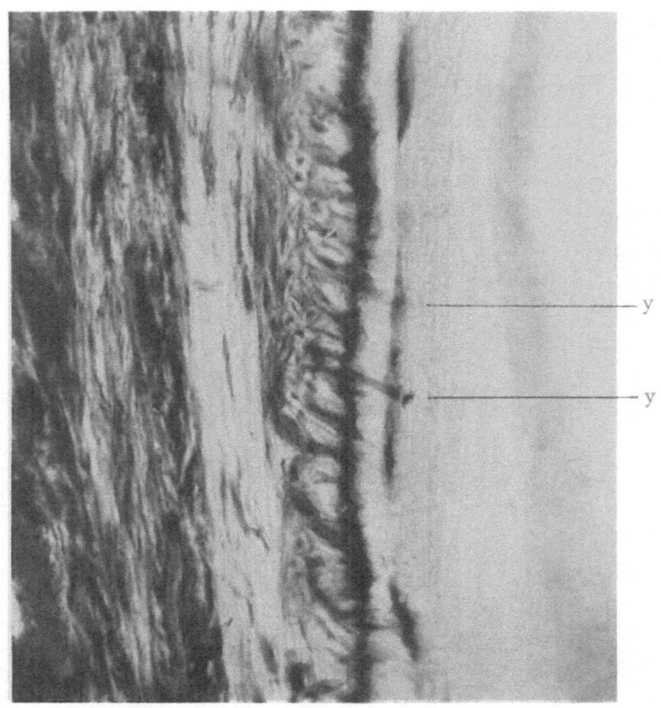

Abb. 196. Zementkaries. Stärkere Vergrößerung aus Abb. 195 Stelle x.
Das Übergreifen von einer Lamelle auf die andere wird jetzt deutlich besonders bei y.
(Optik: Winkel Achrom. 6 mm, Kompl. Ok. 4.)

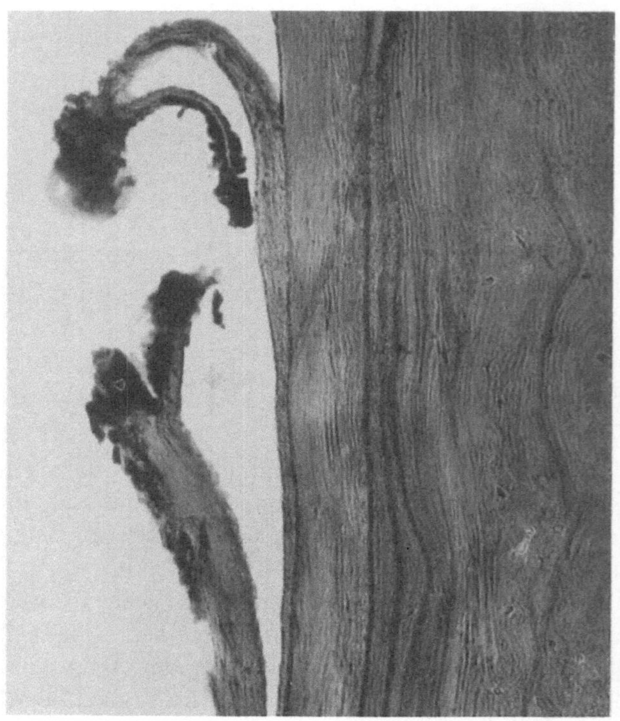

Abb. 197. Unterer 2. Prämolar. Zementkaries.
Hámatox.-Eosinfärbung. Schwache Vergr. Lagenweise Abhebung der Lamellen des Osteozementes.
(Optik: Winkel Achrom. 16 mm, Kompl. Ok. 4.)

Abb. 198 sieht, bis zu welcher Mächtigkeit sich die Bakterienschicht zwischen den Lamellen ausbreiten kann.

Nebenher geht die Zerstörung des Zementes vom Kavitätenrand aus weiter, die allerdings, namentlich wenn das Zement und insbesondere die Lamellenzwischenschicht gut verkalkt waren, einen recht langsamen Verlauf nehmen kann. So sind auch in Abb. 199, die einer solchen Stelle entspricht, bis auf eine Stelle geringer Abhebung im wesentlichen nur oberflächliche Spalten und Zerklüftungen zu sehen.

Das Ende der Osteozementkaries kann vollständige Auffaserung mit tiefgehenden, von Mikroorganismen der verschiedensten Art ausgefüllten Spalten und schließ-

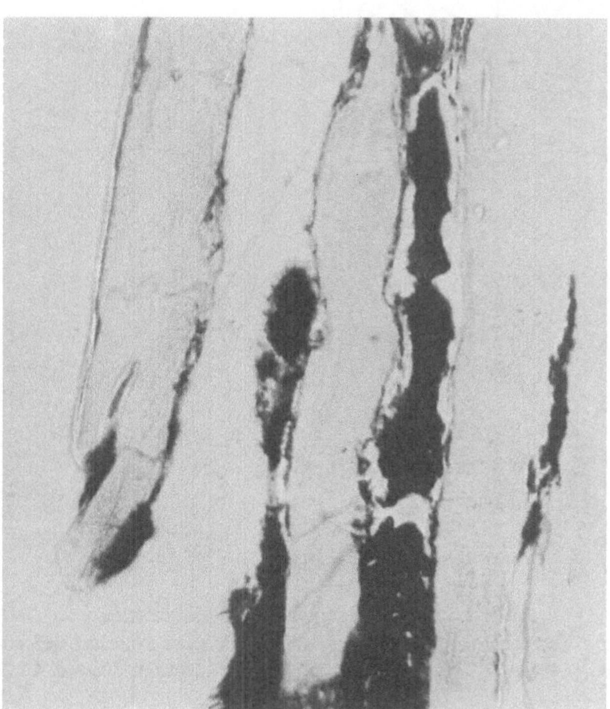

Abb. 198. Oberer 1. Molar. Zementkaries.
Gramfärbung. Mittlere Vergr. Abhebung der einzelnen Zementlagen. Mächtige Bakterienhaufen (schwarz) haben sich zwischen den einzelnen Lagen ausgebreitet.
(Optik: Winkel Achrom. 6 mm, Kompl. Ok. 4.

licher Zerfall der Fasern sein. Auch lassen sich gelegentlich Kavernen beobachten, wodurch eine gewisse Ähnlichkeit mit manchen Bildern vom Dentinendstadium zustande kommt. Abb. 200 stellt ein solches Stadium von Zementerweichung und -zerfall dar.

Zum Schlusse noch ein paar Worte über die zentrifugal verlaufende Zementkaries, wie sie öfter bei kariösen Wurzeln auftritt. In Abb. 164 ist gezeigt worden, wie bei solchen Wurzeln eine Infektion der Dentinkanälchen vom Wurzelkanal aus stattfinden kann. Mit der weiteren Ausbreitung der Bakterien in den Kanälchen werden schließlich auch die Endverzweigungen von Kokken ausgefüllt und von hier aus erfolgt nun das Übergreifen auf die benachbarte (innerste) Zementlage, Beteiligung der Zementkörperchen usw. In Abb. 201 ist dieser Fall veranschaulicht. Man sieht von rechts die Dentinkanälchen, angefüllt mit Kokken bis in ihre feinsten Seiten- und Endäste, nach links gegen das Zement hinziehen und sieht weiter, wie in der innern, fibrillären Zementlage größere Spalten entstanden und schließlich auch in dem darauf gelagerten

Osteozement mehrere Zementkörperchen einbezogen wurden. Allerdings ist es dieser Vorgang nicht allein, der in solchen Fällen das Zement zerstört, sondern es kommt noch das Vordringen der Bakterien von dem napfförmig gestalteten, kariösen oralen Ende der Wurzel hinzu, wo sich die Mikroorganismen leicht einen Weg zwischen Dentin und Zement in Spaltform bahnen können (vgl. das bei Wurzelkaries Gesagte).

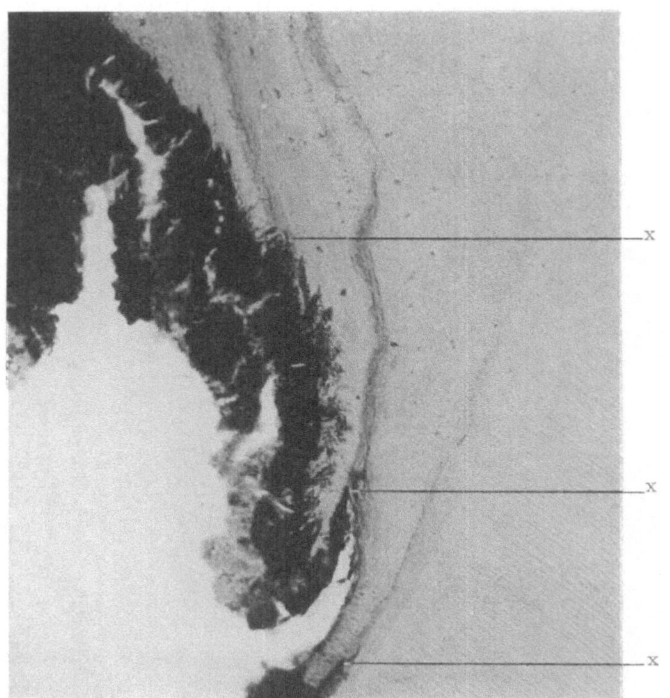

Abb. 199. Oberer 2. Molar. Zementkaries.
Hämatox.-Eosinfärbung. Schwache Vergr. Vordringen der Bakterien zwischen den einzelnen Lagen des Osteozementes bei x. (Optik: Winkel Achrom. 16 mm, Kompl. Ok. 4.)

Schriftennachweis zu Kapitel V.

Andresen, Die Kolloidchemie der Zahnoberfläche. D. Z. W. 1924. Nr. 13. — *Derselbe*, Mineralisationszemente zur Behandlung der Caries incipiens. D. M. f. Z. 1922. H. 23. — *Baumgartner, E.*, Über das Wesen der Zahnkaries mit besonderer Berücksichtigung der Histologie des gesunden und kariösen Zahnschmelzes D. M. f. Z. 1911. H. 9. — *Feiler*, Die Transparenz des Zahnbeins. Z. f. St. 1923. H. 10. — *Derselbe*, Die sogenannte zirkuläre Karies. Ein Beitrag zur Pathogenese der Zahnkaries. D. Z. (i. V.) H. 29. — *Fleischmann*, Zur Pathogenese der Zahnkaries. Z. f. St. 1921. H. 3. — *Furrer*, Die Verkalkungszonen bei der Dentinkaries. Schw. M. f. Z. 1922. S. 329. — *Gottlieb*, Untersuchungen über die organische Substanz im Schmelz menschlicher Zähne. Oe.-U. V. f. Z. 1915. H. 1. — *Derselbe*, Ätiologie und Prophylaxe der Zahnkaries. Z. f. St. 1921. H. 3. — *Derselbe*, Der Epithelansatz am Zahn. D. M. f. Z. 1921. H. 5, S. 142. — *Greve*, Studien über den Beginn der Schmelzkaries. Sitzungsberichte der physikal.-med. Sozietät Erlangen. Bd. 56. 1924. — *Hanazawa*, Eine histologische Studie über die Karies des Dentins. V. f. Z. 1923. H. 4. — *Kantorowicz*, Bakteriologische und histologische Studien über die Karies des Dentins. D. Z. (i. V.) H. 21. — *Derselbe*, Die Probleme der Zahnkaries. Ergebnisse der Zahnheilkunde 1912. Bd. III. — *Derselbe*, Klinische Zahnheilkunde S. 397 ff. — *Liesegang*, Die Transparenz des Zahnbeins. Z. f. St. 1924. — *Derselbe*, Zur Biochemie des Kalkes. I. D. Z. W. 1925. S. 137. — *Orban*, Zur Entwicklung und feineren Struktur des Schmelzes. Z. f. St. 1925. S. 599. — *Türkheim*, Kariesforschung. Die Fortschritte der Zahnheilkunde von I. Misch. Bd. 1, H. 2. 1925. — *Walkhoff*, Biologische Studien über das Wesen der Zahnkaries. D. Z. Nr. 42. — *Weber*, Zur Kenntnis des Auftretens von Fett am Zahn. V. f. Z. 1926. H. 1. — *Weidenreich*, Über den Bau und die Entwicklung des Zahnbeins in der Reihe der Wirbeltiere. Zeitschr. f. Anat. u. Entwicklungsgeschichte Bd. 76. H. 1/3.

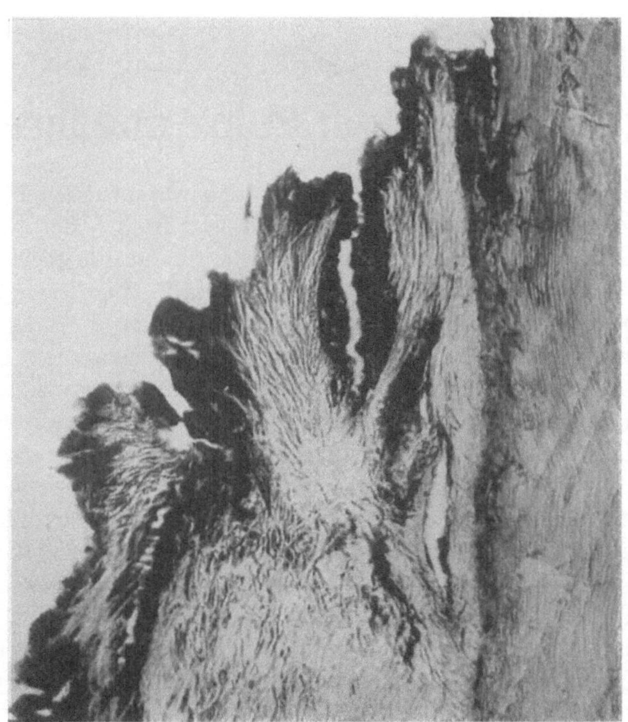

Abb. 200. Unterer 2. Prämolar. Zementkaries.
Hämatox.-Eosinfärbung. Schwache Vergr. Erweichung und Zerfall wie bei der Dentinkaries.
(Optik: Winkel Achrom. 16 mm, Kompl. Ok. 4.)

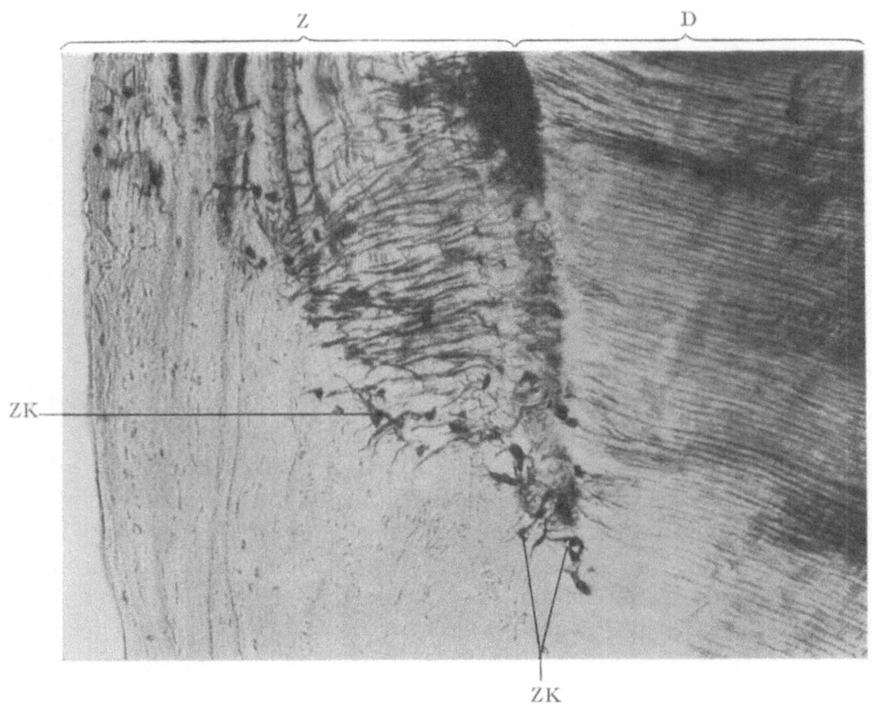

Abb. 201. Unterer 1. Molar. Wurzelkaries.
Hämatox.-Eosinfärbung. Schwache Vergr. Die Infektion der Dentiкanälchen (dunkel gefärbt) geht
zentrifugal auf das Zement über. D Dentin. Z Zement. ZK Infizierte Zementkörperchen.
(Optik: Winkel Achrom. 12,6 mm, Kompl. Ok. 4.)

VI. Die Erkrankungen der Pulpa und ihre Ausgänge.

Für die Pulpa gelten selbstverständlich in allen wesentlichen Punkten die Gesetze der Weichteilpathologie. Gewisse Besonderheiten sind freilich der Pulpa zuzuerkennen, Besonderheiten, die für den klinischen Verlauf sowie für die Patho-Histologie von großer Bedeutung und zwar leider in ungünstigem Sinne sind. Zu diesen Besonderheiten gehören: Der Einschluß in ein starres Gehäuse, das abgesehen von dem engen Wurzelloch eben noch auf gewundenen Pfaden passierbar ist für kristalloide Lösungen, während bereits die Durchlässigkeit für kolloidale Lösungen keineswegs ganz sicher steht. Weiterhin gehört zu den Besonderheiten das Fehlen eines sonst so segensreichen kollateralen Kreislaufs und das Fehlen eines deutlich ausgeprägten Lymphgefäßsystems (wenn natürlich auch das Vorhandensein feiner Lymphspalten nicht mehr in Abrede gestellt werden darf.) Alle diese Dinge beeinflussen in hohem Maße die Prognose bei den Pulpakrankheiten und so kann es uns nicht wunder nehmen, wenn ein von Peckert geprägter und von Rebel durch Tierversuche gestützter Satz nach wie vor unwiderlegt bleibt: Eine entzündete Pulpa ist ein verlorenes Organ. Im histologischen Bilde machen sich die aufgezählten Besonderheiten vor allem dadurch geltend, daß die regeneratorischen Vorgänge ganz allgemein stark beeinträchtigt werden.

Als wesentlichste Pulpakrankheiten sind zu nennen:
1. die auf infektiöser Basis beruhenden,
2. die auf traumatischer Grundlage beruhenden,
3. die auf chemisch-toxischer Grundlage beruhenden
4. regressive Veränderungen.

1. Die Erkrankungen auf infektiöser Grundlage.

Unter den vorstehenden Krankheitsformen sind die häufigsten und praktisch wichtigsten die auf infektiöser Basis beruhenden. Sie werden in ihrem Verlauf bestimmt einerseits durch Art und Dauer der Infektion (Gattung, Virulenz, Nachschub der Erreger), dann durch Beschaffenheit der von der Infektion befallenden Pulpa (Alter, degenerative Veränderungen) und endlich durch die jeweils gegebenen äußeren Umstände. Nimmt man diese biologischen Gesichtspunkte zur Richtschnur, dann ergibt sich für die Pulpitiden etwa folgende Einteilung: Den Anfang macht stets die Hyperämie und die akute partielle Entzündung. Dann aber trennen sich die Wege. Wenn der Faktor „infizierender Keim" überwiegt gegenüber der Widerstandsfähigkeit der Pulpa und günstige äußere Bedingungen nicht zu Hilfe kommen, so schließt sich an die akute partielle sehr schnell die akute totale Pulpitis, die mit dem Infekt in kurzer Zeit zum Pulpatod führt. Haben wir es andererseits mit einer widerstandsfähigeren Pulpa zu tun, dann geht die akute Entzündung in die chronische Form über, wobei sich wiederum histologisch recht verschiedene Bilder ergeben, je nachdem ob sich die chronische Entzündung in geschlossener Pulpakammer abspielt oder ob durch die Karies des Dentins das Pulpakavum eröffnet wurde. Bei der ersteren Form, der Pulpitis chronica clausa, kann es je nach der Art der Infektion und der Leistungsfähigkeit der Pulpa entweder zu einer Art Scheinheilung kommen oder zu einem langsam verlaufenden Absterben. Bei der zweiten Gruppe, der Pulpitis chronica aperta liegen die äußeren Umstände insofern günstiger, als wir es nun nicht mehr mit einem zentralen, sondern mit einem oberflächlichen Entzündungsherd zu tun haben. Es entsteht also zunächst eine Geschwürsfläche, die bei Wegfall ungünstiger Reize und bei leistungsfähiger Pulpa sich bald reinigt und mit überreichen Granulationen bedeckt werden kann (Pulpapolyp). Bei minder leistungsfähiger Pulpa dagegen senkt sich unter stetem Substanzverlust die Geschwürsfläche immer tiefer, bis sie den Wurzelkanal und schließlich das Wurzelloch erreicht hat.

Was die Ausgänge der infektiösen Pulpaentzündung anlangt, so ist bereits gesagt worden, daß eine Heilung kaum vorkommt! Es muß schon der Übergang in die chronische Entzündung als ein relativ günstiger Ausgang der akuten part. Pulpitis angesprochen werden! Das gewöhnlichste aber ist bei der akuten wie bei der chronischen Form der Pulpatod. Abgesehen von der totalen Vereiterung können wir hierbei beobachten: die feuchte faulige Nekrose (Grangrän), ferner die feuchte nichtfaulige Nekrose (nach Trauma oder chemischen Einwirkungen) und endlich, aber sehr selten, die trockene Nekrose (Mumifikation).

Bevor nun die Einzelheiten der Pulpitishistologie besprochen werden, sei nochmals nachdrücklich daran erinnert, daß es völlig abwegig ist, sich die einzelnen Pulpitisformen, wie sie sich klinisch zwanglos mögen ergeben, nun auch anatomisch scharf getrennt vorzustellen. Die Übergänge sind derartig gleitend in dem kleinen, rings umschlossenen Organ, daß wenige Stunden genügen können, um einen völligen Wechsel — und zwar leider fast durchweg zum Schlimmen! — herbeizuführen. Eine restitutio ad integrum kennen wir höchstens bei der Hyperämie; eine gewisse Besserung der äußeren Umstände — von der Behandlung natürlich abgesehen — kennen wir beim Übergang von der geschlossenen in die offene Pulpitis, aber auch da muß eine Reihe von günstigen Faktoren zusammentreffen; auch da droht jederzeit die Gefahr der akuten Exazerbation.

Und weiter sei auch daran noch einmal erinnert, daß die Gesetze der allgemeinen Pathologie in vollem Umfang auch für die Pulpaentzündung ihre Geltung haben, nur meist noch etwas kompliziert durch die besonderen Verhältnisse beim Zahn. Wir haben dementsprechend zu rechnen mit der aktiven Hyperämie als Beginn, an die sich bald die passive Hyperämie und vielfach auch die Stase anschließt. Wir haben weiter zu rechnen mit der alterativen Entzündung, bei der die Gewebsschädigung im Vordergrund steht, mit der exsudativen Entzündung, bei der der Austritt flüssiger und zelliger Blutbestandteile überragt, mit der proliferativen Entzündung, bei der Wucherungserscheinungen voranstehen (Pulpapolyp). Von den exsudativen Formen kommen für uns hauptsächlich in Betracht die seröse und die eitrige Form. Wir haben endlich zu rechnen mit folgenden Ausgängen: Heilung (leider nur zu selten), Übergang in die chronische Form, Pulpatod.

Mit diesen Sätzen sind die wichtigsten Gesichtspunkte gekennzeichnet, die auch bei der Histologie der Pulpitis maßgebend sein müssen; maßgebender jedenfalls als eine weitgehende klinische Untereinteilung, die mehr praktischen Bedürfnissen entsprechen mag. Mit reinem Schematismus ist eben hier nichts zu machen, es sei denn, daß man von der morphologischen Seite das unerläßliche biologische Verständnis gewaltsam trennen wollte.

Hyperämie der Pulpa.

Die aktive Hyperämie der Pulpa, klinisch gewöhnlich dadurch gekennzeichnet, daß Kalt und Warm im Moment der Reizeinwirkung einen ganz kurz andauernden Schmerz hervorrufen, während spontane Schmerzhaftigkeit nicht vorkommt, läßt das Weichgewebe schon makrospokisch stärker gerötet erscheinen und führt bei zufälliger Verletzung zu starken, lange anhaltenden Blutungen. Mikroskopisch fällt vor allem das lebhafte Hervortreten auch der kleineren, anastomosierenden Gefäße auf, die prall mit roten Blutkörperchen angefüllt sind (Abb. 202). Größere Gefäße erscheinen im Schnitt in ihrer Verbreiterung als ganz unverhältnismäßig breite Bänder von stark geschlängeltem Verlauf (Abb. 203), von denen mächtige Äste abzweigen. Besonders charakteristisch ist die starke Injektion des Kapillarnetzes, das sich unter und

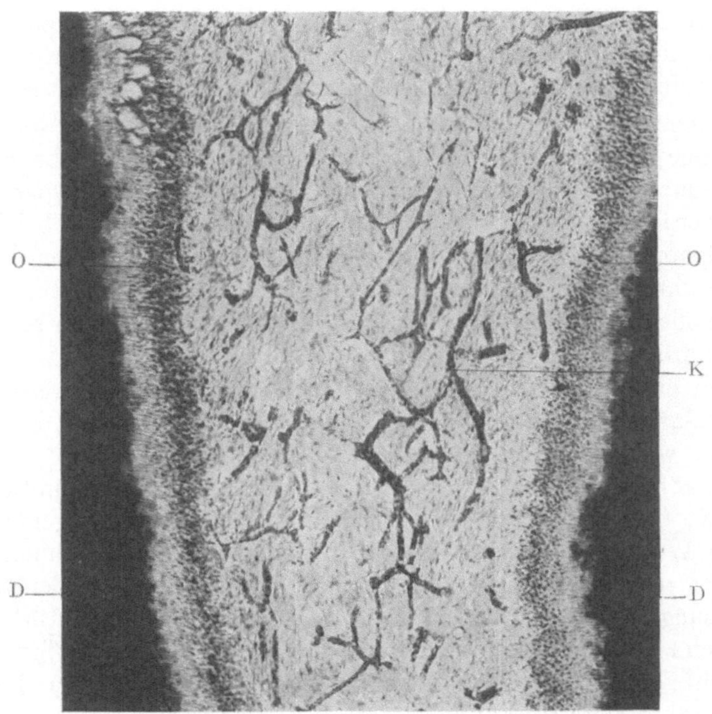

Abb. 202. Oberer Caninus. Hyperämie der Pulpa.
Hämatox.-Eosinfärbung. Schwache Vergr. D Dentin. O Odontoplastenschicht. K Kapillaren in der Pulpa, stark gefüllt. (Optik: Winkel Achrom. 16 mm, Kompl. Ok. 4.)

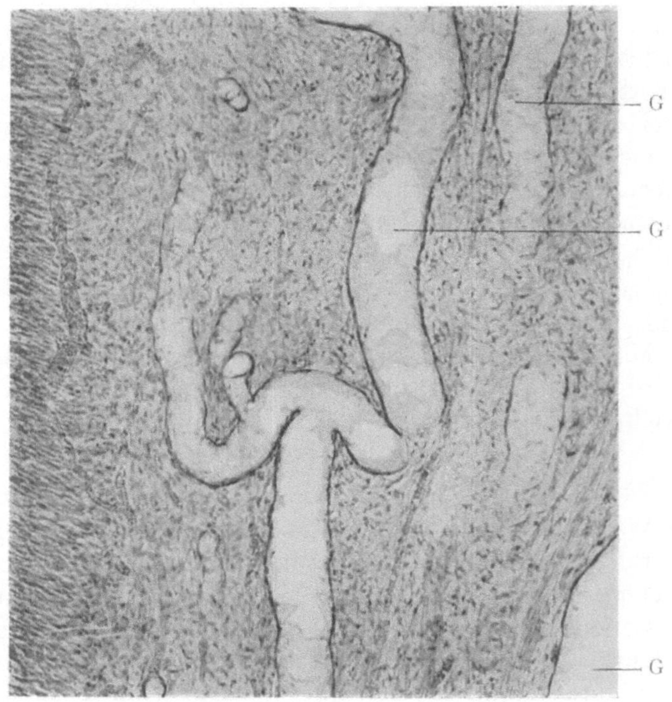

Abb. 203. Oberer 2. Prämolar. Hyperämie der Pulpa.
Hämatox.-Eosinfärbung. Schwache Vergr. Die Gefäße G sind maximal erweitert.
(Optik: Winkel Achrom. 16 mm, Kompl. Ok. 4.)   (Gefäßinhalt ausgefallen.)

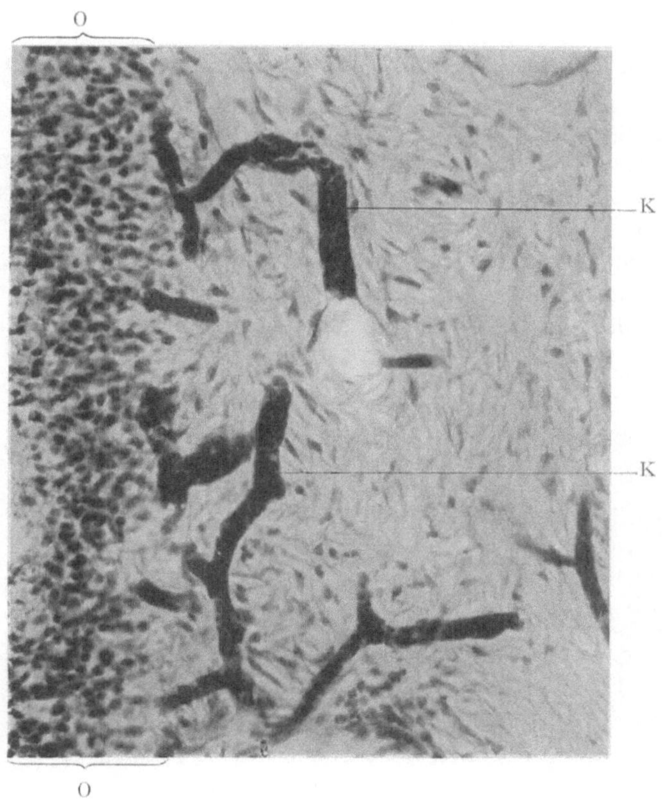

Abb. 204. Oberer 1. Molar. Hyperämie der Pulpa.
Hämatox.-Eosinfärbung. Mittlere Vergr. Stark gefullte Kapillaren K sind bis in die Odontoplastenschicht O zu verfolgen. (Optik: Winkel Achrom. 6 mm, Kompl. Ok. 4.)

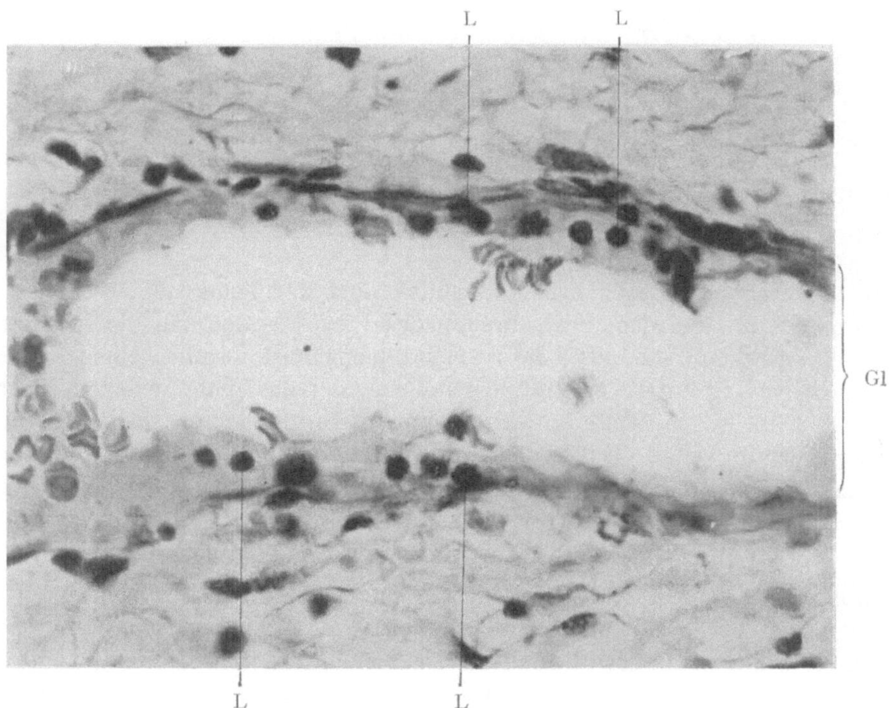

Abb. 205. Oberer 2. Prämolar. Wandständige Leukozyten in einem Gefäß bei Pulpitis acuta partialis.
Hämatox.-Eosinfärbung. Mittlere Vergr. L Leukozyten. Gl Gefäßlumen.
(Optik: Winkel Achrom. 6 mm Kompl. Ok. 4).

zwischen den Odontoplasten befindet und das normalerweise überhaupt nicht deutlich hervortritt (Abb. 204).

Der Übergang in die passive Hyperämie tritt gerade bei der Pulpa außerordentlich leicht und rasch ein, und es wird oft kaum möglich sein, mit Sicherheit zu sagen, inwieweit die vorstehenden mikroskopischen Bilder nicht schon aus dem Rahmen der aktiven Hyperämie herausgetreten sind. Man darf nicht vergessen, daß die Vasa afferentia und efferentia einen engen, starren Ring passieren müssen, innerhalb dessen die Erweiterung der arteriellen Gefäße automatisch zur Einengung der Erweiterungsmöglichkeit der Venen führen muß. So sehen wir denn auch bald eine Verlangsamung des Blut-

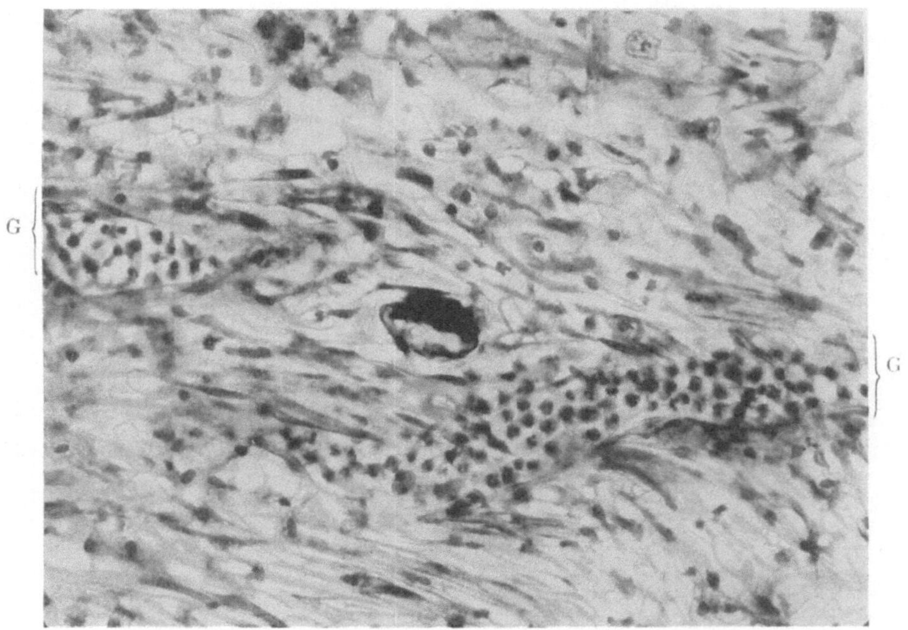

Abb. 206. Oberer 2. Prämolar. Anreicherung der Leukozyten im Gefäß.
Hämatox.-Eosinfärbung. Mittlere Vergr. G Gefäß mit Leukozyten gefüllt. Im Pulpagewebe keine wesentliche Zellvermehrung. (Optik: Winkel Achrom. 6 mm, Kompl. Ok. 2.)

stromes eintreten und beobachten schließlich auch oft genug eine völlige Stase. Im Mikroskop tritt uns bei dem Fortschreiten des Prozesses deutlich die Randstellung der Leukozyten entgegen (Abb. 205), die im Gefäßquerschnitt förmlich einen zur Gefäßwand konzentrischen Ring entstehen läßt, einen Ring, der aus dicht nebeneinanderliegenden Leukozyten besteht. Im weiteren Verlauf kommt es vielfach zu stärkster Anreicherung von Leukozyten im Gefäß. Das kann soweit führen, daß im Schnitt das Bild der Erythrozyten ganz zurücktritt gegenüber der Unmenge weißer Blutkörperchen (Abb. 206).

Weitere Entwicklung der Entzündung.

Schon während die zuletzt geschilderten Bilder auftreten, beobachten wir im Mikroskop eine Reihe von Erscheinungen, die die weitere Entwicklung der Entzündung dartun: Das vermehrte Durchwandern korpuskulärer Elemente durch die Gefäßwand (hämogene Wanderzellen), deren Menge verstärkt wird durch die Vermehrung der Adventitiazellen (histiogene Wanderzellen), dann ferner der vermehrte Austritt von Flüssigkeit (aus dem physiologischen Transsudat wird das pathologische Exsudat mit vermehrtem Eiweißgehalt und größerer Gerinnungsfähigkeit) und endlich die zunehmende

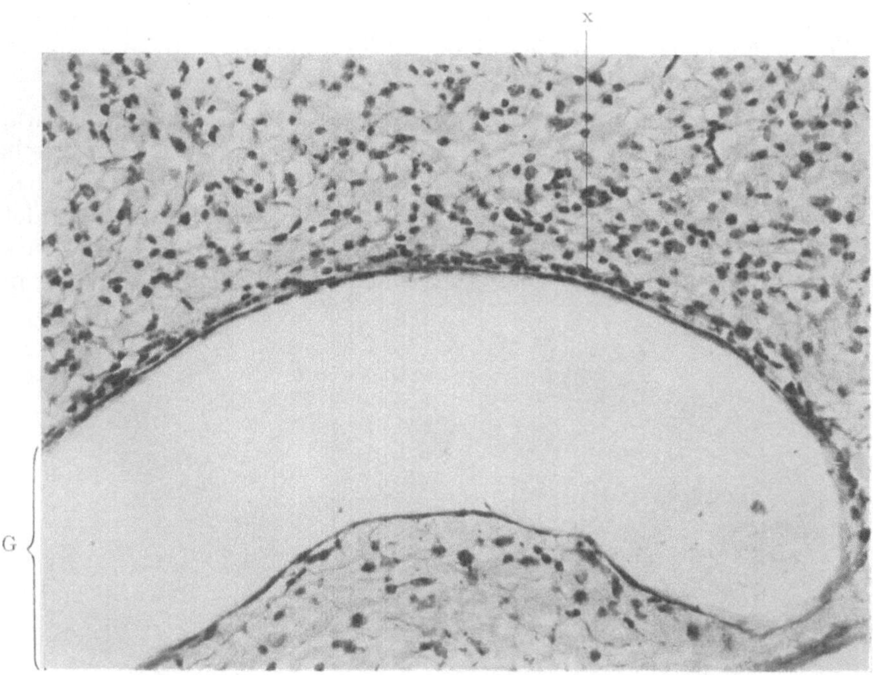

Abb. 207. Oberer 2. Prämolar. Vermehrung der Adventitiazellen.
Hämatox.-Eosinfärbung. Schwache Vergr. G Gefäß. Die Zellenvermehrung findet zunächst nur an der Wand
des Gefäßes statt, die der „Entzündung" zugekehrt ist. (Optik: Winkel Achrom. 12,6 mm, Kompl. Ok. 4.)

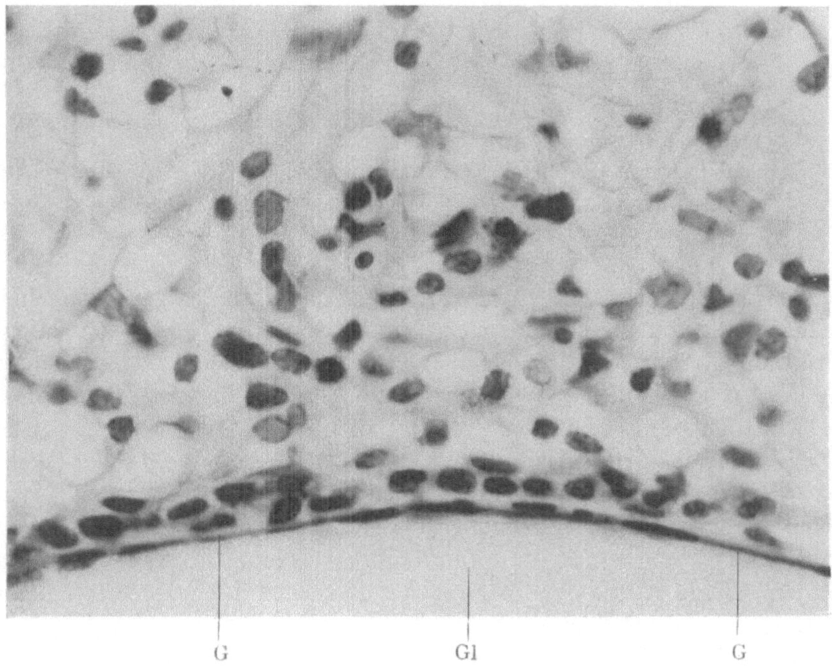

Abb. 208. Oberer 2. Prämolar. Vermehrung der Adventitiazellen.
Hämatox.-Eosinfärbung. Starke Vergr. aus Abb. 207. Stelle x. G Gefäßwand. Gl Gefäßlumen. An der Gefäß-
wand entlang und schon im Gewebe zerstreut die neugebildeten Zellen.
(Optik: Winkel Fluor. 3 mm, Kompl. Ok. 4.)

Durchlässigkeit der Gefäßwände, die mit völligem Verschwinden der Wände auf große Strecken hin endet. Durch das reichliche Auftreten der Wanderzellen im Gewebe entsteht die entzündliche Infiltration, durch das vermehrte Auftreten von Flüssigkeit die seröse Durchtränkung und Quellung des Gewebes.

Besonders interessant sind die Zellbilder, die wir im Gefäßstützapparat finden. Abb. 207 und die stärkere Vergrößerung Abb. 208 vermögen dies gut zu veranschaulichen. Im Übersichtsbild sehen wir ein solches Gefäß (Abb. 208) und können deutlich beobachten, wie an der oberen, dem bedrohten Bezirk zugekehrten Wand über den Endothelzellen eine ziemlich regelmäßige Lage neuer Zellen entstanden ist, die, wie die stärkere Vergrößerung zeigt (Abb. 208), in der Anordnung eine flüchtige Ähnlichkeit etwa mit Osteo-

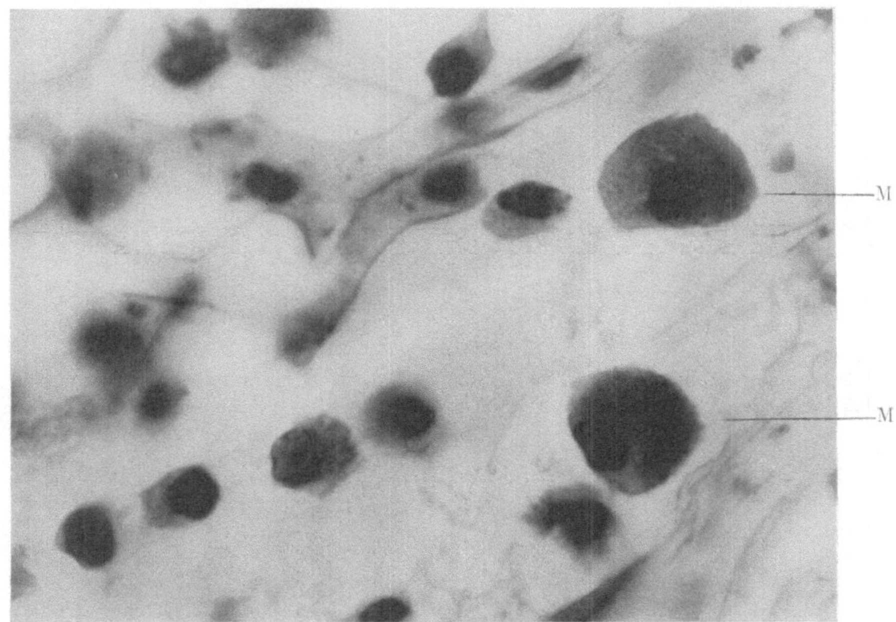

Abb. 209. Unterer 2. Prämolar. Makrophagen (M) aus Pulpitis acuta partialis.
Hämatox.-Eosinfärbung. Sehr starke Vergr. Die Makrophagen sind noch frei von fremden Gewebsteilen, aber ihre Größe ist enorm gegenüber den anderen Zellen. (Optik: Winkel Fluor. 1,4 mm, Kompl. Ok. 4.)

plasten bekommen können. Die vom bedrohten Pulpabezirk dagegen abgekehrte Gefäßwand erscheint frei von dieser Zellzone. Wir haben es bei diesen sog. Histiozyten mit Zellen zu tun, die dann bei der „Rundzellen"-Infiltration eine große Rolle spielen. Ebenso wie die Leukozytenzuwanderung stellt auch die Vermehrung der Histiozyten eine der wichtigsten Kampfmaßnahmen gegen die entzündungserregende Schädigung dar. Nach Metschnikoff fällt den Leukozyten die Aufgabe der „Mikrophagen", den Rundzellen die Aufgabe der „Makrophagen" zu. In Abb. 209 sehen wir zwei solcher histiogenen Makrophagen vor Aufnahme größerer Elemente, in Abb. 210 einen Makrophagen nach Aufnahme eines kampfunfähig gewordenen Leukozyten und mehrerer Kerntrümmer. Beide Aufnahmen stammen aus dem Infiltrationsbereich einer akuten partiellen Pulpitis. Unter dem sonstigen Zellmaterial, das bei einer Entzündung reichlicher sich einstellt, seien noch erwähnt: Lymphozyten (aus denen nach Ansicht der meisten Pathologen weiterhin Plasmazellen hervorgehen), dann Fibroplasten und Endothelzellen. Durch die Jugend- und Übergangsformen einzelner Zellarten erhält das Bild noch eine besondere Mannigfaltigkeit.

Der reichliche Austritt seröser Flüssigkeit führt zu stärkerer Durchtränkung des benachbarten Gewebes; dieses quillt auf, und indem die Fasern dabei die Schärfe ihrer Zeichnung verlieren, erscheint das Bild mehr verwaschen (Abb. 211). Feine, im

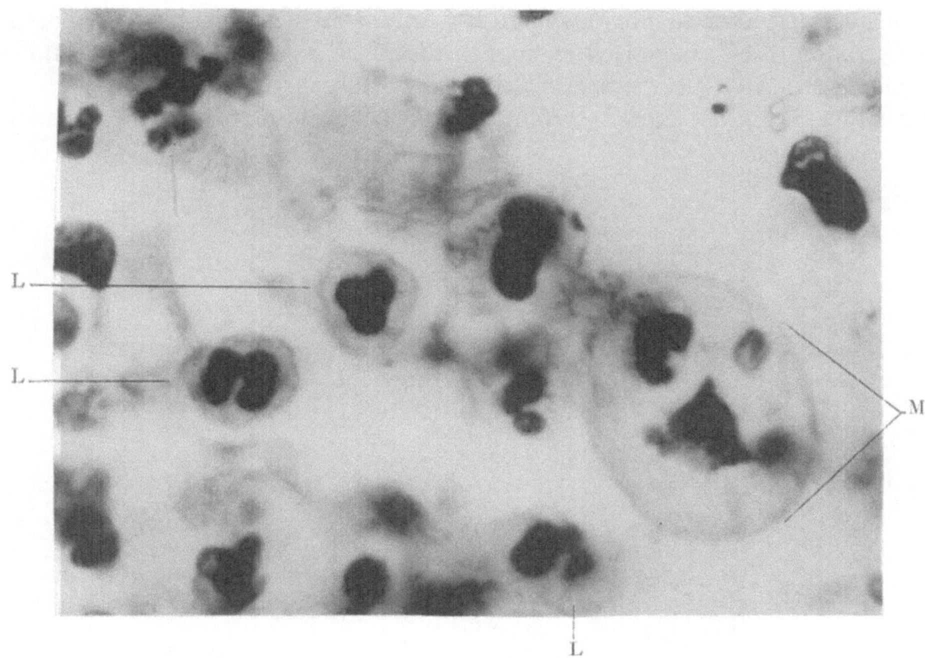

Abb. 210. Oberer 1. Prämolar. Makrophage (M) und Leukozyten (L) aus Pulpitis acuta purulenta. Der Makrophage hat einen Leukozyten und Zelltrümmer in sich aufgenommen. Hämatox.-Eosinfärbung. Stärkste Vergr. (Optik: Winkel Fluor. 1,4 mm, Zeiß Ok. 20 x.)

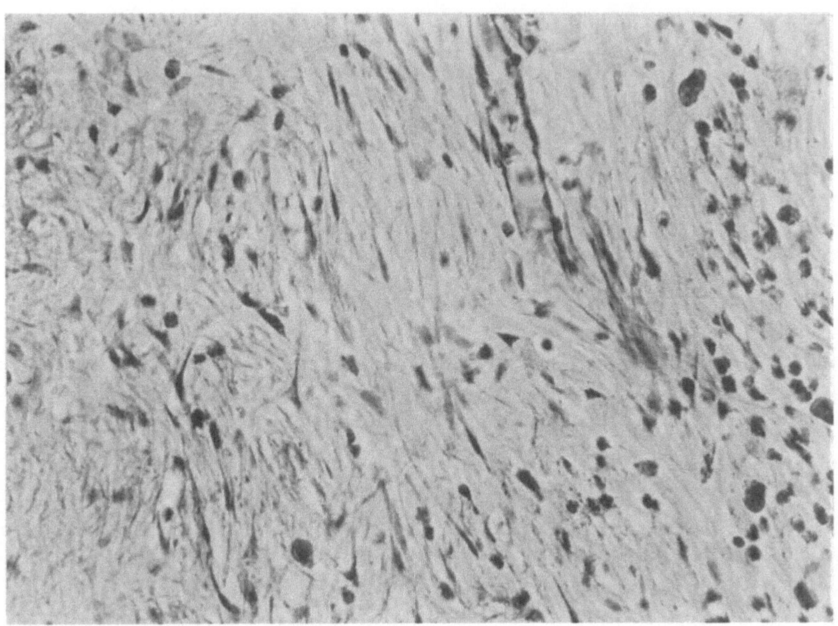

Abb. 211. Unterer 2. Prämolar. Seröse Durchtränkung des Pulpagewebes bei Pulpitis acuta partialis. Hämatox.-Eosinfärbung. Mittlere Vergr. Im verwaschen-gequollenen Gewebe sieht man feine Lücken als Zeichen der ödematösen Durchtränkung. (Optik: Winkel Achrom. 6 mm, Kompl. Ok. 4.)

Schnitt spindelförmige oder polygonale Spalten, die im tingierten Präparat durch ihre Farblosigkeit auffallen und mitunter recht zahlreich sind, werden als interstitiäre Lücken gedeutet, welche durch die seröse Flüssigkeit erweitert und so stark sichtbar gemacht wurden. Gerade bei der Pulpa muß man sich aber in der Deutung solcher Lücken vor Verwechslung mit den so überaus häufigen Anfängen der retikulären Atrophie hüten; durch Quellung des Fasergeflechtes können die Maschen der retikulären Pulpaatrophie verkleinert werden und erweiterte Saftlücken vortäuschen.

An Stelle der rein serösen Durchtränkung beobachten wir bei beginnender ober-

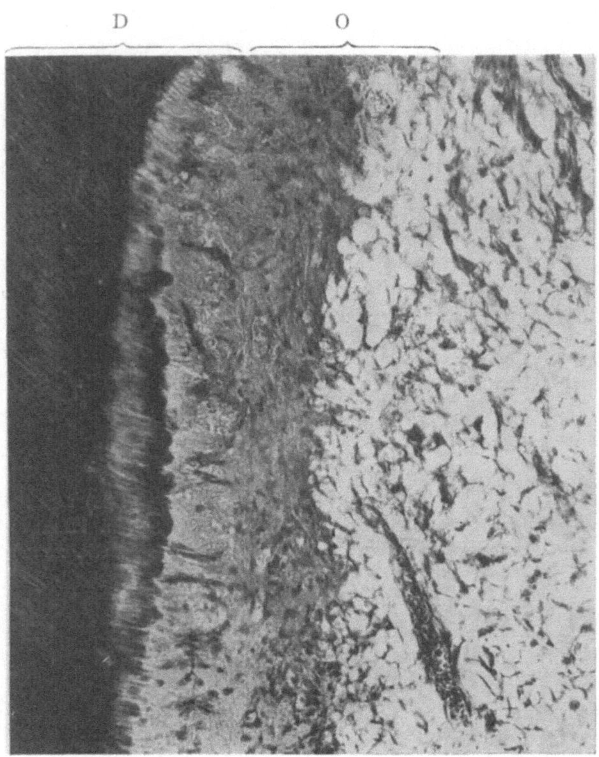

Abb. 212. Oberer 1. Molar. Fibrinöse Durchtränkung im Bereich der Odontoplasten
bei beginnender Pulpitis.
Hämatox.-Eosinfärbung. Schwache Vergr. D Dentin. O Odontoplastenbereich.
(Optik: Winkel Achrom. 12,6 mm, Kompl. Ok. 4.)

flächlicher Pulpitis nicht selten Bilder, die als fibrinöse Durchsetzung der Odontoplastenzone und der ihr benachbarten Gewebspartien angesprochen werden müssen. Die Pulpa erhält in diesem Bereich ein mehr speckiges Aussehen und läßt sich schon ganz anders schneiden wie etwa eine normale Pulpa. Eine solche Zone (Abb. 212) hebt sich gegen das angrenzende Gewebe scharf ab durch die scheinbare Verdichtung der Grundsubstanz und durch die blau-rote Färbung (bei Hämatoxilin-Eosin-Färbung), aus der nur die dunkel gefärbten Kerne der Odontoblasten und sonstigen eingeschlossenen Zellen deutlich hervortreten. Gelegentlich dehnt sich ein solcher Bezirk auch auf einen großen Abschnitt eines Pulpahornes aus. Auch bei der Deutung dieser Bilder ist eine gewisse Vorsicht nötig, da Gerinnungs- und Absterbeerscheinungen sowie in der Präparation liegende Momente zu Irrtümern führen können (Abb. 213). Letzten Endes muß eben die Fibrinfärbung entscheiden. An sich ist ja die sero-fibrinöse Form der Entzündung uns nichts neues.

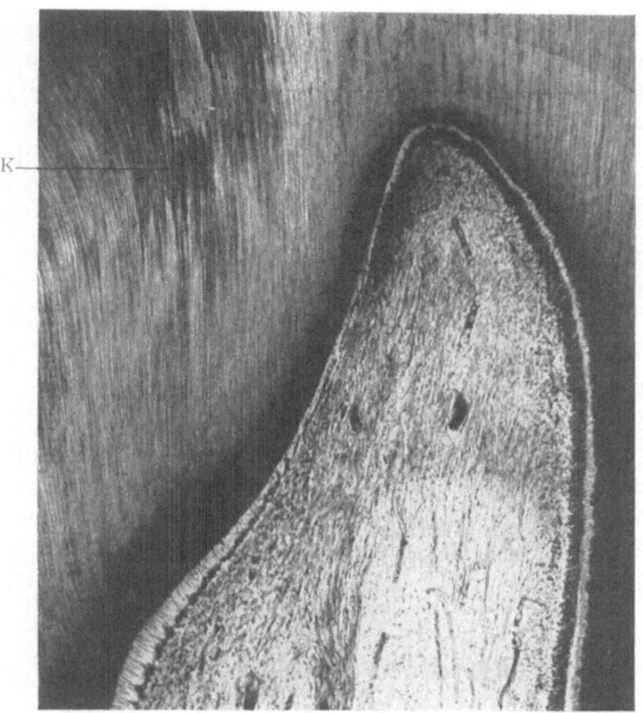

Abb. 213. Unterer 3. Molar. Gewebsdurchtränkung mit nachträglicher Gerinnung im Pulpenhorn
bei beginnender Pulpitis.
Hämatox.-Eosinfärbung. Ganz schwache Vergr. Die Ausdehnung der Durchtränkung ist an der Dunkelfärbung
deutlich zu erkennen. Die Karies (K) reicht bis in die Nähe der Pulpa.
(Optik: Winkel Achrom. 37 mm, Kompl. Ok. 4.)

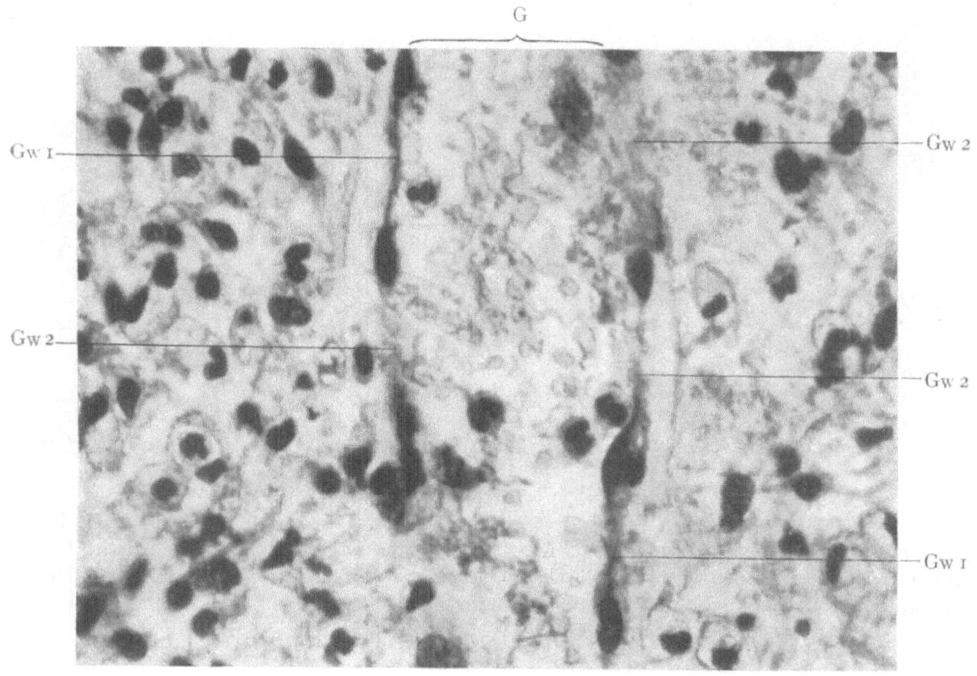

Abb. 214. Unterer 1. Molar. Gefäßwandveränderung bei Pulpitis purulenta.
Hämatox.-Eosinfärbung. Starke Vergr. G Gefäß. Die Gefäßwand ist bei Gw 1 noch erhalten, bei Gw 2 ist die
Gefäßwand nicht mehr zu erkennen. Viele Leukozyten im Pulpagewebe, dessen Faserzeichnung verloren gegangen
ist. (Optik: Winkel Fluor. 3 mm, Kompl. Ok. 4.)

Für die Gefäßwandveränderung mag Abb. 214 als Illustration dienen. Die erhöhte Durchlässigkeit pflegt sich zuerst in der Kittsubstanzpartie zwischen den Endothelzellen zu äußern, und hier sehen wir auch den Schwund der Gefäßwand im weiteren Fortschreiten des Entzündungsprozesses eintreten. Von dem in Abb. 214 im Längsschnitt wiedergegebenen Gefäß ist in der linken Wand oben und der rechten Wand unten die Kontinuität zwischen zwei Endothelien noch erhalten, allerdings auch schon stark bedroht; zwischen den anderen Endothelzellen ist sie völlig verloren gegangen. Das gleiche Bild zeigt aber noch etwas anderes, nämlich wie an Stelle der gemischten Zellinfiltration ein Überwiegen der Leukozyten getreten ist unter gleichzeitiger Zerstörung der Faserzeichnung: Der Übergang von der ursprünglich serösen Entzündung in die eitrige Entzündung hat sich vollzogen.

Die im vorstehenden besprochenen Punkte (Zellvermehrung, seröse Durchtränkung, Gefäßveränderung, Möglichkeit des Übergangs in eitrige Entzündung) sind allen Pulpitiden so sehr gemeinsam, daß es richtiger erschien, sie einleitend zu besprechen und zu illustrieren, teils um nachher Wiederholungen vermeiden zu können, teils um das Verständnis dafür zu erleichtern, daß es sich bei den meisten klinischen Unterabteilungen der Pulpitis, vom anatomischen Standpunkt aus betrachtet, lediglich um graduelle Unterschiede handelt.

Die akuten Formen der Pulpitis.

Jede infektiöse Form der Pulpitis wird, wie schon früher angedeutet, eingeleitet durch eine Hyperämie, an die sich — von seltenen, durch eine besondere degenerative Beschaffenheit des Gewebes bedingten Ausnahmefällen abgesehen — zunächst eine

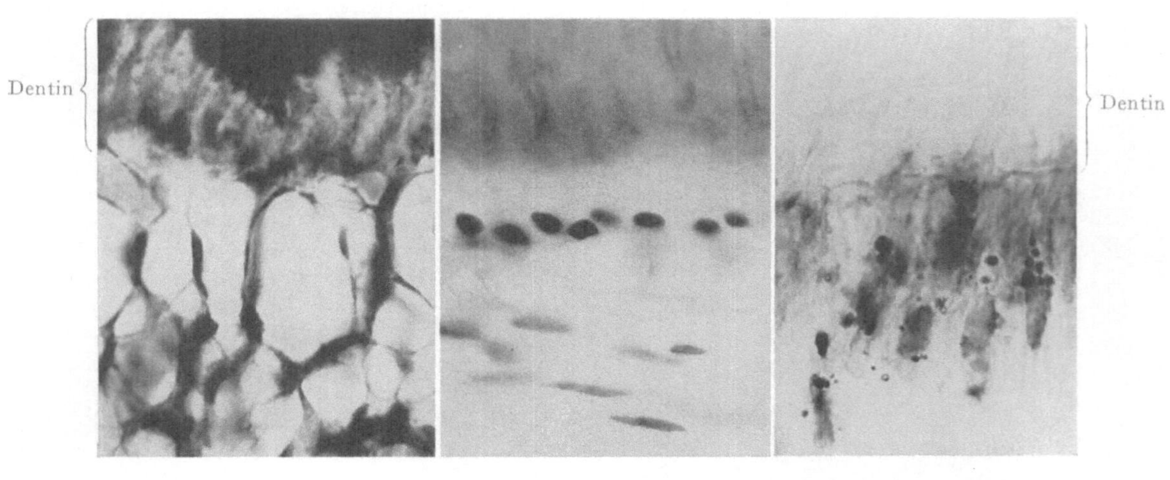

Abb. 215. Odontoplasten bei heranrückender Dentinkaries.

Sehr starke Vergr. I. Vakuolisierung in der Odontoplastenschicht. Hämatox.-Eosinfärbung. II. Pyknose der Odontoplastenkerne. Hämatox.-Eosinfärbung. Die Odontoplasten haben ihre charakteristische Gestalt vollkommen verloren, die Kerne liegen zum Teil mit ihrem größten Durchmesser parallel zur Dentinwand. III. Degenerative Verfettung der Odontoplasten. Hämatox.-Sudanfärbung, die im Präparat roten Fetttropfen erscheinen hier schwarz. (Optik: Winkel Fluor. 1,4 mm, Kompl. Ok. 2.)

akute partielle Pulpitis anschließt. Ob diese in die chronische Entzündungsform überleitet oder ob sich in raschem Ablauf die akute totale Entzündung und der Gewebstod anschließen, das hängt davon ab, wie sich im Einzelfalle die Eigenschaften des infizierenden Keimes, die Eigenschaften des infizierten Organismus und die äußeren Umstände zueinander verhalten. Wir wollen nun zunächst die histologischen Bilder beim un-günstigeren, d. h. raschen, progredienten Ablauf betrachten. Fast durchweg handelt es sich dabei um die **Entzündung bei geschlossener Pulpakammer**: Pulpitis acuta clausa.

Wenn die Odontoplasten bei den Bildern der Pulpitis keine große Rolle mehr spielen, so liegt es daran, daß sie durch den wachsenden Reiz von den infizierten Dentinkanälchen aus bereits schwer geschädigt waren, noch ehe die Infektion das Pulpakavum erreicht und hier eine Entzündung veranlaßt hat. Im wesentlichen sind es drei Formen der Schädigung, die man — gewissermaßen als Vorläufer der Pulpitis — immer wieder an den Odontoplasten beobachten kann: Die **Verfettung**, die **Vakuolisierung** (tropfige Entmischung) oder die Atrophie der Zelle mit **Pyknose des Kernes**, also regressive Zellveränderungen sowohl im morphologischen wie physikalisch-chemischen Aufbau. Abb. 215 bringt eine Nebeneinanderstellung solcher geschädigter Odontoplasten, wie wir sie oft finden, wenn sich die Dentinkaries der Pulpa nähert.

Pulpitis acuta partialis (clausa).

In der überwiegenden Zahl der Fälle wird die akute partielle Pulpitis zunächst das Bild der **serösen Entzündung** aufweisen, klinisch dadurch charakterisiert, daß **Kälte und Wärme** anhaltendere Beschwerden auslösen und auch spontan Schmerzen

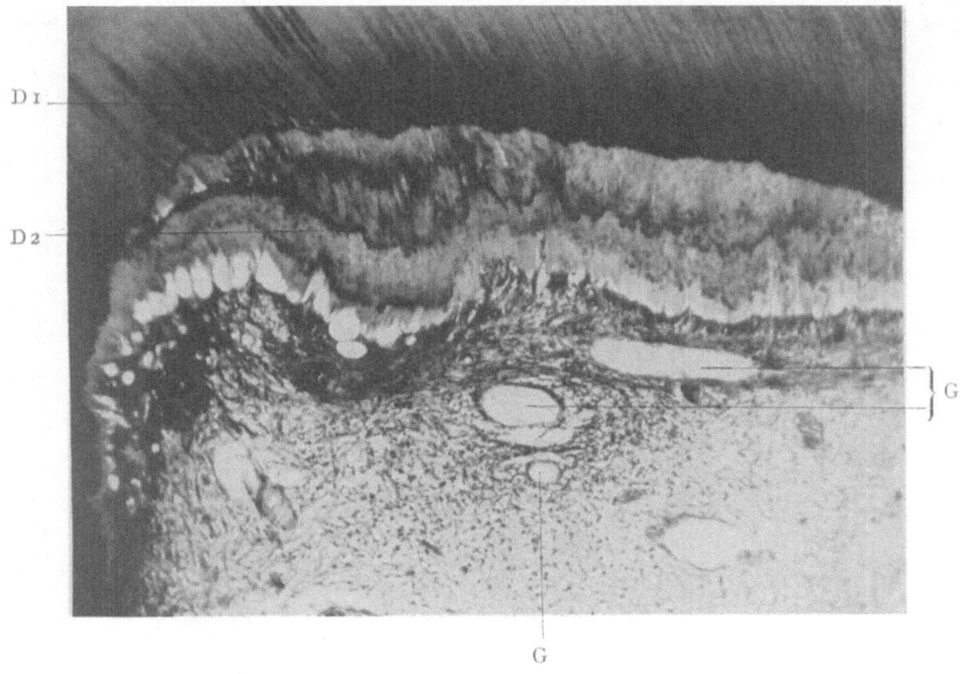

Abb. 216. Unterer 2. Molar. Pulpitis acuta partialis (clausa) serosa.

Hämatox.-Eosinfärbung. Schwache Vergr. D 1 kariöses Dentin. D 2 kariöses Reizdentin. In der Umgebung der erweiterten Gefäße G erkennt man zelliges Infiltrat. (Optik: Winkel Achrom. 16 mm, Kompl. Ok. 2).

auftreten. Abb. 216 zeigt eine solche partielle Entzündung im Anfangsstadium. Man sieht, wie die infizierten Dentinkanälchen nach dem irregulären Dentin hinziehen; auch dieses ist z. T. schon infiziert und von da aus ist eben die Pulpaoberfläche in Mitleidenschaft ge-zogen worden. An die Odontoplastenzone erinnern nur noch große Vakuolen; die

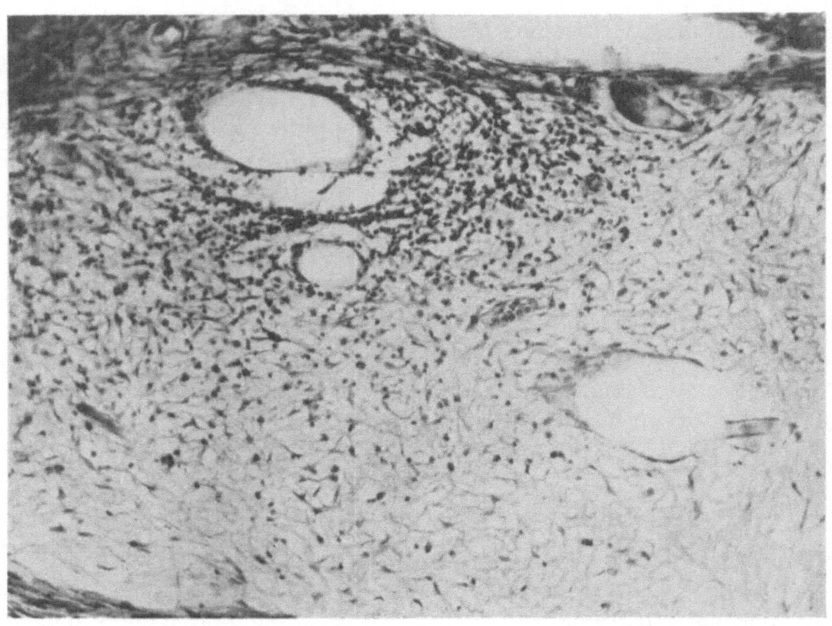

Abb. 217. Unterer 2. Molar. Pulpitis acuta partialis (clausa) serosa.
Hämatox.-Eosinfärbung. Stärkere Vergrößerung der Gefäße G und ihrer Umgebung aus Abb. 216. Man sieht jetzt noch deutlicher, wie die zellige Infiltration auf die Umgebung der Randgefäße beschränkt ist.
(Optik: Winkel Achrom. 12,6 mm, Kompl. Ok. 4.)

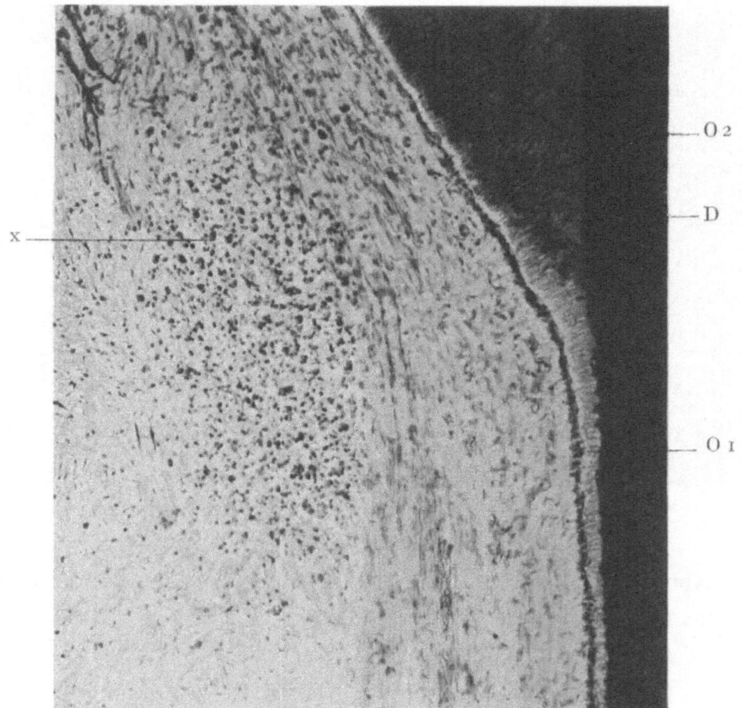

Abb. 218. Unterer 2. Prämolar. Pulpitis acuta partialis (clausa) serosa.
Hämatox.-Eosinfärbung. Schwache Vergr. Die Zellvermehrung im Mittelpunkt des Bildes tritt deutlich hervor. D Dentin. Unter der heranrückenden Karies sind die Odontoplasten pyknotisch geworden (O 2). O 1 normale Odontoplastenschicht. (Optik: Winkel Achrom. 16 mm, Kompl. Ok. 4.)

benachbarten Gefäße sind maximal erweitert. Von diesen Gefäßen und Gefäßwänden aus entwickeln sich nun, wie die stärkere Vergr. Abb. 217 zeigt, die Infiltration des Pulpagewebes und zwar vorerst nur in geringer Ausdehnung. Die Leukozyten, speziell die polynukleären, sind in dem neuen Zellmaterial nur spärlich vertreten. Die Pulpa selbst zeigt in diesem Falle deutliche Anzeichen einer retikulären Atrophie.

Von einem ähnlichen Fall stammt das Bild Abb. 218 (dem auch die Abb. 209 und Abb. 211 entnommen sind). Hier tritt in einer gewissen Verwaschenheit der Pulparandpartie entlang der Odontoplastenzone die seröse Durchtränkung mehr in Erscheinung. Der Infiltrationsbezirk ist auch in diesem Falle noch verhältnismäßig klein; er weist,

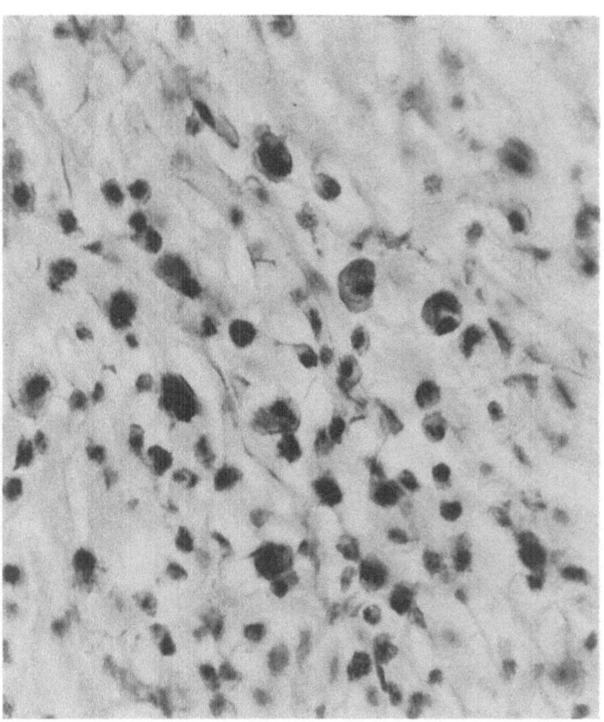

Abb. 219. Unterer 2. Prämolar. Pulpitis acuta partialis (clausa) serosa.

Hämatox.-Eosinfärbung. Stärkere Vergr. aus Abb. 218. Stelle x. Die mächtigen Makrophagen heben sich deutlich gegen die Leukozyten und Histiozyten ab. (Optik: Winkel Fluor: 3 mm, Kompl. Ok. 4.)

wie aus der stärkeren Vergrößerung Abb. 219 zu ersehen, sehr schöne Exemplare von Makrophagen auf, die durch ihre Größe sich stark von den Leukozyten abheben.

Aus der serösen Entzündung kann sich jederzeit die eitrige Entzündung entwickeln, d. h. bei der Infiltration verschwinden die Histiozyten unter der Fülle der polymorphkernigen Leukozyten, und diese beherrschen das Bild. Durch ihre Fermente wird sehr bald eine Einschmelzung herbeigeführt. Ist eine solche auf einen umschriebenen Bezirk mit guter Abgrenzung beschränkt, so spricht man von Abszeß (Pulpaabszeß), handelt es sich um eine fortschreitende eitrige Einschmelzung, dann spricht man auch bei der Pulpa von einer Phlegmone. Klinisch unterscheidet sich die eitrige Form der akuten partiellen Pulpitis von der serösen dadurch, daß Kalt und Warm nicht mehr gleichmäßig schmerzen, sondern daß Warm allein lebhafte Beschwerden hervorruft, während Kalt eher Linderung bringt. Charakteristisch sind auch die quälenden Schmerzen nachts, wenn die Hautwärme von den Kissen gespeichert und dadurch die Hyperämie in der Pulpa noch gesteigert wird.

Ebenso wie das klinische, unterscheidet sich auch das mikroskopische Bild der eitrigen partiellen Pulpitis erheblich von der serösen Form. Zunächst natürlich durch die große Zahl von Leukozyten. Die Infiltration erscheint viel dichter, die frühere Zeichnung der Pulpa an diesen Stellen völlig geschwunden oder vielmehr zunächst überdeckt. Abb. 220 bringt eine solche eitrige Entzündung im Frühstadium; der Vergleich mit Abb. 218 und 219 läßt den Unterschied erkennen. Wie sich die Vorgänge bei stärkerer Vergrößerung abspielen, lehrt Abb. 221. Wir sehen ein an sich kleines Gefäß, das mit Leukozyten stark gefüllt ist, wir sehen weiter, wie an dem einen Ende die Gefäß-

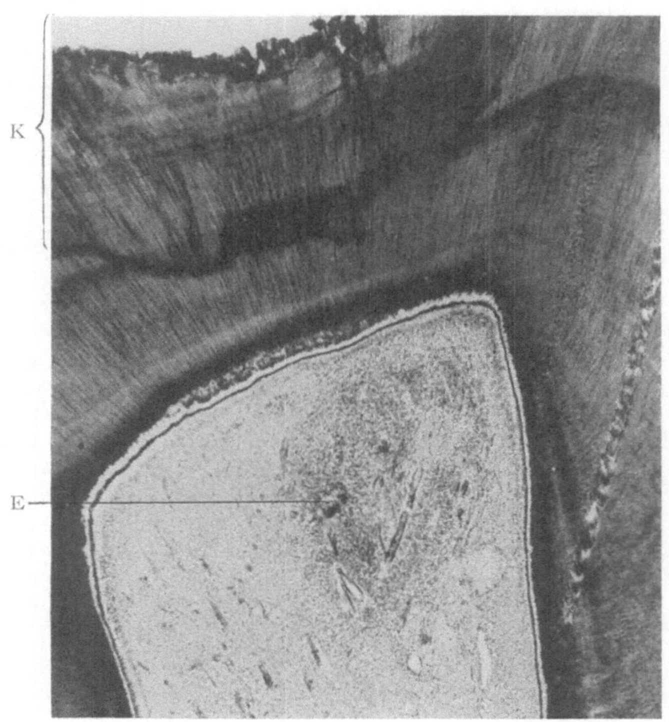

Abb. 220. Oberer 1. Molar. Pulpitis acuta partialis (clausa) purulenta.

Hämatox.-Eosinfärbung. Übersichtsbild. Im Pulpenhorn unter der Karies (K) zellige Infiltration mit kleinem Einschmelzungsherd (E). (Optik: Winkel Luminar 26 mm.)

wand verloren ging und die Leukozyten den Weg in das Gewebe gefunden haben. Von da aus bis zur eitrigen Einschmelzung des Gewebes ist meist nur noch ein kleiner Schritt. Das nächste Bild, Abb. 222, zeigt eine solche eitrige Einschmelzung in Abszeßform in einem Pulpahorn. Wir erkennen eine deutliche Demarkationslinie, oberhalb deren außer nekrotischen Massen sich eine Unmenge Eiterkörperchen befindet, während unterhalb der Demarkationslinie das Pulpagewebe eine allmählich abnehmende Infiltration und starke Füllung der Gefäße aufweist. Unter den Leukozyten haben wir hier, wie schon mehrfach erwähnt, polymorphkernige, neutrophile Formen zu verstehen; doch kommen bei der eitrigen Pulpitis gelegentlich auch eosinophile Leukozyten vor. Aus einem solchen Präparat stammen auch die in Abb. 223 wiedergegebenen „Eosinophilen", von denen einer frei im Gewebe, die anderen beiden in einem Kapillarrohr liegen.

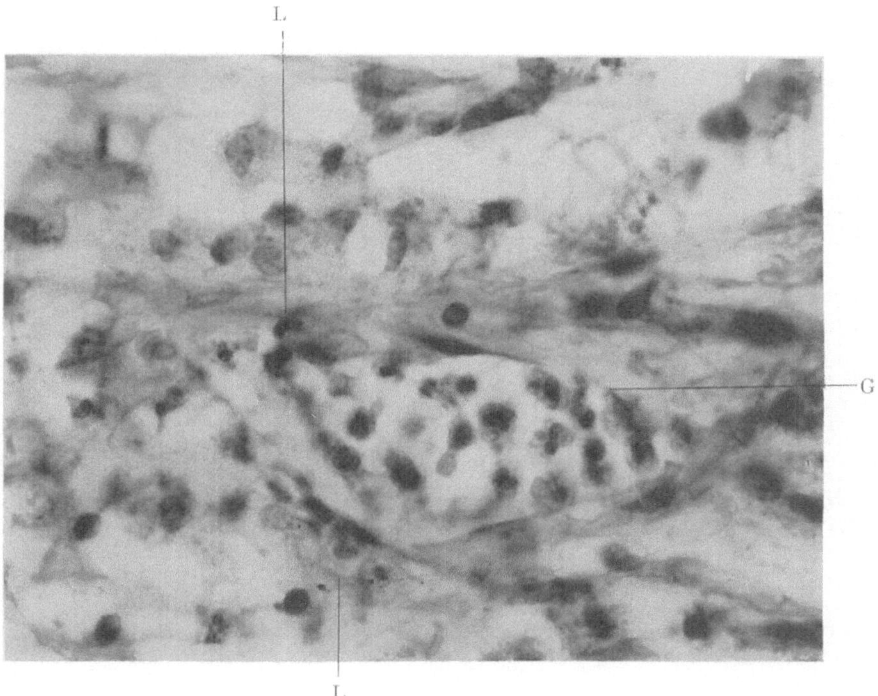

Abb. 221. Oberer 2. Prämolar. Gefäß aus der Pulpitis acuta partialis (clausa) purulenta.
Hämatox.-Eosinfärbung. Starke Vergr. G Gefäß im Schrägschnitt mit Leukozyten gefüllt. Im Gewebe beginnt
die „Einschmelzung". Die Zellkonturen und die Gewebsstrukturen beginnen zu zerfließen.
(Optik: Winkel Achrom. 6 mm, Kompl. Ok. 4.)

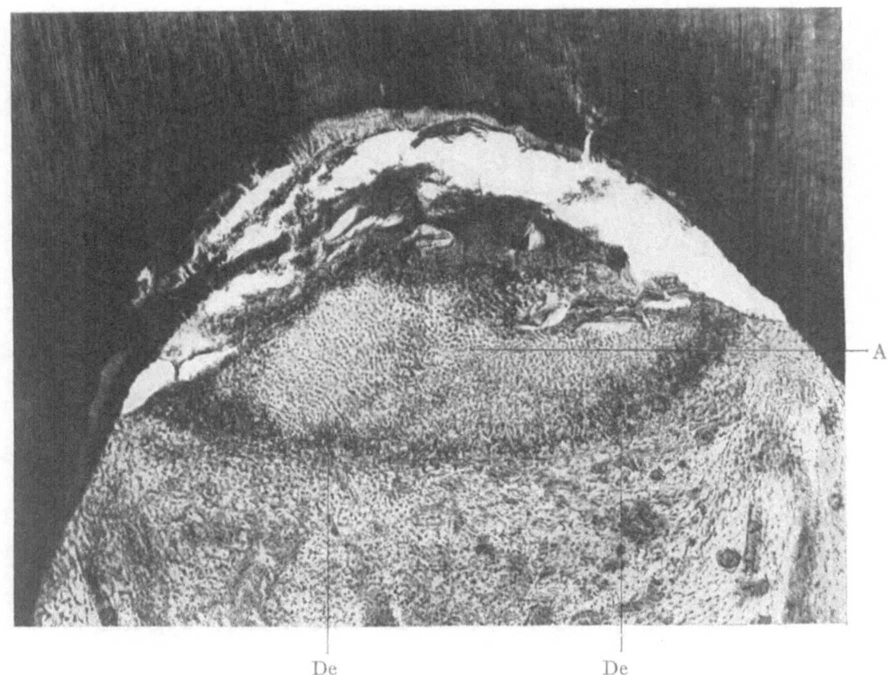

Abb. 222. Oberer 1. Molar. Pulpitis acuta partialis (clausa) purulenta. Abszeß im Pulpenhorn.
Hämatox.-Eosinfärbung. Schwache Vergr. Unter dem Abszeß (A) ist das übrige Pulpengewebe stark zellig
infiltriert. Der Abszeß ist durch eine dunkle Zone (stärkste Zellenanhäufung) deutlich demarkiert (De).
(Optik: Winkel Achrom. 16 mm, Kompl. Ok. 2.)

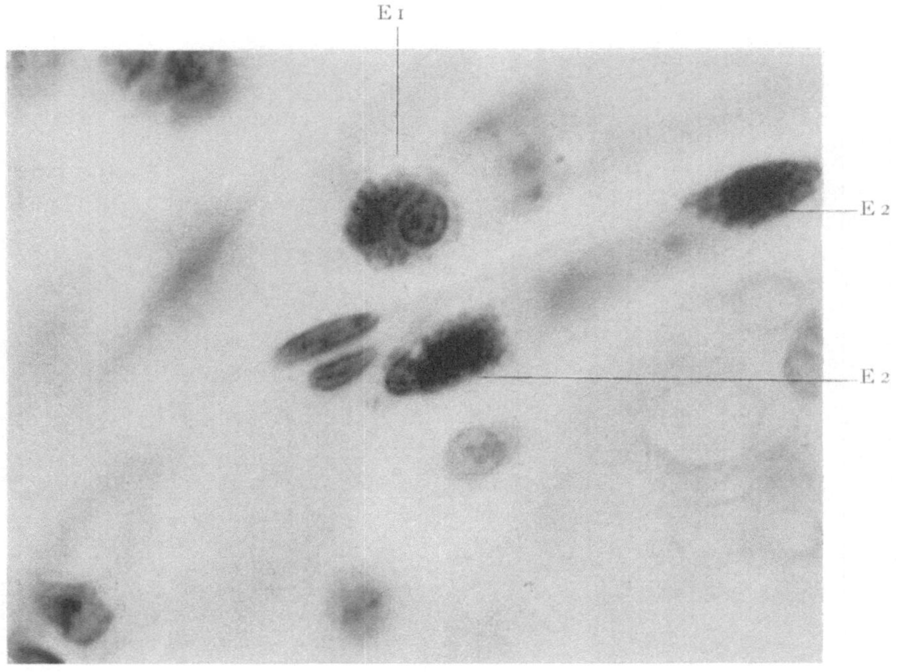

Abb. 223. Oberer 3. Molar. Pulpitis acuta partialis (clausa) purulenta.

Hämatox.-Eosinfärbung. Sehr starke Vergr. Grobkörnige eosinophile Leukozyten, E 1 frei im Gewebe, E 2 in Kapillare. (Optik: Winkel Fluor 1,4 mm, Kompl. Ok. 4).

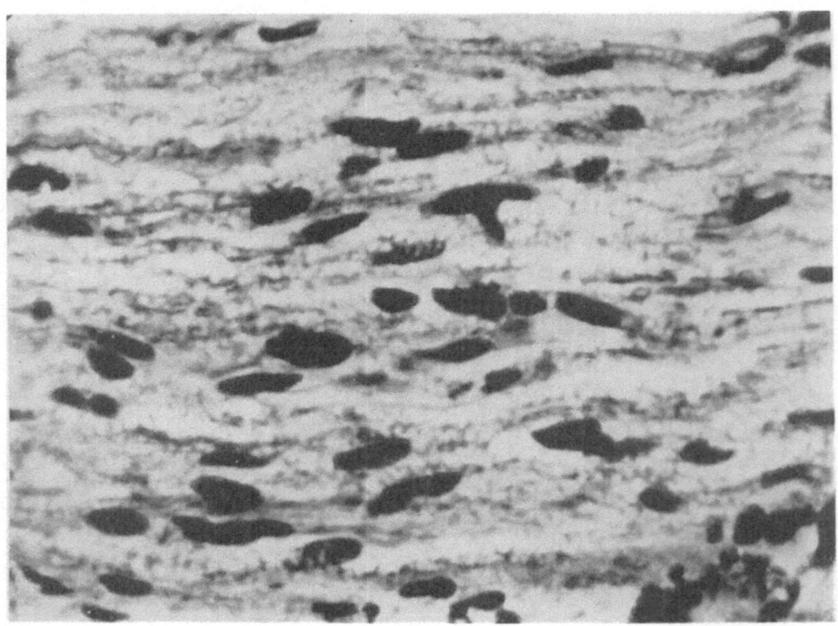

Abb. 224. Unterer 1. Molar. Pulpitis acuta partialis (clausa) purulenta.

Hämatox.-Eosinfärbung. Starke Vergr. Zerfall eines Nervenstranges am Rande des Abszesses. Während die Kerne noch relativ gut erhalten sind, sieht man vor allem die Markscheiden schon stark vakuolig verändert. (Optik: Winkel Fluor. 3 mm, Kompl. Ok. 4.)

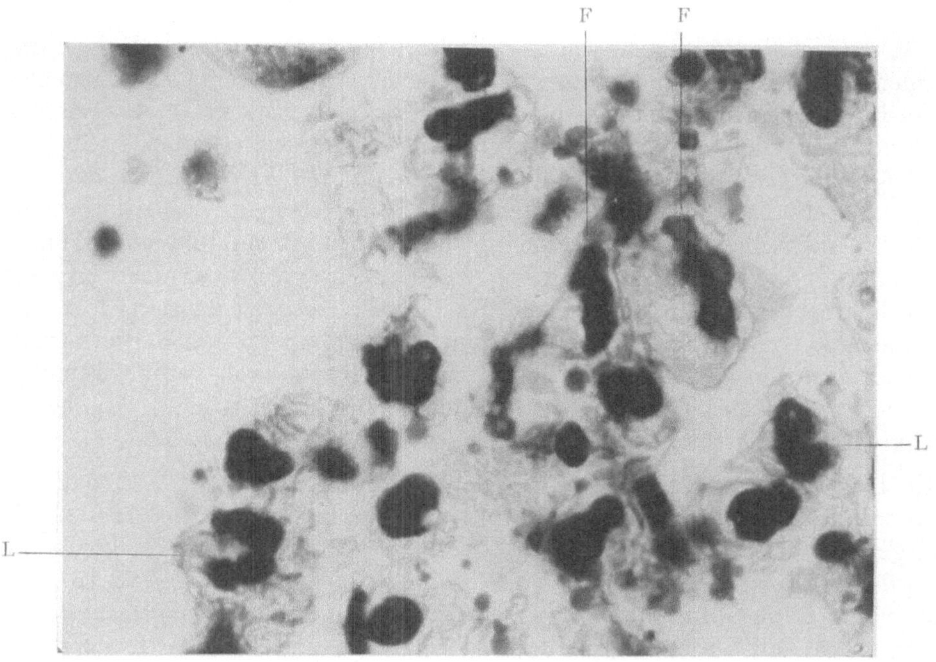

Abb. 225. Oberer 1. Prämolar. Pulpitis acuta partialis (clausa) purulenta.
Hämatox.-Eosinfärbung. Sehr starke Vergr. Verschiedene Zellen aus dem Einschmelzungsgebiet, die nur noch vereinzelt an den Kernen zu erkennen sind, da ihr Zelleib schon zerstört ist. L Leukozyt. F Kerne ehemaliger Fibroplasten. (Optik: Winkel Fluor. 1,4 mm, Kompl. Ok. 4.)

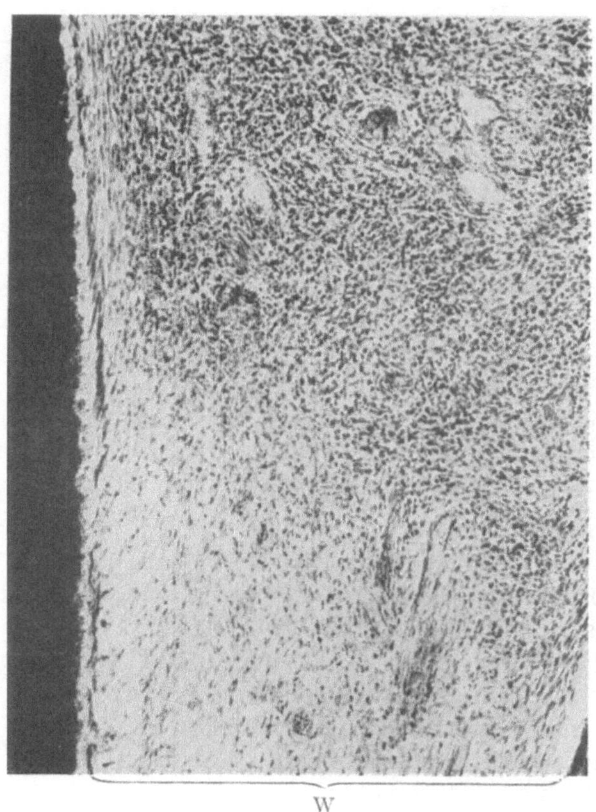

Abb. 226. Unterer 3. Molar. Phlegmonöses Fortschreiten der akuten Entzündung.
Hämatox.-Eosinfärbung. Schwache Vergr. Die zellige Infiltration dehnt sich, ohne daß Anzeichen einer Demarkation vorhanden wären, bis in den Wurzelkanal W aus. (Optik: Winkel Achrom. 16 mm, Kompl. Ok. 4).

Wie die Gefäße und das übrige Gewebe im Bereich einer eitrigen Pulpaentzündung, so werden natürlich auch die Nervenfasern, soweit sie in diesem Gebiet liegen, schwer geschädigt. Und zwar kommt es in erster Linie zu hochgradigem Myelinzerfall, während die Kerne vorerst zumeist noch ihre Form und Färbbarkeit erhalten. Abb. 224 bringt den Längsschnitt durch ein Nervenfaserbündel aus einer eitrig entzündeten Kronenpulpa; man sieht die Neurilemmkerne sehr stark hervortreten, z. T. allerdings auch schon geschädigt; an Stelle der Markscheidenzeichnung aber ist ein Bild von Trümmern getreten, das nur hie und da noch an den früheren Faserverlauf erinnert. Ebensowenig bleiben die Wanderzellen und vor allem die Leukozyten selbst im Bereich einer eitrigen Einschmelzung von der Zerstörung verschont. Abb. 225 zeigt weiße Blutkörperchen in den verschiedensten Zerfallstadien; z. T. sind die Kerne noch verhältnismäßig gut in Form und Farbe, dagegen ist der Zelleib schon im Zerfall begriffen, z. T. sehen wir aber auch nur noch Kerntrümmer früherer Leukozyten.

Es liegt in der Natur des akuten Ablaufs des ganzen Prozesses, daß die Beschränkung der serösen oder eitrigen Entzündung auf ein kleines Pulpagebiet (Pulpenhorn usw.) nicht von langer Dauer ist; in kurzer Zeit sind immer weitere Bezirke einbezogen, wobei die Ausbreitung vielfach in phlegmonöser Form erfolgt. In Abb. 226 ist ein solches phlegmonöses Fortschreiten wiedergegeben. Man sieht, wie die Entzündung sich nun auch anschickt, in den Wurzelkanal einzudringen; die Infiltration verliert sich hier allmählich, ohne daß eine Tendenz zur Abgrenzung besteht, während sie weiter oben das ganze Bild beherrscht und daneben nur noch vereinzelte Gefäßlumina sich deutlich abheben.

Pulpitis acuta totalis (clausa).

Das zuletzt besprochene Bild führt ohne weiteres zur akuten totalen Pulpitis über. Kantorowicz sagte zwar mit Recht, es sei ziemlich müßig, bei der akuten Pulpitis eine partielle und eine totale Form zu unterscheiden, da nur Gradunterschiede zwischen beiden beständen, immerhin erscheint das klinische Bild der Pulpitis acuta totalis durch die Symptomentrias der Schmerzkontinuierlichkeit, der Irradiation und der sekundären Hyperämie des Periodontiums leidlich gut abgerundet. Wer danach aber glaubt, das histologische Bild würde auch entsprechend einheitlich sein, wird bei der mikroskopischen Untersuchung eines ganz anderen belehrt. Es hängt dies einerseits damit zusammen, daß auf der Basis einer chronischen Pulpitis sich ebenfalls das Zustandsbild einer akuten totalen Pulpitis (soweit überhaupt noch Pulpa vorhanden ist!) jederzeit entwickeln kann, andererseits damit, daß die Art der exsudativen Entzündung auf das histologische Bild doch von erheblichem Einfluß zu sein pflegt. Denn selbstverständlich haben wir auch bei der akuten totalen Pulpitis genau wie bei der partiellen die Möglichkeit einer serösen und einer eitrigen Form oder des Übergangs aus der ersten in die zweite.

Die Übersichtsbilder Abb. 227 bis Abb. 232 stammen sämtlich von Zähnen, für die klinisch die Diagnose „Pulpitis acuta totalis" lauten mußte. Und doch sind diese Übersichtsbilder unter sich recht verschieden. In Abb. 227 haben wir die Hyperämie und seröse Entzündung trotz der großen Ausdehnung in fast reiner Form; nur in dem einen Pulpahorn, dem sich die Karies von der Kaufläche her am meisten genähert hat, macht sich eine stärkere Infiltration bemerkbar. In Abb. 228 sehen wir in der Kronenpulpa den Übergang von der serösen in die phlegmonöse Entzündungsform; das Übersichtsbild läßt einen ziemlich ausgedehnten dunkleren Bezirk von der helleren — serös durchtränkten — übrigen Pulpa sich deutlich abheben; eine eitrige Einschmelzung hat hier noch nicht stattgefunden, wäre aber ohne Extraktion wohl in Kürze zu erwarten gewesen.

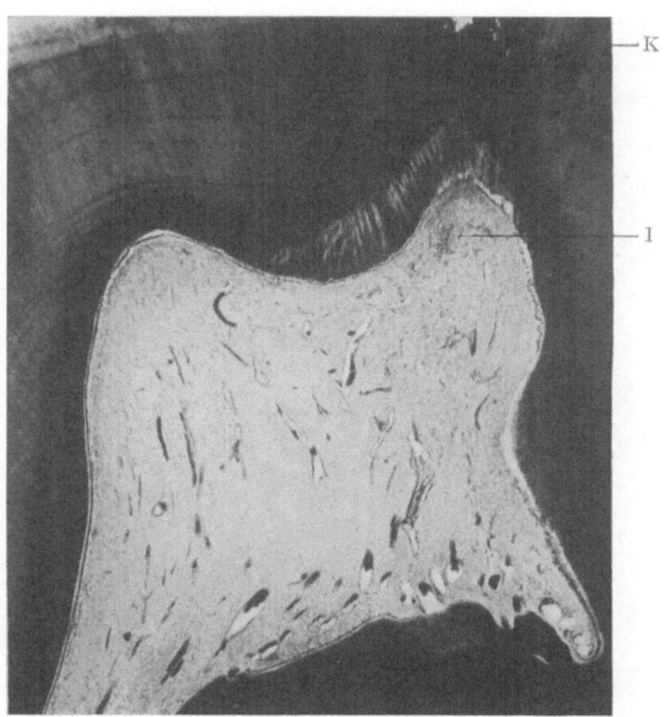

Abb. 227. Oberer 1. Molar. Pulpitis acuta totalis (clausa).
Hämatox.-Eosinfärbung. Übersichtsbild. Im rechten Pulpenhorn dicht unter der Karies ist Infiltration vorhanden.
In der gesamten Pulpa sieht man eine starke Hyperämie. K Karies. I Infiltration. (Optik: Winkel Luminar 26 mm.)

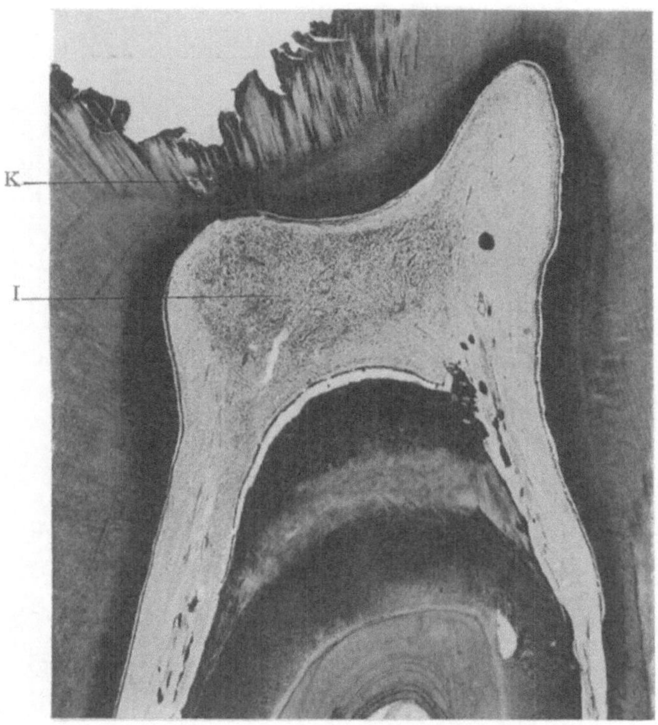

Abb. 228. Unterer 2. Molar. Pulpitis acuta totalis (clausa).
Hämatox.-Eosinfärbung. Übersichtsbild. Die partielle Pulpitis hat schon begonnen sich phlegmonös in der
ganzen Pulpa auszubreiten. K Karies. I Infiltration, die keine scharfe Grenze erkennen läßt.
(Optik: Winkel Luminar 26 mm.)

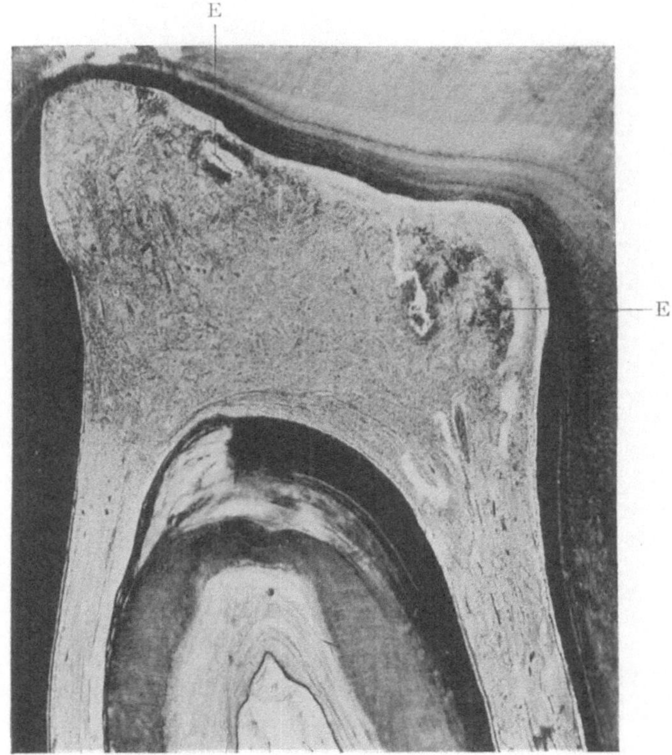

Abb. 229. Unterer 3. Molar. Pulpitis acuta totalis (clausa).
Hämatox.-Eosinfärbung. Übersichtsbild. Zwei kleine Einschmelzungsherde (E) sind zu erkennen. Die Infiltration geht schon in die Wurzelkanäle über, am linken Kanaleingang ist dies besonders deutlich zu erkennen. (Optik: Winkel Luminar 26 mm.)

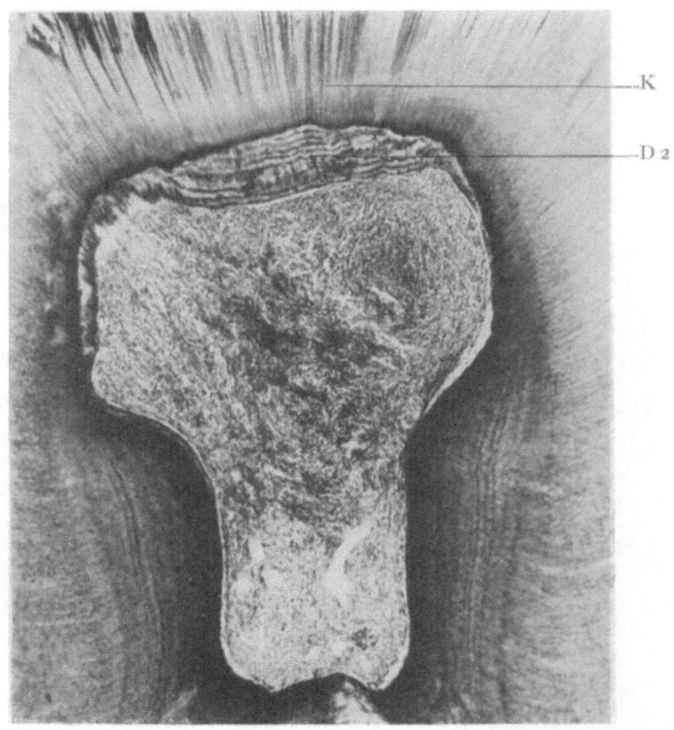

Abb. 230. Unterer 3. Molar. Pulpitis acuta totalis (clausa) purulenta.
Hämatox.-Eosinfärbung. Übersichtsbild. K Karies im Dentin, die sich bis ins Reizdentin (D 2) erstreckt. Fast die ganze Kronenpulpa schmilzt eitrig ein, am Fundus des Pulpakavum ist das Gewebe erst wenig von Zellen durchsetzt. (Optik: Winkel Luminar 26 mm.)

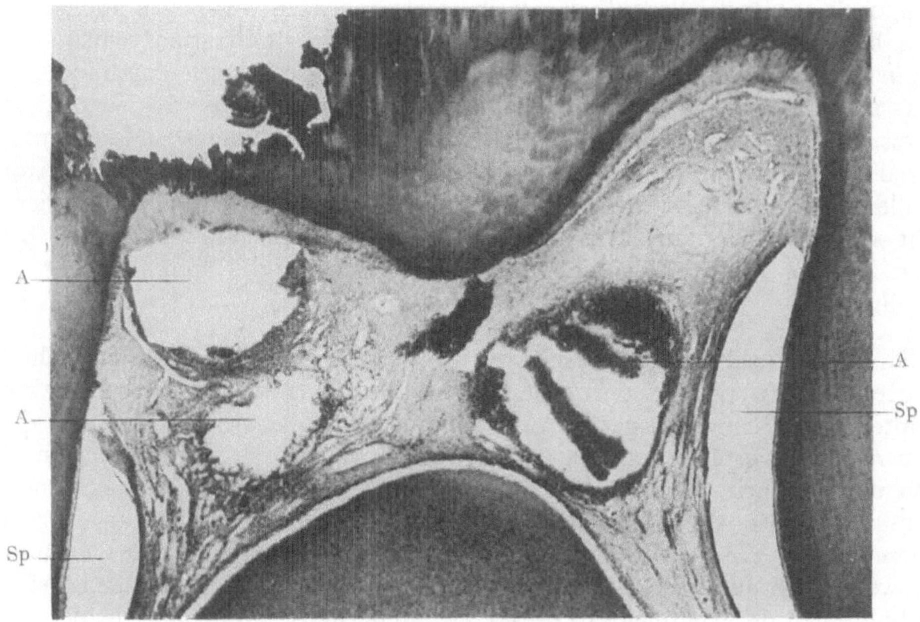

Abb. 231. Unterer 1. Molar. Pulpitis acuta totalis (clausa) purulenta.

Hämatox.-Eosinfärbung. Übersichtsbild. A Multiple Abszesse im Pulpakavum. Der Inhalt der Abszesse ist im Gefrierschnitt ausgefallen. Sp Spalten zwischen Dentinwand und Pulpa durch Schrumpfung der Pulpa entstanden. (Optik: Winkel Luminar 26 mm).

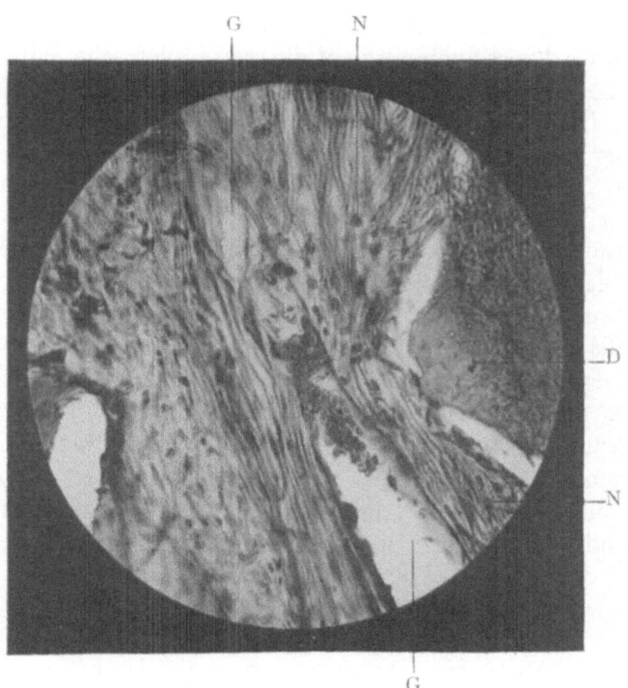

Abb. 232. Unterer 1. Molar. Pulpitis acuta totalis (clausa) purulenta.

Hämatox.-Eosinfärbung. Mittlere Vergr. Durch Gefäß (G) wird Nerv (N) gegen die scharfe Kante des Dentikels (D) gedrückt. (Optik: Winkel Fluor. 13 mm, Kompl. Ok. 4.)

In Abb. 229 haben wir ebenfalls den Übergang von der serösen in die phlegmonöse Form, doch ist hier der Prozeß schon weiter fortgeschritten; an einigen Stellen der Kronenpulpa beginnt bereits die eitrige Einschmelzung; die Infiltration selbst greift beiderseits in die Wurzelkanäle über. In Abb. 230 ist von einer serösen Entzündung überhaupt nichts mehr zu erkennen; die eitrige Einschmelzung hat an verschiedenen Stellen eingesetzt. In Abb. 231 endlich haben wir wieder ein ganz anderes Bild; diesmal steht die Abszedierung im Vordergrund, wir sehen drei solcher Abszesse in der Kronenpulpa, die allerdings ihren flüssigen Inhalt zum größten Teil verloren haben (Gefrierschnitte!). Nicht zu verwechseln mit Abszessen sind die regelmäßiger konturierten beiden seitlichen Spalten, die nachträglich durch Schrumpfung des Pulpagewebes entstanden sein dürften.

Mit der Ausbreitung der eitrigen Einschmelzung tritt, wie das schon bei der purulenten Form der partiellen Pulpitis erwähnt wurde, ein charakteristisches Symptom auf: Die gesteigerte Wärmeempfindung, die sich bis zu den qualvollsten Schmerzen steigern kann. Die Erklärung dafür ist unschwer mit mechanischen Momenten gegeben: Durch den sich bildenden Eiter wird in dem ohnehin engen Raum mit seinen starren Wänden eine erhebliche Druckvermehrung erzeugt; wenn nun unter dem Wärmeeinfluß auch noch die Hyperämie gesteigert wird und namentlich, wenn, wie aus Abb. 232 entnehmbar, von dem sich erweiternden Gefäß Nervenfaserbündel an die Kante eines Dentikels gepreßt werden, dann erscheinen die heftigen Schmerzen nur zu glaubhaft.

Die chronischen Formen der Pulpitis.

Über die Ausgänge der akuten totalen Pulpitis und die dabei zu erhebenden mikroskopischen Befunde wird am Schlusse des Kapitels Pulpaentzündung noch einiges zu sagen sein; ebenso wird dort auch kurz auf die bakteriologische Seite eingegangen werden. Zunächst seien hier die histologischen Bilder angereiht, die sich bei der chronischen Pulpitis ergeben. Diese kann sich vor allem dann entwickeln, wenn mit der Eröffnung der Pulpenkammer von der Kavität her Abfluß des Sekretes und Abgabe der Zerfallprodukte nach der Mundhöhle zu erfolgt und so die günstigeren Bedingungen eines oberflächlichen Entzündungsherdes gegeben sind (Pulpitis chronica aperta s. ulcerosa); sie kann sich aber auch bei geschlossener Pulpakammer dann entwickeln, wenn gegenüber dem schädigenden Entzündungserreger die Widerstandskraft der Pulpa groß genug ist, um den Kampf längere Zeit durchzuführen (Pulpitis chronica clausa). Jedenfalls sind dies die beiden wesentlichsten Voraussetzungen; gelegentlich kommt wohl vor, daß trotz Eröffnung des Kavums die Pulpa in akutem Verlauf zugrunde geht, doch dürfte dies eine ziemliche Seltenheit sein und mit besonders ungünstigen Verhältnissen zusammenhängen. Ebenso kann natürlich auch vorkommen, daß eine geschlossene chronische Pulpitis noch nachträglich zu einer offenen wird. Und endlich dürfen wir nicht vergessen, daß auf jeder chronisch-entzündlichen Basis sich ein akutes Zustandsbild mit dem bereits beschriebenen raschen deletären Verlauf entwickeln kann.

Pulpitis chronica aperta (ulcerosa).

Wenn wir uns ein Übersichtsbild wie das in Abb. 233 ansehen, so wird zunächst klar, in welcher Weise es zur Eröffnung der Pulpakammer kommt. Von der Kavität ist die Pulpa nur noch durch eine dünne Decke (meist irregulären) Dentins getrennt und auch diese dünne Decke zeigt schon bedenkliche Grade der Auflockerung. Das unmittelbar darunter liegende Weichgewebe ist stark infiltriert und geht in eitrige Einschmelzung über; das übrige Pulpagewebe ist hyperämisch, hat sich aber sonst noch verhältnismäßig gut gehalten. Im weiteren Verlauf bildet sich in dem infiltrierten Bezirk ein Abszeß, gleichzeitig geht aber der Zerfall des restlichen Dentins darüber vor sich und nun entwickelt sich ein Bild, wie wir es im Übersichtsbild Abb. 234 haben. Die Kontinuität der Decke ist jetzt unterbrochen, und der Abszeß kann sich nach außen entleeren. Der Abszeßgrund wird nun zur Geschwürsfläche (Abb. 235 und 236), die ein kräftiger Leukozytenwall abgrenzt. Kleine darunter liegende Ein-

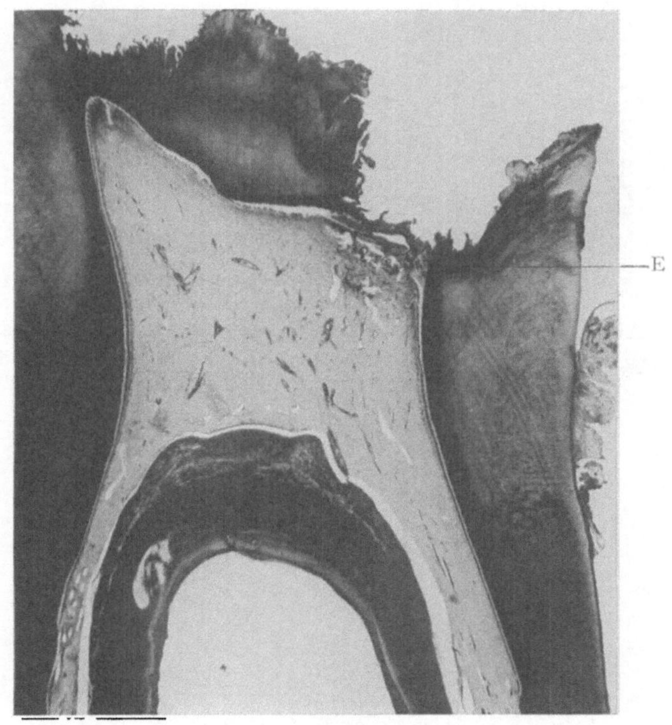

Abb. 233. Unterer 1. Molar. Pulpitis acuta partialis (clausa).

Hämatox.-Eosinfärbung. Übersichtsbild. Die dünne Dentindecke über dem rechten Pulpenhorn steht vor dem Einbruch. Unter der dünnen Decke Beginn der eitrigen Einschmelzung (E). In der gesamten Pulpa sind die Gefäße erweitert. (Optik: Winkel Luminar 26 mm.)

schmelzungsherdchen werden bald in die Geschwürsfläche mit einbezogen. Abb. 237 bringt eine stärkere Vergrößerung von der Demarkationszone in Abb. 235. Wie ein dunkles Band zieht sich die Grenzlinie zwischen dem oberen abzustoßenden, von Leukozyten reichlich durchsetzten nekrotischen Bezirk und der darunter liegenden Gewebspartie hindurch; diese — es handelt sich wohl um einen ganz frischen Fall — weist Infiltration mit allen möglichen Arten von Zellen auf.

Bis hierher dürfte das histologische Bild sich in den meisten Fällen gleichen; der weitere Verlauf der Erkrankung aber schafft recht verschiedene Bilder, je nachdem ob mit dem Zusammenwirken von widerstandsfähiger Pulpa und günstigen äußeren Umständen die Entzündung poliferativen Charakter erhält oder infolge ungünstiger Verhältnisse eine destruktive Form annimmt.

190

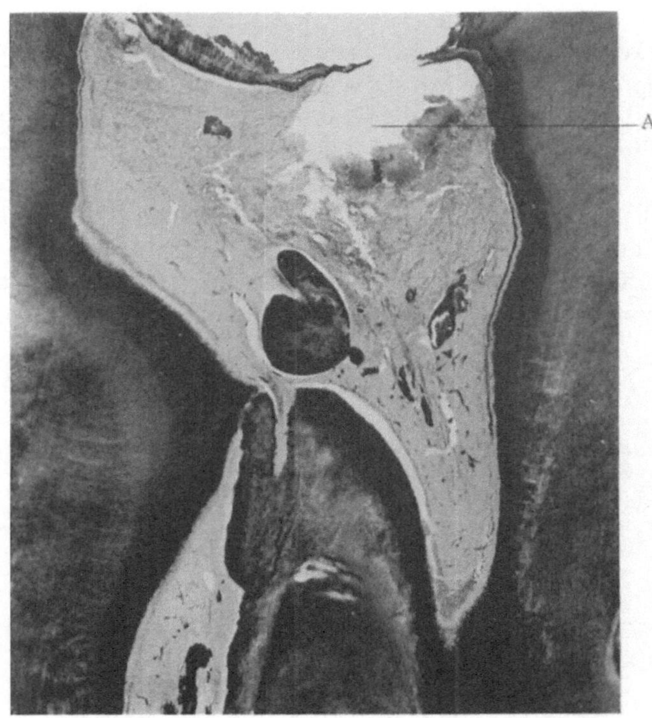

Abb. 234. Unterer 2. Molar.   Pulpitis chronica ulcerosa.
Hämatox.-Eosinfärbung. Übersichtsbild. Die dünne Dentindecke ist durchbrochen, der Abszeß (A) konnte
sich nach außen entleeren. (Optik: Winkel Luminar 26 mm.)

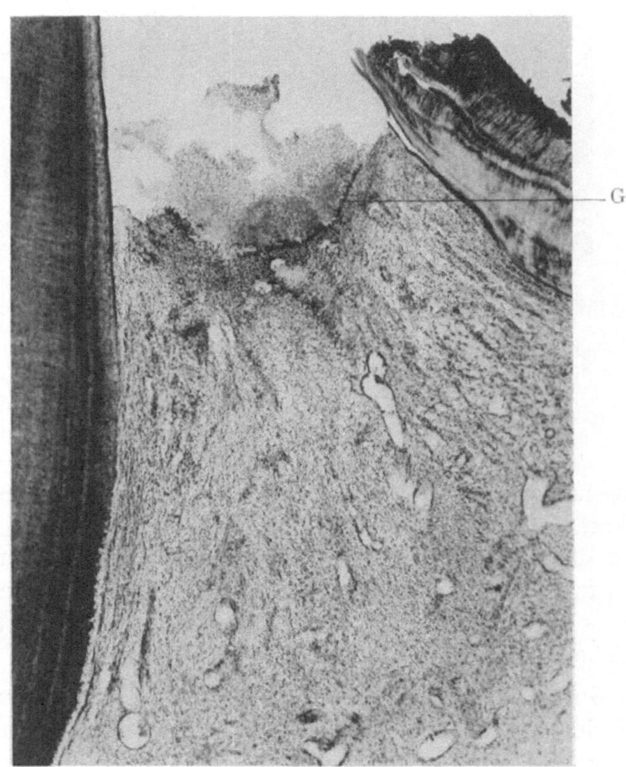

Abb. 235. Unterer 2. Molar. Pulpitis chronica ulcerosa.
Hämatox.-Eosinfärbung. Ganz schwache Vergr. Der ursprüngliche Abszeßgrund ist zur demarkierten Geschwürs-
fläche G geworden. Auch unterhalb der Geschwürsfläche starke zellige Infiltration und starke Gefäßerweiterung.
(Optik: Winkel Achrom. 37 mm, Kompl. Ok. 4.)

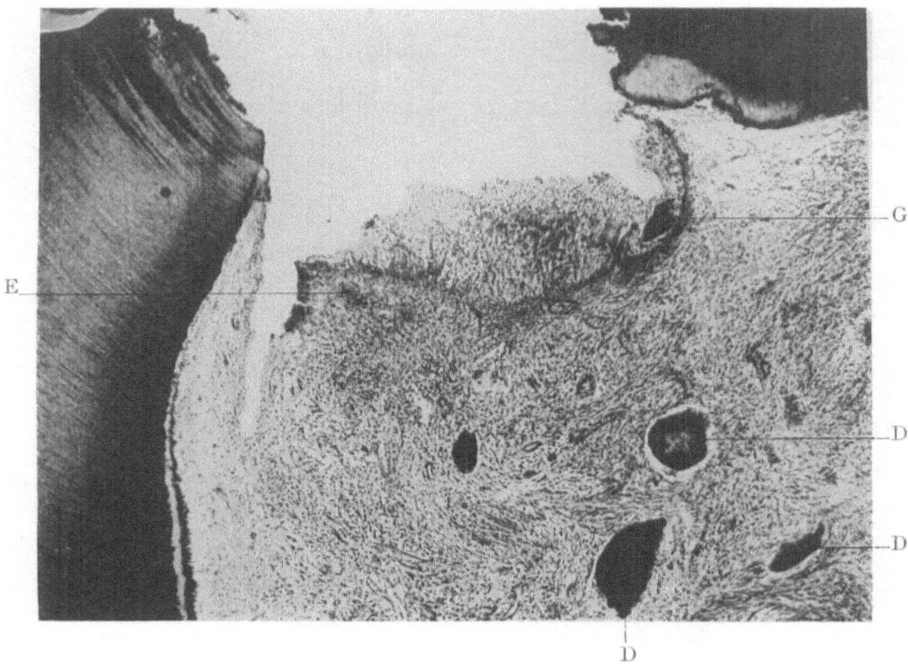

Abb. 236. Unterer 2. Molar. Pulpitis chronica ulcerosa.

Hämatox.-Eosinfärbung. Ganz schwache Vergr. Die Geschwürsfläche (G) ist wie im vorigen Bild gut markiert.
Einige kleinere Einschmelzungsherde unterhalb der Geschwürsfläche bei E. Dentikel bei D.
(Optik: Winkel Achrom. 37 mm, Kompl. Ok. 4.)

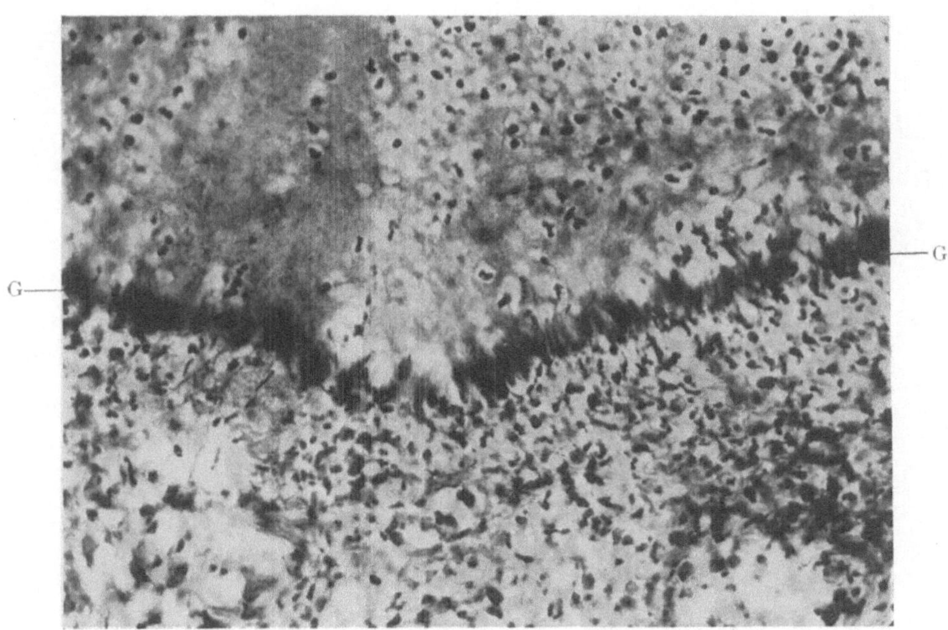

Abb. 237. Unterer 2. Molar. Pulpitis chronica ulcerosa.

Hämatox.-Eosinfärbung. Starke Vergrößerung der Geschwürsfläche G aus Abb. 235. Oberhalb der Geschwürsfläche nekrotisches Gewebe mit Leukozyten durchsetzt. Unterhalb der Geschwürsfläche starke zellige Infiltration.
(Optik: Winkel Achrom. 6 mm, Kompl. Ok. 4.)

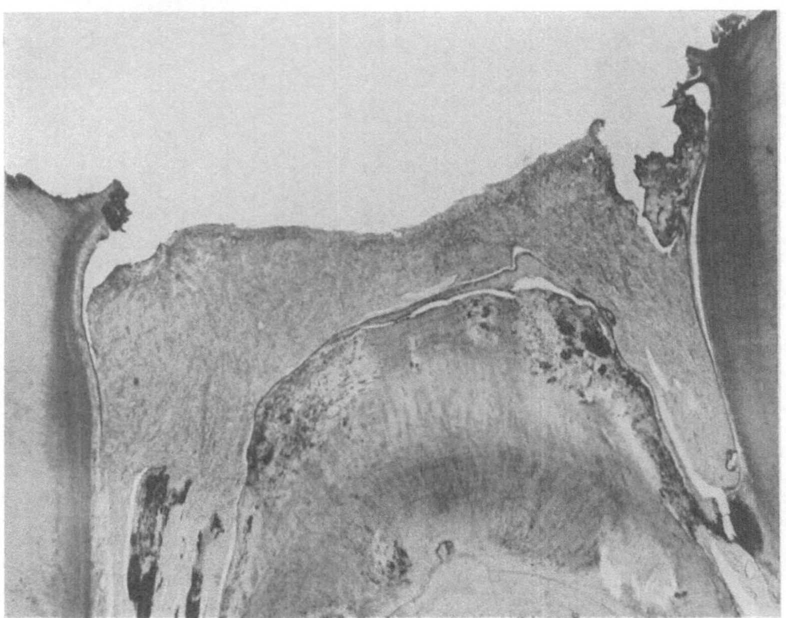

Abb. 238. Unterer 1. Molar. Pulpitis chronica ulcerosa.
Hämatox.-Eosinfärbung. Übersichtsbild. In Entwicklung begriffener Pulpapolyp. Der Zugang zum Pulpakavum
ist ganz eröffnet, die Geschwürsfläche hat sich gereinigt. (Optik: Winkel Luminar 26 mm.)

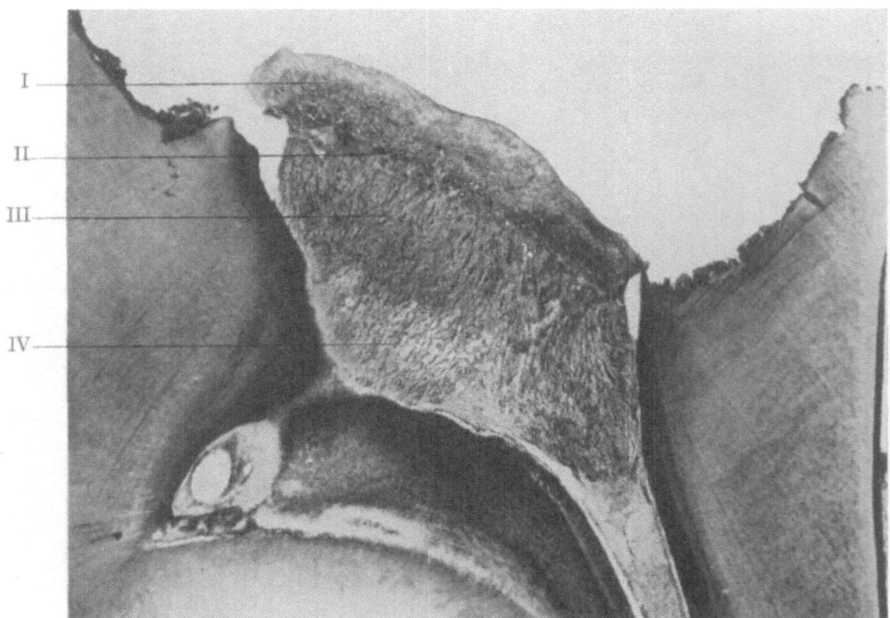

Abb. 239. Oberer 1. Molar. Pulpapolyp (Pulpitis chronica granulomatosa).
Hämatox.-Eosinfärbung. Übersichtsbild. „Ausgebildeter Pulpapolyp." Die Granulationen haben sich über den
Raum des Pulpakavum ausgedehnt. Man erkennt die vier Schichten an dem Polypen. I. Nekrose und Nekro-
biose. II. Stärkster Zell- und Kapillarenreichtum. III. Von zahlreichen fibrillären Zügen durchsetztes Granu-
lationsgewebe. IV. Noch erhaltenes Pulpagewebe, mäßig infiltriert.
(Optik: Winkel Luminar 26 mm.)

Die **proliferative Form** setzt voraus, daß das Maß der Reize, die die freigelegte Pulpa treffen, kein sehr großes ist, daß die Vitalität der Pulpa nicht nennenswert gelitten hat, daß ein möglichst breiter Zugang zum Pulpakavum vorliegt und daß endlich überhängende Dentinreste, die eine Retention begünstigen könnten, verschwinden. In diesen Fällen folgt bald eine Reinigung der Geschwürsfläche und es schießen frische Granulationen auf, die mit ihrer weiteren Vermehrung zur **Bildung des Pulpapolypen** führen. Abb. 238 zeigt einen solchen in Entwicklung begriffenen Pulpapolypen; das ganze Pulpadach ist verloren gegangen und in breiter Ausdehnung liegt die Oberfläche frei; soweit noch Kronenpulpa bestanden hat, ist sie in die Granulationen einbezogen

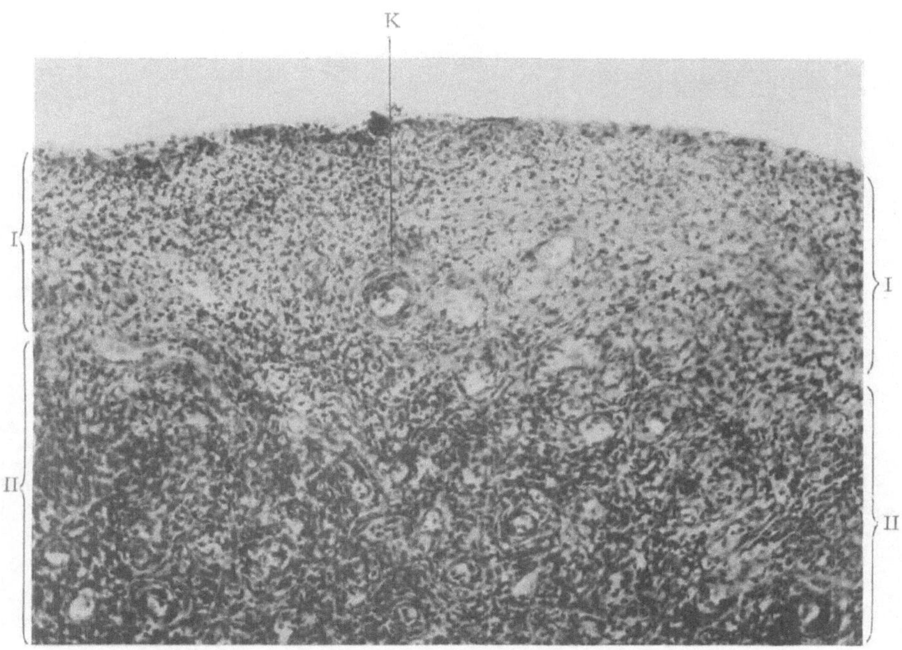

Abb. 240. Oberer 1. Molar. Pulpapolyp. (Pulpitis chronica granulomatosa).
Hämatox.-Eosinfärbung. Stärkere Vergrößerung der oberflächlichen Schichten aus Abb. 239. I. Zone der Nekrose und Nekrobiose. II. Zone des stärksten Zell- und Kapillarenreichtums. Die Kapillarwände sind meist stark verdickt deutlich bei K zu erkennen. (Optik: Winkel Achrom. 12,6 mm, Kompl. Ok. 4.)

worden und diese können sich nun unbehindert nach der Mundhöhle zu vermehren. In dem folgenden Bild (Abb. 239) hat sich das Granulationsgewebe bereits über den Raum der Kronenpulpa hinaus ausgedehnt und ist nun auch leicht makroskopisch als kleine Fleischwarze in der Kavität zu erkennen. Auf diesem Bilde lassen sich auch leicht die **vier Schichten** unterscheiden, die wir an ausgebildeten Pulpapolypen stets beobachten: Zu oberst eine Lage nekrotischen Gewebes, die ohne scharfe Grenze in eine nekrobiotische Zone übergeht, darunter als zweite Schicht ein Bezirk stärksten Zellreichtums mit sehr reichlichen Kapillaren, die meist eine stark verdickte Intima aufweisen. Darunter wiederum eine Schicht, in der reihenförmig angeordnete Rundzellen mit Fibrillenzügen abwechseln, welche alle die Richtung nach dem Boden der Pulpakammer zu aufweisen und hier im irregulären Dentin verankert sein können, und endlich als letzte Schicht Pulpagewebe, das von Rundzellen reichlich durchsetzt ist. In Abb. 240 ist eine stärkere Vergrößerung der Randpartie des Pulpapolypen aus Abb. 239 wiedergegeben; die nekrotische bzw. nekrobiotische Zone und die Zone stärksten Zellreichtums mit den zahlreichen Kapillaren tritt in diesem Bilde deutlich hervor. Ein recht häufiger Befund im Pulpapolypen ist neben kleinen geschichteten Kalkkugeln (sog. Corpora amylacea) ein Massenauftreten von Plasmazellen in den mittleren Zonen. Abb. 241 bringt eine solche Stelle aus einem Pulpapolypen, die zeigt, wie die Plasmazellen mitunter fast allein das Gesichtsfeld erfüllen. Der Wachstumsdruck eines Pulpa-

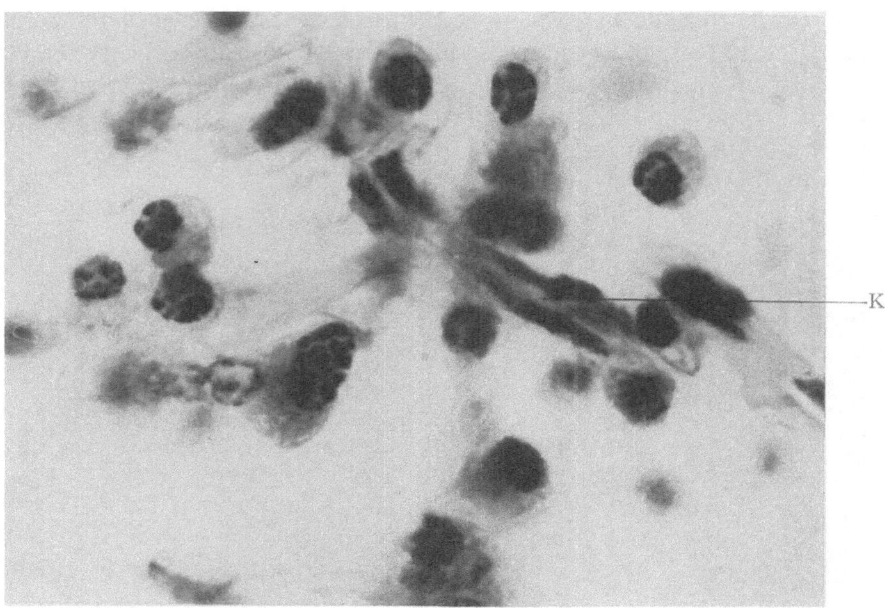

Abb. 241. Unterer 1. Molar. Aus einem Pulpapolypen. (Pulpitis chronica granulomatosa.) Hämatox.-Eosinfärbung. Sehr starke Vergr. Plasmazellen mit gut erkennbarem Radkern in der Umgebung einer Kapillare K. (Optik: Winkel Fluor. 1,4 mm, Kompl. Ok. 2.)

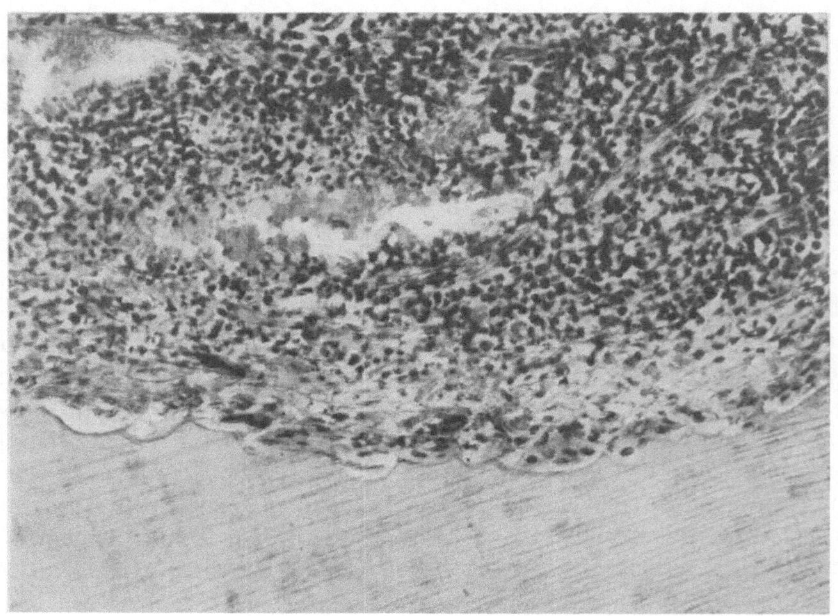

Abb. 242. Unterer 2. Molar. Resorption der Dentinwand durch einen Pulpapolypen. Hämatox.-Eosinfärbung. Mittlere Vergr. In den Resorptionslakunen der Dentinwand liegen verschieden große Osteoklasten. (Optik: Winkel Achrom. 6 mm, Kompl. Ok. 2.)

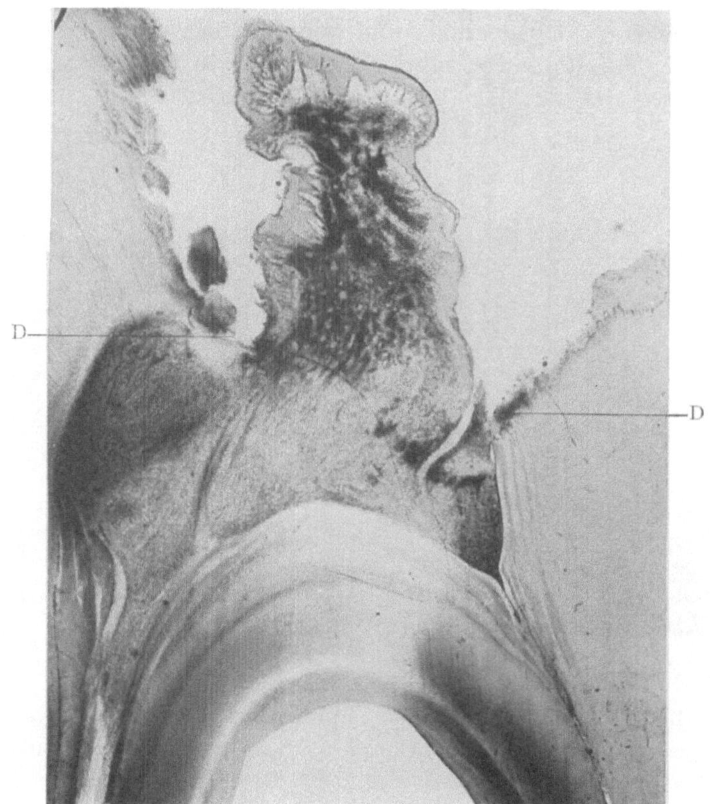

Abb. 243. Unterer 1. Molar. Epithelialisierter Pulpapolyp.
Hämatox.-Eosinfärbung. Übersichtsvergr. Bei D erhebt sich der Polyp aus dem Pulpakavum in die kariöse Höhle. (Optik: Winkel Luminar 26 mm.)

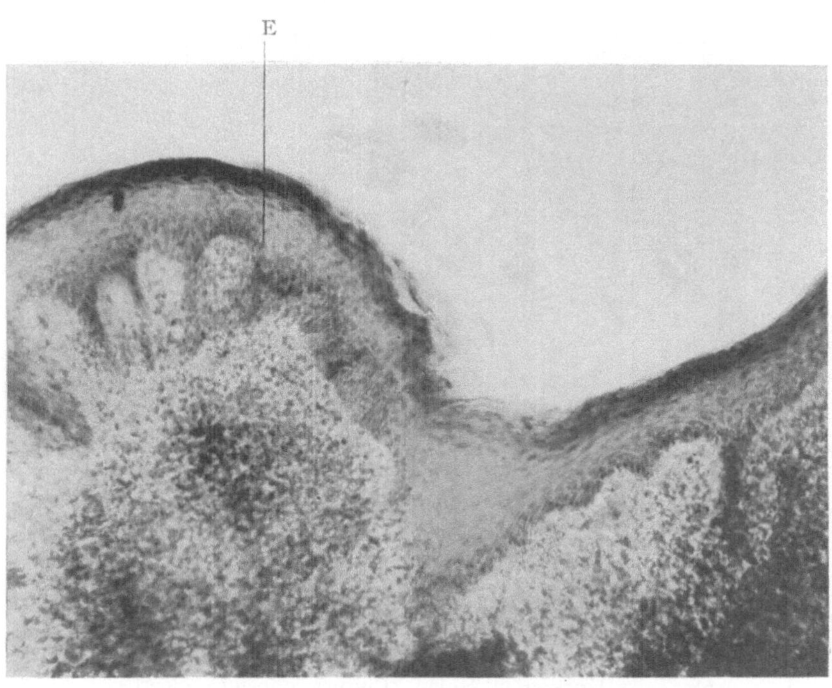

Abb. 244. Unterer 1. Molar. Epithelialisierter Pulpapolyp.
Hämatox.-Eosinfärbung. Stärkere Vergrößerung aus Abb. 243 (r. o. Ecke). E Epitheldecke. Darunter „subepitheliales Bindegewebe" zum Teil nur gering zellig infiltriert. (Optik: Winkel Achrom. 16 mm, Kompl. Ok. 4.)

polypen ist zweifellos recht bedeutend, und wenn mit dem Größerwerden eine beträchtliche Abnahme der Kavitätenwandstärke einhergeht, so glaubte man früher, daß dies
eine Usurierung sei, die auf eben diesen Wachstumsdruck zurückzuführen sei. Doch

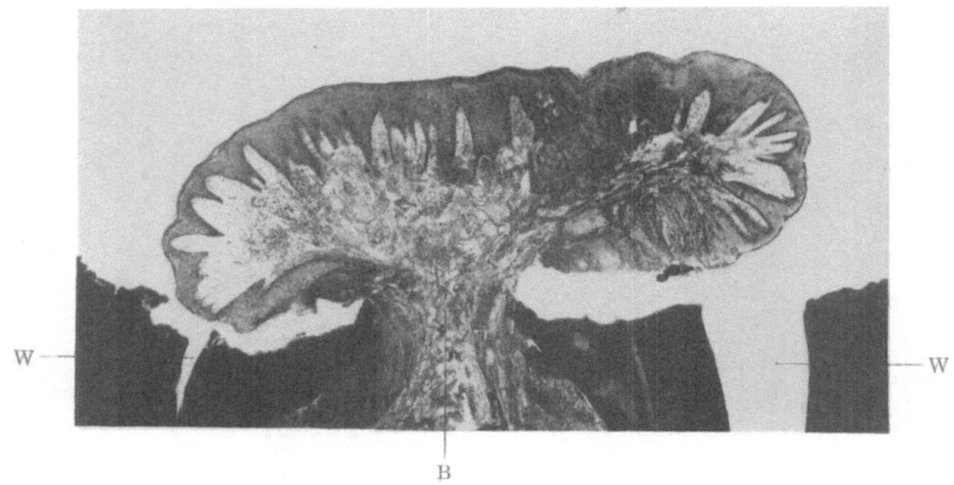

Abb. 245. Unterer 1. Molar. Epithelialisierter Wurzelhautpolyp.

Hämatox.-Eosinfärbung. Übersichtsbild. Man sieht, wie die Neubildung durch die Bifurkation aus dem Interradikalraum herausgewachsen ist. B Bifurkation. W Wurzelkanal (leer!). (Optik: Winkel Luminar 26 mm.)

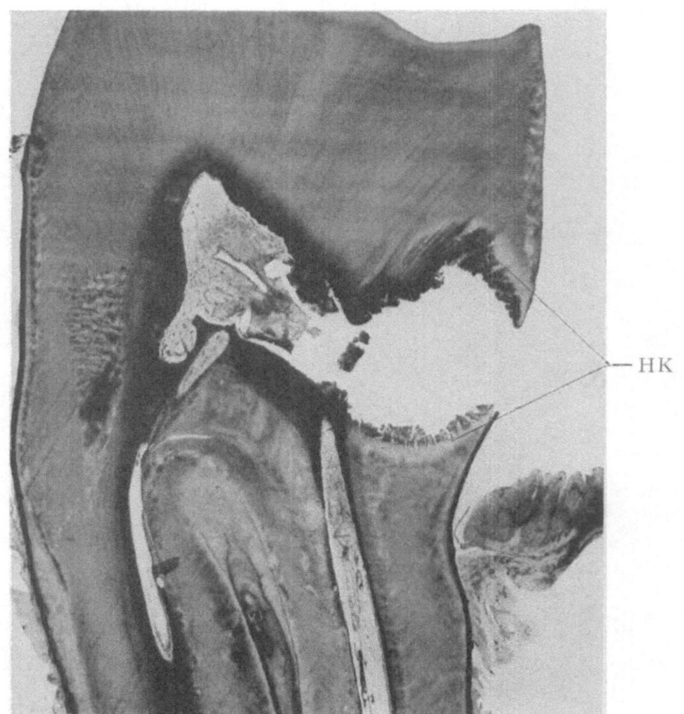

Abb. 246. Unterer 2. Molar. Pulpitis chronica ulcerosa.

Hämatox.-Eosinfärbung. Übersichtsbild. Bei der Halskavität (HK) war keine gute Reinigung der Geschwürsfläche möglich. Die Pulpa geht schneller zugrunde. (Optik: Winkel Luminar 26 mm.)

trifft das kaum zu, vielmehr werden von den Granulationen regelrechte Riesenzellen geliefert, die durch Resorption die Zahnwände schwächen (Abb. 242).

Wenn nun bei der weiteren Ausdehnung solche Pulpapolypen mit dem benachbarten Zahnfleischrande in engste Berührung treten und — was ja meist der Fall ist — das Epithel des Zahnfleischrandes infolge Entzündung (Gingivitis marginalis chronica) nach Verlust des Stratum corneum gelockert und zur Proliferation gereizt war, dann breitet sich das Mundhöhlenepithel gerne auch auf den anliegenden Pulpapolypen aus. Das Ergebnis ist ein Bild, wie wir es in Abb. 243 sehen: Die ganze entzündliche

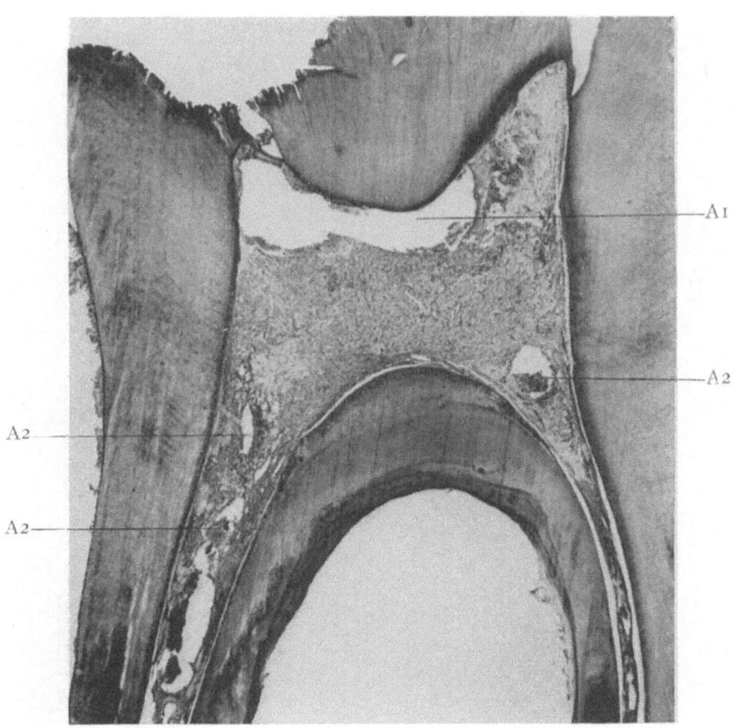

Abb. 247. Unterer 1. Molar. Pulpitis acuta totalis (clausa) purulenta.
Hämatox.-Eosinfärbung. Übersichtsbild. Bei A 1 großer primärer Abszeß, bei A 2 metastatische Abszesse in den Wurzelkanälen (Optik: Winkel Luminar 26 mm.)

Neubildung weist einen Epithelüberzug auf. Die stärkere Vergrößerung, Abb. 244, von einem solchen „epithelialisierten" Pulpapolypen läßt alle charakteristischen Merkmale des Mundschleimhautepithels, die basale Zellage, die papilläre Anordnung des sub-epithelialen Gewebes, sogar eine Art Stratum corneum erkennen; das subepitheliale Gewebe ist verhältnismäßig zellarm, weiter nach der Tiefe zu tritt aber dann wieder das Granulationsgewebe zutage. Mit solcher Epithelialisierung ist zweifellos auch eine größere Resistenz und Dauerhaftigkeit der kleinen entzündlichen Neubildung geschaffen.

Mit den Pulpapolypen können zwei recht ähnlich aussehende Gebilde verwechselt werden: Einmal die „Zahnfleischpolypen" und dann die „Wurzelhautpolypen". Die ersteren sind indessen leicht dadurch abzugrenzen, daß sie unschwer aus der Zahn-kavität herausgewälzt werden können. Schwieriger ist die Differentialdiagnose gegenüber den sog. Wurzelhautpolypen, wie sie gerne nach Zerstörung der Dentinwurzelbrücke entstehen. Im mikroskopischen Präparat ist, wie Abb. 245 lehrt, der Unterschied natür-lich ohne weiteres erkennbar, da hier der Zusammenhang mit dem Periodontium sofort

ins Auge springt und das Fehlen der Wurzelpulpa jeden Gedanken an einen Pulpapolypen ausschließt; die epithelialisierte Fungosität als solche hat aber histologisch
doch recht große Ähnlichkeit, was nicht zu verwundern ist, da ja beide durch Granula-
tionswucherung auf chronisch-entzündlicher Basis entstanden sind.

Die destruktive Form der Pulpitis ulcerosa beruht kurz gesagt auf dem Fehlen
aller der Voraussetzungen, wie sie für die proliferative Form gegeben sein müssen.
Eine recht gute Illustration dafür gibt Abb. 246. Hier hat es sich primär um eine Zahn-
halskavität an einem Molaren gehandelt; mit dem Fortschreiten der Infektion und
des Dentinzerfalls ist schließlich die Pulpa von der Seite her freigelegt worden und so

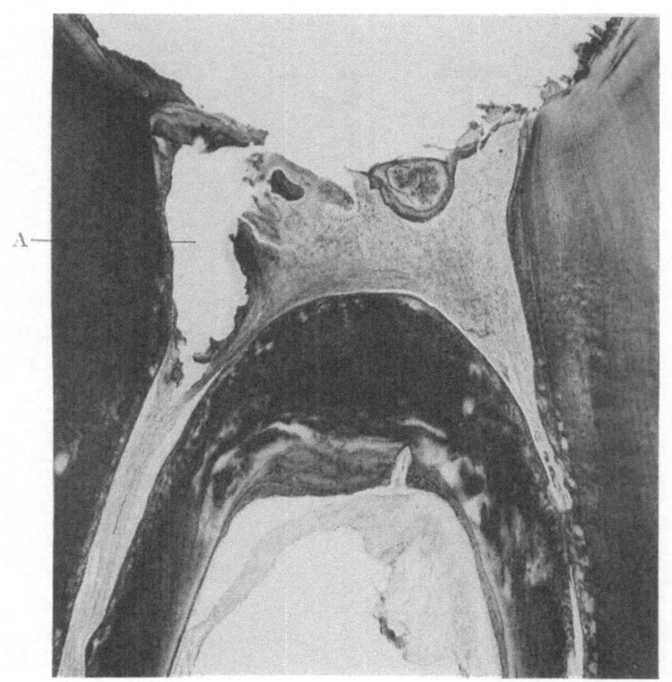

Abb. 248. Unterer 1. Molar. Pulpitis chronica ulcerosa.
Hämatox.-Eosinfärbung. Übersichtsbild. Großer Abszeß (A) reicht bis in den darunterliegenden Wurzelkanal
(Optik: Winkel Luminar 26 mm.)

zunächst auch eine Pulpitis ulcerosa entstanden. Es fehlte aber jede Möglichkeit der
natürlichen Reinigung; im Gegenteil, unter den überhängenden Rändern an der ver-
steckten Stelle konnten sich immer wieder Speisereste festsetzen und zersetzen; so ließ
der Reiz nie nach und Stück um Stück der Pulpa mußte der Zerstörung anheimfallen.
Im Schnitt sehen wir dann auch nur recht wenig Kronenpulpa und auch dieses wenige
ist bereits zum Teil nekrotisch.

Am meisten begünstigt wird natürlich die destruktive Form, wenn die Pulpa zu
der Zeit, als sie freigelegt wurde, durch den Entzündungsprozeß schon hoch-
gradig verändert war. Ein Vergleich der Abb. 247 mit Abb. 233 gibt darüber am
raschesten Aufschluß. Wie bei Abb. 233 steht auch die Dentindecke bei Abb. 247 unmittelbar vor dem Durchbruch. Während wir aber dort nur einen kleinen Infiltrationsbezirk
unter dem Dachrest sahen, breitet sich hier ein großer Abszeß unter der Dentindecke
aus; die ganze Pulpa ist infiltriert und noch tief unten an den Eingängen in die Wurzelkanäle sehen wir beiderseits eitrige Einschmelzungen. Daß einer solchen Pulpa auch der

freie Abfluß des Eiters aus dem oberen Abszeß nicht mehr viel Günstiges bringen kann und daß hier keine üppig wuchernden Granulationen mehr zu erwarten sind, dürfte ohne weiteres einleuchten.

Aussichtsreicher ist der Kampf der Pulpa im Fall Abb. 248. Wohl war hier auch die Ausdehnung des Abszesses vor dem Einbruch der Dentindecke eine sehr erhebliche; man kann trotz der schwachen Vergrößerung deutlich erkennen, daß die eitrige Einschmelzung sich noch über den Eingang in den Wurzelkanal hinaus auf den Anfang der Wurzelpulpa erstreckt hat, es ist aber wenigstens eine bessere Demarkation und damit auch eine etwas größere Leistungsfähigkeit aus dem Bilde zu entnehmen; auch

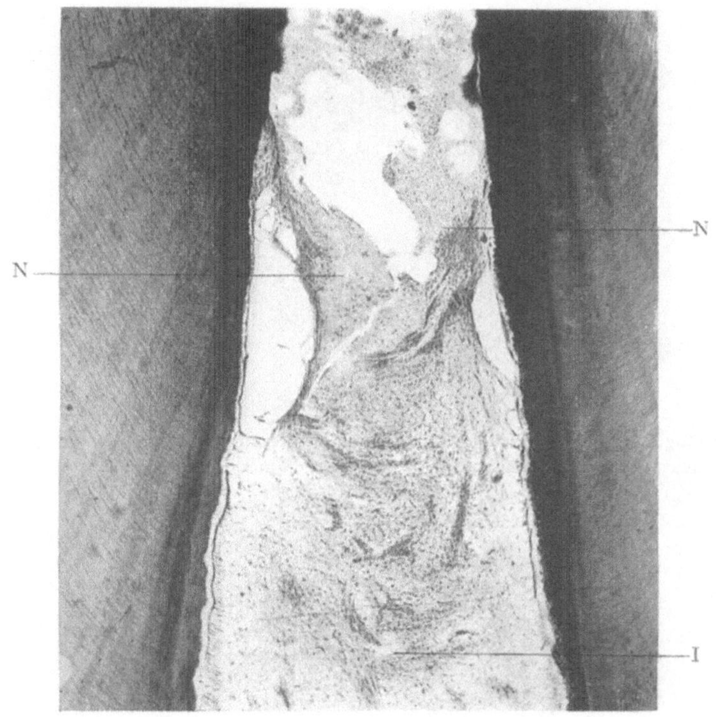

Abb. 249. Oberer 1. Inzisivus. Pulpitis „gangraenosa".

Hämatox.-Eosinfärbung. Ganz schwache Vergr. Eine bestimmte Grenze zwischen nekrotischem Gewebe (N) und lebender Pulpa läßt sich nicht ziehen. Unterhalb des Infiltrationsbezirkes, dessen Grenze bei I, sehen wir die übrige Pulpa atrophiert. (Optik: Winkel Achrom. 3,7 mm, Kompl. Ok. 4.)

befindet sich noch ein erheblicher Teil der Pulpa in dem Stadium der serösen Entzündung. Es ist übrigens nichts Ungewöhnliches, daß bei einem mehrwurzeligen Zahn aus der einen Wurzel reichlich lebenskräftige Granulationen hervorwuchern, während im anderen Wurzelkanal längst faulige Nekrose eingetreten ist.

Ein etwas anderes Bild von der destruktiven Form der Pulpitis chronica aperta gibt uns Abb. 249. Hier hatte die Pulpa nicht so sehr durch die vorausgegangene Phase der Pulpitis clausa gelitten gehabt; sie war vielmehr, wie der untere Randabschnitt des Bildes und die Odontoplastenschicht zeigt, vorher schon im ganzen stark atrophisch gewesen; dadurch war der Widerstand wohl von Anfang an ein geringerer. Das Pulpagewebe hat sich nicht mehr zu einer energischen Demarkation aufraffen können, jeder biologische Turgor fehlte und während im oberen Abschnitt schon faulige Nekrose sich ausbreitet, verliert sich eine mäßige Infiltration allmählich im

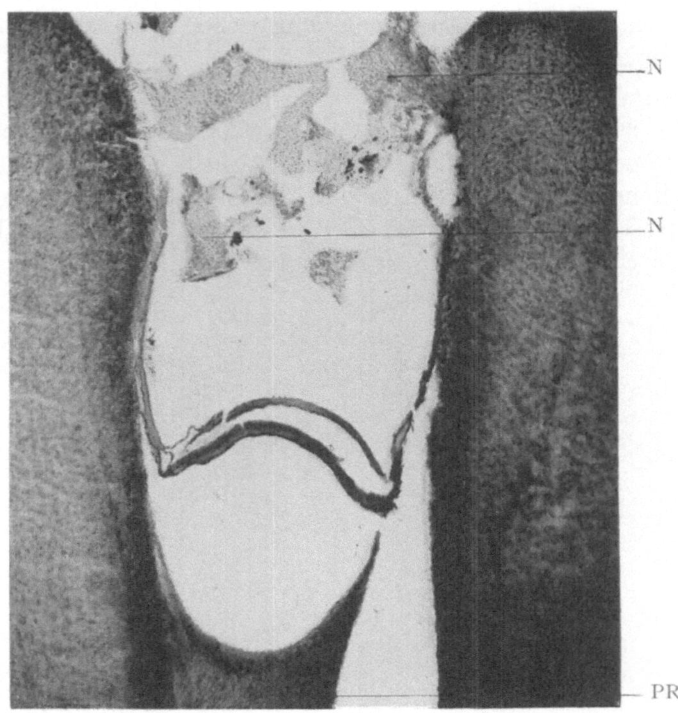

Abb. 250. Oberer 1. Molar. Pulpitis „gangraenosa".

Hämatox.-Eosinfärbung. Ganz schwache Vergr. Oberhalb des noch lebenden Pulparestes PR im Wurzelkanal sieht man nekrotische Gewebstrümmer N. (Optik: Winkel Achrom. 3,6 mm, Kompl. Ok. 4.)

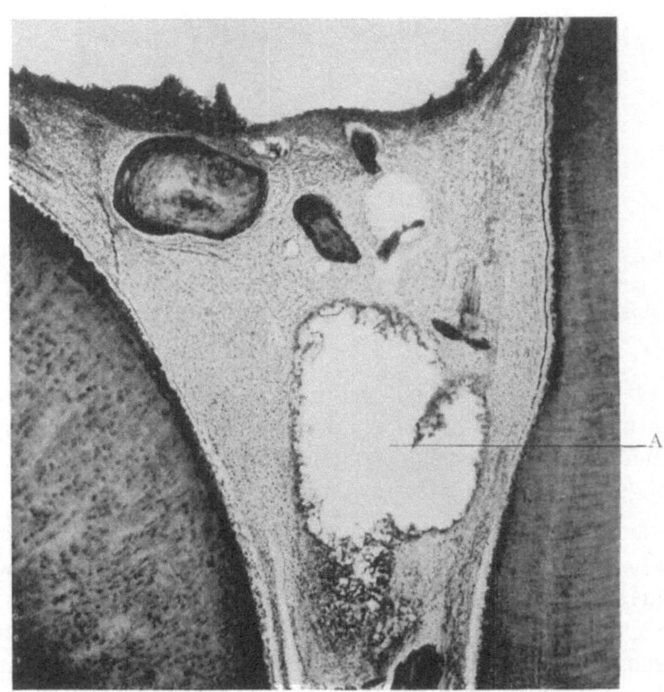

Abb. 251. Oberer 1. Molar. Metastatischer Abszeß (A) im Wurzelkanal.

Hämatox.-Eosinfärbung. Sehr schwache Vergr. (Optik: Winkel Achrom. 37 mm, Kompl. Ok. 4.)

atrophischen Gewebe. Es ist dieses Bild eine charakteristische Illustration für den Pulpazustand, der von manchen Autoren als Pulpitis gangraenosa bezeichnet wird — genau genommen keine sehr glückliche Bezeichnung! —. Wie sich eine solche „gangränöse" Entzündung weiter entwickelt, lehrt Abb. 250: Ein paar nekrotische Fetzen, der Überrest von einer etwas besser organisierten Demarkationslinie, ein stark infiltrierter, ebenfalls im Absterben begriffener Pulparest — das ist das strikte Gegenteil von der proliferativen Form der Pulpitis chronica aperta, besonders vom epithelialisierten Pulpapolypen.

Wiederum ein anderes Bild bringt Abb. 251. Auch dieser Fall gehört zu den destruktiven, insofern es von der Oberfläche her zu einem größeren metastatischen Einschmelzungsherd im Wurzelkanal kam. In solchen, nicht seltenen Fällen kann eine Pulpitis chronica aperta, die sonst im allgemeinen wenig klinische Erscheinungen macht (sofern nicht durch eingepreßte Speisepartikel usw. ein Druck auf die freiliegende Pulpa ausgeübt wird), außerordentlich heftige, an die purulente Form der akuten totalen Pulpitis erinnernde Beschwerden hervorrufen, was auch im vorliegenden Falle den Anlaß zur Extraktion gab.

Pulpitis chronica clausa.

Bei der Pulpitis chronica clausa können natürlich auch äußere Umstände eine sehr große Rolle spielen. Wenn z. B. bei einer zentralen Karies, noch ehe die Dentindecke über der Pulpa erweicht ist, die überhängenden Kavitätenränder wegbrechen und der Übergang in die Caries chronica erfolgt ist, so wird mit dem Abschleifen des erweichten Dentins der Bakteriennachschub sehr erschwert und der den Krankheitsprozeß begünstigende Säurestrom von der Kavität her entfällt; es ist gut vorstellbar, daß dann die Pulpa — wenn auch unter Substanzverlust — der Pionierpilze und der von ihnen bewirkten Entzündung Herr wird. Was aber das mikroskopische Bild bei der Pulpitis chron. clausa so außerordentlich variiert, das ist die individuell verschiedene und auch beim selben Zahn schwankende Widerstandsfähigkeit der Pulpa. Mehr wie sonst bei der Pulpitis wird man daher gerade hier nicht von verschiedenen Formen der Pulp. chron. clausa, sondern von verschiedenen Zustandsbildern beim histologischen Befunde sprechen müssen. Immerhin kann man, bestimmt von der Pulpaleistungsfähigkeit, drei Gruppen unterscheiden:

1. der geschädigte Pulpabezirk wird für mehr minder lange Zeit bindegewebig oder kalkig abgekapselt;

2. der geschädigte Bezirk befindet sich in einem chronisch entzündlichen Zustand von stationärem Charakter; hier tritt dann besonders die degenerative Fettinfiltration sowie die resorptive Verfettung in Erscheinung;

3. der geschädigte Bezirk breitet sich langsam gleichmäßig oder mit geringen Pausen weiter aus und führt schließlich zum Pulpazerfall.

1. **Abkapselung des geschädigten Bezirks.** Diese Abkapselung kann, wie die folgenden Bilder zeigen, eine bindegewebige sein, oder sie kann durch Verkalkung der degenerativen Randpartien erfolgen, oder es kann die bindegewebige Grenzmembran selbst verkalken. Für die bindegewebige Abgrenzung diene Abb. 252 als Beispiel, und zwar stellt dieses Bild einen ganz ungewöhnlich günstigen Befund dar, obwohl die Grenzmembran nicht gleichmäßig straff durchgebildet ist. Mit Erreichung des Reizdentins hat das Kariestempo nachgelassen, wie auch aus der Dentinbeschaffenheit hervorgeht, und nun hat die Pulpa Zeit gehabt, den geschädigten Bezirk einzukreisen und vom übrigen Gewebe abzugrenzen. Bemerkenswert ist aber, daß doch in der gesamten

verschont gebliebenen Pulpa eine ausgesprochene Hyperämie herrscht. In Abb. 253 liegen die Verhältnisse bereits weniger günstig. Das an seiner unregelmäßigen Zeichnung leicht erkenntliche Reizdentin ist stärker infiziert; das Pulpahorn war hier eitrig eingeschmolzen gewesen und es hat sich eine verhältnismäßig gut ausgeprägte Abszeßmembran gebildet. Auch hier sind in dem darunter befindlichen Gewebe die Gefäße stark erweitert und eine, wenn auch spärliche, Infiltration macht sich bemerkbar. Ein Teil des Abszeßinhaltes war verkalkt, der übrige flüssige Teil ist beim Schnitt ausgefallen. In Abb. 254 wird in stärkerer Vergrößerung ein Ausschnitt aus einer besonders gut entwickelten Abszeßmembran gebracht. Sehr gut ist hier die große Zahl und Weite der Grenzgefäße zu erkennen.

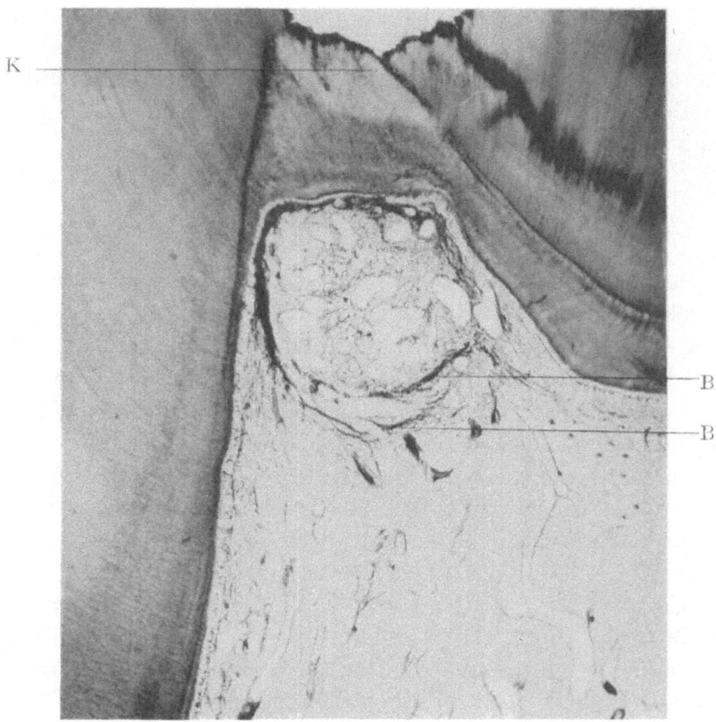

Abb. 252. Unterer 1. Molar. Pulpitis chronica (clausa). Bindegewebige Abkapselung eines Entzündungsherdes.

Hämatox.-Eosinfärbung. Ganz schwache Vergr. K Karies im irregulären Dentin verlangsamt. B Bindegewebszüge um den Entzündungsherd. (Optik: Winkel Achrom. 37 mm, Kompl. Ok. 4.)

In Abb. 255 wird der Abschnitt aus einer anderen Abszeßgrenze wiedergegeben. Hier war wohl eine straffe Abszeßmembran von Anfang an nicht vorhanden und der Gesamtzustand ist auch insofern ungünstiger, als die chronische Entzündung über die Abgrenzung hinaus sich weiter in der Pulpa ausdehnt. Immerhin sind die Fibrillenzüge gut erkennbar und — weshalb dieses Bild eingefügt ist — die Tendenz zu Verkalkung ist sehr ausgesprochen. Zum Teil handelt es sich um Kalkeinstreuungen ohne organisches Gerüst, zum Teil um Verkalkung kleiner Gewebspartien. Bei Abb. 256, ebenfalls Ausschnitt aus einer Abszeßgrenze, handelt es sich weniger um die Verkalkung einer Abszeßmembran als um die Verkalkung von nekrotischem Gewebe, zum Teil wohl auch von Abszeßinhalt. Damit erklärt sich wohl auch der Eindruck des Krümeligen, das aber in seinem durch Kalk bewirkten Zusammenschluß doch zu einem relativ starken Barren geführt hat. Im ganzen dürfte es sich hierbei aber doch um eine mehr sekundäre Erscheinung handeln und vor allem um einen rein passiven Vorgang.

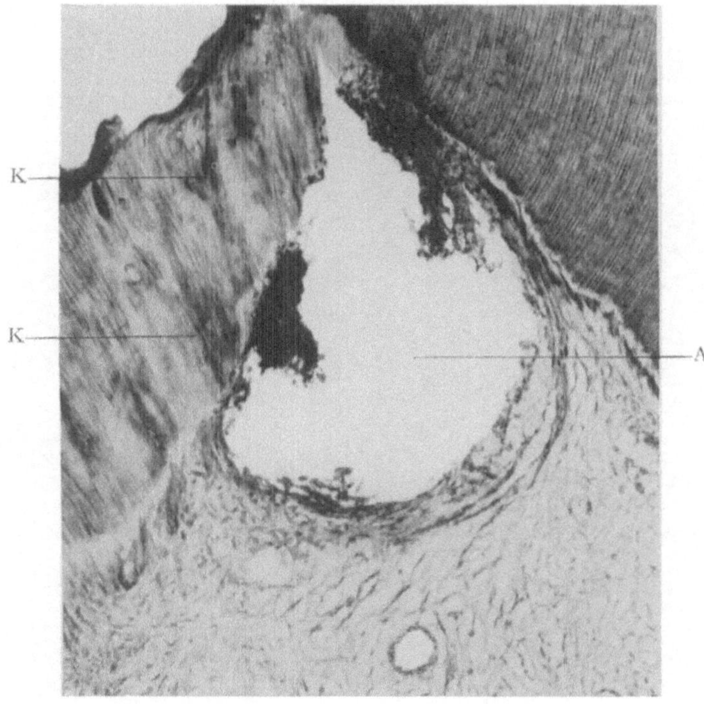

Abb. 253. Unterer 2. Molar. Pulpitis chronica (clausa). Ausgeprägte Abszeßmembran.
Hämatox.-Eosinfärbung. Schwache Vergr. K Karies, im irregul. Dentin. A Abszeß, zum größten Teil ist der Inhalt ausgefallen. (Optik: Winkel Achrom. 16 mm, Kompl. Ok. 4.)

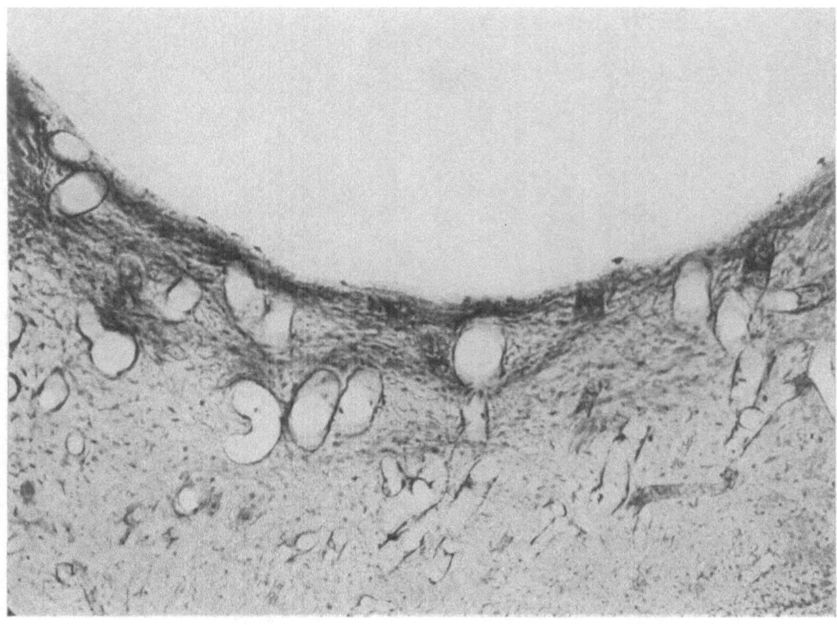

Abb. 254. Unterer 3. Molar. Pulpitis chronica (clausa). Abszeßmembran.
Hämatox.-Eosinfärbung. Schwache Vergr. Zahlreiche Gefäße in und unter Abszeßmembran. (Optik: Winkel Achrom. 16 mm, Kompl. Ok. 4.)

Im Gegensatz zu diesen letzten histologischen Befunden steht Abb. 257. Man sieht zunächst von oben her die infizierten Dentinkanälchen in großer Zahl nach dem Pulpa-

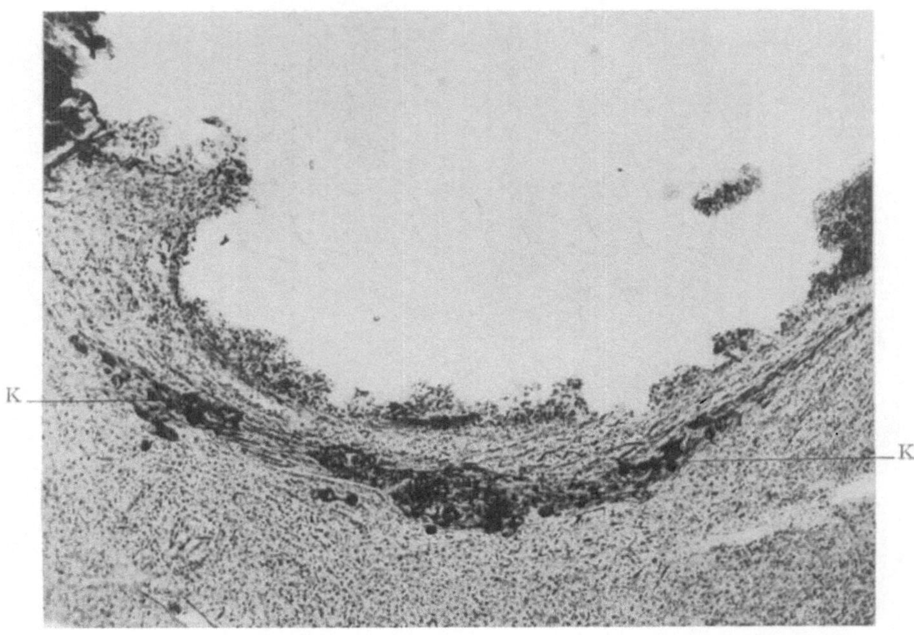

Abb. 255. Unterer 3. Molar. Pulpitis chronica (clausa). Wenig straffe Abszeßmembran. Hämatox.-Eosinfärbung. Schwache Vergr. In der Abszeßmembran deutliche Verkalkungen (K). Die Nachbarschaft der Abszeßmembran ist stark infiltriert. (Optik: Winkel Achrom. 37 mm, Kompl. Ok. 5.)

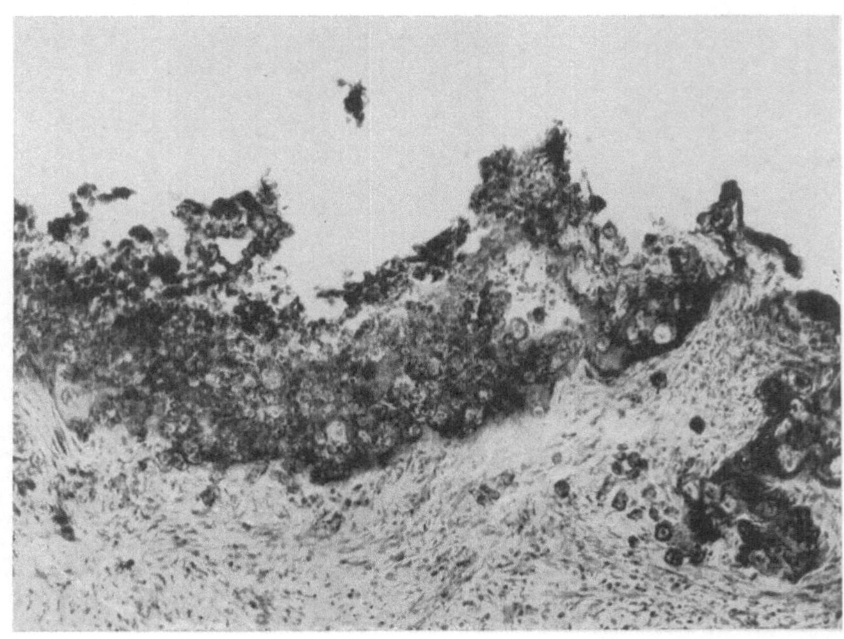

Abb. 256. Oberer 2. Molar. Pulpitis chronica (clausa). Verkalkung nekrotischen Gewebes am Rande eines Abszesses. Hämatox.-Eosinfärbung. Schwache Vergr. (Optik: Winkel Achrom. 16 mm, Kompl. Ok. 4.)

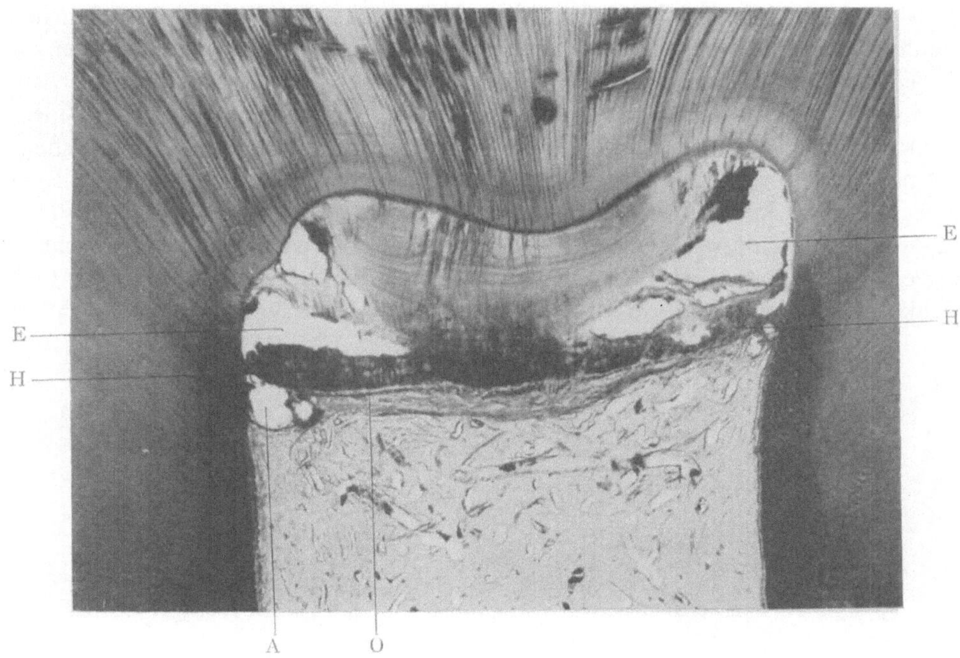

Abb. 257. Unterer 1. Molar. Pulpitis chronica (clausa).
Hartsubstanzstreifen (H) grenzt zwei alte Entzündungsherde (E) ab. Hämatox.-Eosinfärbung. Übersichtsbild.
An dem Hartsubstanzstreifen erkennt man eine deutliche Odontoplastenschicht (O). Ein jüngerer Abszeß A.
(Optik: Winkel Luminar 26 mm.)

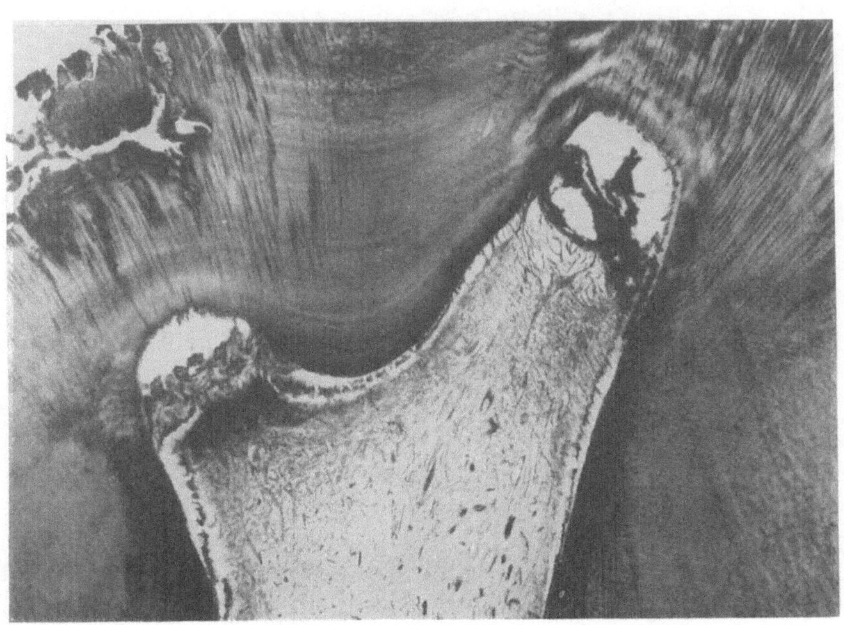

Abb. 258. Unterer 1. Molar. Pulpitis chronica (clausa).
Hämatox.-Eosinfärbung. Übersichtsbild. Tendenz der Abgrenzung des Entzündungsherdes im linken Pulpa-
horn durch irregul. Dentin. Im rechten Pulpahorn Verkalkung einer Abszeßmembran.
(Optik: Winkel Luminar 26 mm).

kavum zu ziehen. Am Pulpadach im mittleren Abschnitt reichlich sekundäres Dentin, ebenfalls zum Teil infiziert; an der tiefsten Stelle steht dieses sekundäre Dentin in Zusammenhang mit einem im Schnitt wagerecht von der rechten zur linken Pulpenkammerwand verlaufenden Hartsubstanzstreifen, der ebenfalls den Charakter von Reizdentin hat und pulpawärts von einer sekundären Odontoplastenschicht bedeckt ist. Dadurch ist beiderseits der Raum der Pulpahörner abgegrenzt; diese selbst aber waren eitrig eingeschmolzen. Hier haben wir es anscheinend mit dem seltenen Falle zu tun, daß zwei Abszesse durch einen aktiven Vorgang mit Verkalkung gegen das übrige Pulpagewebe abgeschlossen wurden. Daß es sich aber auch hier nicht um einen Dauerheilungserfolg handelt, zeigen die neuen Abszesse, die sich im Bilde rechts und links im Winkel von Pulpakavumwand und der neuen Dentinlage befinden. Ein anderes

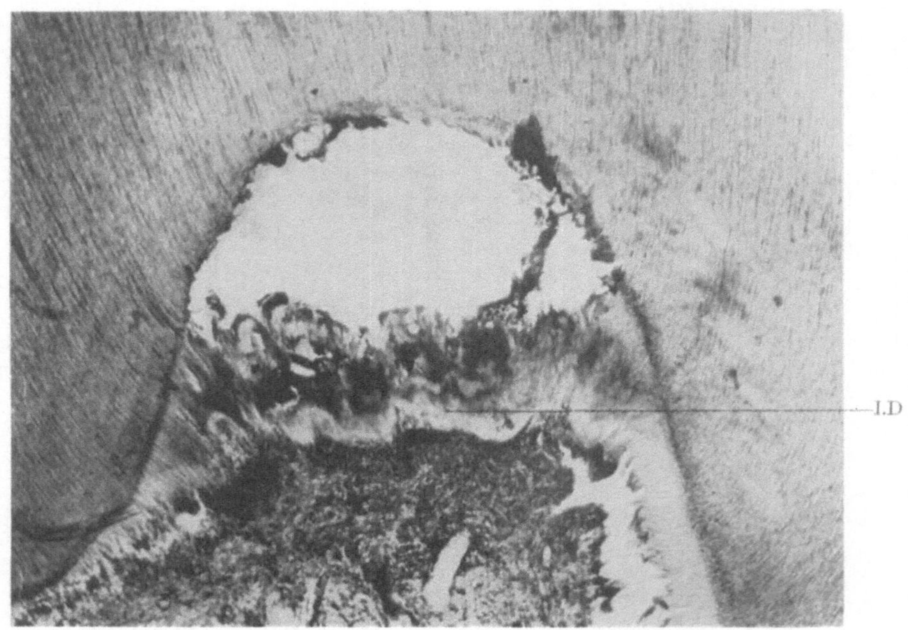

Abb. 259. Oberer 1. Molar. Pulpitis chronica (clausa).
Hämatox.-Eosinfärbung. Schwache Vergr. Abgrenzung eines alten Entzündungsherdes durch irregul. Dentin (I.D.). Der Inhalt des alten Abszesses ist ausgefallen. Starkes Infiltrat unter dem irregul. Dentin. (Optik: Winkel Achrom. 16 mm, Kompl. Ok. 4.)

Beispiel für den Versuch einer aktiven Abszeßabgrenzung durch Produktion von sekundärem Dentin sehen wir in Abb. 258 in dem linken, tiefer stehenden Pulpahorn. Auch hier läßt sich von den Seiten her noch eine Strecke weit die Odontoplastenzone unter dem Reizdentinwall verfolgen. Der Inhalt des eingeschlossenen Abszesses ist hier leider ganz ausgefallen. Anscheinend ist die Ergänzung verloren gegangener Odontoplasten von erhalten gebliebenen gleichartigen Zellen her gar nicht so selten. Im rechten (höher stehenden) Pulpahorn handelt es sich dagegen um eine rein passive (degenerative) Form der Verkalkung. Auch in diesem Falle ist der Entzündungsprozeß unter dem Grenzwall beiderseits zu weiterer Ausbildung gelangt, wie namentlich links aus der starken Infiltration hervorgeht. Abb. 259 bringt von einem gleichartigen Falle eine etwas stärkere Vergrößerung. Man kann hier besser erkennen, daß es sich bei der Abschließung tatsächlich um sekundäres Dentin handelt, das an den Ansatzstellen an der Pulpakammerwand neu infiziert wurde und so unterhalb des Grenzwalles zu neuer Entzündung führte.

2. Diffuse chronische Entzündung mit stationärem Charakter. Die Schädlichkeit, die die Entzündung hervorgerufen hat, bleibt bestehen, steigert sich aber

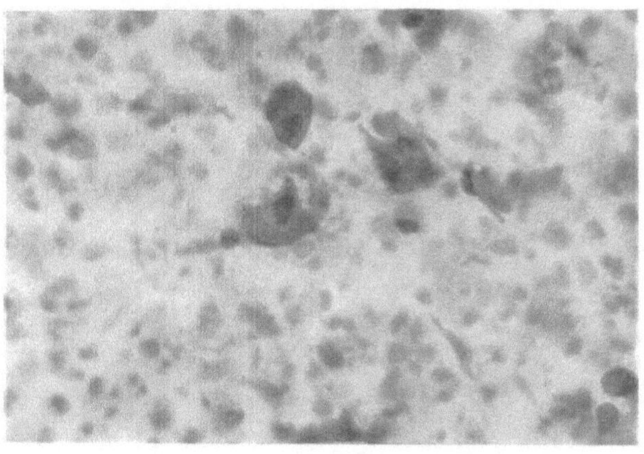

Abb. 260. Pulpitis chronica (clausa). Degenerative Fettinfiltration.
Hämatox.-Sudanfärbung. Starke Vergr. Fett rot gefärbt. (Optik: Winkel Fluor. 3 mm, Kompl. Ok. 4.)

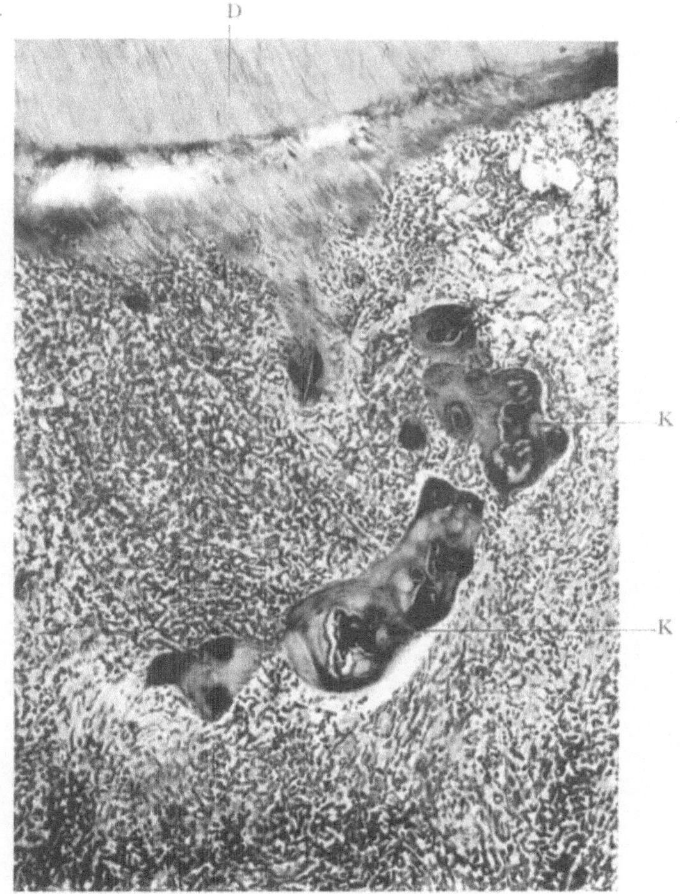

Abb. 261. Unterer 1. Molar. Verkalkungen in chronischer Pulpitis.
Hämatox.-Eosinfärbung. Schwache Vergr. D Dentin. K Verkalkungen im zellig infiltrierten Pulpagewebe
(Optik: Winkel Achrom. 16 mm, Kompl. Ok. 4.)

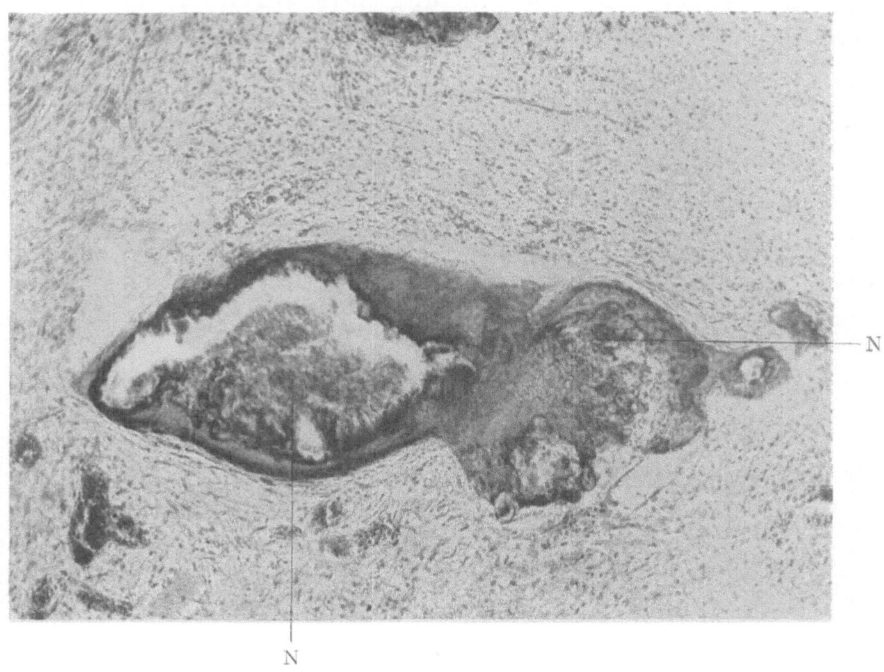

Abb. 262. Unterer 2. Molar. Nekrotisches Gewebe (N) von einer Kalkhülle umzogen bei
chronischer Pulpitis.
Hämatox.-Eosinfärbung. Schwache Vergr. (Optik: Winkel Achrom. 16 mm, Kompl. Ok. 4).

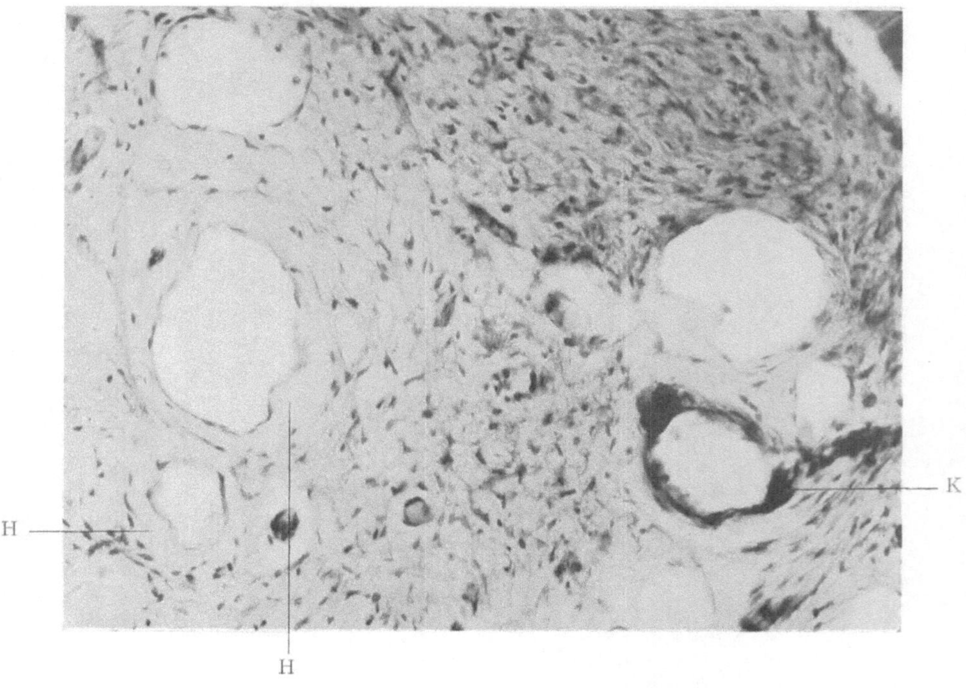

Abb. 263. Unterer 1. Molar. Veränderung der Gefäßwände in chronischer Pulpitis.
Hämatox.-Eosinfärbung. Schwache Vergr. K Kalkeinlagerung in die Gefäßwand. H hyaliner Ring um die
Gefäßwand. (Optik: Winkel Achrom. 12,6 mm, Kompl. Ok. 4.)

durch längere Zeit hindurch nicht mehr. Infolgedessen bleibt auch die Entzündung bestehen, das Granulationsgewebe, in das die Kronenpulpa verwandelt worden ist, wird nicht in fibrilläres Bindegewebe umgewandelt, aber auch nicht zerstört, es degeneriert vielmehr und zwar ist eine häufige Erscheinung die Verfettung (ähnlich wie bei apikalen Granulationen). Abb. 260 bringt ein Bild aus einem solchen chronisch entzündlichen Pulpabezirk, der in Verfettung begriffen ist. Man sieht alle Arten von Rundzellen und auch zahlreiche Leukozyten, dazwischen aber große, runde Zellen, viel-

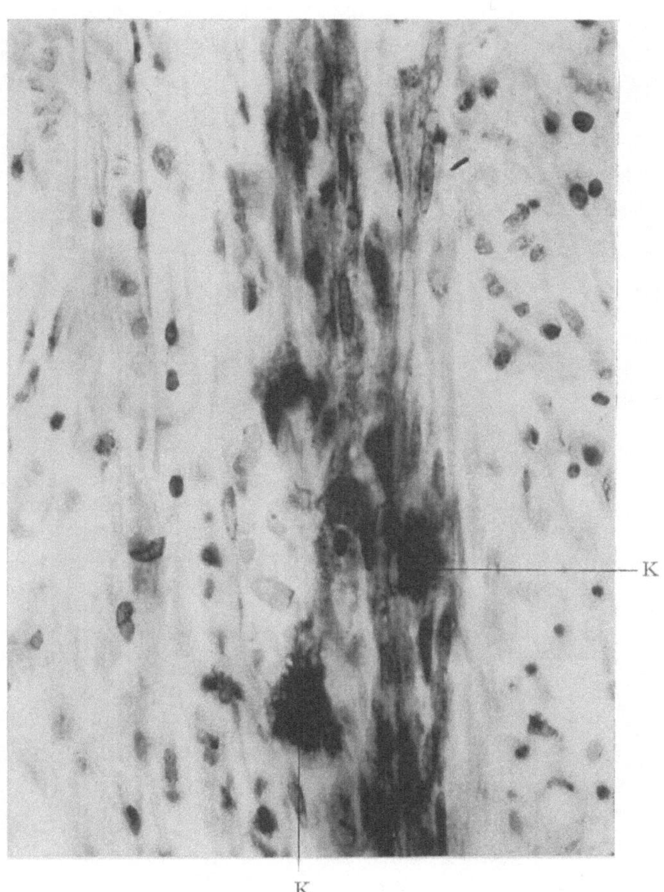

Abb. 264. Unterer 1. Molar. Kalkeinlagerungen in Nervenbündel bei chronischer Pulpitis. Hämatox.-Eosinfärbung. Starke Vergr. K Kalkeinlagerung. Die Zeichnung des Nervenbündels ist verwaschen. (Optik: Winkel Fluor. 3 mm, Kompl. Ok. 4.)

fach mit gut erkennbarem Kern, die Kontur der Zelle meist gut ausgeprägt, der Zellleib erscheint in dem mit Sudan III gefärbten Präparat leuchtend rot.

Außerordentlich häufig tritt auch die Verkalkung in dem chronisch-entzündlichen Gebiet auf, die natürlich mit Dentikelbildung im strengen Sinne nichts zu tun hat, sondern die sich an die Degeneration einzelner Gewebsbezirke anschließt. Dabei wird für die größeren Gebilde meist nekrotisches oder geschädigtes Gewebe der Ausgangspunkt bei der Verkalkung sein, dann werden kleine Kapillaren umfaßt, und durch weitere Anlagerung von Kalk werden schließlich mehrere dieser kleinen Verkalkungsherde zusammengeschlossen, wobei aber die einzelnen Ausgangspunkte immer noch erkennbar bleiben (Abb. 261). Ein im Bilde sichtbarer heller, zellfreier Hof um solche

Gebilde ist als Verkalkungsvorstufe zu deuten. Mitunter werden auch etwas größere nekrotische Bezirke von einer Kalkhülle umzogen, ohne selbst zu verkalken (Abb. 262).

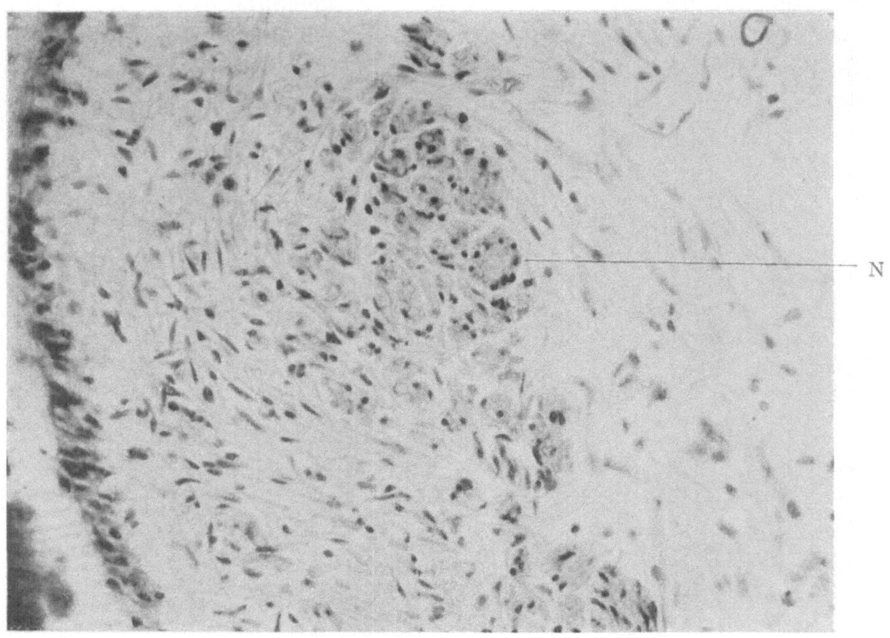

Abb. 265. Oberer 1. Molar. Querschnitt durch Nervenbündel (N) im Randbezirk einer chronischen Pulpitis.
Hämatox.-Eosinfärbung. Schwache Vergr. (Optik: Winkel Achrom. 12,6 mm, Kompl. Ok. 4).

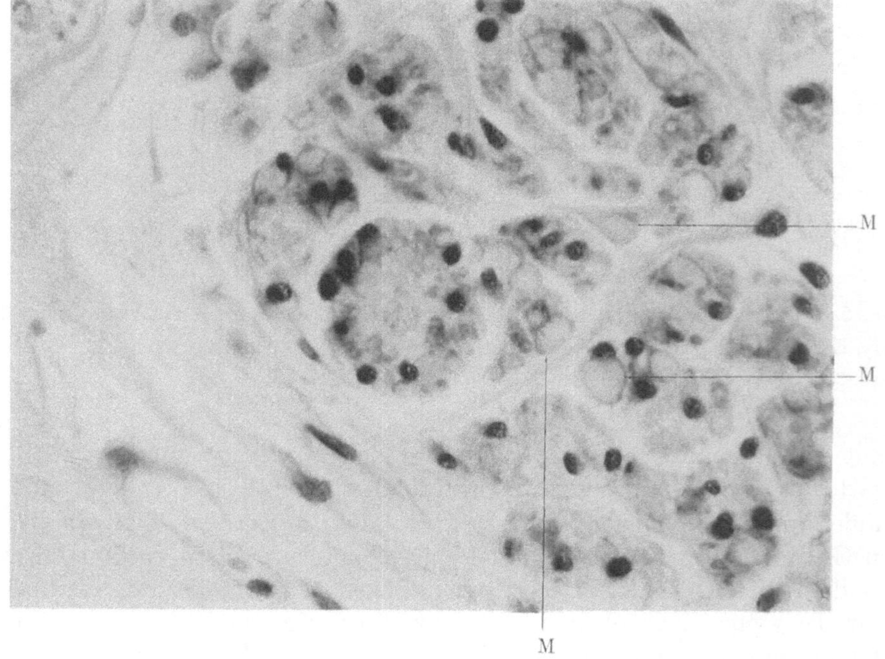

Abb. 266. Oberer 1. Molar. Starke Vergrößerung der Nervenbündel aus Abb. 265.
Man sieht hier, daß die Markscheiden (M) zum großen Teil keinen Achsenzylinder mehr enthalten.
(Optik: Winkel Fluor. 3 mm, Kompl. Ok. 4.)

An den Gefäßen, sowohl im Zentrum der chronischen Entzündung wie auch in den Randpartien, beobachten wir als Degenerationserscheinungen die hyaline Form oder die Verkalkung, oder aber die letztere tritt nach vorausgegangener hyaliner Entartung ein. Abb. 263 aus dem Randbezirk eines Entzündungsherdes stammend, zeigt deutlich solche Gefäßwandveränderung; bei dem mittleren Gefäß (links im Bilde) hebt sich der helle, homogene, zellfreie Hof um das Endothel, wie er für hyalin charakteristisch ist, sehr schön ab, ebenso bei dem darunter liegenden kleineren Gefäß. Bei dem unteren Gefäß im Bilde rechts dagegen erscheint die Wandung durch die Kalkeinlagerung um so deutlicher.

Bei den Nervenfasern tritt uns im Längsschnitt sehr häufig neben einem schol-

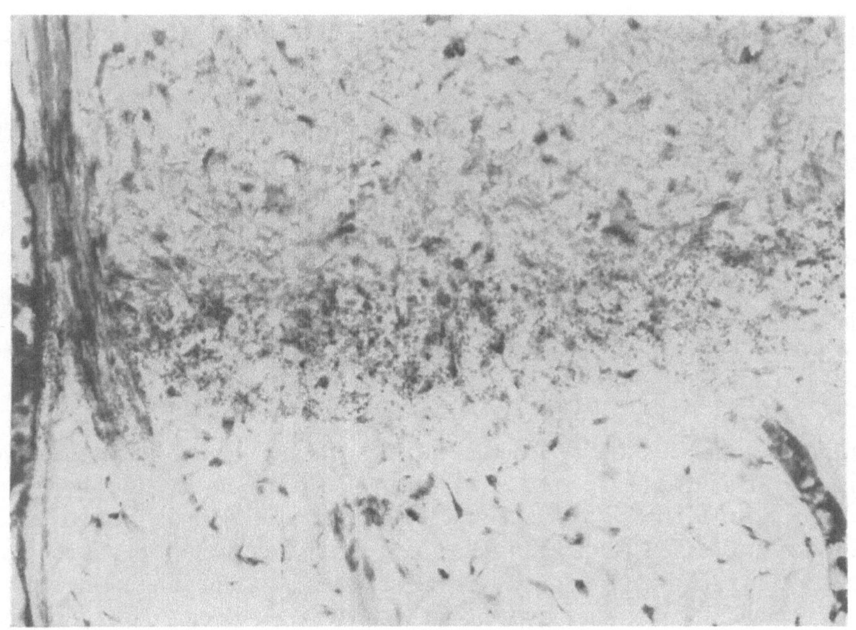

Abb. 267. Oberer 2. Prämolar. Feine Granulierung der Grundsubstanz („strichförmige Verdichtung") bei chronischer Pulpitis.
Hämatox.-Eosinfärbung. Mittlere Vergr. (Optik: Winkel Achrom. 6 mm, Kompl. Ok. 4.)

ligen Zerfall der Markscheide im Entzündungsbereich auch wieder eine Kalkeinlagerung entgegen, wodurch dann wiederum sich besonders kontrastreich färbende Stellen entstehen, während sonst die Zeichnung stark verwaschen ist (Abb. 264). Eine andere Form von Degeneration der Nervenfasern sehen wir in Abb. 265 im Übersichtsbild und in Abb. 266 bei stärkerer Vergrößerung. Es handelt sich hier um Querschnitte aus dem Randbezirk einer Entzündung. Wohl sind auch hier die Faserkonturen vielfach kaum mehr zu erkennen; daneben fällt aber die oft sehr erhebliche vakuolige Auftreibung der Scheide bei völligem Verschwinden des Achsenzylinders ins Auge.

Schließlich sei noch auf eine Erscheinung aufmerksam gemacht, die von Walkhoff erstmals erwähnt wurde: die strichförmige Verdichtung (Abb. 267). Sie ist keineswegs ein konstanter Befund der chronischen Pulpitis, sie kann auch bei nicht entzündeter Pulpa vorkommen; doch bekommt man sie gerade bei der chronischen Entzündung recht häufig zu sehen, und zwar scheint ihr Lieblingssitz der Eingang in den Wurzelkanal zu sein. Nach Walkhoff, dem sich Münch anschließt, soll es eine Art Schutz der Wurzelpulpa gegen die Schädigung sein, die sich in der Kronenpulpa abspielt

Mikroskopisch erscheint die strichförmige Verdichtung oft nur als eine schmale Zone feiner Granulierung der Grundsubstanz, die bei Hämatoxylin-Eosin-Färbung grau-blau bleibt. Sehr viel seltener wird man die Überzeugung haben, daß es sich um feine Kalkeinlagerungen handelt, die dann auch färberisch gut hervortreten. Wie weit es sich im ersteren Falle nicht um ein Kunstprodukt, d. h. Gerinnungserscheinungen post extraktionem handelt, wird schwer abzugrenzen sein. In Abb. 267 ist eine solche strichförmige Verdichtung (der Name paßt allerdings nur bei ganz schwacher Vergrößerung) bei stärkerer Vergrößerung wiedergegeben, um die körnige Struktur, die hier z. T. wohl wirklich aus feinsten Kalkpartikelchen besteht, besser kenntlich zu machen. Der Erklärung Walkhoffs als einer Schutzmaßnahme möchte ich mich damit aber nicht anschließen; ich glaube, daß man — soweit es überhaupt nicht Gerinnung ist — eher an degenerative Vorgänge denken muß.

3. Langsamer, aber unaufhaltsamer Zerfall bei chronischer geschlossener Pulpitis. Wenn auch hier hinsichtlich der äußeren Umstände gegenüber der destruktiven Form der Pulpitis ulcerosa wesentliche Unterschiede bestehen, im histologischen Bilde gleichen sich die beiden Untergruppen chronischer Pulpitis doch so sehr, daß von der Wiedergabe eigener Abbildungen zu 3. abgesehen und auf Abb. 248 und 249 verwiesen werden kann. Das Ende ist wie bei der destruktiven Form der Pulpitis ulcerosa so auch bei der unter 3. genannten Form der Pulpitis chronica clausa der Gewebstod der gesamten Pulpa. Immerhin gestaltet sich das histologische Bild vom Wurzelkanalinhalt nach vorausgegangener Pulpitis ulcerosa dadurch viel mannigfaltiger, daß meist auch noch Reste von eingedrungenen Speisepartikeln, vor allem Pflanzenzellen gefunden werden. Hierzu folgt weiter unten ein Bild (Abb. 271).

Pulpitis bei Milchzähnen.

Auch hier kann von der Wiedergabe histologischer Bilder abgesehen werden, da ein prinzipieller Unterschied zwischen Pulpitis bei bleibenden Zähnen und Pulpitis bei Milchzähnen nicht existiert. Die auf den vorstehenden Seiten in ihrem mikroskopischen Bilde besprochenen Formen der Pulpitis — akut, chronisch — offen, geschlossen — finden sich auch bei Milchzähnen. Daß bei diesen die offene, chronische Form vielleicht zahlenmäßig noch mehr überwiegt, hängt damit zusammen, daß das Pulpakavum rascher erreicht wird; daß der Pulpatod noch mehr unabwendbar ist, hängt damit zusammen, daß namentlich im höheren Kindesalter die Pulpa der Dentes decidui nur mehr geringe Widerstandsfähigkeit besitzt.

Pulpitisbeginn am Foramen apicale.

Wenn bei infektiöser marginal beginnender Entzündung des Parodontiums die Wurzelspitze von der Erkrankung erreicht wird, muß natürlich die Pulpa — soweit sie noch lebt — in die Entzündung mit einbezogen werden. Die Infektion erfolgt durch das Foramen apicale und dringt im Wurzelkanal kronenwärts vor: Es entsteht die zentrifugal verlaufende Pulpitis, die „rückläufige", wie sie manchmal genannt wird. Fast durchweg ist in allen diesen Fällen vor der apikalen Infektion die Pulpa schon stark degeneriert gewesen und von nennenswertem Widerstand kann keine Rede mehr sein. Entsprechend dem fast immer chronischen Verlauf der parodontalen Erkrankung zeigt uns das Mikroskop bei der „rückläufigen" Pulpitis meist auch das Bild einer chronischen Entzündung. Das Foramen apicale wird durch Resorption gewöhnlich etwas erweitert. In Abb. 268 sehen wir, wie sich die apikale Infiltration von den Seiten her gegen den noch relativ gut gezeichneten Nervus dentalis zu ausgebreitet hat und nun mit diesem zusammen in den Wurzelkanal hinein sich erstreckt. Der Hohlraum am oberen Bildrand ist durch Schrumpfung des atrophischen Gewebes entstanden und stellt nicht etwa einen Abszeß dar. Die Krone dieses Zahnes war vollkommen intakt! Abb. 269 stellt einen fortgeschrittenen

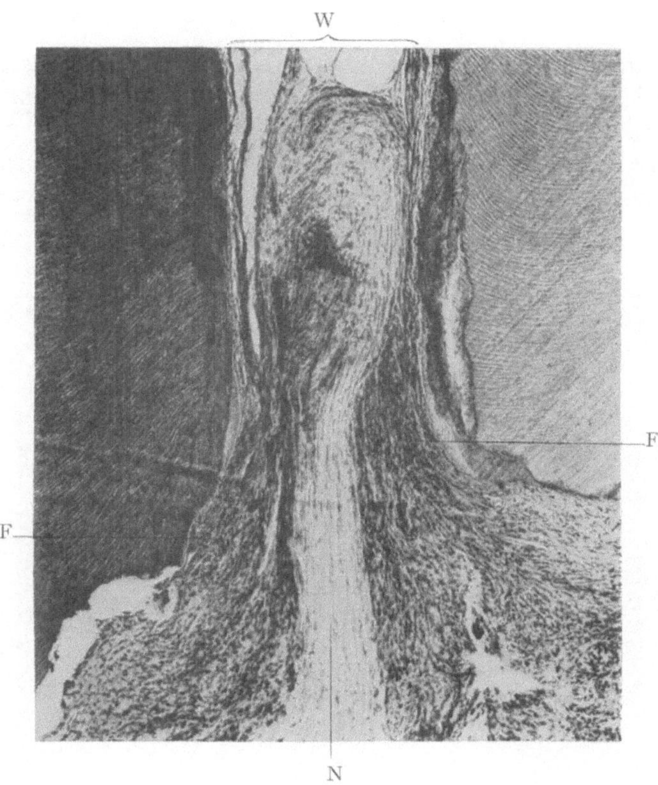

Abb. 268. Unterer 1. Molar. Übergreifen der Entzündung des Periodontiums auf die Pulpa.
Hämatox.-Eosinfärbung. Schwache Vergr. Man sieht, wie das zellige Infiltrat (I) beiderseits des Nerven (N)
durch das Foramen apicale emporsteigt. W Wurzelkanal. (Optik: Winkel Achrom. 16 mm, Kompl. Ok. 4.)

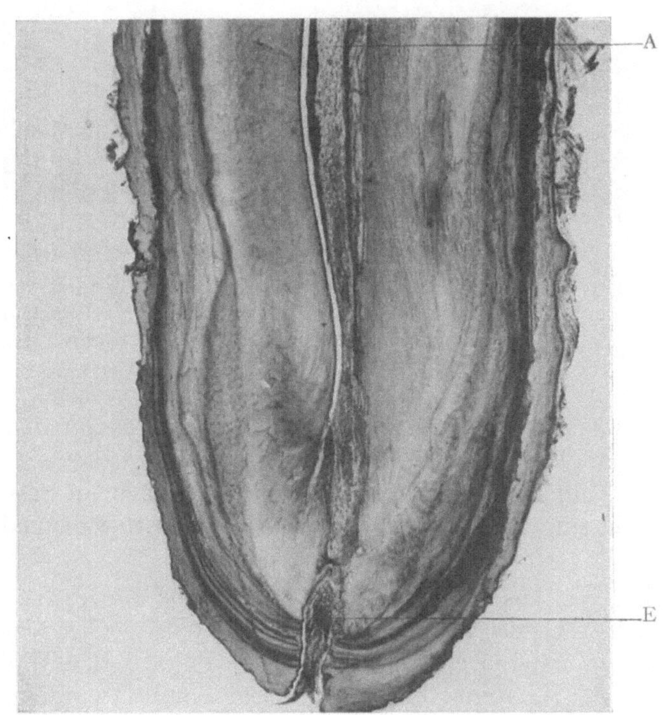

Abb. 269. Unterer 1. Prämolar. Übergreifen der Entzündung des Periodontiums auf die Pulpa.
Hämatox.-Eosinfärbung. Übersichtsbild. In der Regio apicalis eitrige Einschmelzung (E). Nach der Krone zu
wird die zellige Infiltration geringer, bei A haben wir das Bild einer nicht entzündeten atrophischen Pulpa.
(Optik: Winkel Luminar 26 mm.)

Grad dar; der am meisten apikal gelegene Teil des Wurzelkanals ist stark infiltriert und z. T. in eitriger Einschmelzung begriffen; im mittleren Abschnitt der Wurzelpulpa findet sich seröse Durchtränkung, im koronalen Abschnitt sieht man lediglich stark erweiterte Gefäße im retikulär-atrophischen Gewebe. Die Krone selbst wies nur eine mäßige Abkauung und keine Anzeichen von Karies auf.

Pulpatod.

Hierher gehören, wie in der Einleitung zu dem Kapitel Pulpitis schon ausgeführt, neben der totalen Vereiterung vor allem die feuchte, faulige Nekrose (Gangrän) und

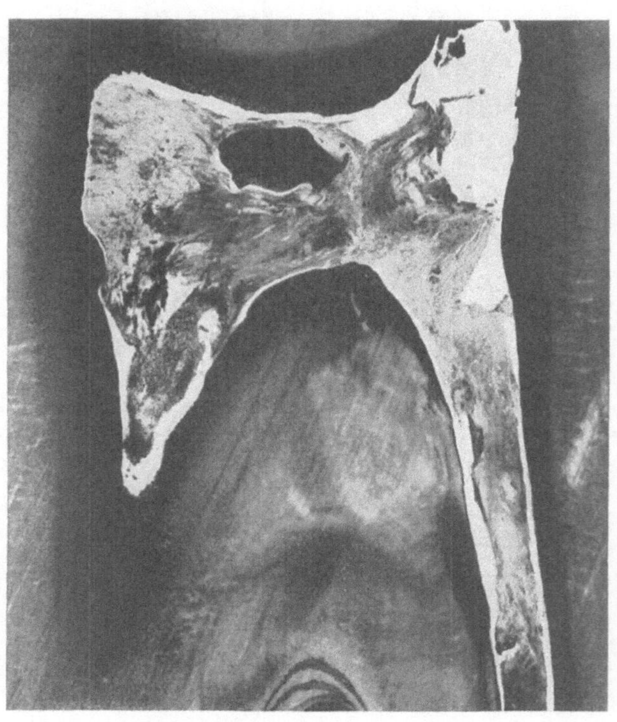

Abb. 270. Oberer 1. Molar. Nekrose der Pulpa.
Hämatox.-Eosinfärbung. Übersichtsbild. Von Zell- und Gewebsstrukturen ist nur noch wenig zu erkennen. Bereits vollkommen verflüssigtes Gewebe im rechten Pulpahorn ist bei der Präparation ausgefallen. (Gefrierschnitt.) (Optik: Winkel Luminar 26 mm.)

die feuchte, nicht faulige Nekrose. Bezüglich des mikroskopischen Befundes bei totaler Vereiterung ist lediglich zu sagen, daß polymorphkernige Leukozyten nahezu ganz das Bild beherrschen; nur hie und da wird die Gleichmäßigkeit im Gesichtsfeld unterbrochen durch kleine, nicht eingeschmolzene nekrotische Gewebsstückchen oder „niedrig stehende" Dentikel.

Die faulige Nekrose stellt wohl die häufigste Todesart des Pulpagewebes dar; sie kommt zustande bei geschlossenem wie bei geöffnetem Pulpakavum. Eine Illustration zu dem ersteren Falle (Gangrän nach Pulpitis clausa) gibt Abb. 270. Soweit die Pulpa nicht zu „Lebzeiten" in Abszeßform zerstört wurde — ein solcher Abszeß ist noch am Eingang zum linken Wurzelkanal erkennbar — besteht sie aus strukturlosen, schmierigen, nekrotischen Massen, die z. T. überhaupt keine Färbung mehr annehmen, z. T. bei Häm.-Eosin-Färbung einen schmutzig-grau-blauen Farbenton erhalten.

Am kräftigsten heben sich noch die Dentikel und Verkalkungen ab, die in dieser Masse liegen. Bei Fettfärbung (Sudan) kann man von der Pulpawand aus das leuchtende Rot des Fäulnisfettes weit hinein in die Dentilkanälchen verfolgen. Das Zustandekommen der Gangrän bei geschlossenem Pulpakavum erklärt sich einfach durch das Eindringen der Fäulniserreger durch die erweichte Dentindecke hindurch in die Pulpamasse, wenn diese im Anschluß an Entzündung und Infektion zugrunde gegangen war.

Wie der Wurzelkanalinhalt aussehen kann, wenn der Gangrän eine Pulpitis aperta vorausgegangen war, davon gibt Abb. 271 ein Bild: Neben amorphen fauligen Massen und kleinen Dentinsplittern finden wir zwei auffallend gut erhaltene Gebilde mit cha-

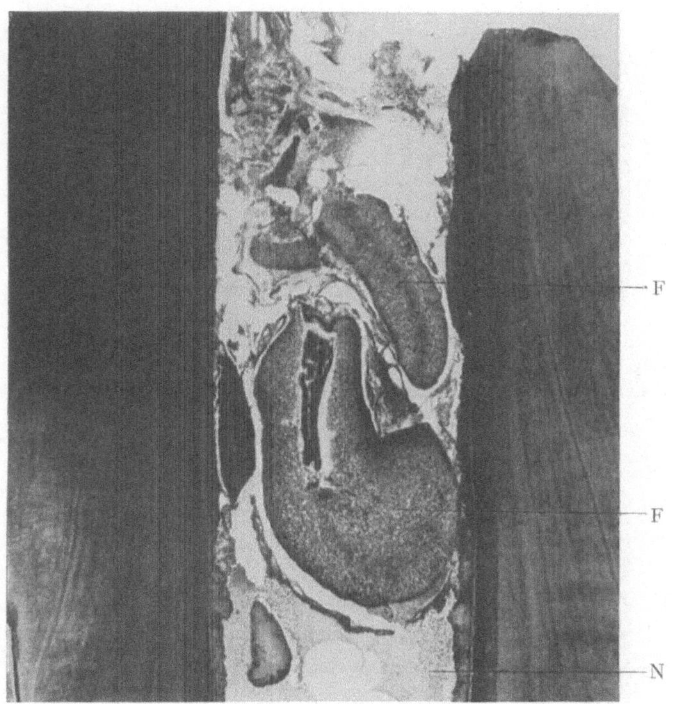

Abb. 271. Oberer 2. Prämolar. Fruchtkerne und nekrotisches Gewebe im Wurzelkanal.
Hämatox.-Eosinfärbung. Übersichtsbild. F Fruchtkern. N Nekrotisches Gewebe.
(Optik: Winkel Luminar 26 mm.)

rakteristischen großen, scharf konturierten Zellen, zwei kleine Fruchtkernchen, die in den Wurzelkanal hineingebissen worden waren. In anderen Fällen kann man — dem Anfänger eine große Überraschung — gelegentlich auch quergestreifte Muskelfasern im Wurzelkanal entdecken, die auf gleichem Wege wie in Abb. 271 die Fruchtkerne dahin gelangt sind — kurz, alle möglichen Nahrungsmittelreste finden sich, nur keine Gewebszeichnungen der früheren Pulpa.

Die feuchte, nicht faulige Nekrose bekommt man sehr selten zu Gesicht, da auch beim Fehlen von Karies bald eine Infektion und Zersetzung des toten Pulpagewebes stattfindet, sei es, daß die Keime durch feine Schmelzsprünge oder durch Schmelzlamellen und weiter durch die Dentinkanälchen eingedrungen sind. Vorauszugehen pflegt dem Tod die Nekrobiose, wenn nicht gerade ein sehr heftiges Trauma zum sofortigen Tod führt. Das mikroskopische Bild ist, wie Abb. 272 und Abb. 273 (eine stärkere Vergrößerung aus Abb. 272) zeigen, ganz anders als wir es in Abb. 270 oder Abb. 271

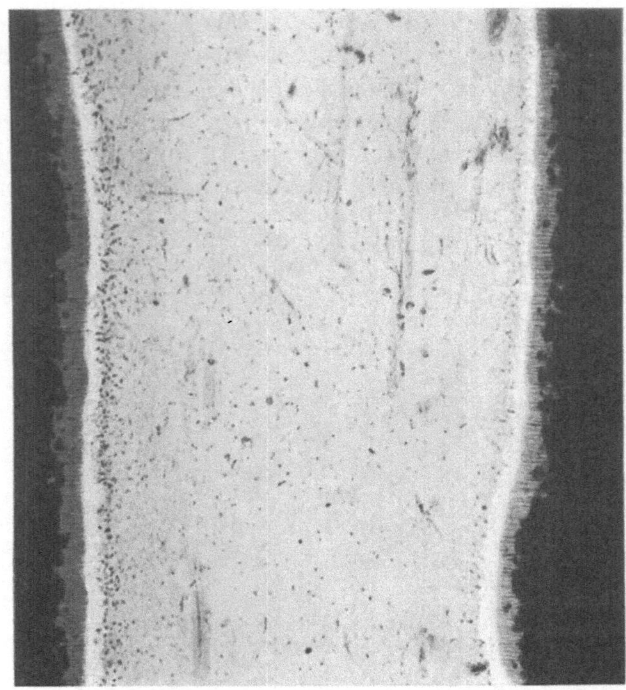

Abb. 272. Unterer 1. Prämolar. Nekrose der Pulpa.
Hämatox.-Eosinfärbung. Schwache Vergr. An der linken Kanalwand sind die Odontoplasten noch etwas deutlicher zu erkennen. (Optik: Winkel Achrom. 16 mm, Kompl. Ok. 4.)

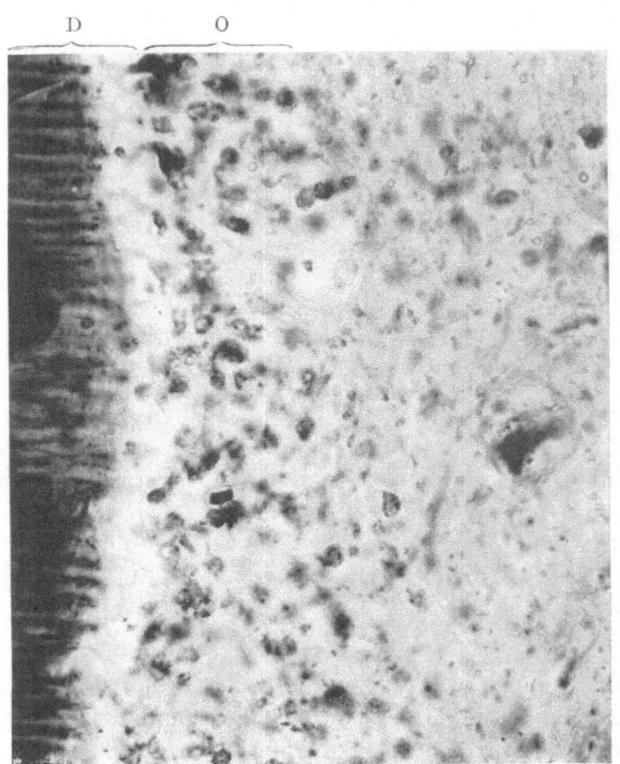

Abb. 273. Unterer 1. Prämolar. Nekrose der Pulpa.
Hämatox.-Eosinfärbung. Stärkere Vergr. aus Abb. 272. Odontoplasten von der linken Kanalwand nur noch als Zelltrümmer zu erkennen. D Dentin. O Odontoplastenzone. (Optik: Winkel Fluor. 3 mm, Kompl. Ok. 4.)

gesehen haben. Die Masse füllt noch den ganzen Markraum aus, man kann auch noch einige Einzelheiten, so z. B. die Odontoplastenzone oder Nervenfaserbahnen, zur Not erkennen, die Gefäße dagegen wie alle Spuren einer Zirkulation fehlen und von irgendwelcher distinkten Färbung ist keine Rede mehr. In Abb. 273 ist eine Randpartie bei stärkerer Vergrößerung wiedergegeben; hier tritt die Nekrose des gesamten Zellmaterials deutlicher hervor; von einem Zelleib ist nirgends mehr etwas zu sehen, die Kernkonturen sind unregelmäßig oder die Kerne sind krümelig zerfallen; die Fibrillen der Grundsubstanz und die Fasern der polygonalen Zellen sind verschwunden, die Grundsubstanz selbst erscheint wolkig getrübt.

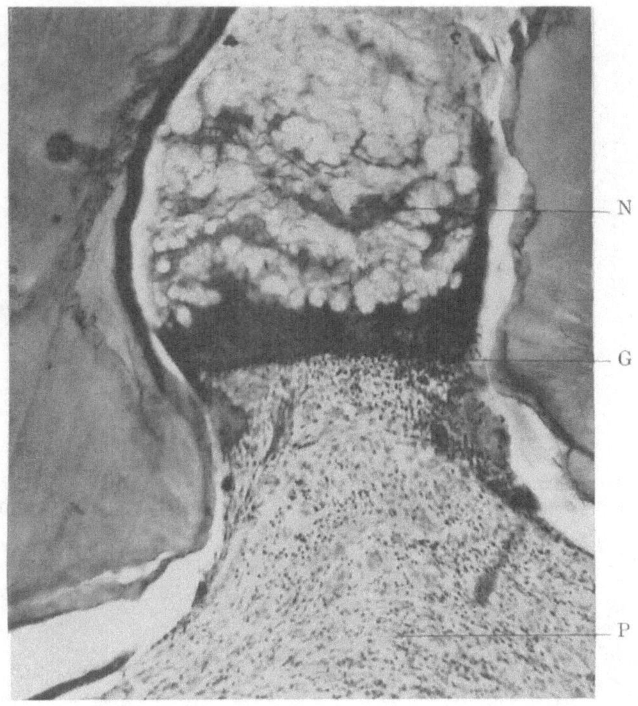

Abb. 274. Unterer 1. Prämolar. Endstadium der Pulpitis ulcerosa.
Hamatox.-Eosinfärbung. Schwache Vergr. Die Geschwürsfläche (G) befindet sich unmittelbar am Foramen apicale. N Nekrotisches Gewebe im Wurzelkanal oberhalb der Geschwürsfläche. P Periodontium am Foramen apicale. (Optik: Winkel Achrom. 16 mm, Kompl. Ok. 4.)

In den Lehrbüchern wird schließlich noch von einer trockenen Nekrose, einer Mumifikation der Pulpa berichtet; die Pulpa soll sich in solchen Fällen als dünner, trockener Faden aus dem Markraum herausziehen lassen. Als Folge von Medikamenteneinwirkung ist dies bis zu einem gewissen Grad vorstellbar und zur Medikamenteneinwirkung auf das Gewebe, besonders bei Arsenik, werden ja in einem eigenen Kapitel noch histologische Bilder gebracht werden, aber ohne derartige spezifische Wirkung haben wir nie im Mikroskop eine solche Mumifikation beobachten können. Starke Schrumpfungen kommen ja öfter zu Gesicht; wieviel davon Kunstprodukt ist, läßt sich mit Sicherheit nicht abgrenzen, so daß von der Wiedergabe solcher Bilder hier Abstand genommen wird.

Alle die geschilderten Nekrosen müssen, sobald sie in die Nähe des Foramen apicale reichen, automatisch zur Miterkrankung des Periodontiums führen; bei der Pathohistologie des Periodontiums wird denn auch mehrfach darauf zurückzukommen sein. Nur ein Bild soll wegen seiner Merkwürdigkeit gleich angereiht sein. Auch hier (Abb. 274) hat es sich um eine Gangrän der Pulpa gehandelt; die Nekrose erscheint aber

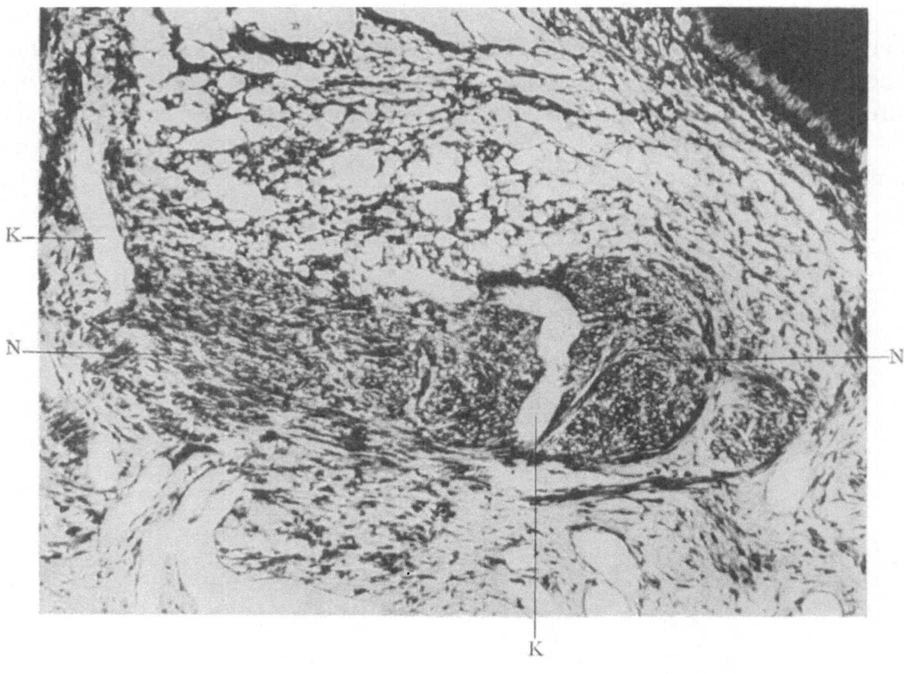

Abb. 275. Unterer 3. Molar. Neurom der Pulpa.
Hämatox.-Eosinfärbung. Schwache Vergr. Das Neurom (N) ist von beträchtlicher Größe, wie man im Vergleich mit den hier schon erweiterten Kapillaren (K) erkennen kann. (Optik: Winkel Achrom. 16 mm, Kompl. Ok. 4)

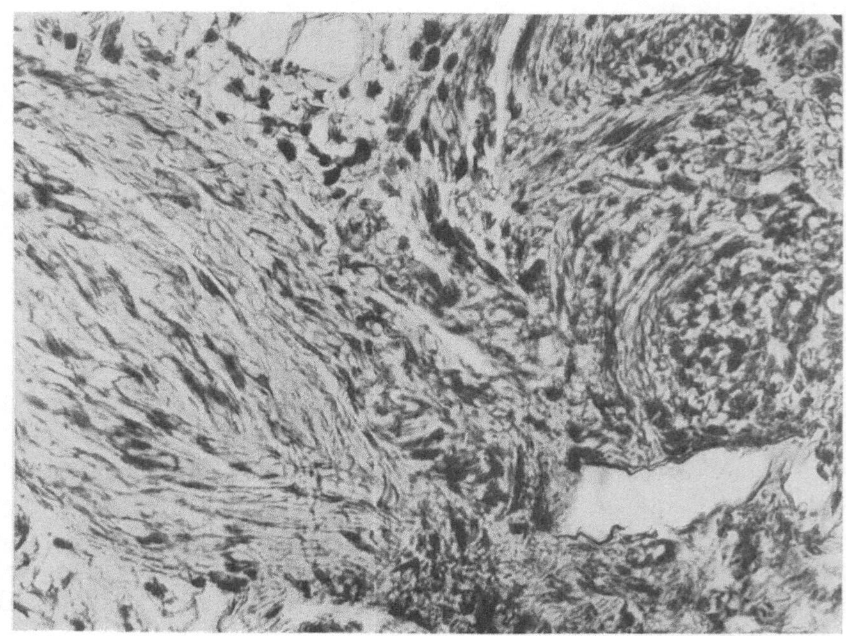

Abb. 276. Unterer 3. Molar. Neurom der Pulpa.
Hämatox.-Eosinfärbung. Stärkere Vergr. aus Abb. 275. Man sieht Nervenfaserbündel im Längs- und Querschnitt wirr durcheinanderziehen. (Optik: Winkel Achrom. 6 mm, Kompl. Ok. 4.)

gegen die (allerdings stark infiltrierte) Wurzelhaut dadurch scharf abgesetzt, daß dicht über dem Foramen apicale ein Kalkwall entstanden ist, der nun in ungewöhnlich klarer Weise lebendes Periodontalgewebe gegen eine vollkommene Nekrose abgrenzt. Unterhalb des Kalkwalles gut gefärbte und gut erkennbare Zellkerne, oberhalb des Walls die nahezu homogene schmierige Gangränmasse ohne jede Andeutung von Gewebszeichnung.

In der Einleitung zu dem Kapitel Pulpitis ist unter Zitierung des Peckertschen Satzes bereits darauf hingewiesen worden, daß die Prognose für eine entzündete Pulpa sehr schlecht ist und daß namentlich eine Restitutio ad integrum höchstens vorkommt, wenn es sich nur um eine Hyperämie gehandelt hat. Sonst aber pflegt — mit Ausnahme des Pulpapolypen — früher oder später das Ende so zu sein, wie es eben in dem Abschnitt Pulpatod geschildert wurde. Unter den tausenden von Zähnen, die wir mikroskopisch untersucht haben, fand sich nur ein einziger Fall, der als Ausnahme von der Regel gelten kann. Es handelte sich um einen unteren 2. Molaren, bei dem die Karies zunächst bis zum sekundären Dentin vorgedrungen war und eine partielle Pulpitis in dem einen Pulpahorn hervorgerufen hatte. Der dabei entstandene Pulpadefekt war aber dann in der Hauptsache mit neugebildeten Gefäßen und einem exzessiv gewucherten Nervenstumpf wieder ausgefüllt worden. Abb. 275 bringt in schwacher Vergrößerung ein Übersichtsbild von dieser Partie: In einem retikulär atrophischen Gewebe (dies wohl erst nachträglich atrophisch geworden) sehen wir zahlreiche, stark erweiterte Gefäße und einen ungewöhnlich großen Komplex von markhaltigen Nervenfasern. Die stärkere Vergrößerung Abb. 276 zeigt, daß es sich um eine Art Amputationsneurom handelt. Die Fasern sind stark mit derb fibrillärem Bindegewebe durchsetzt und weisen die verschiedensten Formen der Nervenfaserdegeneration, besonders Vakuolenbildung in der Markscheide und Schwund des Achsenzylinders auf; die Neurilemkerne sind recht ungleich verteilt und teilweise auch degeneriert.

Zur Bakteriologie der Pulpitis.

In einem der mikroskopischen Gewebspathologie bestimmten Buch kann nicht der Platz für eine genaue Analysierung der Pulpitis erregenden Keime sein; daher sollen auch nur einige wenige Bilder hier angefügt werden, soweit sie als Ergänzung der histologischen Befunde erforderlich sind. In kurzen Zügen ausgedrückt liegen die Dinge folgendermaßen: Solange sich die Infektion auf das Dentin beschränkt, sind neben Stäbchen am zahlreichsten vertreten die Streptokokken vom Mitior-Typus. In den Anfängen der Pulpitis überwiegen zunächst auch wieder diese beiden, später aber sind auch bei der Pulpitis clausa — jedoch mit erweichter Dentindecke — bereits mehrere Formen von Mikroorganismen vertreten und wenn erst das Pulpakavum in großer Ausdehnung frei liegt, dann kann sich an Keimen so ziemlich alles vorfinden, was überhaupt im Munde anzutreffen ist; namentlich machen sich nun auch die Fäulniserreger breit. Gramnegative wie grampositive Mikroorganismen sind in größter Zahl vertreten.

Abb. 277, eine stärkere Vergrößerung aus dem linken Abschnitt des Pulpahorns, Abb. 259 mit Bakterienfärbung (Lithionkarmin vorgefärbt, Gram nachgefärbt) zeigt, wie die Mikroorganismen aus den Kanälchen des primären Dentins in die Spalten und mangelhaft verkalkten Partien des Reizdentins vorgedrungen sind und von da aus eben die — teilweise eingeschlossene — Odontoplastenzone erreicht haben. Abb. 278 bringt einen Kokkenhaufen, der sich in einer Masche der offenbar vor der Infektion schon retikulär-atrophisch gewordenen infizierten Pulpa angesiedelt hat. In Abb. 279 sehen wir einen typischen kleinen Kokkenherd in die Grundsubstanz der Pulpa eingelagert. Wesentlich abwechslungsreicher sind die Bakterienbilder, die man beim Ausstrich eines Pulpaabszeßinhalts oder nekrotischen Pulpateils bekommt, zumal hier auch die Färbung viel einfacher und leichter zu machen ist als die Bakterienfärbung im Gewebe. In Abb. 280

bis Abb. 282 sind einige charakteristische Ausstrichbilder wiedergegeben; die intensiv gefärbten Bakterien sind grampositiv, die blaßgefärbten gramnegativ. Die Aufnahmen sind bei gleicher Optik gemacht; die erheblichen Größenunterschiede in den Mikro-

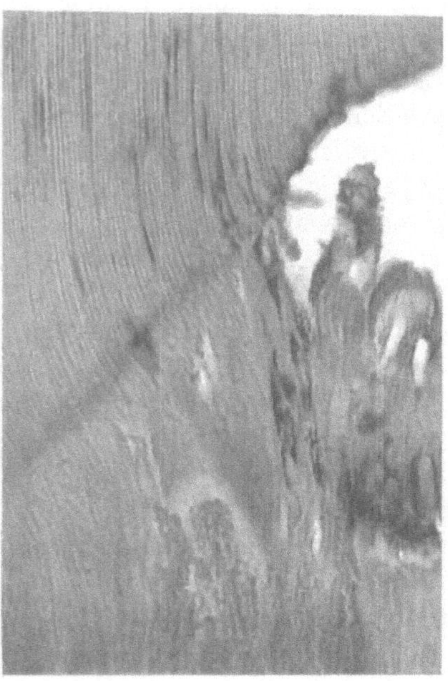

Abb. 277. Oberer 1. Molar. Einwanderung der Kokken in die Pulpa.
Lithionkarmin-Gramfärbung. Mittlere Vergr. Man erkennt, wie die Züge von blaugefärbten Kokken im regulären und irregulären Dentin bis an die Pulpa herankommen. (Optik: Winkel Achrom. 6 mm, Kompl. Ok. 4.)

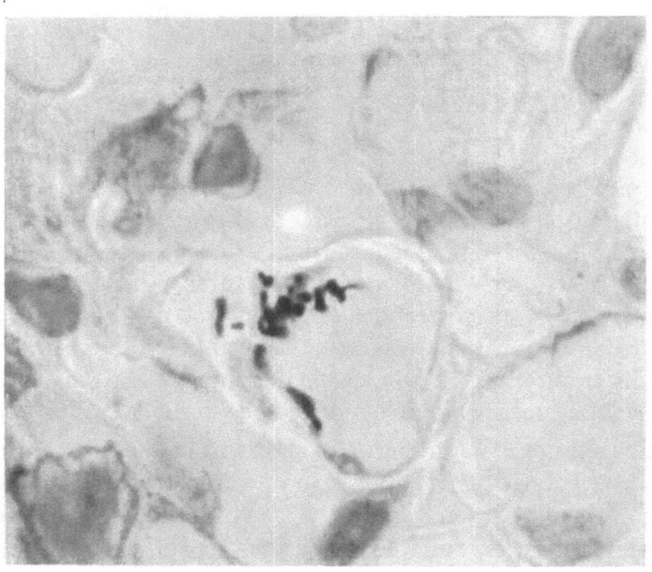

Abb. 278. Oberer 2. Molar. Stäbchen und Kokken in entzündeter Pulpa.
Lithionkarmin-Gramfärbung. Sehr starke Vergr. (Optik: Winkel Fluor. 1,4 mm, Kompl. Ok. 5.)

organismen sind daher effektiv und nicht etwa durch ungleiche Vergrößerung entstanden. In Abb. 280 kommt mehr die Kettenform, in Abb. 281 die Stäbchenform zum Ausdruck, während Abb. 282 besonders große Formen zeigt.

Von spezifischen Erregern finden sich wohl manche Arten in den Zahnkavitäten, z. B. Diphtheriebazillen bei Dauerträgern, dann Tuberkelbazillen bei Tuberkulösen und gelegentlich auch bei Nichttuberkulösen. Ein Einwandern der Tuberkelbazillen durch eine lebende Pulpa hindurch in den Kiefer bzw. Körper ist nicht mit Sicherheit nachgewiesen, wenigstens ist bis jetzt noch keine tuberkulöse Pulpitis beschrieben worden; um so sicherer findet ein Einwandern durch Wurzelkanäle statt, die nicht mehr mit

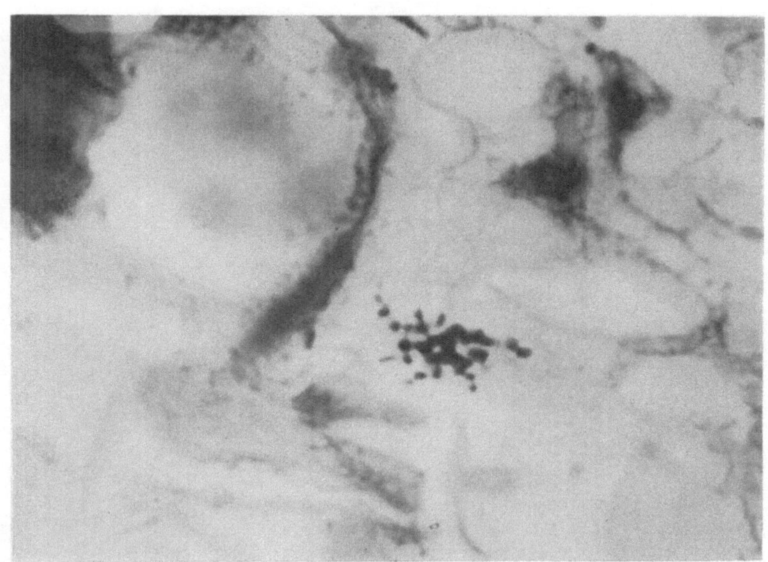

Abb. 279. Oberer 1. Molar. Staphylokokkenhaufen in entzündeter Pulpa. Lithionkarmin-Gramfärbung. Sehr starke Vergr. (Optik: Winkel Fluor. 1,4 mm, Kompl. Ok. 4.)

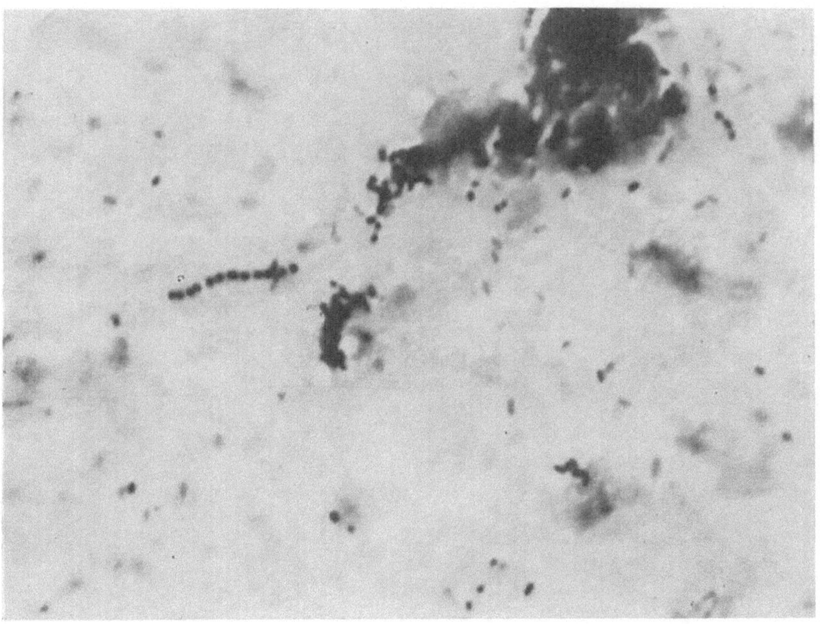

Abb. 280. Ausstrich aus entzündeter Pulpa. Lithionkarmin-Gramfärbung. Sehr starke Vergr. Kleinere und größere Kokkenketten herrschen vor. (Optik: Winkel Fluor. 1,4 mm, Kompl. Ok. 5.)

lebendem Gewebe, sondern mit nekrotischen Massen gefüllt sind; in günstigen Fällen kann man bei rechtzeitiger Extraktion in dem Wurzelspitzengranulom Tuberkel nachweisen.

Anders verhält sich der Strahlenpilz; er kann bei Pulpitis ulcerosa leicht in das Pulpakavum gelangen und hier im entzündeten Gewebe sehr wohl gute Entwicklungs-

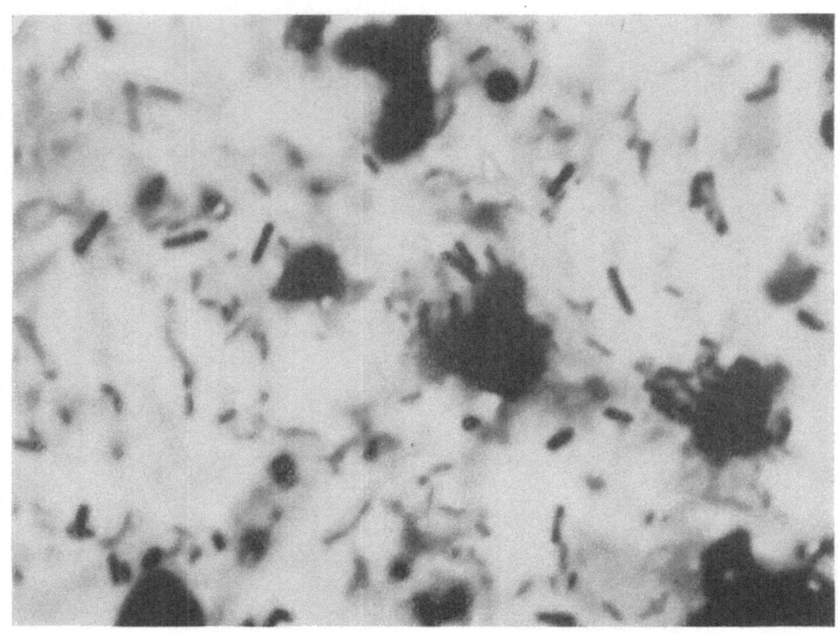

Abb. 281. Ausstrich aus entzündeter Pulpa.
Lithionkarmin-Gramfärbung. Sehr starke Vergr. Grampositive (dunkle) Stäbchen herrschen vor. Die weniger dunklen, zarten Stäbchen waren gramnegativ. (Optik: Winkel Fluor. 1,4 mm, Kompl. Ok. 5.)

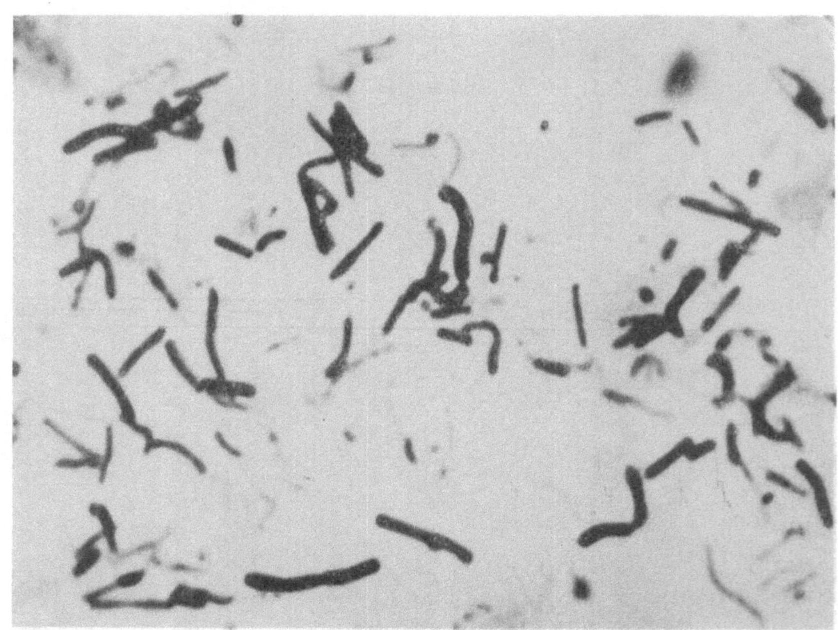

Abb. 282. Ausstrich aus entzündeter Pulpa.
Lithionkarmin-Gramfärbung. Sehr starke Vergr. Große dunkle (grampositive) Stäbchen sind stark in der Mehrzahl gegenüber den zarten, blassen (gramnegativen) Stäbchen. (Optik: Winkel Fluor: 1,4 mm, Kompl. Ok. 5.)

bedingungen finden, nun auch seinerseits zur Umwandlung des Pulpagewebes im Granulationsgewebe beitragend. Abb. 283 bringt das Übersichtsbild von einer solchen
„Aktinomykose der Pulpa"; am Boden und der linken Seite ist die Odontoplastenschicht

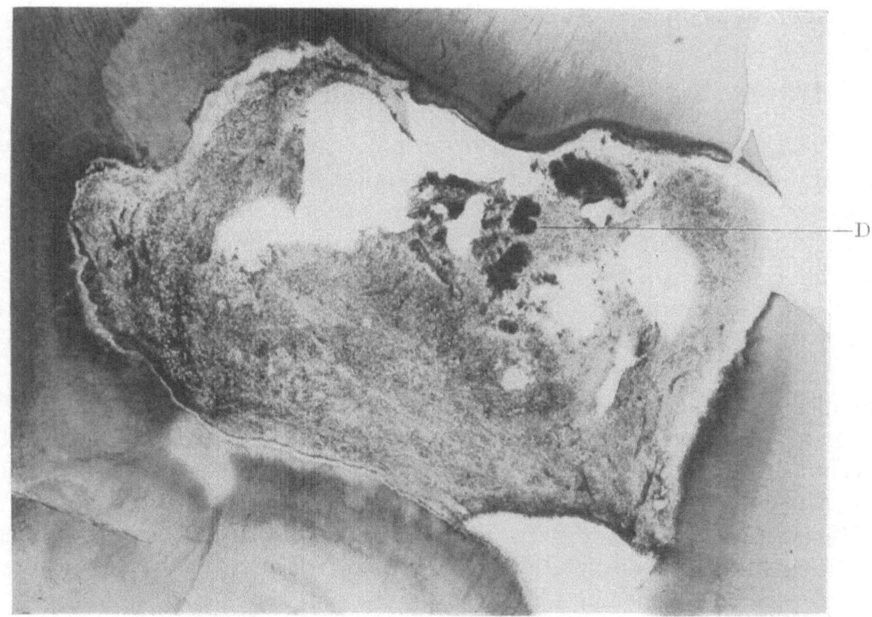

Abb. 283. Oberer 2. Molar. Aktinomykose der Pulpa.
Hämatox.-Eosinfärbung. Übersichtsbild. Bei D sind große Drusen zu erkennen.
(Optik: Winkel Luminar 26 mm.)

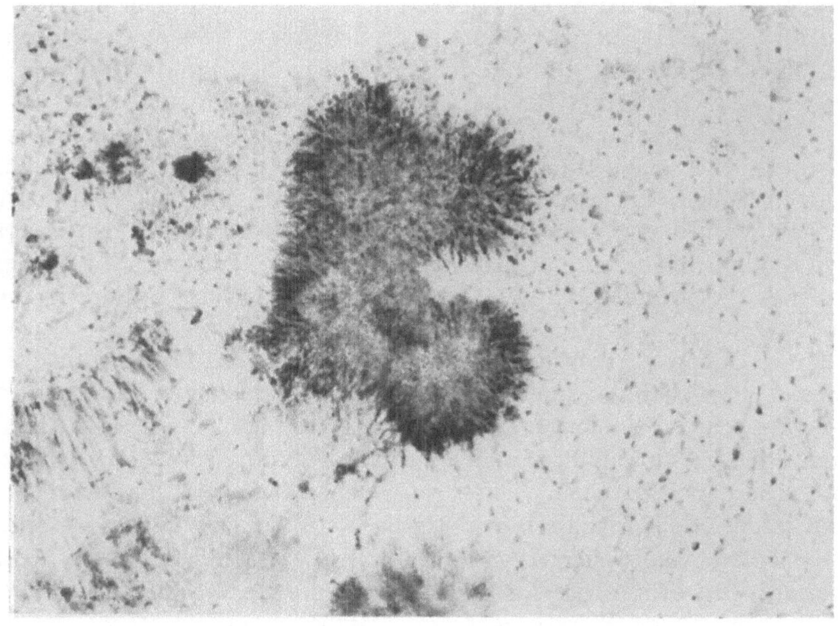

Abb. 284. Oberer 2. Molar. Aktinomykose der Pulpa.
Hämatox.-Eosinfärbung. Stärkere Vergr. der Druse D aus Abb. 283. Man erkennt deutlich den charakteristischen
Aufbau dieser Druse. (Optik: Winkel Achrom. 6 mm, Kompl. Ok. 5.)

noch erkennbar; die übrige Kronenpulpa aber besteht eigentlich nur noch aus Granulationsgewebe, in das ziemlich nahe dem Eingang in das Kronenpulpakavum mehrere Drusen eingebettet liegen. Abb. 284 zeigt eine Stelle aus Abb. 283 bei stärkerer Vergrößerung; hier handelt es sich anscheinend um die Vereinigung zweier Pilzwurzellager; deutlich tritt das zentrale Gewirr von Fäden (im Schnitt meist quergetroffen) und die strahlige Anordnung in dem äußeren Kranz zutage, die ja dem Pilz den Namen gab.

2. Auf traumatischer Grundlage beruhende Pulpaveränderungen.

Daß die Pulpa im allgemeinen den mechanischen Insulten, wie sie in besonderem Maße die Zähne treffen, leidlich gut standzuhalten vermag, hängt wohl in der Hauptsache mit der Art zusammen, wie der Zahn im Kiefer befestigt ist und weiterhin damit, daß die zu- und abführenden Gefäße selbst starken Belastungen gegenüber in dem lockeren Bindegewebe am Foramen apicale genügend Spielraum haben, so daß die Ernährung leidlich gewährleistet bleibt. Nirgends so sehr wie gerade bei der Pulpa spielt infolge des fehlenden Kollateralkreislaufes die Frage eine Rolle: hat bei dem Trauma die Zirkulation gelitten?

Die meist vorkommenden Traumata der Pulpa lassen sich in folgenden Gruppen unterbringen: Verletzung der Pulpa ohne Freilegung, Verletzung mit Eröffnung des Pulpakavums außerhalb der Alveole, Verletzung mit Eröffnung des Pulpakavums innerhalb der Alveole.

Die Traumata, die nicht zur Freilegung der Pulpa führen, können je nach Art und Intensität eine solche Fülle von pathologischen Bildern herbeiführen, daß es nicht möglich ist, diese hier in Illustrationen festzuhalten. Dazu kommt, daß auch an ein einmaliges Trauma sich bei der Pulpa ein schweres Siechtum anschließen kann, das immer wieder zu anderen Bildern führt. Vom kleinen hämorrhagischen Herd bis zum raschen oder langsamen Tod der Pulpa ist jede Schädigung möglich. Wo keine Pulpanekrose eintritt, können degenerative Veränderungen sich ausbreiten, da für eine Regeneration in der Pulpa die Verhältnisse von vornherein zu ungünstig sind. Sicherlich ist ein großer Teil der Pulpaverkalkungen, wie sie später noch beschrieben werden, auf traumatische Degeneration zurückzuführen; scheint es ja doch manchmal gerade so, als ob für die Pulpa die Verkalkung geschädigter und als solcher auch wieder schädigender Teile der Ersatz für die fehlende Regeneration sei.

Recht oft treten an unteren Schneidezähnen, die vollkommen intakt erscheinen, Dunkelfärbung der Krone, Fistelbildung, Zystenbildung usw. auf. Man hat angenommen, daß in diesen Fällen ein Trauma vorausgegangen war, das durch Zirkulationsstörung in dem engen Wurzelkanal die Pulpa zum Tode geführt hat; die Infektion erfolgte dann nachträglich durch feine traumatische Schmelzsprünge. Nehmen wir zu den Schmelzsprüngen die Schmelzlamellen hinzu, so mag die angegebene Erklärung für alle Fälle zutreffen.

Wird die Pulpa durch das Trauma außerhalb der Alveole freigelegt, wie wir das — abgesehen von unerwünschten Bohrergebnissen — häufig bei industriellen und besonders schön bei Mensurverletzungen sehen, dann tritt sofort eine gewaltige Hyperämie ein; die Pulpa quillt förmlich aus dem Kavum heraus und erscheint zunächst dunkelrot. Die dabei bestehenden heftigen Schmerzen beim Einatmen, Berühren usw. zwingen zu rascher Behandlung, d. h. Entfernung der Pulpa. Tritt keine Spezialbehandlung ein, so entsteht entweder in günstigen Fällen ein Pulpapolyp oder in ungünstigen Fällen ein schnelles oder langsames Absterben; auf alle Fälle entwickelt sich zuerst eine Pulpitis ulcerosa. Bezüglich der histologischen Bilder wird auf die bei der infektiösen Pulpitis beschriebenen verwiesen.

Der Gedanke, eine traumatisch freigelegte und bequem zugängliche Pulpa nach den Grundsätzen der Asepsis konservierend zu behandeln, liegt zu nahe, als daß nicht oft genug Versuche gemacht worden wären — leider fast immer vergeblich, wie auch die umfangreichen experimentellen Arbeiten von Rebel dargetan haben. Nur ausnahmsweise kommt wieder ein Hartsubstanzverschluß des Pulpakavums dadurch zustande, daß die traumatisch degenerierten Pulpapartien verkalken und sich darauf sekundäres Dentin anlagert. Die histologischen Bilder hierzu finden sich in dem Abschnitt: Traumatische Veränderungen der Zähne. In dem gleichen Abschnitt wird auch der Veränderungen gedacht, die eine Pulpa durchmachen kann, wenn sie auf traumatischem Wege innerhalb der Alveole freigelegt wird. Wird sie dabei infiziert oder nicht, das ist die entscheidende Frage.

3. Auf chemisch-toxischer Grundlage beruhende Veränderungen.

Im allgemeinen ist das Dentin ein höchst wirksamer Schutz der Pulpa gegen chemische Noxen — vorausgesetzt, daß das Agens nicht zu nachhaltig wirkt. So haben wir Nitrierarbeiter gesehen, bei denen der charakteristische Kronenschwund fast bis zum Zahnhals reichte und doch die Pulpa in ihrem Leben und ihrer Leistungsfähigkeit nicht beeinträchtigt war. Wird das Agens allerdings am Dentin längere Zeit festgehalten, dann vermag auch eine relativ dicke Schicht Zahnbein die darunter liegende Pulpa nicht zu schützen. Darum ist auch bei der Arsenapplikation keineswegs eine Freilegung der Pulpa dringend nötig.

Die eben erwähnte Arsenikapplikation bedeutet praktisch die wichtigste (gewollte) Pulpaschädigung chemisch-toxischer Art und ist deshalb im Grunde auch die einzige, mit der wir uns hier etwas mehr zu beschäftigen haben. Soweit die Durchwirkung auf die Wurzelhaut in Betracht kommt, ist darüber an Hand mehrerer Bilder in dem Abschnitt Arsenikperiodontitis das Nötige gesagt. Wie weit bei Silikatfüllungen Phosphorsäure, die nicht rasch gebunden wird, eine Schädigung der Pulpa hervorzurufen vermag, darüber gehen die Meinungen immer noch sehr auseinander. Die zahlreichen Ersatzmittel, die an Stelle des Arsenik empfohlen werden, dienen fast ausnahmslos dem gleichen Ziel, der Gewebsnekrose, um eine schmerzlose (und möglichst unblutige) Entfernung der Pulpa zu ermöglichen. Es erübrigt sich daher wohl ein weiteres Eingehen auf die pathologischen Befunde bei den Ersatzmitteln, von denen auch wir eine ganze Reihe klinisch und experimentell geprüft haben. Erwähnt sei nur eine Beobachtung bei Paraformaldehyd in den Fällen, in denen es nicht zur Pulpanekrose kam: ein Aufgebot von Makrophagen war festzustellen, wie wir es sonst kaum je in der Pulpa sehen; es mag mit dem Einfluß des Paraformaldehyd auf das Gefäßsystem zusammenhängen, daß so viele Abkömmlinge des retikuloendothelialen Systems mobil wurden.

Auch das Arsen in metallischer Form, der Scherbenkobalt, wirkt in gleicher Weise nekrotisierend wie der Arsenik, nur vollzieht sich der Prozeß viel langsamer und das Stadium der Nekrobiose kann dadurch sehr lange hingezogen werden. Es hängt dies damit zusammen, daß von der schädigenden Substanz nicht rasch genug so viel gelöst werden kann, als für einen baldigen Gewebstod erforderlich ist. Dem entsprechend treten uns im Mikroskop die Bilder des Zelltodes nur nach und nach entgegen, doch bleibt auch beim Scherbenkobalt der starke Einfluß des Arsens auf die Gefäße von Anfang an im Vordergrund. Die Pulpazellen können, namentlich im Wurzelabschnitt, lange Zeit eine überraschend gute Färbbarkeit und Form bewahren. Die Veränderungen an den Nervenfasern sind die gleichen wie beim Arsenik, nur beanspruchen sie sehr viel mehr Zeit. Der langsame Verlauf der Kobalteinwirkung läßt nebenher in einem allerdings bescheidenen Maße auch einige reparatorische Vorgänge zu, wenigstens dürften so die Makrophagen zu deuten sein, die man gelegentlich bei Pulpen nach Kobalteinlage in ziemlich reichlichem Maße auftreten sehen kann.

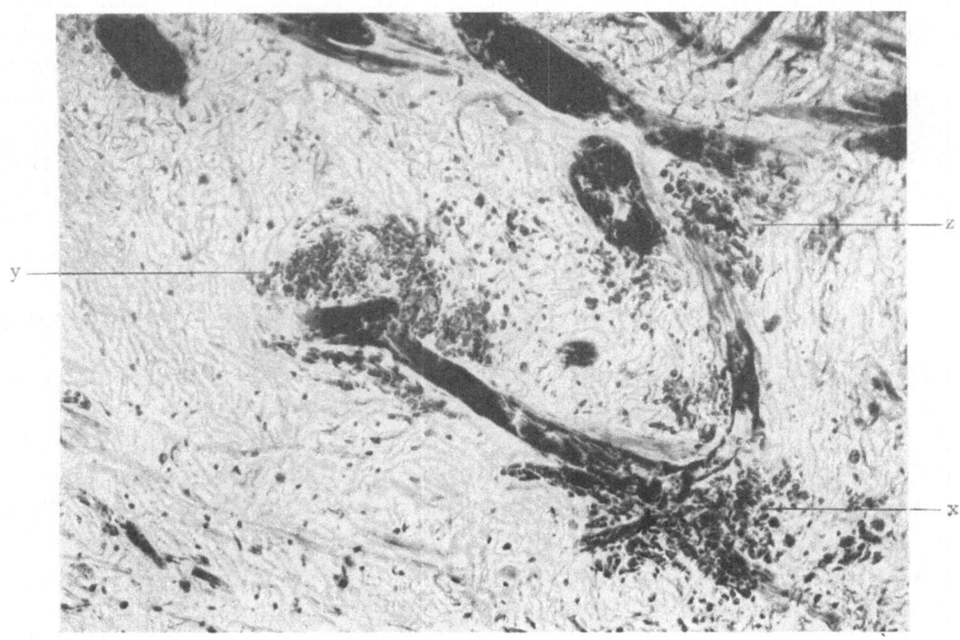

Abb. 285. Oberer 3. Molar. Arsenikwirkung auf die Pulpa.
Hämatox.-Eosinfärbung. Schwache Vergr. Pralle Füllung der Gefäße, Zerreißung der Gefäßwände, Austritt roter Blutkörperchen ins Gewebe bei x, y und z. (Optik: Winkel Achrom. 12,6 mm, Kompl. Ok. 4.)

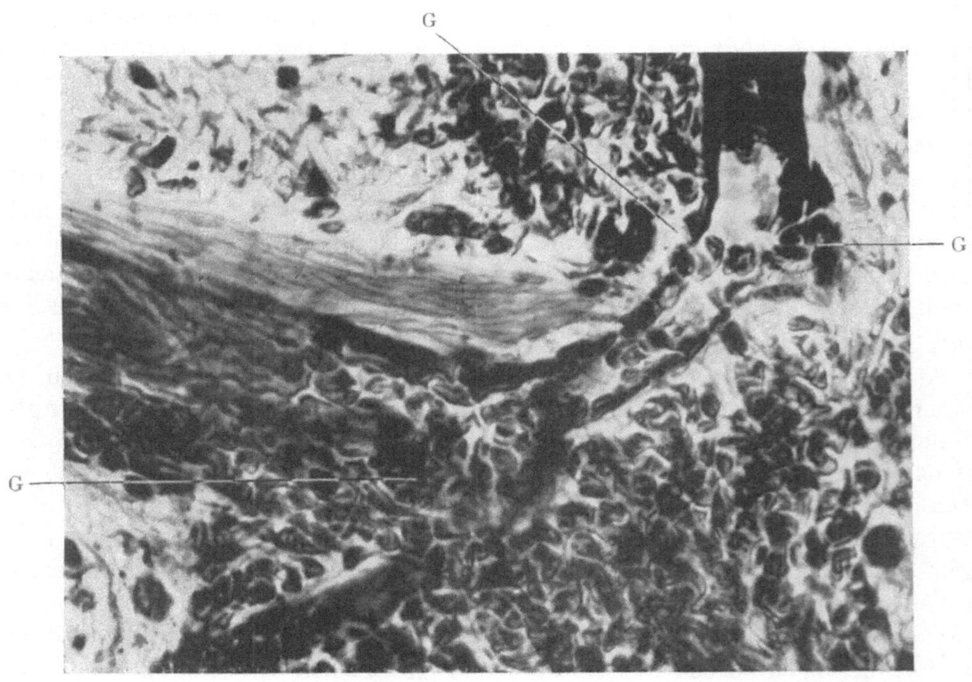

Abb. 286. Arsenikwirkung auf die Pulpa. Stärkere Vergrößerung aus Abb. 285 Stelle x.
Austritt der roten Blutkörperchen durch die geschädigte Gefäßwand bei G. Veränderungen der im Gewebe liegenden roten Blutkörperchen. (Optik: Winkel Fluor 3 mm, Kompl. Ok. 4.)

Es sind schon seit Jahren Versuche im Gange, die Kronenpulpa zwar völlig zu nekrotisieren, um sie schmerzlos entfernen zu können, die Wurzelpulpa dagegen, wenn möglich nur so weit zu beeinflussen, daß noch mit ihrer Hilfe als idealstes Wurzelfüllungs- material Zement im Kanal angelagert wird. Dabei schweben anscheinend zweierlei Gedanken vor: entweder der Wurzelpulpastumpf bleibt lebend, degeneriert aber insoweit, daß er kein Dentin mehr produziert, sondern nach dem Verlust der Odontoplasten mehr metaplastisch Zement an die Wände anlagert oder aber in toto verkalkt. Und der andere

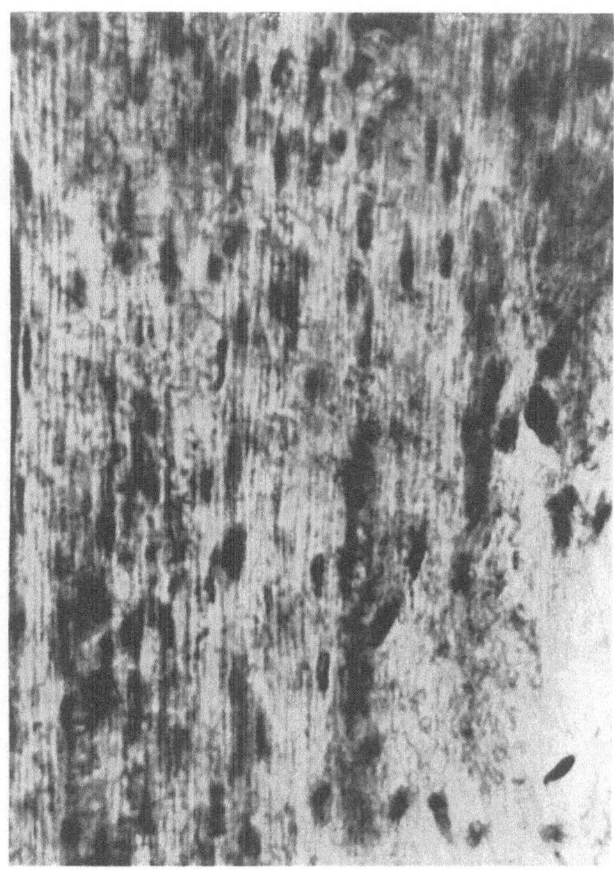

Abb. 287. Oberer 1. Molar. Arsenikwirkung auf die Pulpa.
Hämatox.-Eosinfärbung. Starke Vergr. Nekrotisiertes Nervenfaserbündel. Unscharfe, verwaschen-krümelige Zeichnung. (Optik: Winkel Fluor. 3 mm, Kompl. Ok. 4.)

Gedanke: die Wurzelpulpa wird so weit reduziert, daß sie durch periodontales Gewebe, das durch das Foramen apicale eindringt, substituiert werden kann. Zum Teil scheinen diese Versuche von gutem Erfolg begleitet zu sein, namentlich von Schweizer Seite wird Günstiges berichtet.

Kehren wir nach dieser Orientierung nun zur Histologie der „**Arsenik**-Pulpa" zurück, so ist zunächst zu betonen, daß der Arsenik für sich im Kontakt mit dem Gewebe keine Nekrose macht, solange er sich in ungelöstem Zustande befindet. „Die Zone der Verätzung", wie sie von mehreren Autoren in unmittelbarerer Nachbarschaft der Einlage beschrieben worden ist, ist teils auf die Wirkung der sonstigen Pastenzusätze, teils auf andere Gründe zurückzuführen. Entscheidend ist immer die Lösungsfrage;

je mehr und je rascher Arsenik gelöst wird, um so rascher und umfangreicher ist meist auch die Wirkung. Nach den von einem von uns (Euler) angestellten Versuchen wird eine gesunde freiliegende Pulpa durchschnittlich in 2 Tagen von 10% Lösung nekrotisiert sein; eine erkrankte Pulpa benötigt durchschnittlich 25% und zwar im Mittel 2 Tage, wenn das Kavum eröffnet ist, im Mittel 3 Tage, wenn noch eine trennende Dentinschicht vorhanden ist.

Die Wirkung des Arsenik setzt sich zusammen aus: a) stärkster Hyperämie, Extravasation und Veränderung der Gefäßwände, im weiteren Trombosierung. b) Veränderung der Nervenfasern. c) Veränderung der Odontoplasten und der übrigen Pulpazellen.

Als erstes tritt und zwar fast schlagartig eine gewaltige Hyperämie und Gefäß-

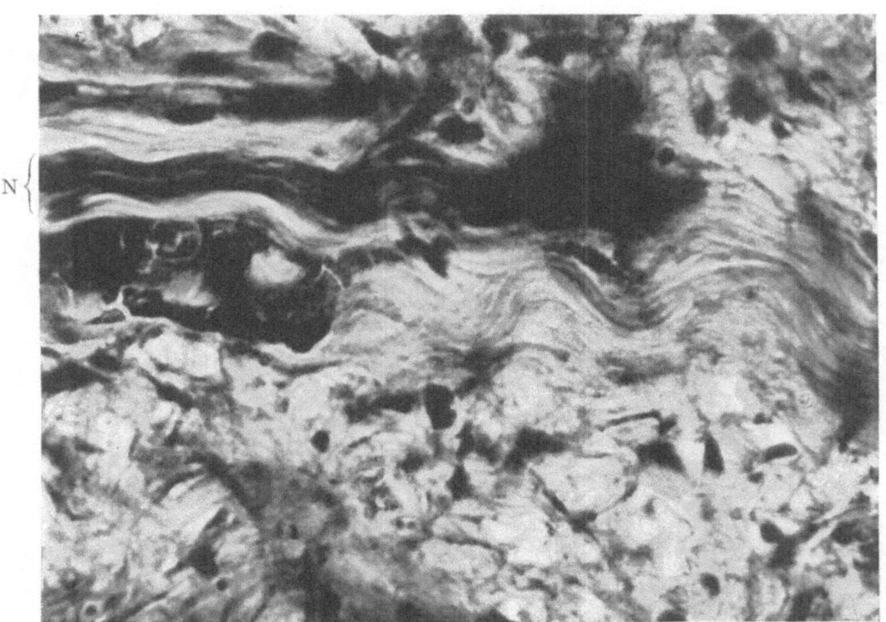

Abb. 288. Oberer 3. Molar. Arsenikwirkung auf die Pulpa.
Hämatox.-Eosinfärbung. Starke Vergr. Außer den Nervenfasern (N) zeigen die Fibrillen der Grundsubstanz
Quellungen und Schlängelungen. (Optik: Winkel Fluor. 3 mm, Kompl. Ok. 4.)

dilatation ein. Der starke Überdruck in den Gefäßen drängt natürlich nach Entlastung und ebenso natürlich ist, daß dies in der Richtung geringen Widerstandes, d. h. nach dem perivaskulären Gewebe zu erfolgt. Da sehr schnell als Folge der Arsenikwirkung eine Lähmung der kontraktilen Fasern einsetzt, so muß bald eine Stauung in der Zirkulation einsetzen; vor allem aber macht sich die Kapillarwirkung des Arsenik schnell bemerkbar. Die Stomata zwischen den Endothelien werden erweitert und so der Gefäßruptur vorgearbeitet. In diesen Hauptpunkten dürfte die Gefäßwirkung des Arsenik zusammengefaßt sein. Stase und Thrombose sowie ausgedehnte Hämorrhagien sind die notwendige Folge. Abb. 285 und in stärkerer Vergrößerung Abb. 286 können geradezu als typische Bilder aus einer mittels Arsenik nekrotisierten Pulpa gelten. Die pralle Füllung der Gefäße, die Zerreißung der Wände und der Austritt der roten Blutkörperchen ins Gewebe kommen deutlich zum Ausdruck. Auch die Veränderung der roten Blutkörperchen, die alle Zerfalls- und Degenerationsformen annehmen können, sind in der stärkeren Vergrößerung erkennbar. Was die Nervenfasern betrifft, so macht sich auch bei ihnen bald die Veränderung im Mikroskop erkennbar, allerdings gegenüber der Hyperämie immerhin doch geraume Zeit später. Zur Erklärung der Veränderungen kommen wohl zwei Faktoren in Betracht: einmal die durch die Zirkulationsstörung bedingte Schädigung und dann die Zellgiftwirkung des Arsenik selbst. Das Bild eines durch Arsenik nekrotisierten Pulpanervenfaserbündels ist in Abb. 287 veranschaulicht. Vor allem fällt die unscharfe Zeichnung der Fasern und größtenteils auch der Kerne auf und weiterhin das verwaschen-krümelige Gesamtbild. Letzteres hängt mit dem

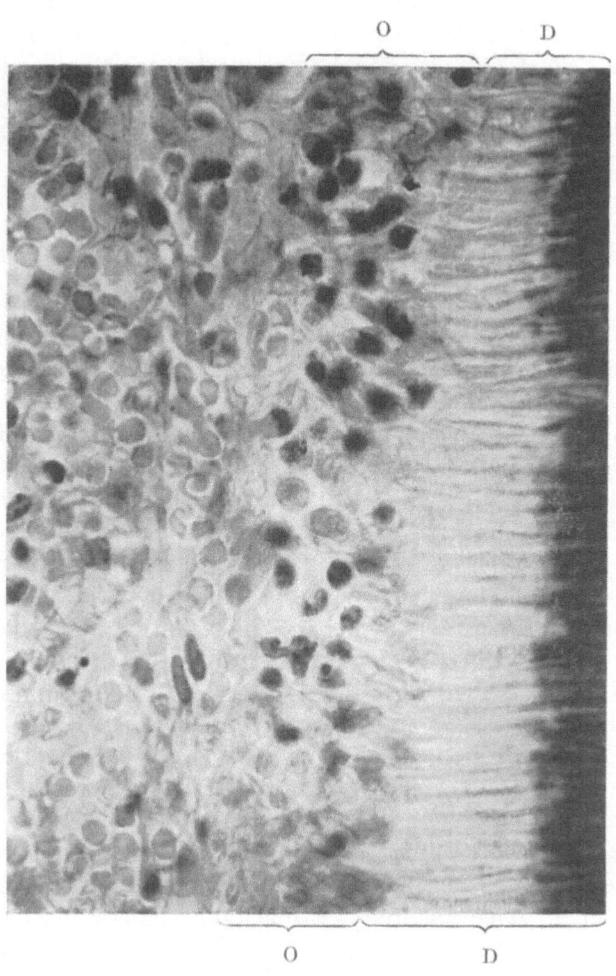

Abb. 289. Oberer 1. Schneidezahn. Arsenikwirkung auf die Pulpa.
Hämatox.-Eosinfärbung. Starke Vergr. Veränderungen der Odontoplasten. Zerfallserscheinungen, mangelhafte Färbbarkeit. O Odontoplastenzone. D Dentin. (Optik: Winkel Fluor. 3 mm, Kompl. Ok. 4.)

scholligen Zerfall der Markscheiden zusammen, den man bei Arsenikapplikation immer wieder beobachtet.

Vielfach geht eine starke Fettspeicherung in der Faser voraus; ebenso sieht man sehr oft eine Quellung der Fasern und — damit zusammenhängend — einen stark gewellten Verlauf. Das eben Gesagte gilt auch für alle sonstigen, in der Pulpa vorkommenden Fasern; einen Beleg dafür bringt Abb. 288, wo neben den (dunkel gefärbten) Nervenfasern auch die Quellung und der wellige Verlauf der Fibrillen der Grundsubstanz zu sehen ist.

Bezüglich der Wirkung auf die übrigen Pulpazellen einschließlich der Odontoplasten ist folgendes zu sagen: In den ersten Stunden läßt meist Form und Farbe noch keine pathologischen Veränderungen erkennen, selbst nach 24 Stunden können diese noch fehlen; erst allmählich und mit um so größerer Deutlichkeit, je später man die histologischen Untersuchungen vornimmt, tritt die fortschreitende Nekrotisierung zutage. In Abb. 289 ist ein Ausschnitt aus einer vollkommen nekrotisierten Pulpa wiedergegeben, der besonders die Veränderungen an den Odontoplasten zeigt. Kaum ein einziger Kern hat noch normale Form und Färbbarkeit behalten; neben vereinzelten Pyknosen sind alle möglichen Zerfallserscheinungen vertreten, und zahlreich sind auch die Zellen, bzw. Kerne, die überhaupt keine Färbbarkeit mehr besitzen. Ähnlich verhält es sich mit den anderen im Bilde sichtbaren Zellen, wovon allerdings die meisten Erythrozyten sein dürften. Bei den polygonalen Zellen fällt auf, daß die Faserfortsätze völlig geschwunden erscheinen. Einzelne Wanderzellen sind auch vorhanden, die aber ebenfalls der allgemeinen Nekrose verfielen. Was den Chemismus anlangt, so nimmt man an, daß Arsenik oxydationshemmend wirkt und dadurch der Zerfall bedingt wird.

4. Die regressiven Veränderungen der (nicht entzündeten) Pulpa.

Es ist schon mehrfach darauf hingewiesen worden, daß wir bei den in Funktion stehenden Zähnen kaum jemals eine Pulpa finden, die in allen ihren Gewebsteilen ganz normale Verhältnisse aufwiese. Namentlich die Odontoplastenschicht kann in größerer oder geringerer Ausdehnung alle möglichen Entartungserscheinungen aufweisen von einer beginnenden vakuolären Degeneration an bis zum völligen Schwunde, letzteres überaus häufig in sonst völlig normalen Wurzeln. Man könnte natürlich daran denken, dies als Erschöpfungserscheinungen infolge der funktionellen Inanspruchnahme des Zahnes zu deuten. Wenn man aber retinierte Zähne untersucht, bei denen die kaufunktionelle Inanspruchnahme von Anfang an fortfiel, so liegen die Pulpaverhältnisse dort hinsichtlich der degenerativen Erscheinungen eher noch schlimmer. Man betrachte z. B. von einem 14- bis 15-Jährigen den Eckzahn, der wegen Halbretention oder Stellung außerhalb der Zahnreihe entfernt wurde: Weitgehender Odontoplastenschwund, pathologische Fettspeicherung usw. sind gewöhnliche Befunde! Gerade solche Befunde sprechen besonders stark für die im Abschnitt „sekundäres Dentin" entwickelte Anschauung, daß die eigentliche Aufgabe der Odontoplasten mit der Lieferung des primären Dentins bis zum Ende der Zahnentwicklung abgeschlossen ist und daß sie nach Abschluß der Entwicklung (äußeres Kennzeichen: Foramen apicale von mittlerem Durchmesser) zur regressiven Metamorphose verurteilt sind; einzig der in der Funktion liegende Reiz vermag diese Metamorphose noch aufzuhalten, soweit sich die Odontoplasten bei Erledigung ihrer primären Aufgabe nicht völlig in ihrer Leistungsfähigkeit erschöpft haben.

Etwas ähnliche Gedankengänge kommen auch in dem Buche von Siegmund und Weber zum Ausdruck, wenn es dort heißt: „Wir haben nach Aufhören der eigentlichen Aufgabe der Odontoplasten damit zu rechnen, daß sie in einen Ruhestand übergehen, der sich in Veränderung der Kernform (Kleinerwerden) kennzeichnet, der aber in einen Zustand erhöhter Tätigkeit (Anlagerung von sekundärem Dentin) auf bestimmte Reize hin wieder übergehen kann." Jedenfalls: das Bild ist sehr variabel und es ist allein schon mit Rücksicht darauf, daß die stete Reaktion auf die Reize allmählich auch schädlich sein muß, mit den mannigfaltigsten regressiven Erscheinungen zu rechnen, die sowohl in quantitativer Hinsicht — „Atrophie" — wie in qualitativer Hinsicht — „Degeneration" — uns vor Augen treten. Eine wirklich strenge Trennung zwischen den beiden ist bei der Pulpa schon deshalb nicht möglich, weil sowohl Degeneration wie Atrophie gleichzeitig an ein und derselben Pulpa vorkommen können und dann auch, weil wir ja infolge der ungünstigen Zirkulationsverhältnisse (Fehlen des kollateralen Kreislaufes) stets mit fortschreitenden Prozessen regressiver Natur zu rechnen haben. Wie weit die chronische Entzündung auch zu degenerativen

Vorgängen führt, ist bei dem Abschnitt „chronische Pulpitis" schon besprochen worden, ebenso ist der Veränderung an den Odontoplasten bei dem Kapitel „sekundäres Dentin" eingehend gedacht worden. Will man trotz der erwähnten Schwierigkeiten eine Einteilung bei den regressiven Vorgängen in der Pulpa bringen, so wäre zu unterscheiden:

a) In qualitativer Hinsicht: Degeneration und zwar: bei der Zelle: vakuoläre Degeneration, Verfettung; beim Bindegewebe: hyaline Degeneration, amyloide Degeneration, kalkige Degeneration.

b) In quantitativer Hinsicht: Atrophie und zwar: partielle und totale Atrophie.

Vakuoläre Degeneration.

Auf das häufige Vorkommen der vakuolären Degeneration in der Odontoplastenschicht ist bereits bei dem Kapitel infektiöse Entzündung der Pulpa hingewiesen und dort auch ein Bild dazu gebracht worden (Abb. 215). In dem Falle, von dem Abb. 215 stammt, war die Ursache für die Stoffwechselstörung geradezu greifbar in der Dentinkaries gegeben. Was hier betont werden muß, ist, daß auch ohne diesen groben Reiz eine vakuoläre Degeneration der Odontoplasten etwas sehr Häufiges ist, während sie an den anderen Pulpazellen anscheinend seltener vorkommt. Nach Rößle unterscheidet sich die vakuoläre Entartung von der tropfigen Entmischung lediglich durch die mit schwächeren Vergrößerungen wahrnehmbare Tropfenbildung im Protoplasma; sie ist nicht zu verwechseln mit ähnlichen Bildern in abgestorbenen Zellen, in denen durch Selbstverdauung eine partielle Lösung des Protoplasmas eintreten kann. Dagegen ist häufig nicht möglich, die Grenze gegenüber der Atrophie der Odontoplasten zu ziehen, wenn die beim Schwund von Odontoplasten entstehenden Lücken mit ihrer Flüssigkeitsfüllung rundliche Gestalt annehmen und wachsen. Solche Bilder finden wir in der Odontoplastenschicht von Abb. 300 oder Abb. 302.

Verfettung.

An gleicher Stelle wie über die vakuoläre Degeneration ist auch bereits über die pathologische Fettablagerung in den Odontoplasten gesprochen worden, dort bedingt durch die Stoffwechselstörung, wie sie mit der Karies zusammenhängt. Über Fettspeicherung in den Zellen bei Entzündung chronischen Verlaufs gibt Abb. 260 Aufschluß. Aber auch ohne den Nachweis der chronischen Entzündung oder eines kariösen Herdes in den Hartsubstanzen kommen häufig in den Pulpazellen pathologische Fettablagerungen vor (ebenso wie in Zementzellen, vgl. Abb. 327 u. 328). Meist handelt es sich um Stoffwechselstörungen, die als solche in ihren Ursachen nicht immer klar ersichtlich sind, aber als Folge haben, daß das angebotene Fett nicht mehr verarbeitet werden kann und infolgedessen durch Speicherung bei entsprechender Färbung sichtbar wird, oder daß Abspaltungen in der Zelle eintreten. Nach Rößle sind die Verfettungen einzuteilen „in solche, bei denen echte Fette in der Zelle sichtbar sind (Verfettung im engen Sinne, Glyzerinesterverfettung) und in solche, die durch das intrazelluläre Auftreten von Lipoiden gekennzeichnet sind. Unter den letzteren bildet die Cholesterinesterverfettung die Hauptgruppe". Ein wertvolles Unterscheidungsmerkmal zwischen beiden gibt das optische Verhalten, indem die Glyzerinesterverfettung im polarisierten Licht die Tropfen einfach lichtbrechend, die Lipoidverfettung dagegen die Tropfen doppeltbrechend erkennen läßt.

In Abb. 290 soll, nachdem das Speichern von Fett in Odontoplasten schon an anderer Stelle illustriert worden ist, ein Beispiel von pathologischer Fettablagerung an einer Neurilemmzelle gezeigt werden. Die Zahl der Tröpfchen ist in diesem Falle nicht sehr groß, sie sind hauptsächlich am Rande des Zelleibes angeordnet. Etwas reichlicher ist die Zahl der Tröpfchen, etwas größer auch zum Teil ihr Umfang durch Zusammenfließen, im folgenden Bilde (Abb. 291). Hier handelt es sich um Fettspeicherung in einer Gefäßwand der Pulpa, und zwar sind vor allem die Endothelzellen von den degenerativen

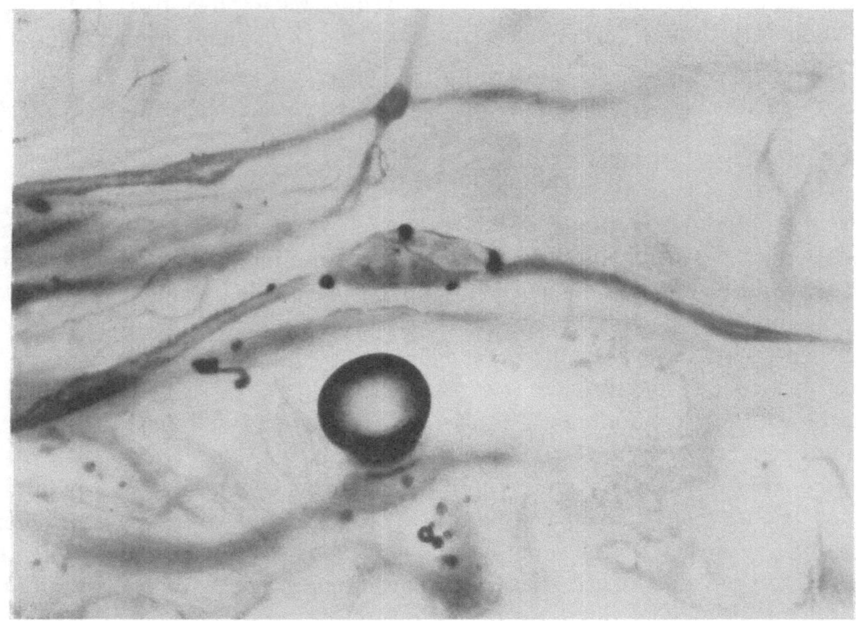

Abb. 290. Unterer 3. Molar. Verfettung der Pulpa.
Hämatox.-Sudanfärbung. Sehr starke Vergr. Fett in feinsten Tröpfchen (hier in der Abbildung schwarz) in einer Neurilemmzelle. (Optik Winkel Fluor. 1,4 mm. Kompl. Ok. 4.)

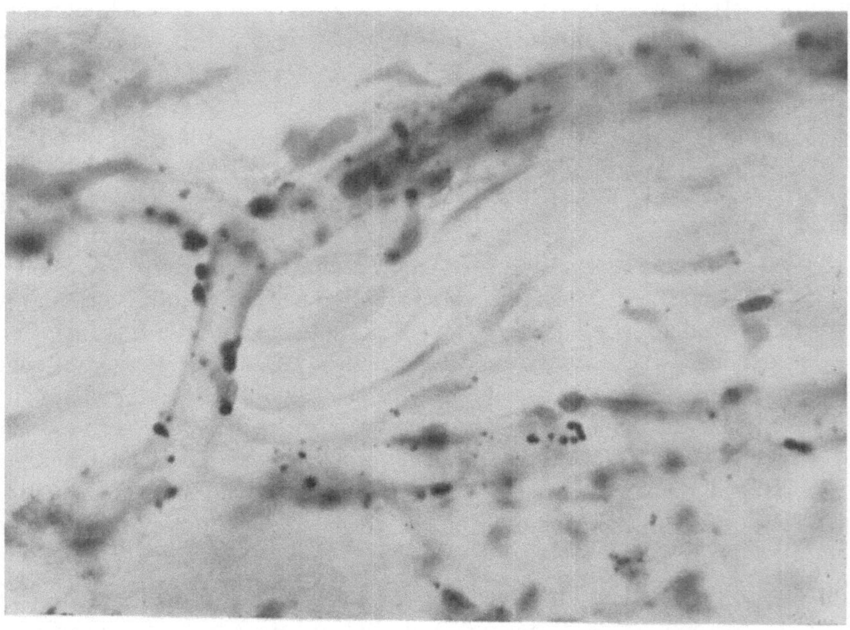

Abb. 291. Unterer 1. Molar. Verfettung der Pulpa.
Hämatox.-Sudanfärbung. Fett in feinsten Tröpfchen (schwarz) in den Endothelzellen eines Gefäßes. (Optik: Winkel Fluor. 3 mm, Kompl. Ok. 4.)

Vorgängen betroffen. Um etwas ganz anderes handelt es sich in Abb. 292, ebenfalls aus einer Pulpa mit degenerativer Verfettung. Auf den ersten Blick scheint ein Gefäß mit

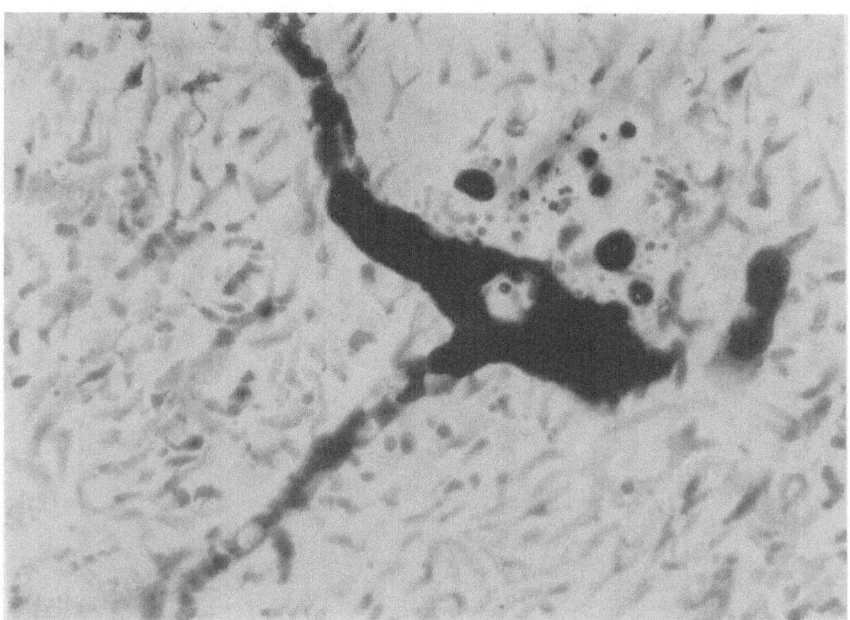

Abb. 292. Unterer 3. Molar. Verfettung der Pulpa.
Hämatox.-Sudanfarbung. Mittlere Vergr. Aufnahme von Fett in ein Gefaß. (Abtransport?)
(Optik: Winkel Achrom. 6 mm, Kompl. Ok. 4.)

einem Höchstmaß von Verfettung vorzuliegen, doch dürfte die Deutung eine etwas andere sein: der Inhalt ist tatsächlich Fett, aber nicht an Ort und Stelle aufgespeichert, sondern er stellt die Aufnahme der Fettinfiltrate aus der Umgebung dar; offenbar mit der Absicht des Weitertransportes. Wie weit der Transport möglich ist, bleibt allerdings eine Frage für sich.

Hyaline Degeneration.

Bei der hyalinen Entartung handelt es sich „um Verdichtungen des feinsten Bindegewebes durch Anlagerung steifer transparenter Massen" (Rößle). Auch diese Form der Entartung ist eine häufige Begleiterscheinung der chronischen geschlossenen Pulpitis und dort bereits mit einem Bilde belegt worden (Abb. 263). Ein weiteres Beispiel bringt Abb. 293; das Verhältnis des kleinen Kapillarlumens zu der relativ mächtigen hyalinen Schicht, die das Endothel umgibt, tritt auf den Kapillarquerschnitten sehr schön hervor, ebenso die Homogenität dieser Schicht. Abb. 294 zeigt hyaline Degeneration des Pulpagewebes im Längsschnitt. Man sieht das veränderte Gewebe in typischen Schollen und Bändern in der Verlaufsrichtung des Wurzelkanals angeordnet.

Amyloide Degeneration.

Die amyloide Entartung steht der hyalinen sehr nahe und kann sich an diese anschließen. Beim Auftreten in der Pulpa handelt es sich entweder um isoliertes Auftreten von schollige und klumpigen Massen, die eine eigene charakteristische Farbreaktion haben, oder um ein gleichzeitiges Auftreten von Amyloid in der Pulpa wie auch sonst im Stützgewebe von Organen und Kapillaren des betreffenden Individuums bei allgemeiner Amyloidose. Wenigstens konnte Gräff in einem solchen Falle auch für die Pulpa

einen solchen Nachweis von Amyloid erbringen.   Im ganzen ist aber doch das Auftreten
von Amyloid viel seltener in der Pulpa wie dasjenige von Hyalin.

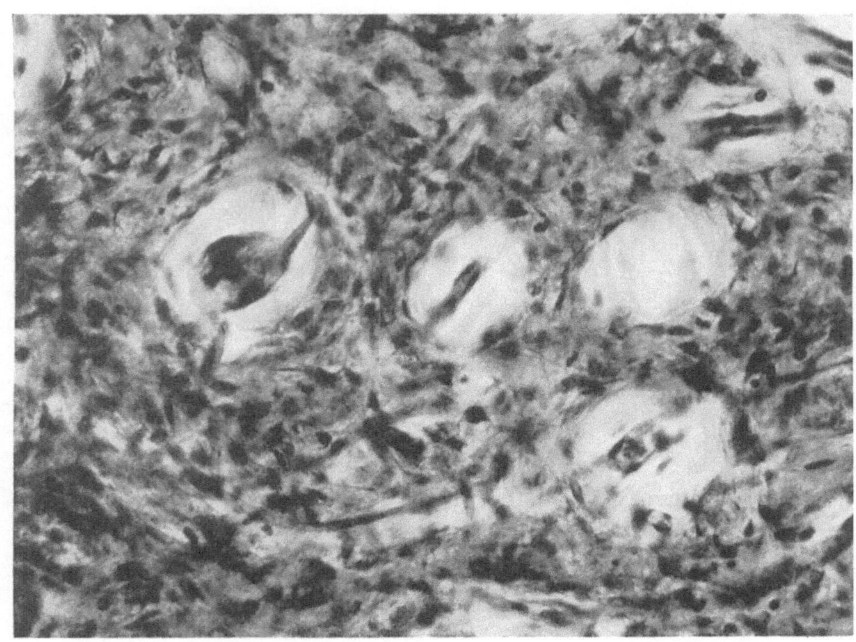

Abb. 293. Unterer 2. Molar. Hyaline Degeneration der Pulpa.
Hämatox.-Eosinfärbung. Mittlere Vergr. Breite hyaline Ringe umgeben die Kapillaren.
(Optik: Winkel Achrom. 6 mm, Kompl. Ok. 4.)

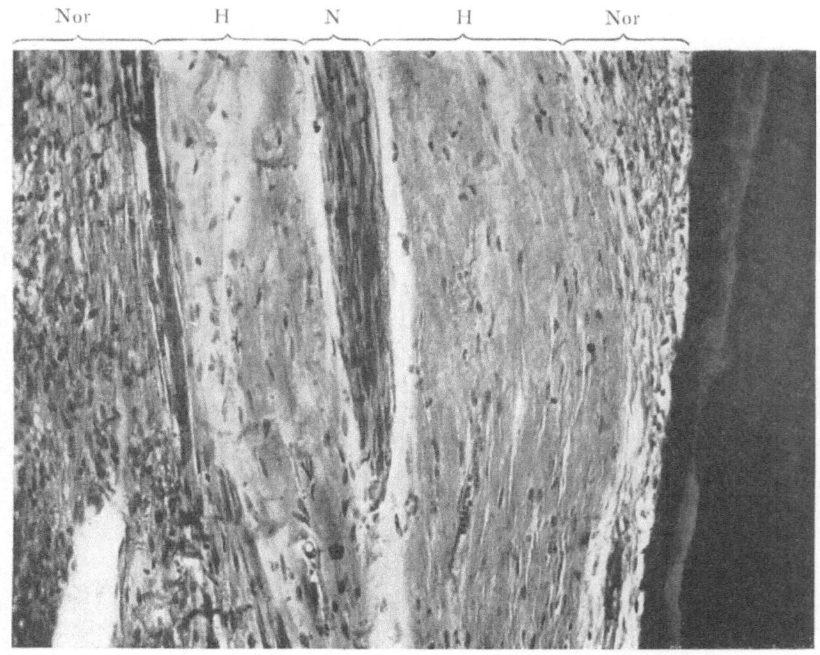

Abb. 294. Oberer 1. Molar. Hyaline Degeneration der Pulpa.
Hämatox.-Eosinfärbung. Schwache Vergr. Breite hyaline Bänder und Schollen im Wurzelkanal parallel
zu Gefäßen und Nerven verlaufend. Nor Normales Gewebe. H Hyaline Bänder und Schollen. N Nerv.
(Optik: Winkel Achrom. 12,6 mm, Kompl. Ok. 4.)

Kalkige Degeneration.

Über die kalkige Degeneration ist in früheren Kapiteln (Sekundärdentinbildung, Dentikelbildung, chronische Pulpitis) schon so viel gesagt worden, daß wir uns hier sehr

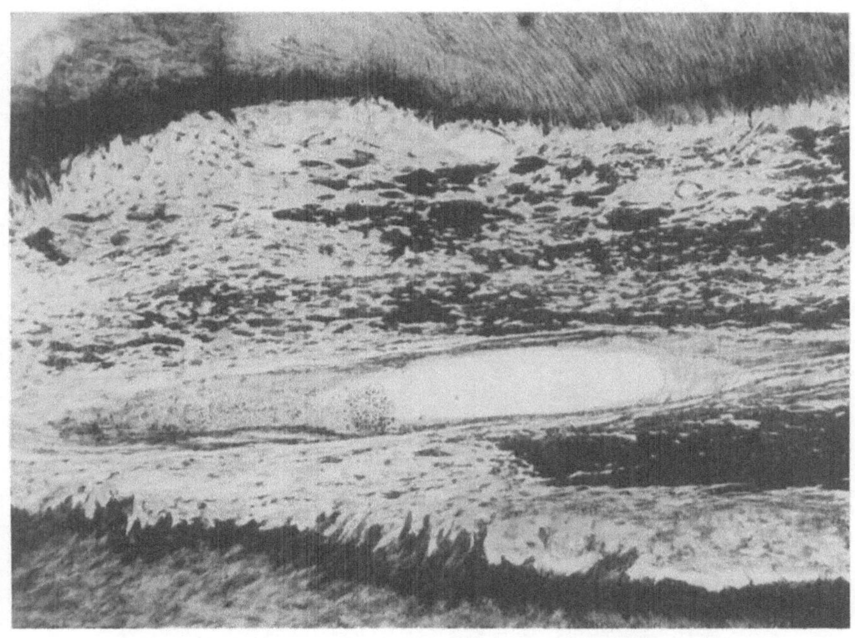

Abb. 295. Unterer 1. Molar. Kalkige Degeneration der Pulpa.
Hámatox.-Eosinfärbung. Schwache Vergr. Die dunklen Kalkniederschläge beherrschen das Bild. Von der normalen Pulpazeichnung ist nur wenig erhalten geblieben.
(Optik: Winkel Achrom. 16 mm, Kompl. Ok. 4.)

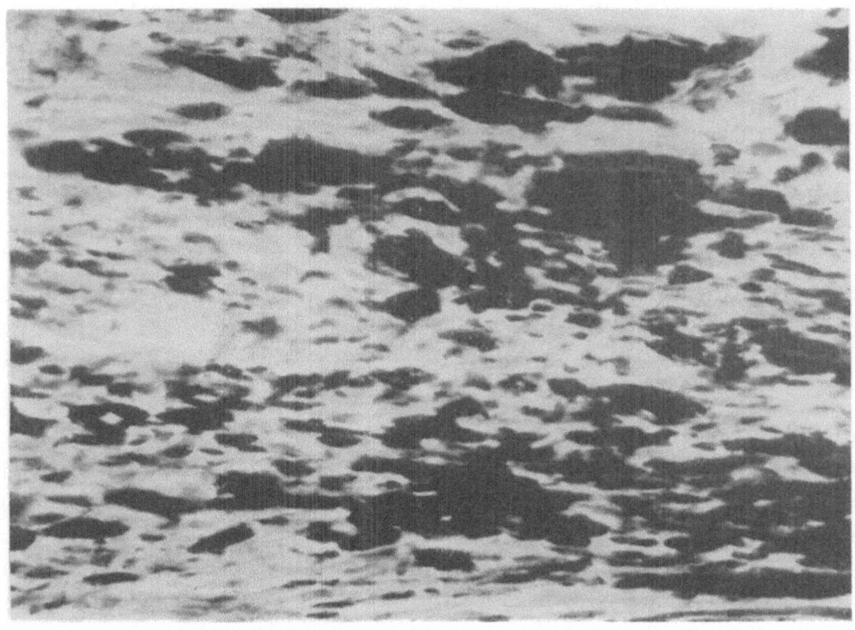

Abb. 296. Stärkere Vergrößerung aus Abb. 295.
Man sieht jetzt, daß die Pulpazellen fast ganz geschwunden sind.
(Optik: Winkel Achrom. 6 mm, Kompl. Ok. 4.)

kurz fassen können. Stets ist betont worden, daß es sich auch um einen Ausdruck der Stoffwechselstörung handelt und zwar vielfach in dem Sinne, daß eben durch die Stoffwechselstörung die Hemmungen aufgehoben worden sind, die sonst das Ausfallen des gelösten Kalkes verhindern. Die Störungen können den Haushalt einer einzelnen Zelle treffen (dystrophische Form); wie wir das fernab von Entzündungen in sehr schöner Weise oft in der Wurzelhaut finden (siehe den Abschnitt Zementikel); sie können aber auch als Teilerscheinung in einer im ganzen degenerierten Pulpa betrachtet werden.

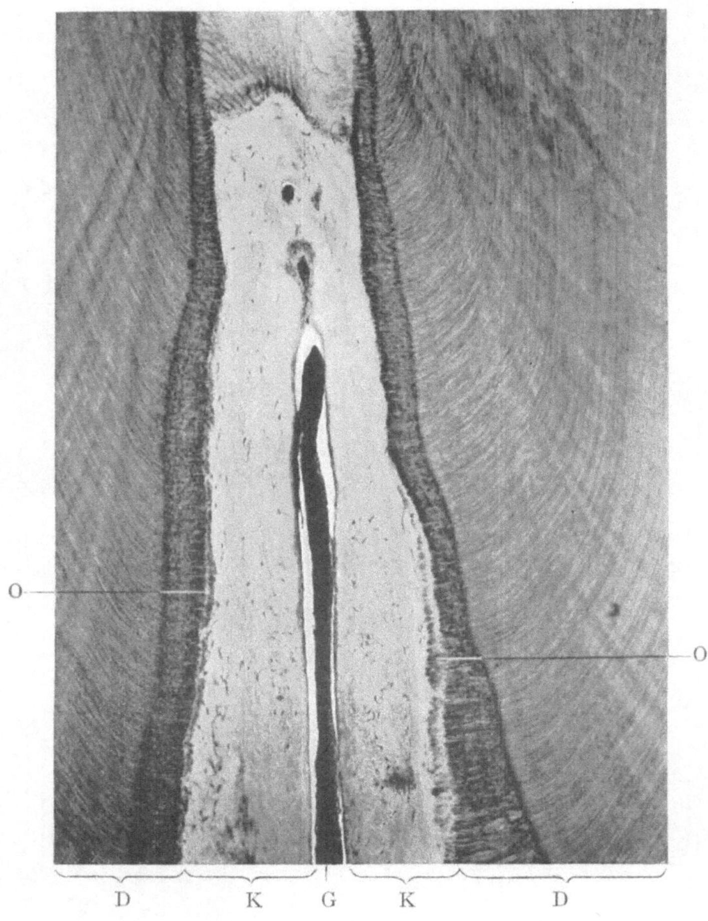

Abb. 297. Oberer 1. Schneidezahn. Nachträgliche Verkalkung einer in toto degenerierten Pulpa. Schmorlfärbung. Ganz schwache Vergr. Bei O ist die gesamte Odontoplastenreihe in Kalk eingeschlossen. K verkalkte Pulpa. G Gefäß. D Dentin. (Optik: Winkel Achrom. 37 mm, Kompl. Ok. 4.)

Besonders häufig sehen wir bei älteren Pulpen neben zellulärer Atrophie amorphe Kalkeinstreuungen in die Grundsubstanz der Wurzelpulpa. Schon die schwache Vergrößerung (Abb. 295) zeigt einerseits, in welcher Menge solche Kalkniederschläge erfolgen können und andererseits, wie wenig von der normalen Pulpazeichnung erhalten ist; nur ein großes Gefäß ist noch als selbständiges Gebilde erkennbar, in dessen Wänden aber auch feine Kalkniederschläge sich finden. Daß von Zellen so ziemlich alles geschwunden ist, zeigt noch besser die stärkere Vergrößerung Abb. 296.

Einen eigentümlichen Fall stellt Abb. 297 dar. Er mag streng genommen nicht speziell unter die Rubrik „kalkige" Degeneration gehören. Hier handelt es sich um die nachträgliche Verkalkung einer im ganzen degenerierten Pulpa, merkwürdigerweise mit überraschend guter Konservierung der Zellformen. Nur ein großes Gefäß ist auch hier frei geblieben.

Atrophie.

Die vorhergehenden Zeilen dürfen ebenso wie z. B. Abb. 295 und 296 schon zur Genüge dargetan haben, daß wir Degeneration mit Atrophie bei der Pulpa nur selten streng trennen können, mit anderen Worten, daß wir es meist mit degenerativen Atrophien zu tun haben. Doch kommt eine echte Atrophie, die entweder nur mit einer Verkleinerung der einzelnen Elemente, oder auch mit einer Verminderung an Zahl einhergeht (v. Gierke), gelegentlich auch vor. Daß es in der Pulpa ohnehin mit dem Ersatz verbrauchter Zellen schlecht bestellt ist, wissen wir von früheren Ausführungen. Dadurch wird ja auch die degenerative Atrophie so häufig zum Dauerzustand, weil die Regeneration durch Zellneubildung fast durchweg fehlt. Hinsichtlich dieses letzteren Punktes ist ja bereits bei dem Abschnitt Pulpitis auf infektiöser Basis ein Mehreres gesagt worden. Dort ist auch schon des Auftretens von Atrophie in einer chronisch entzündeten Pulpa gedacht worden; es dürften dabei allerdings weniger direkte toxische Einflüsse eine Rolle spielen als indirekte Einflüsse, die in Ernährungsstörung durch den veränderten Stoffwechsel und in Inanition beruhen (v. Gierke).

Von sonstigen Ursachen, namentlich für die echte Atrophie, können bei der Pulpa in Betracht kommen: Inaktivität, Atrophie infolge mangelhafter Nahrungszufuhr. Die Frage, wie es mit der „physiologischen" Atrophie als reine Alterserscheinung steht, ist bei der Pulpa schwer zu beantworten. Wenn man unter physiologischer Altersatrophie die wohl bei jedem Individuum im hohen Alter eintretende Verkleinerung der meisten Organe versteht, so dürfte eigentlich der Ausdruck auf die Pulpa überhaupt nicht angewendet werden; denn eine senile Abnahme der Pulpa in der Form, daß sie sich von den Pulpawänden zurückzieht und nur noch als ein verkleinertes Ebenbild im Pulpakavum schwebt, gibt es nicht; dafür sorgt schon die feste Verbindung mit Pulpawand und Dentinkanälchen durch die Tomesschen Fasern. Es werden zwar immer wieder in der Literatur Fälle erwähnt, in denen die Pulpa als stark geschrumpfter, trockener oder feuchter Faden aus dem Zahn herausgezogen wurde. Diese Fälle hängen aber mit so ganz anderen Bedingungen zusammen, daß sie hier ohne weiteres übergangen werden dürfen. Das dominierende Bild bei der Pulpaatrophie bleibt vielmehr, daß die Pulpa zwischen den Wänden des Kavums netzartig ausgespannt erscheint, wie dies nachher noch zu illustrieren sein wird.

Es liegt allein schon in der Natur der ungünstigen Ernährungsverhältnisse bei der Pulpa, daß eine einmal einsetzende Atrophie zwar lange Zeit das gleiche Zustandsbild wahren kann, im großen und ganzen aber doch auf einer fortlaufend absteigenden, Linie sich bewegt. Legt man die meist gefundenen Zustandsbilder zugrunde, so kann man wohl von einer partiellen oder totalen Atrophie sprechen. Die partielle Atrophie betrifft in erster Linie die Odontoplastenschicht; sie ist bisher schon oft als Nebenbefund auf Bildern gezeigt worden und auch auf den folgenden Bildern so klar zu ersehen, daß es hier mit der kurzen Erwähnung sein Genüge haben mag.

Bei der totalen Atrophie ist ein selteneres Bild in folgender Weise charakterisiert: Vakuolen und Lücken fehlen vollständig, die Zellarmut ist eine außerordentlich große, vor allem erinnert nichts mehr an eine Odontoplastenschicht; auffallend gering ist auch die Zahl kleinerer Gefäße und Kapillaren; kurze, vereinzelte Fasern von matter Färbung treten in der scheinbar homogenen Grundsubstanz etwas stärker hervor, im übrigen belebt nur der Verlauf der großen Gefäße die Pulpazeichnung.

Das weitaus häufigste Bild ist das der retikulären Atrophie. Selten nimmt sie ihren Anfang zentral in der Pulpa unter Erhaltung der normalen Odontoplastenzeichnung; doch kommt dies gelegentlich auch vor; meist aber setzt der Beginn

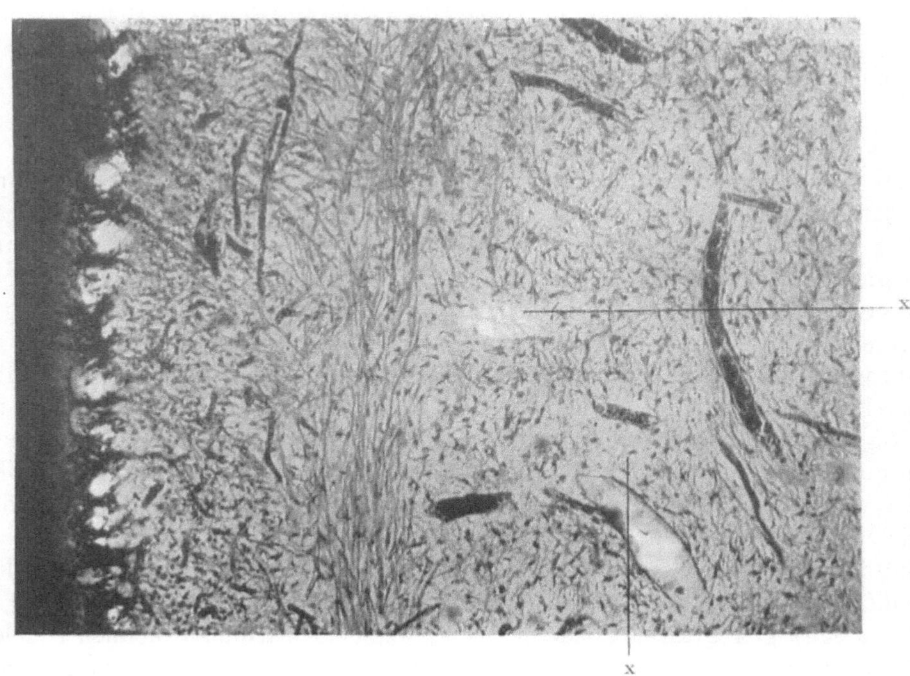

Abb. 298. Unterer 3. Molar. Retikuläre Atrophie der Pulpa (Anfangsstadium).
Hämatox.-Eosinfärbung. Schwache Vergr. Deutliches Hervortreten der Faserzeichnung und beginnende
Rarefizierung der Zellen, z. B. bei x. (Optik: Winkel Achrom. 16 mm, Kompl. Ok. 4.)

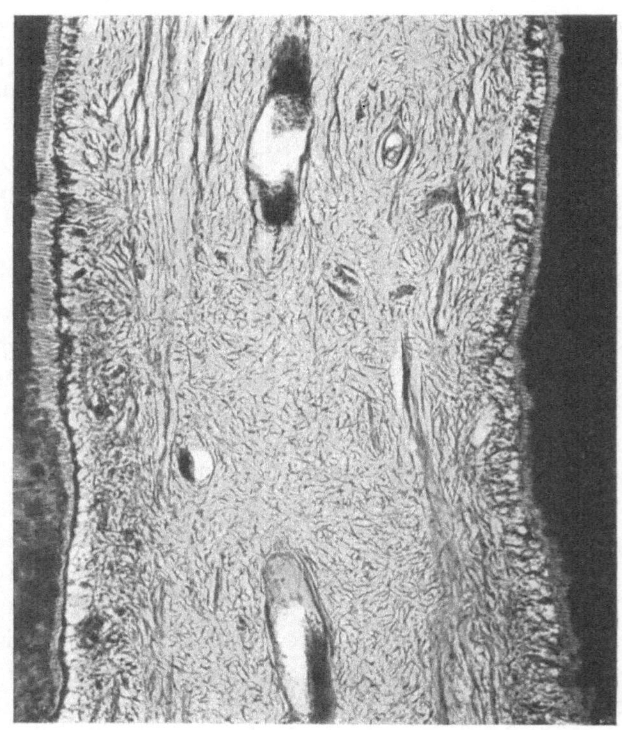

Abb. 299. Unterer 1. Schneidezahn. Retikuläre Atrophie der Pulpa.
Hämatox.-Eosinfärbung. Schwache Vergr. Die Faserzeichnung tritt stark in den Vordergrund gegenüber den
wenigen Zellen. (Optik: Winkel Achrom. 16 mm, Kompl. Ok. 4.)

peripher, d. h. eben in der Odontoplastenschicht ein, wobei anscheinend die tropfige Entmischung im Protoplasma der Zahnbeinbildner und ihre Steigerung in vakuoläre Degeneration die beste Vorbereitung für die vakuoläre Atrophie sind. Daneben kommt aber — manchmal dicht neben Abschnitten vakuolärer Form — Schwund der Odontoplasten mit Pyknose des Kernes auch als einleitendes Stadium vor. Das Wesentlichste bei der retikulären Atrophie der Pulpa ist folgendes: während an der Peripherie sich die Vakuolenbildung vollzieht, treten in der Grundsubstanz unter gleichzeitiger Abnahme der polygonalen Zellen und der Zellen des Stützgewebes einerseits die Faserzeichnungen stärker hervor, andererseits erscheinen die Räume zwischen den Fasern im Schnitt

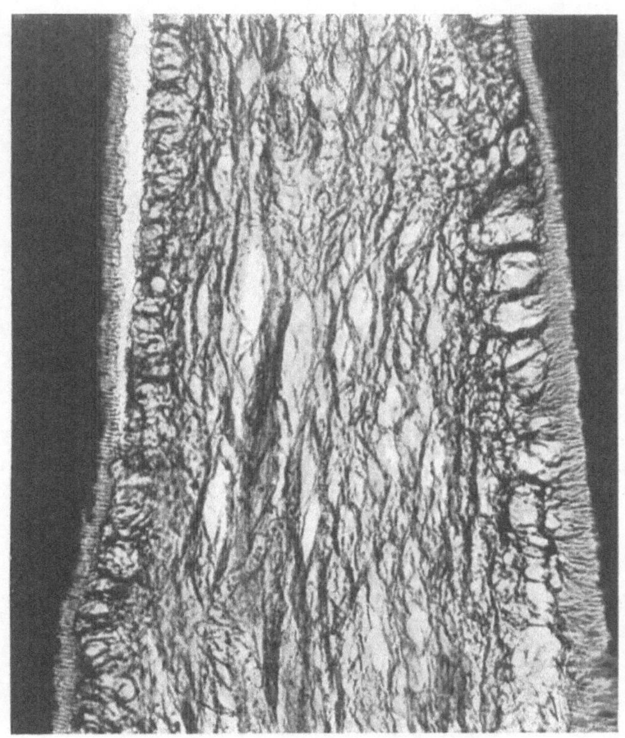

Abb. 300. Oberer 1. Schneidezahn. Retikuläre Atrophie der Pulpa.
Hämatox.-Eosinfärbung. Schwache Vergr. Nur in kleinen Komplexen liegen noch die Zellen beieinander.
Im übrigen beherrschen die starken Faserzüge netzartig angeordnet das Bild.
(Optik: Winkel Achrom. 16 mm, Kompl. Ok. 4.)

mehr eckig, ihr Inhalt mehr homogen, zunächst aber noch nicht flüssig. Ein solches Anfangsstadium ist in Abb. 298 festgehalten. Die Veränderung in der Odontoplastenzone ist hier ja schon sehr deutlich ausgeprägt; um die Veränderungen im Paraplasma zu erkennen, bedarf es allerdings schon genaueren Studiums, doch ist das deutlichere Hervortreten der Faserzeichnung und die beginnende Rarefizierung bei x z. B. wohl sichtbar.

Wesentlich klarer ausgeprägt sind die Verhältnisse in einem mittleren Stadium, wie es Abb. 299 illustriert. Hier beherrscht die Faserzeichnung gegenüber den Zellen schon so sehr das Bild, daß sich weitere Erläuterungen erübrigen; auch die zunehmende Maschenanordnung ist unverkennbar. Betrachten wir endlich ein noch weiter fortgeschrittenes Stadium, wie es Abb. 300 darstellt, so wird nun die Bezeichnung „retikuläre Atrophie" erst recht verständlich. Nur mehr spärlichste Komplexe mit

Zellüberresten sind noch vorhanden, das ganze stellt vielmehr ein Maschenwerk mit kräftig
betonter Gerüstzeichnung dar. Die Maschen selbst erscheinen bei diesem Zahn, einem

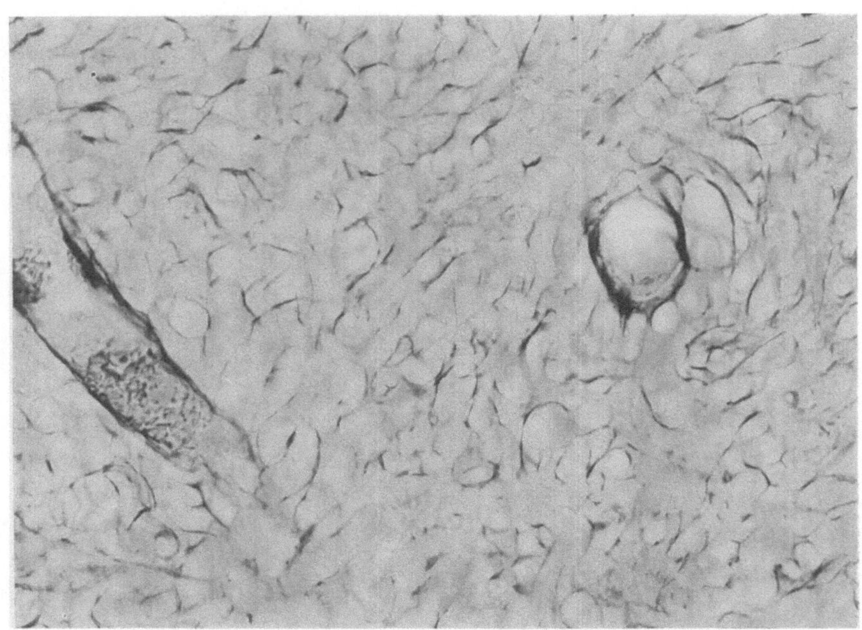

Abb. 301. Unterer 3. Molar. Kleinmaschige retikuläre Atrophie der Pulpa.
Hämatox.-Eosinfärbung. Mittlere Vergr. Mascheninhalt vermutlich noch nicht ganz verflüssigt.
(Optik: Winkel Achrom. 6 mm, Kompl. Ok. 4.)

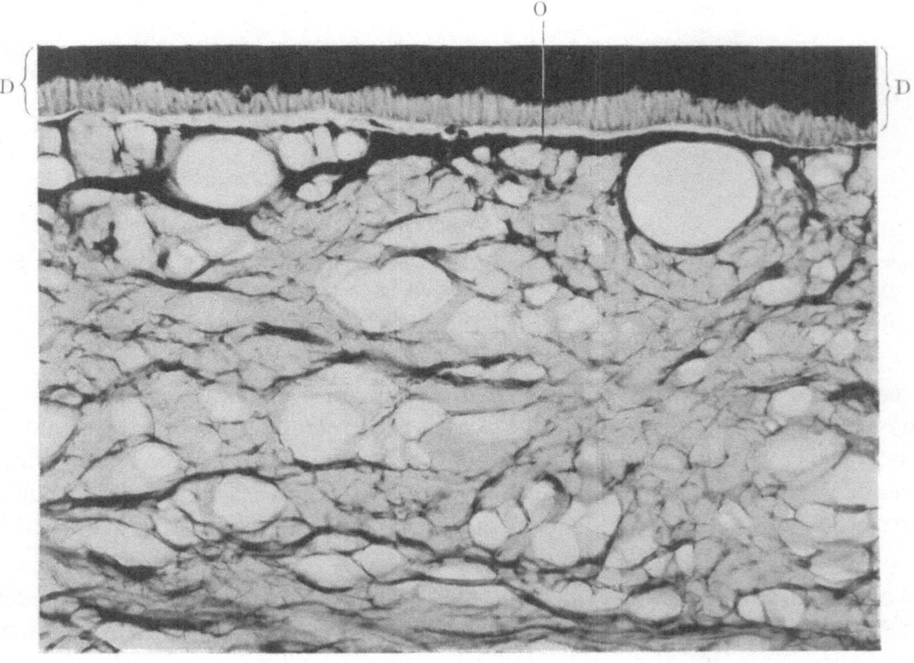

Abb. 302. Oberer 1. Schneidezahn. Großmaschige retikuläre Atrophie der Pulpa.
Hämatox.-Eosinfärbung. Mittlere Vergr. Bei O ehemalige Odontoplastenzone. D Dentin.
(Optik: Winkel Achrom. 6 mm, Kompl. Ok. 2.)

Incisivus, an der Peripherie mehr rundlich, nach zentral zu mehr kronenwärts in die Länge gezogen, so als ob die Hauptspannung des Netzes zwischen Kronenspitze und Foramen apicale erfolge. Bei Molaren kann die seitliche Zugrichtung am Netz besser hervortreten.

Der Inhalt der Maschen ist ein flüssiger — wenigstens für spätere Stadien ist dies anzunehmen. Und eben der flüssige Inhalt mag auch zur weiteren Vergrößerung der Maschen beitragen, indem einzelne Zwischenwände schwinden und der Inhalt benachbarter Maschen konfluiert. In Abb. 301 und 302 sind zwei stärkere Vergrößerungen gebracht, um das Gesagte besser zu veranschaulichen. Abb. 301 stellt ein etwas früheres Stadium dar, die Maschen sind noch eng, der Inhalt vielfach eine schmutzig-graue Trübung. Abb. 302 zeigt ein späteres Stadium: die Maschen sind größer, die erhaltenen Maschenwände treten stärker hervor, der Mascheninhalt ist ohne jeden Eindruck auf die photographische Platte.

Metaplasie der Pulpa.

Der Abschnitt regressiver Veränderungen der Pulpa soll nicht beschlossen werden, ohne noch einer eigentümlichen Erscheinung zu gedenken, die (trotz mancher gegen die Bezeichnung erhobener Widersprüche) wohl immer noch am besten mit dem Ausdruck

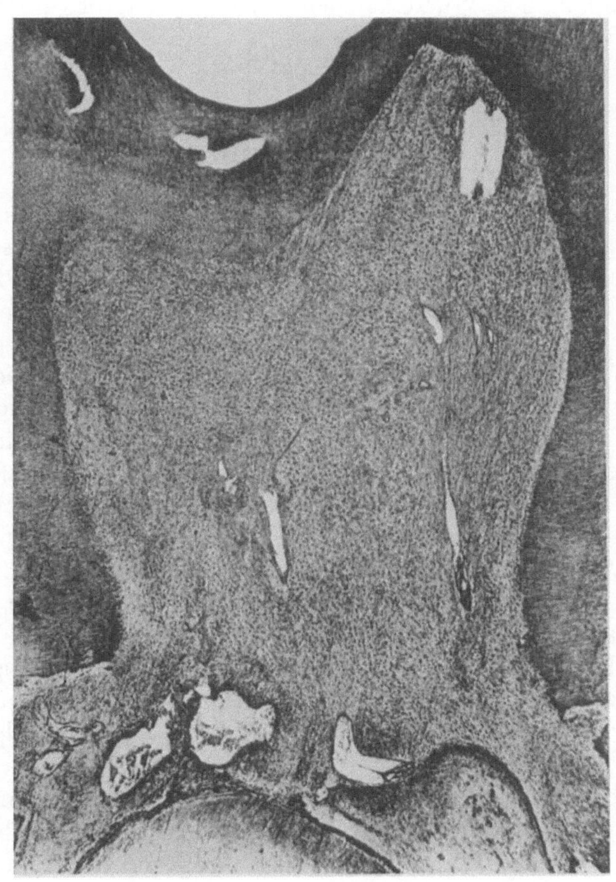

Abb. 303. Oberer 3. Molar. Metaplasie der Pulpa.
Schmorlfärbung. Übersichtsbild. Das ehemalige Pulpakavum ist ausgefüllt mit einer dichten, gleichmäßigen Osteo-Zementmasse, die nur wenige gefäßführende Kanäle aufweist.
(Optik: Winkel Luminar 26 mm.)

„Metaplasie" gekennzeichnet wird. Daß besonders im Wurzelkanal sehr häufig nach Verlust der Odontoplastenschicht eine Zementanlagerung an den Kanalwänden erfolgen kann, ist an anderen Stellen schon mehrfach besprochen; eingehend ist dieses Vorkommens auch in den späteren Kapiteln „Zement und Wurzelhaut" gedacht. Meist handelt es sich um Substitution der degenerierten Wurzelpulpa durch eingedrungenes Periodontalgewebe oder wenigstens um eine Mischung des Gewebscharakters im Wurzelkanal. Diese Möglichkeiten sind jedoch hier nicht in das Auge gefaßt, wenn von Metaplasie die Rede ist. Als Kriterium einer echten Metaplasie können wir vielmehr ansehen: Beginn des Schwundes der Odontoplastenschicht in der Kronenpulpa und metaplastische Zementanlagerung an die Wände des Kronenpulpakavums, während in den Wurzelpulpen die Odontoplasten noch existieren und bei der Bildung des sekundären Wurzeldentins aktiv tätig sind. Denn nur unter dieser Voraussetzung ist eine Mischung der Zellelemente oder eine Substitution atrophisch gewordenen Pulpagewebes durch periodontales Gewebe ausgeschlossen. Dem Wesen nach haben wir in dem eigentümlichen Vorgang doch wohl auch einen Degenerationsprozeß, wenn auch im weiteren Sinne, zu erblicken: Die Pulpa ist von ihrem hohen Stande der Differenzierung heruntergedrückt auf das etwas niedrigere Niveau der Periodontaldifferenzierung, an Stelle der Besonderheit der Dentinbildung tritt die sozusagen alltäglichere Leistung der (Knochen-) Zementbildung. In Abb. 303 ist das Kronenpulpakavum eines solchen Zahnes abgebildet, der der vorhin genannten Voraussetzung entspricht. Der Raum ist mit zellhaltigem Zement ausgefüllt, während in den Wurzelkanälen noch zur Zeit der Extraktion die Bildung von Sekundärdentin vor sich ging.

Pulpa und Tumoren.

Zu diesem Punkte ist sehr wenig zu sagen, da genuine Neoplasmata der Pulpa anscheinend selten sind. Der einzige einwandfreie Fall stammt aus der Feder von Rebel und betrifft ein Lymphom. Bei eigenen Untersuchungen von Kiefern, die wegen Tumoren reseziert worden waren, fanden wir sowohl bei Karzinom wie bei Sarkom ein Eindringen der Tumorzellen per continuitatem durch das Foramen apicale in der Wurzelpulpa. Wie weit als metastatische Erscheinung Tumorzellen in der Pulpa auftreten können, vermögen wir aus eigener Beobachtung nicht zu sagen; anzunehmen ist es jedenfalls bei multipler Karzinose. Weit einschneidender in das Zahnbild ist ein anderer Einfluß von Tumoren auf die Zähne in Gestalt umfangreicher Resorptionen. Bei Bindegewebsgeschwülsten, gleichviel welchen Reifestadiums erscheint dies angesichts des gesteigerten Stoffwechsels nicht allzu verwunderlich; aber auch bei Mischtumoren und beim Plattenepithelkarzinom fanden wir weitgehenden Abbau harter Zahnsubstanzen, der erst aufhörte, wenn die Tumormassen mit der Zahnsubstanz in unmittelbare Berührung traten. Von sonstigen Veränderungen speziell an der Pulpa sind zu erwähnen die Anreicherung mit Fibroplasten, wenn der Tumor dem Apex aufsitzt oder ein eigentümlich speckiges Aussehen der Wurzelpulpa unter den gleichen Voraussetzungen. Ferner ist bei den Pulpanervenfasern, die in Berührung mit der Geschwulst getreten sind, das unterschiedliche Verhalten charakteristisch je nach der Art des Tumors und seiner Ausbreitung: beim Mischtumor sehen wir die Fasern beiseite gedrängt, ähnlich wie die Dentinkanälchen bei ampullenartigen Erweiterungen im kariösen Dentin, beim Sarkom dagegen ein Einschleichen in Reihen gesetzter Zellen zwischen den einzelnen Nervenfasern. Endlich sind noch als fast konstanter Befund bei den Tumoren im Zahnbereich zu nennen die ausgedehnten Hämorrhagien in der Pulpa.

Die Zahnpulpa bei Allgemeinerkrankungen.

Daß bei manchen Allgemeinerkrankungen die Zahnpulpa nicht unbeteiligt bleiben würde, wurde wohl schon längere Zeit angenommen; es erfolgten auch hin und wieder Mitteilungen, wonach bei gewissen Infektionskrankheiten wie vor allem Influenza, dann Typhus und Diphtherie Pulpatod durch Infektion auf hämatogenem Wege an äußerlich intakten Zähnen eingetreten sein soll. Die einzige genauere Veröffentlichung aber, die wir über dieses Thema haben, stammt von Gräff (Deutsch. med. Wochenschr. 1922, H. 40, S. 1346) und bemerkenswert ist, daß seine Untersuchungen in einer Reihe von Fällen positiv ausfielen. So konnte er in einem Falle von rekurrierender Endokarditis mit dem anatomischen Zeichen der Sepsis in einigen kleinen Gefäßen eines unteren Prämolaren eine völlige Ausfüllung des Lumens mit grampositiven Kokken feststellen, also eine sichere Embolie. Ähnlich waren die Ergebnisse bei eitriger Meningitis in zwei Fällen: Hyperämie und Ödem der Pulpa und vereinzelt Diplokokken. Aber auch bei anderen Erkrankungen fand er Erscheinungen in der Pulpa; so ließ sich bei einem Falle allgemeiner Amyloidose an der Wand eines größeren Arterienastes und den Wänden zahlreicher kleinerer Gefäße Einlagerung amyloider Substanz finden.

Nachprüfungen (Conrad), die im Göttinger pathologischen und zahnärztlichen Institut gemacht wurden, führten leider nicht zur Bestätigung der Gräffschen Befunde, so daß keine Bilder eigener Beobachtung angeschlossen werden können.

Schriftennachweis zu Kapitel VI.

Euler, Metaplasie der Pulpa. V. f. Z. 1921. H. 3. — *Derselbe*, Neuere Devitalisationsmittel und die Unterschiede ihrer Wirkung auf die Pulpa und Wurzelhaut. D. Z. W. 1924. S. 264. — *Derselbe*, Beiträge zur Histologie der chronischen Pulpitis. D. Z. W. 1925. Nr. 3. — *Derselbe*, Über das Verhalten der Zähne bei malignen Kiefertumoren. D. M. f. Z. 1925. H. 20. — *Fasoli*, Silikatzemente und Pulpaveränderungen. Z. f. St. 1924. H. 4. — *Giercke, v.*, „Störungen des Stoffwechsels" in Aschoff, Pathol. Anat. Bd. I. Jena 1923. — *Gräff*, Die Zahnpulpa bei Allgemeinerkrankungen. Deutsch. med. Wochenschr. 1922. S. 1346. — *Heinze*, Untersuchungen uber den Verbleib des Arsen nach Arsenapplikation. D. Z. W. 1924. Nr. 21. — *Hofer*, Alveolarknochen und Zahn bei bösartigen Geschwulsten der Kiefer. Z. f. St. 1925. H. 6. — *Kantorowicz*, Anatomisch-pathologische Grundlagen der konservierenden Zahnheilkunde. Handbuch von Partsch-Bruhn-Kantorowicz. Bd. 2, S. 59. 1925. — *Münch*, Die harten Neubildungen der Zahnpulpa. D. Z. Nr. 64. — *Müller, O.*, Histologische und bakterielle Befunde nach Pulpaamputation. Schweiz. M. f. Z. 1920. H. 1. — *Müller, O.*, Die Verwendung des kolloidalen As$_2$O$_3$ zur Devitalisation der Pulpa. Schweiz. M. f. Z. 1924. Nr. 10. — *Palazzi*, Über die anatomischen Veränderungen der Zahnpulpa im Gefolge von Silikat[illegible]. Z. f. St. 1923. S. 279. — *Peckert*, Einführung in die konservierende Zahnheilkunde. Leipzig 1923. — *Praeger*, Erkrankungen der Zahnpulpa, in Misch, die Fortschritte der Zahnheilkunde 1925. H. 2. — *Rebel*, Über die Ausheilung der freigelegten Pulpa. D. Z. H. 55. — *Derselbe*, Untersuchungen über die Einwirkung von Zink- und Aluminiumphosphatzementen auf Zahnbein und Pulpa. D. M. f. Z. 1923. S. 298. — *Roeßle*, Allgemeine Pathologie der Zelle und der Gewebe in Aschoff, Pathol. Anat. Bd. 1. Jena 1923. — *Rohrer*, Experimentelle Ergebnisse über die Schädlichkeit der Silikatzemente. Z. f. St. 1923. S. 641. — *Siegmund*, Pathologische Histologie in Misch, die Fortschritte der Zahnheilkunde. 1925. H. 5. — *Derselbe* und *Weber*, Pathologische Histologie der Mundhöhle. Leipzig 1926. — *Vogelsang*, Die Reaktion der Pulpa auf plötzlichen Schmelzmangel. D. M. f. Z. 1922. S. 97. — *Walkhoff*, Lehrbuch der konservierenden Zahnheilkunde. Berlin 1921. — *Weber*, Zur Kenntnis des Auftretens von Fett am Zahn. V. f. Z. 1926. H. 1. — *Willner*, Über fettige Degeneration der Pulpa. D. Z. W. 1926. Nr. 3. — *Zilkens*, Pathologische Histologie der Zähne in Misch, die Fortschritte der Zahnheilkunde 1925. H. 5.

VII. Pathohistologie von Zement und Wurzelhaut

(mit Ausschluß der Zementkaries).

1. Veränderungen am Zement (einschl. Zementikel).

Allgemeines.

Mit vollem Recht ist in zahlreichen Arbeiten der letzten Jahre (Gottlieb, Weski usw.) immer wieder auf die engen Zusammenhänge Zement, Wurzelhaut und Alveolarknochen hingewiesen worden. Es mag dahingestellt bleiben, ob für den Zahn und seine nähere Umgebung der Ausdruck „Organ" (Organum dentale, Weski) ganz korrekt ist; Tatsache bleibt jedenfalls, daß die normal biologischen wie auch die pathobiologischen Vorgänge in jedem einzelnen der drei Gewebsabschnitte nur dann voll verständlich sind, wenn man dabei den Blick auf das Ganze nicht verliert. Es muß das eigentlich ohne weiteres einleuchten, wenn man die phylogenetische Einheit — Zahnsäckchen — bedenkt; andererseits war insofern eine gewisse Umstellung unserer Vorstellungen notwendig, als man zu sehr gewöhnt war, das Zement lediglich als Bestandteil des Zahnes, losgelöst von seiner Umgebung, zu betrachten. Dem gegenüber sei nur auf die Tatsache verwiesen, daß auch dann noch reichlich Zement angelagert werden kann, wenn ein Zahn längst seiner Pulpa verlustig gegangen ist, oder umgekehrt, daß vorhandenes Zement in großem Ausmaß abgebaut werden kann, auch wenn die Pulpa des betreffenden Zahnes lebt und frei von Krankheit ist — Beweise genug, um die Untrennbarkeit von Wurzelhaut und Zement auch bei der pathologischen Betrachtung darzutun. Und was die Korrelation vom Zement zum Alveolarknochen anlangt, so hat ja Gottlieb darüber eine ganze Reihe von Bildern gebracht. Am sinnfälligsten aber kommt der Zusammenhang Zement-Wurzelhaut-Knochen zum Ausdruck bei dem, was man früher als Alveolarpyorrhöe bezeichnete und jetzt als Krankheitsganzes mit dem Namen Parodontitis bzw. Parodontose belegt.

Noch sind bei den Resorptions- und Appositionsvorgängen im Bereiche des Periodontiums recht viele Fragen ungelöst, so z. B. warum manchmal bleibende Zähne mit lebender Pulpa unter histologisch scheinbar normalen Verhältnissen systematisch von der Wurzelspitze her abgebaut werden wie Milchzähne oder warum — ebenfalls ohne mikroskopisch feststellbare Reizerscheinungen im Wurzelhautgewebe — mitunter Wurzeln von der Seite her bis weit in das Dentin hinein resorbiert werden, trotzdem die Pulpa lebt und funktionstüchtig ist. Mitunter mag der Impuls dazu vom Zement selbst ausgehen, im großen und ganzen aber müssen wir uns vielfach noch mit dem allgemeinen Ausdruck „Stoffwechselveränderungen" über die Lücken in unserem Wissen hinweghelfen. So bleibt bei vielen der folgenden pathologischen Bilder vorerst noch die rein deskriptive Betrachtungsweise die einzig mögliche. Immerhin dürfte nach dem, was in vorstehendem ausgeführt worden ist, die engere Zusammenfassung von Zement und Wurzelhaut auf den folgenden Seiten genügend begründet sein.

Die Karies des Zementes ist hier nicht mit aufgenommen, sondern an anderer Stelle im Zusammenhang mit der Karies von Schmelz und Dentin besprochen worden, zumal bei der Zementkaries eine Erkrankung vorliegt, die sich meist erst nach dem Verschwinden des Parodontiums an dieser Stelle einstellt. Ebenso ist die Rolle der Wurzelhaut bei Zahnfrakturen um des besseren Verständnisses willen bei dem Kapitel „Traumatische Veränderungen an den Zähnen" mit Bildern belegt worden. Was dagegen im folgenden an Bildern gezeigt werden soll, betrifft die Zementapposition, die Zementresorption, die Entzündung der Wurzelhaut auf chemischer, traumatischer und infektiöser Basis. Ähnlich wie bei der Pulpa wird die infektiöse Form der Entzündung auch bei der Wurzelhaut wegen ihrer Häufigkeit und wegen ihrer überragenden praktischen Bedeutung in ihren pathologischen Befunden besonders eingehend behandelt werden müssen.

Abnorm starke Zementapposition.

Es mag in Anbetracht zahlreicher Arbeiten der letzten Jahre (Gottlieb, Bauer, Praeger, Weber usw.) etwas sonderbar klingen, aber es ist Tatsache: wir sind nicht in der Lage, mit Sicherheit anzugeben, wo die Grenzen zwischen physiologischer und pathologischer Zementapposition liegt; wir können es weder in qualitativer noch in quantitativer Hinsicht sagen. Die Schwierigkeit liegt einmal darin, daß die

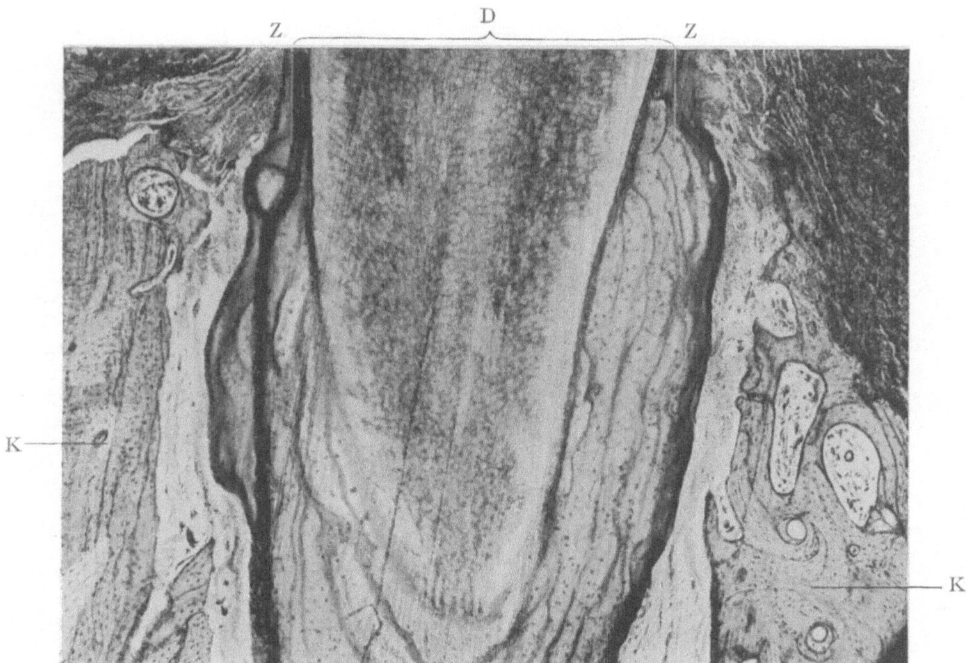

Abb. 304. Oberer 1. Prämolar. Die Verbreiterung des Periodontalraumes ist kompensiert durch starke Zementapposition.
Hämatox.-Eosinfärbung. Ganz schwache Vergr. Z Zement. D Dentin. K Alveolarknochen.
(Optik: Winkel: Apochrom. 40 mm, Kompl. Ok. 4.)

Zementapposition — auch in erheblichsten Ausmaßen — lediglich ausgiebiger funktioneller Inanspruchnahme des betreffenden Zahnes zu entsprechen braucht, und zum anderen darin, daß eine sog. Hyperzementose so sehr häufig nur als reparatorische Erscheinung zu bewerten ist bei Prozessen, die nicht ohne weiteres alle als pathologisch qualifiziert werden können. Namentlich Gottlieb ist der Verfechter der (bedingt) physiologischen oder besser gesagt der rein biologischen Richtung. „Morphologisch drückt sich eine erhöhte Vitalität des Zementes in der Anbildung von neuen Zementschichten aus“ und: „es muß andauernd dafür gesorgt werden, daß immer neue Sharpeysche Fasern eingebaut werden und dies ist der Sinn der fortwährenden Apposition von neuen Zementschichten.“

Es ist hier nicht der Platz, um auf die verschiedenen Kontroversen einzugehen; aber die eine Darstellung Gottliebs soll bei der Verbreitung, die sie gefunden hat, doch noch kurz gestreift werden. Nach Gottlieb besteht eine engste Beziehung zwischen

Zement und Alveolarknochen. Wird durch Schwund des letzteren der Periodontalraum verbreitert, so ist es Sache des „Zementes mit hoher Vitalität", durch Neuanlagerung sich so zu verbreitern, daß der Periodontalraum wenigstens einigermaßen wieder normalen Durchmesser hat und der Zahn funktionell sichergestellt bleibt. Wenn man ein Bild wie Abb. 304 sieht, so erscheint diese Auffassung recht bestechend. Im allgemeinen pflegt die Zementschicht selbst am apikalen Drittel der Wurzel nicht so stark zu sein wie es hier der Fall ist; andererseits darf aber auch der Periodontalraum nicht so breit sein wie er es wäre, wenn wir unter Belassung der vorliegenden Knochengrenze uns die

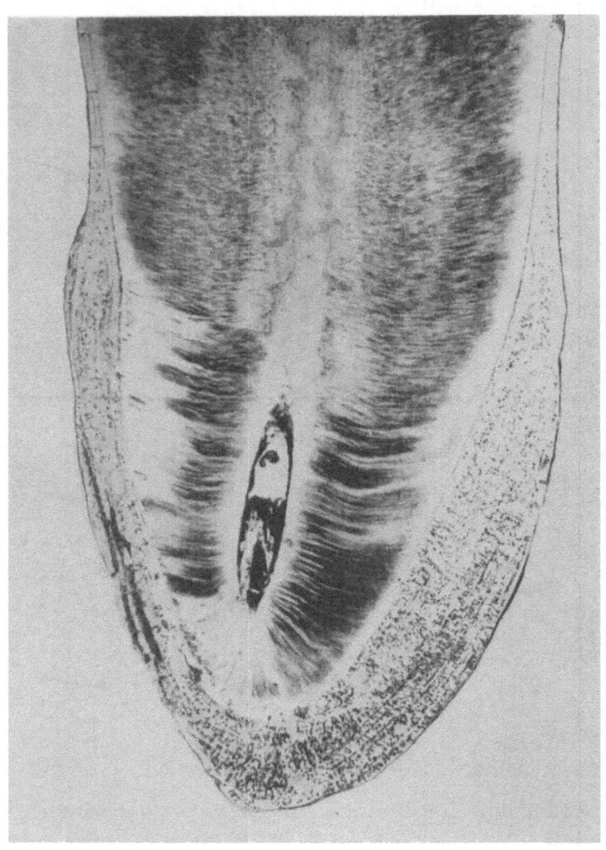

Abb. 305. Oberer 2. Prämolar. Diffuse Hyperzementose.
Schliff ungefärbt. Übersichtsbild. (Optik: Winkel Luminar 26 mm.)

Zementdicke auf das Durchschnittsmaß reduziert denken. Dank der beträchtlichen Zementzunahme ist de facto im Bilde der Periodontalraum fast ganz auf die normale Breite zurückgebracht. Namentlich im Bilde rechts, wo die Apposition etwas unregelmäßiger verläuft, erscheint die Regelmäßigkeit der Lagebeziehung von Zement und Knochen besonders auffallend.

Man hat den Gottliebschen Arbeiten öfter den Vorwurf gemacht, daß darin zuviel vom Zement und zu wenig von der Wurzelhaut die Rede ist. Praeger sagt in diesem Punkte im Anschluß an Petersen ganz richtig: „Das Zement ist lediglich das geformte Sekret der Wurzelhaut. Die Zementoblasten sind für das, was das Zement mechanisch für die Festigkeit des Zahnes leistet, nebensächlich; dagegen sind es die Zellen der Wurzelhaut, die die lebendige Reaktion des Zementes veranlassen. Nicht das Haus ist tätig

(reaktionsfähig), sondern der Baumeister, der es baut". Als Ausdruck einer Wurzelhaut-
reaktion sind auch die Zementanlagerungen aufzufassen, wie sie als typische Beispiele
im folgenden gezeigt werden.

Abb. 305 bringt das Bild einer Hyperzementose, die sich ganz allmählich ab-
klingend über einen großen Teil der Wurzel erstreckt und insofern als eine diffuse bezeichnet werden kann. Die Dicke der Zementschicht, wie sie auf der linken Seite des
Wurzelschliffes zu sehen ist, kann etwa als Durchschnittsdicke angesehen werden; ein
Vergleich dieser Seite mit der rechten läßt ohne weiteres den Unterschied erkennen;
rechts eine mindestens doppelt so starke Zementschicht! Schon bei der schwachen
Vergrößerung der Abb. 305 ist der Reichtum an Zementhöhlen und die schichtweise
erfolgte Anlagerung rechts gut wahrzunehmen. Andererseits weist die Regelmäßigkeit

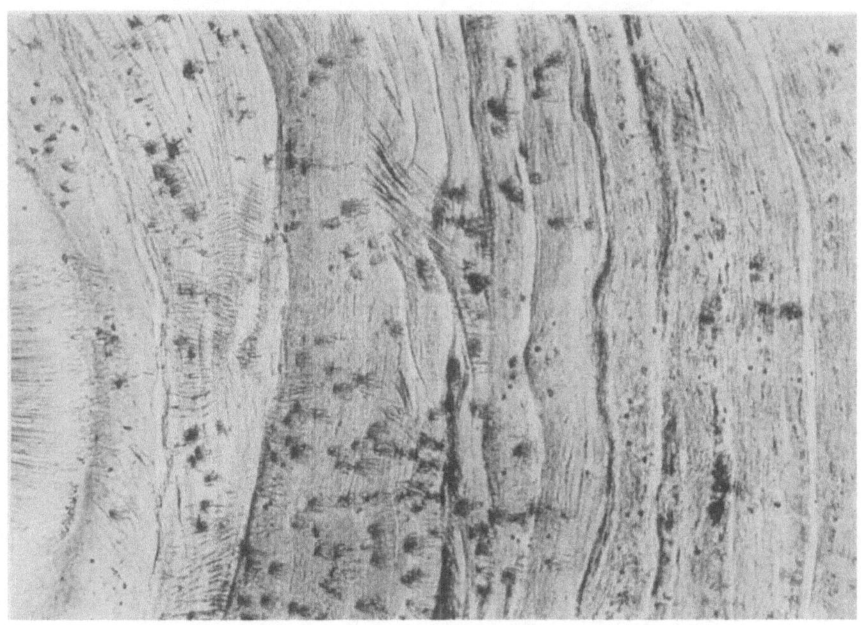

Abb. 306. Hyperzementose. Stärkere Vergrößerung aus Abb. 305.
Man sieht den lamellären Aufbau des Zementes und kann erkennen, daß der Reichtum an Zementkörperchen
sehr wechselnd ist. (Optik: Winkel Achrom. 16 mm, Kompl. Ok. 2.)

der Zeichnung darauf hin, daß der durch den Vergleich mit links berechtigte Ausdruck
„Hyperzementose" hier nur eine Erscheinung deckt, die auf eine gleichmäßige, vielleicht
sogar nur verstärkte physiologische Inanspruchnahme hinweist.

In Abb. 306 ist ein Bezirk aus einer solchen „Hyperzementose" in stärkerer Vergrößerung wiedergegeben. Die lamelläre Anordnung tritt hier noch besser hervor;
auch zeigt das Bild (ungefärbter Schliff!) sehr deutlich, was bei dem Abschnitt Zementkaries bereits betont wurde: die Anlagerung der einzelnen Lamellen aneinander
braucht keine fortlaufend geschlossene zu sein; es finden sich vielmehr recht
häufig spaltenförmige Lücken, die normalerweise nutritive Bedeutung haben, bei
Infektion aber die Ausbreitung der Bakterien erheblich begünstigen können. Die Zahl
der Zementhöhlen kann bei den einzelnen Lamellen außerordentlich schwanken; in der
Mitte des Bildes z. B. und ganz rechts sind sie sehr spärlich und auch nicht mit so langen
Ausläuferchen versehen wie in der, dem Dentin aufliegenden, zuerst angelegten Zement-
hälfte. Hier finden wir auch noch mehrfach eine senkrecht zur Lamelle stehende Faserzeichnung (Sharpeysche Fasern), während sie in der rechten Hälfte fast ganz fehlen.

Abb. 307 bringt ein anderes typisches Bild: die Verwachsung zweier Wurzeln eines Molaren; sie kommt dadurch zustande, daß mit der ständigen Zunahme des inneren Abschnittes der Zementhüllen schließlich eine Vereinigung der Zementoberflächen eintritt. Die Zementzunahme kann dabei, wie aus der Innenseite der rechten Wurzel hervorgeht, eine sehr beträchtliche sein; sie beträgt stellenweise mehr als der Querschnitt durch das gesamte Dentin plus Wurzelkanal ausmacht. Auch bei dieser Abbildung haben wir wieder auf der einen Seite (diesmal links im Bilde) eine wesentlich stärkere

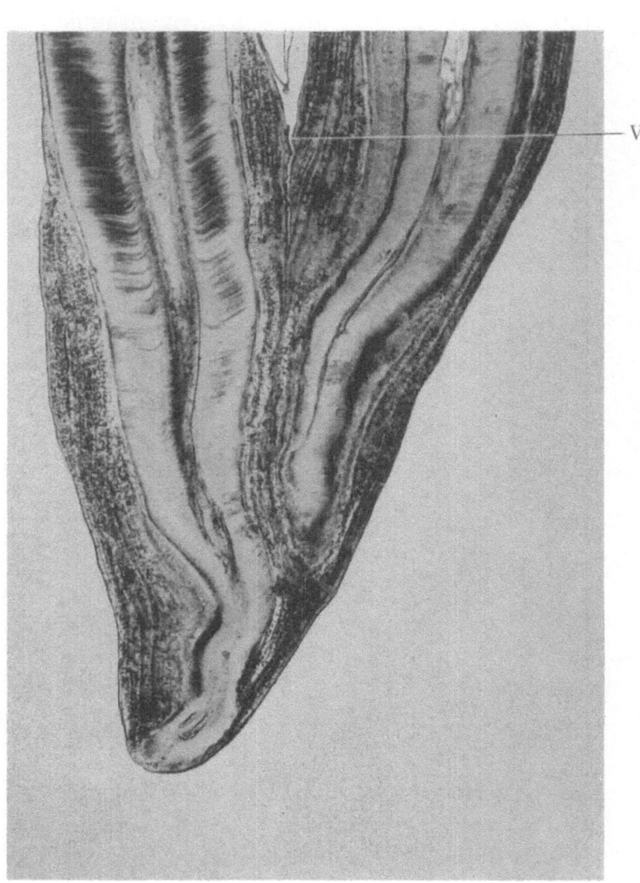

Abb. 307. Unterer 3. Molar. Verwachsung zweier Wurzeln durch Hyperzementose.
Schliff ungefärbt. Übersichtsbild. I Rest des Interradikalraumes. Von V nach unten Verwachsungsstelle der beiden Wurzeln. (Optik: Winkel Luminar 70 mm.)

Zementschicht wie auf der andern Seite. Vor allem fällt auf, wie die Krümmungen des Dentinkörpers an der Zementoberfläche ausgeglichen erscheinen.

Im Gegensatz zu solchen Hyperzementosen, denen eine gewisse Gleichmäßigkeit und Ausdehnung auf große Strecken hin eigen ist, steht die Form, die man nur als „hökkerig" bezeichnen kann und die mit dem Namen „Exzementose" belegt wird. Ein solcher Höcker kann vereinzelt auftreten oder es können sich mehrere Höcker an der Zementoberfläche bilden. In Abb. 308 ist ein solcher Fall abgebildet, bei dem mehrere Höcker nebeneinander zur Entwicklung gelangt waren. Sie unterscheiden sich schon makroskopisch von ihrer Umgebung durch eine hellere, fast an Schmelztröpfchen erinnernde Farbe und erweckten außerdem den Eindruck größerer Härte wie das übrige Zement. Im Bilde ist die Erklärung dafür zu sehen: die äußerste Schicht dieser Höcker, allerdings nur dünn, ist sehr zellarm und erscheint fast homogen; Fasern sind kaum erkennbar; man möchte sie als sklerotische Zementform bezeichnen. Die Hauptmasse der Höcker entspricht dem Osteozement. Bemerkenswert ist, daß die Höcker gegen ihre Zementunterlage nicht abgegrenzt erscheinen, sondern selbst ohne Lamellenzeichnung in das tiefer liegende Zement übergehen. Dadurch unterscheiden sich diese „primären" Zementhöcker, die übrigens eine sehr respektable Größe annehmen können, von einer andern, häufigeren Form, die erst sekundär zustande kommt durch Verwachsung von Zementikeln mit der Zementoberfläche.

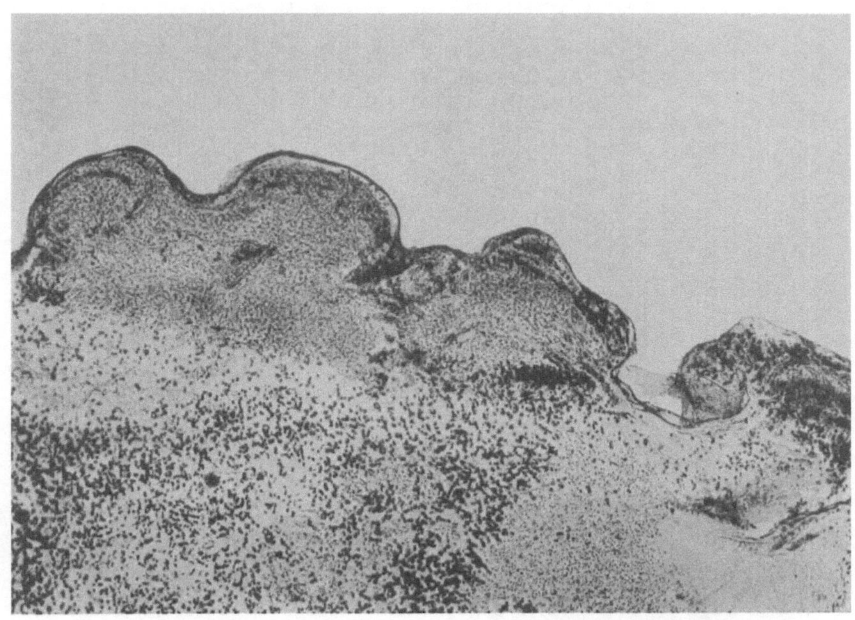

Abb. 308. Oberer 1. Molar. Exzementosen.
Schliff ungefärbt. Übersichtsbild. Die Zementhöcker gehen ohne scharfe Grenze ins normale Zement über. Sie sind sehr arm an Zellen und erscheinen deshalb sklerotisch.
(Optik: Winkel Luminar 26 mm.)

Praktisch vielleicht die wichtigste Form abnorm starker Zementanlagerung ist diejenige, die sich auf die Wurzelspitze beschränkt und hier eine knopfförmige bis kugelige Verdickung erzeugt. Ein derartiger Fall wird durch Abb. 309 illustriert. Solche Verdickungen können, namentlich wenn sie, wie rechts im Bilde, rechtwinklig oder gar in einem nach der Krone zu spitzen Winkel zur Wurzeloberfläche aufsitzen, ganz außerordentliche Schwierigkeiten bei der Extraktion bereiten. Die Struktur solcher Verdickungen ist, wie ja auch aus Abb. 309 hervorgeht, recht verschieden: teils ziemlich regelmäßige Lamellenzeichnung, teils recht unregelmäßige Bilder mit oder ohne Kanalisierung. Über die Ursache für die reichliche Zementanlage gerade an der Wurzelspitze können bis jetzt nur Vermutungen aufgestellt werden, so denkt Praeger u. a. als eine Möglichkeit an degenerative Prozesse. Anders, viel klarer, liegen die Dinge, wenn es sich um Zähne mit toter Pulpa und chronischer apikaler Periodontitis handelt, wie ein solcher Fall in Abb. 310 abgebildet ist. Hier ist zweifellos die Ursache in dem entzündlichen Reiz zu suchen, d. h. nicht in dem vollen entzündlichen Reiz eines Herdes

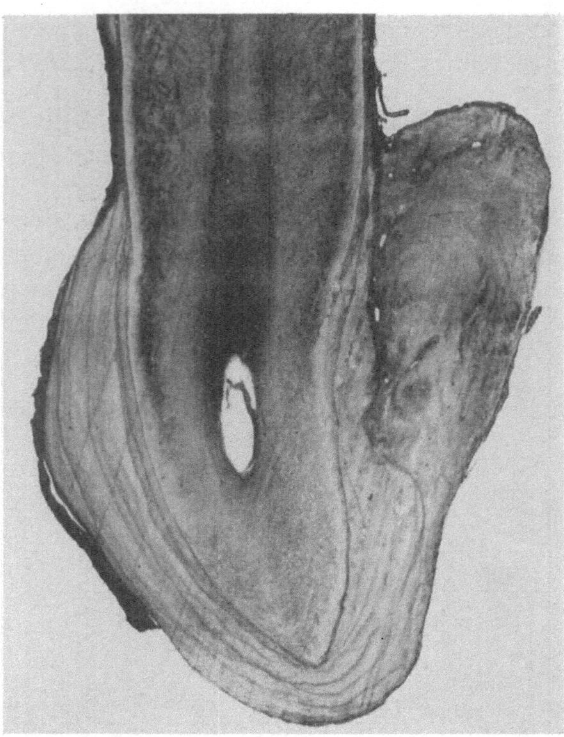

Abb. 309. Unterer 2. Prämolar. Hyperzementose.
Hämatox.-Eosinfärbung. Übersichtsbild. (Optik: Luminar 26 mm.)

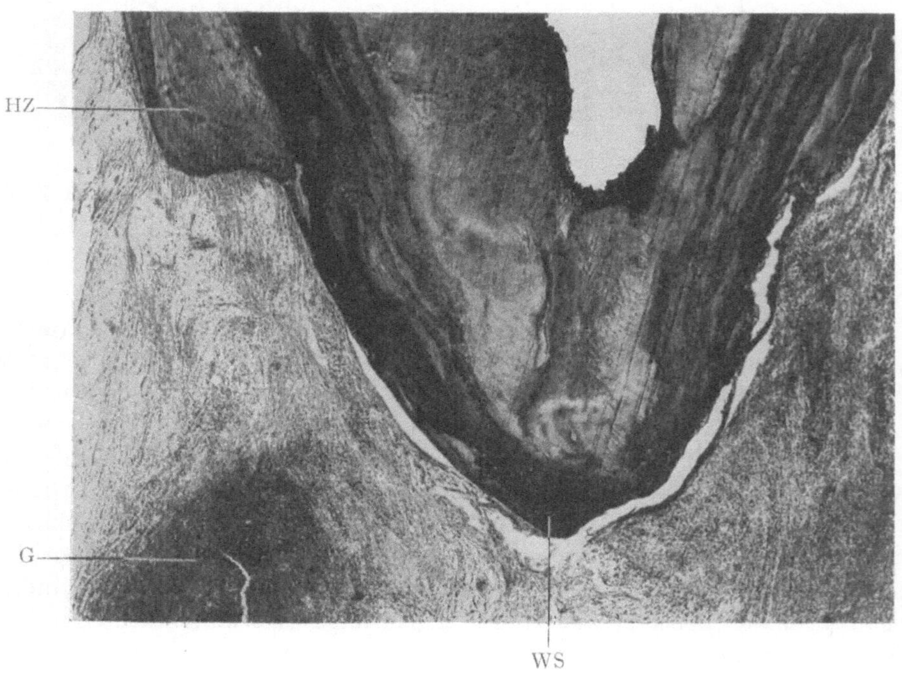

Abb. 310.   Unterer 2. Prämolar.
Hyperzementose (HZ) am Rande eines Granuloms (G) seitlich der Wurzelspitze (WS).   Ganz schwache Vergr.
(Optik: Winkel Apochrom. 40 mm, Kompl. Ok. 4.)

— dieser führt weit mehr zu Abbauprozessen — als vielmehr in dem gemäßigteren Reiz der Peripherie des Herdes, durch den der Sauerstoffwechsel so weit beeinflußt wird, daß lediglich die Hemmungen für die Verkalkung ausgeschaltet werden. Das Bild 310 ist dann auch geradezu typisch zu nennen: soweit das Granulom unmittelbar der Wurzelspitze aufsitzt, keine Zementverdickung, um so stärkere Zementanlagerungen am Rande des Granuloms seitlich der Wurzelspitze.

Zementikel.

So viel Aufmerksamkeit von jeher in der Literatur den Dentikeln gewidmet worden ist, so wenig Beachtung haben, wenigstens früher, die Hartgebilde, ähnlichen Aussehens,

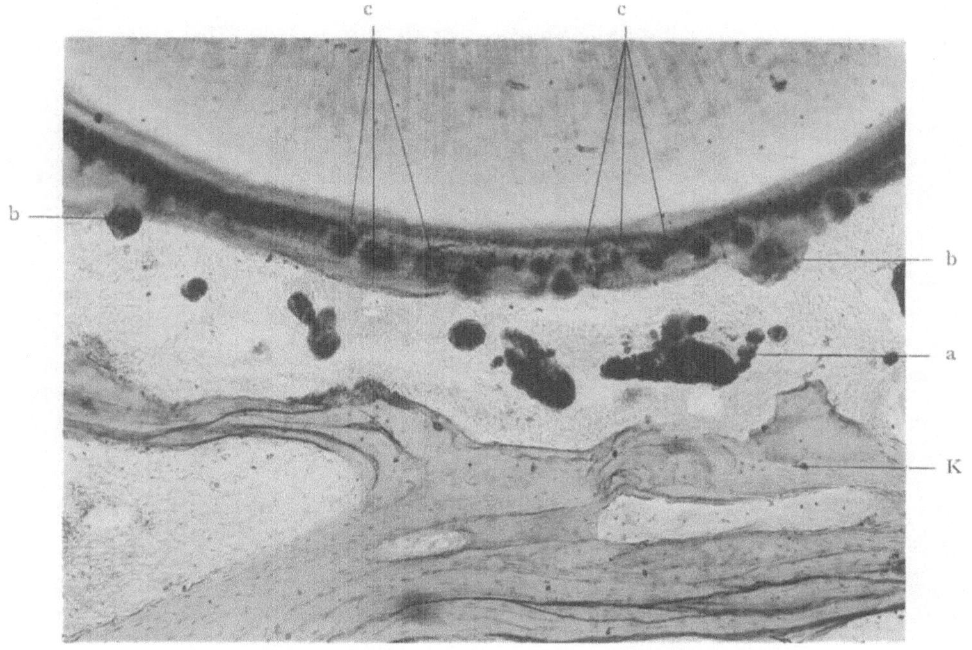

Abb. 311. Unterer 1. Prämolar. Multiple Zementikel.
Hämatox.-Eosinfärbung. Ganz schwache Vergr. a Vereinigung mehrerer Zementikel („freie"). b „adhärente",
Zementikel. c „interstitielle" Zementikel. K Alveolenwand.
(Optik: Winkel Achrom. 25 mm, Kompl. Ok. 4.)

in der Wurzelhaut gefunden — die Zementikel. Und doch bieten sie in mehrfacher Hinsicht sehr Interessantes, auch sind sie praktisch keineswegs so bedeutungslos, wie das früher angenommen wurde. Erst in neuerer Zeit haben sich u. a. Shmamine und später Gottlieb eingehender mit diesen Gebilden beschäftigt; auf des letzteren Ansicht wird an Hand eines speziellen Bildes noch zurückzukommen sein.

Ganz allgemein muß zum Verständnis der Zementikel gesagt werden, daß es sich bei ihnen um die Folge von Stoffwechselstörungen im Wurzelhautgewebe handelt; von diesen Störungen können einzelne Zellen oder kleine Zellkomplexe betroffen werden; sie können dadurch teils im ganzen die Fähigkeit verlieren, die Kalksalze gelöst zu halten und so unter leidlicher Erhaltung der äußeren Zell- bzw. Kernform verkalken, oder aber es handelt sich um Abbauprodukte, die nun — verkalkt — für sich den Kern des Zementikel darstellen; im letzteren Falle können wir dem mikroskopischen Bilde nach von strukturlosen, im ersteren Falle von strukturierten

Zementikeln sprechen. Doch gilt das zuletzt Gesagte nur für Anfangsstadien, denn beide Formen pflegen sich früher oder später zu vergrößern und dadurch sämtlich eine mehr oder minder deutliche Strukturzeichnung zu erhalten. Wenn dem Sitze nach unterschieden wird zwischen freien, adhärenten und interstitiellen Zementikeln, so bedeuten solche Befunde nichts weiter als Zustandsbilder, denn ursprünglich sind alle Zementikel freie, d. h. frei im Wurzelhautgewebe entstandene gewesen. Eine eigentümliche Erscheinung, auf die auch schon Gottlieb aufmerksam gemacht hat, ohne daß eine restlose Erklärung beizubringen wäre, ist die, daß bei manchen Menschen sich Zementikel in geradezu erstaunlicher Menge finden können. Ein solcher Fall lag bei dem Individuum vor, von dem Abb. 311 stammt. Es handelt sich um den Querschnitt

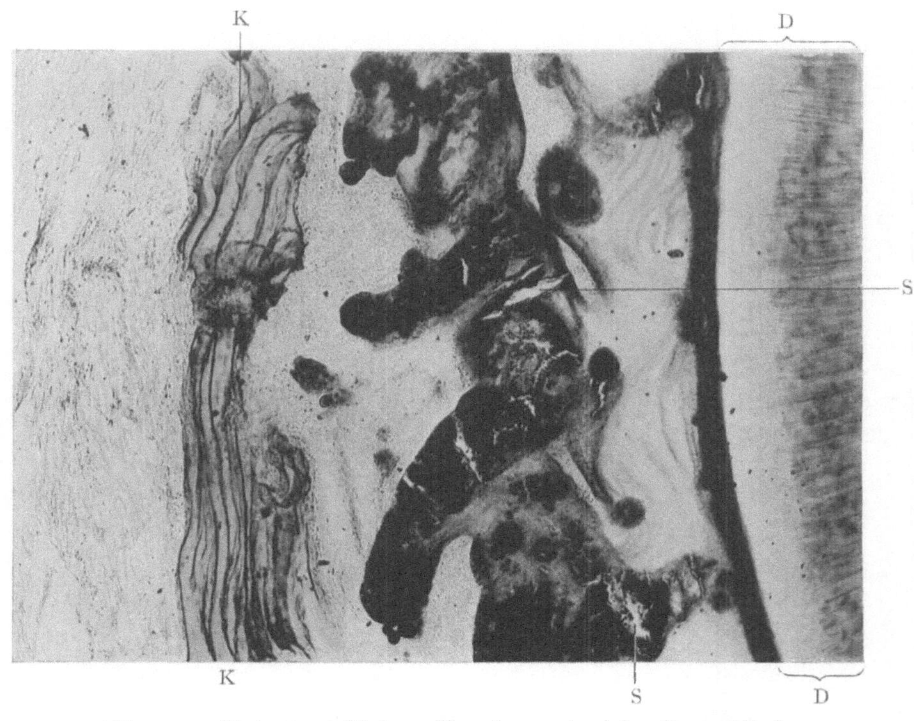

Abb. 312. Unterer 1. Molar. Konglomerat vieler Zementikel.
Hämatox.-Eosinfärbung. Ganz schwache Vergr. D Dentin. K Alveolenwand. S Spalten in den Zementikeln.
(Optik: Winkel Achrom. 25 mm, Kompl. Ok. 4.)

durch den Alveolarfortsatz und im besonderen um einen Ausschnitt von der Peripherie des $_1$P. Trotz der schwachen Vergrößerung sind in dem Kieferschnitt die Lageverhältnisse in ihrer Beziehung zum Knochen und Zement sehr schön zu erkennen. Zunächst fällt neben der intensiven Dunkelfärbung (großer Kalkreichtum!) die Zahl und Verschiedenheit der Form der freien Zementikel auf. Neben ganz kleinen runden Gebilden sind auch solche von beträchtlicher Größe zu sehen, doch ergibt eine genauere Beachtung, daß diese Größenzunahme in der Hauptsache auf die Verwachsung benachbarter Zementikel zurückzuführen ist. Bei b im gleichen Bild haben wir ein Beispiel für adhärente Zementikel; namentlich an b links im Bilde ist leicht zu erkennen, daß es sich nur um eine nachträgliche und zwar ganz kurz zurückliegende Vereinigung handeln kann, während bei b rechts im Bilde das ursprünglich freie Gebilde schon besser von Zement umschlossen ist. Ganz unverkennbar sind auch die c bezeichneten dunklen Bezirke im Zementmantel als ehemalige freie Zementikel anzusprechen; nicht nur die dunklere Tönung, die im gefärbten Präparat natürlich noch besser hervortritt, auch die scharfe Abgrenzung gegen die umgebende Zementstruktur sprechen dafür. Bemerkenswert ist, daß diese eingeschlossenen Zementikel zum Teil nur durch einen ganz schmalen Saum von der Dentingrenze getrennt sind, daß also die Entstehung auf einen außerordentlich frühen Zeitpunkt zurückgehen muß.

In Abb. 312 ist eine andere Partie aus dem Unterkiefer des gleichen Individuums wiedergegeben. Hier soll einerseits die Konglomerierung zahlreicher Zementikel uno die deutliche Abgrenzung gegen die Zementstruktur und andererseits die starke Unregelmäßigkeit der Zementoberfläche gezeigt werden, wie sie durch die Vereinigung mit vielen Zementikeln entstehen muß. Eine eigentümliche Erscheinung, die man fast stets in nicht strukturierten Partien der Zementikel findet, sind Spalten und Sprünge, wie sie ja auch mehrfach in Abb. 312 zu sehen sind (S). Es hält schwer, eine Erklärung

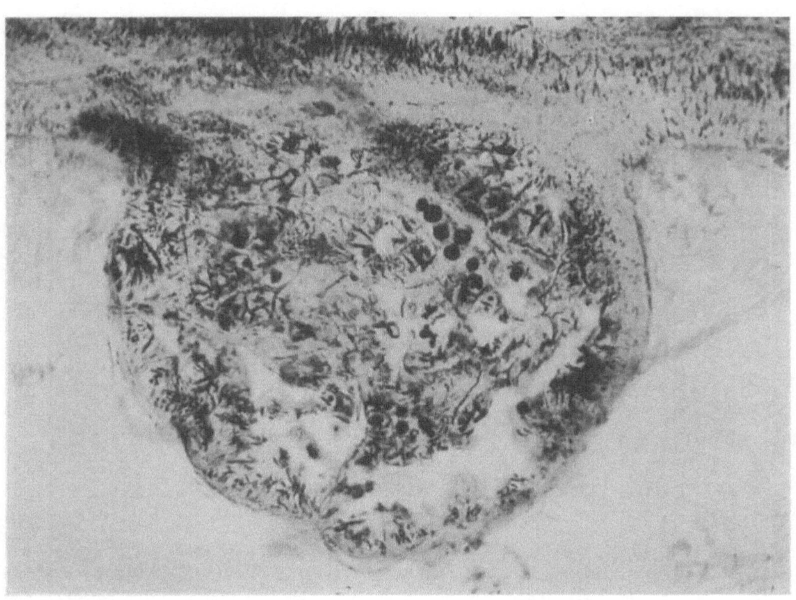

Abb. 313. Unterer 1. Molar. Adhärent gewordenes Zementikel bietet das Bild der Exzementose. Schmorlfärbung. Schwache Vergr. (Optik: Winkel Achrom. 16 mm, Kompl. Ok. 4.)

für sie zu bringen; daß sie bei der Präparation entstanden, also als Kunstprodukte zu bewerten sind, ist möglich, aber doch nicht sicher, da sie sich so regelmäßig und auch an geschützten Stellen in sonst intakten Präparaten finden; andererseits ist die Annahme recht vage, daß sie auf bestimmte Spannungsverhältnisse intra vitam zurückzuführen sind.

Durch die Vereinigung zahlreicher Zementikel zunächst untereinander und dann mit der Zementoberfläche der Wurzel kann das Bild einer Exzementose entstehen, besonders dann, wenn durch weitere Anlagerungen eine gewisse Abrundung der Oberfläche eintritt. In diesem Sinne ist auch Abb. 313 zu deuten; es handelt sich dabei um einen Zahn, dem ziemlich nahe dem Zahnhals schon makroskopisch sichtbar das Gebilde wie eine Halbkugel aufsaß, mit seiner glatten Oberfläche konnte es zunächst nur als Exzementose angesprochen werden. Erst im Schnitt (Schmorlfärbung) trat die andersgeartete Zusammensetzung und die Abgrenzung gegen das normale Zement scharf hervor.

Für die ganze bisher besprochene Gruppe von Zementikeln, die als Ausgangspunkt meist ein ziemlich homogenes Verkalkungszentrum haben und insofern für das Anfangsstadium die Bezeichnung „strukturlos" rechtfertigen, gilt allgemein, daß sie — im Gegensatz zu der nachher zu besprechenden Gruppe — mit Epithelresten nichts zu tun hat. Wie die meisten Zementikel überhaupt machen die hierher gehörigen klinisch wegen ihres geringen Umfanges gar keine Erscheinung; sie werden gewöhnlich als Zufallsbefund beim Mikroskopieren erhoben. Eine ungewöhnliche Ausnahme ist anscheinend der Fall, der in Abb. 314 abgebildet ist. Hier handelte es sich um einen Patienten mit deutlicher Verdickung des Kiefers rechts oben in Gegend des M^1, dessen Krone fehlte. Es wurde mit den Wurzeln ein Tumor ausgeschält, dessen Aussehen zweifelhaft ließ, ob es sich um eine entzündliche Wucherung oder um ein echtes Neoplasma handelte. Von den üblichen Granulomen unterschied ihn schon die Größe und Konsistenz. Bei der mikroskopischen Untersuchung ergab sich, daß von der Pulpanekrose aus eine

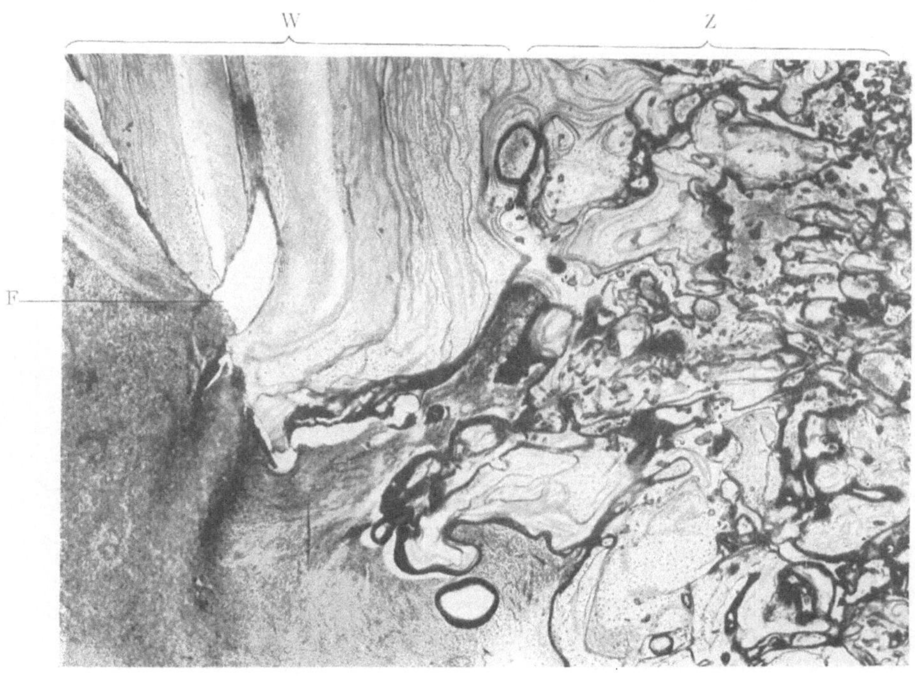

Abb. 314. Oberer 1. Molar. Zementikelähnliche Neubildung im Periodontium bei bestehender
Periodontitis chronica apicalis.
Hämatox.-Eosinfärbung. Übersichtsbild. Z zementikelähnliche Gebilde, die mit der Wurzel (W) in Zusammenhang stehen. Um das Foramen apicale (F) das Bild der chronischen Entzündung.
(Optik: Winkel Luminar 26 mm.)

apikale Periodontitis entstanden war, die nahe dem Apex auch jetzt noch das charakteristische Bild der chronischen apicalen Wurzelhautentzündung bot. Von hier aus muß dann wohl der Anstoß zur exzessiven Wucherung und Verkalkung gegeben worden sein. Die weitere Umgebung der apikalen Granulation wies in infiltriertem Gebiet zahlreiche mit den Zementikeln durchaus identische Gebilde auf, die größtenteils von Osteozement umschlossen sind, das im Zusammenhang mit dem Wurzelzement steht. Jedenfalls liegt nahe genug, hier in der Entzündung das ursächliche Moment zu suchen. Allerdings können recht ähnliche Verkalkungsbilder auch in Osteofibrosarkomen beobachtet werden.

Über die Beziehung von Schmelzepithelresten zu Zementikeln und Zementexostosen hat Gottlieb gearbeitet. Er äußert sich folgendermaßen: „Sowohl an dem den Schmelztropfen umgebenden Epithel als auch an den im Periodontium zerstreuten Epithelnestern kann es aus noch unbekannten Ursachen zu einer Lösung des Epithelverbandes kommen, wobei die Zellen und besonders ihre Kerne größer und stärker färbbar werden. Diese zerstreuten Zellen scheinen eine Schädigung von Alveolarknochen und Periodontium zu bewirken und werden durch Einkapseln in Zement unschädlich gemacht," und an anderer Stelle: „Eine große Reihe von makroskopisch sichtbaren Zementexostosen ist also eine reparatorische Deckung von darunter liegenden Schmelztropfen durch Wucherung der angrenzenden Zementpartien."

Richtig ist, daß die kleinen Schmelzepithelnester, die in der Wurzelhaut so häufig persistieren, verkalken und den Grundstock zu Zementikeln abgeben können; richtig ist ferner, daß wir in unmittelbarer Nachbarschaft von Schmelztropfen (besonders den an der Wurzelbifurkation gelegenen) große Mengen von Zementikeln finden und

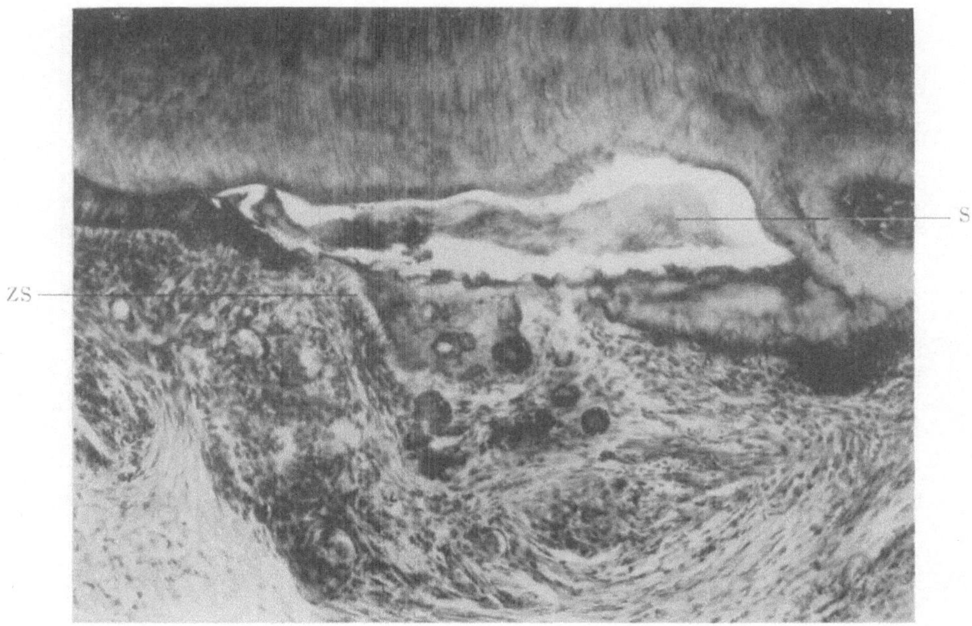

Abb. 315. Unterer 1. Molar. Zementikel und Zementbildung um Schmelztropfen.
Hamatox.-Eosinfarbung. Schwache Vergr. S Schmelz, nur noch in organischen Resten zu erkennen. ZS zementogener Saum. (Optik: Winkel Achrom. 12,6 mm, Kompl. Ok. 4.)

daß hier auch eine deutliche Zementwucherung, meist unter Einschluß dieser Zementikel stattfindet, die schließlich den Schmelztropfen ganz vom Periodontium abschließt (vgl. auch den Abschnitt „Schmelztropfen").

Abb. 315 zeigt die Umgebung eines derartigen Schmelztropfens. (Der Schmelz ist bei der Entkalkung zum Teil verloren gegangen und nur noch in Resten erkennbar.) Hier ist die Überdeckung der freien Schmelzseite mit Zement eben vollständig geworden, aber noch sehr ungleich in der Stärke. Daß die Zementbildung aber noch weiterhin im Gange ist, geht aus den zementogenen Säumen (Z. S.) hervor. Gerade bei dieser Stelle sehen wir eine Reihe von Zementikeln bereits eingeschlossen, während unmittelbar darunter noch mehrfach freie Zementikel sich finden. Feine Vorstufen von Verkalkung sind nach links davon in dem zellreichen Periodontium zu sehen, rundliche hellere Bezirke, zum Teil noch Kerne enthaltend. Das gesamte Bild macht, darin muß man Gottlieb beistimmen, den Eindruck, als ob eine lebhafte Tendenz bestehe, den Schmelztropfen „abzuriegeln", bzw. als ob von ihm aus ein Anreiz zur Verkalkung ausginge. Warum aber diese Erscheinung bald schon frühzeitig, bald erst nach Jahrzehnten auftritt, ist nicht ganz ersichtlich.

Ein Beispiel für die Verkalkung von Schmelzepithelresten ist mit Abb. 316 gegeben. Hier handelt es sich um zwei Epithelreste, einen größeren und einen kleineren, die beide wohl seit kurzem erst verkalkt sind. Bei dem kleineren Rest sind am linken unteren Pol eben noch die Epithelzellen zu erkennen; hier war die Verkalkung unvollständig. Die kleinen Kreise, die bei dem größeren Rest teilweise an der Peripherie noch zu erkennen sind, entsprechen jeweils einer stark vergrößerten Epithelzelle, wie sie auch von Gottlieb gesehen wurde; die im Inneren des Restes gelegenen Zellen pflegen eine so erhebliche Vergrößerung meist nicht zu erfahren. Bemerkenswert ist die Anordnung der Bindegewebszellen um den verkalkten Epithelrest, mit den zur Oberfläche

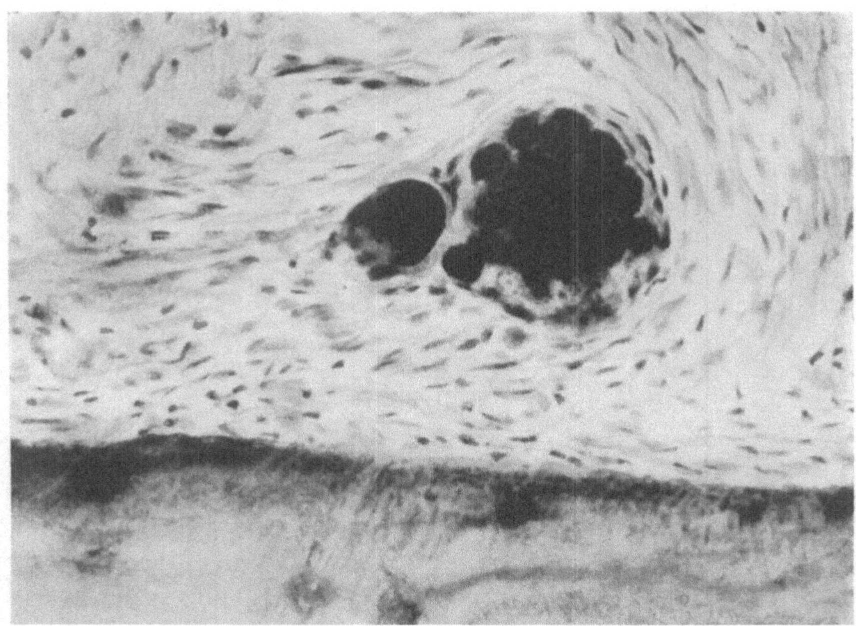

Abb. 316. Unterer 1. Molar. Epithelreste sind durch Verkalkung zu Zementikeln geworden. Hämatox.-Eosinfärbung. Mittlere Vergr. Im großen Zementikel kann man noch die Anordnung der Epithelzellen erkennen. Bemerkenswert ist die Anordnung der Bindegewebszellen um die Zementikel. (Optik: Winkel Achrom. 6 mm, Kompl. Ok. 4.)

parallel gestellten Kernen — die Vorbereitung zur Vergrößerung des Zementikels vom Bindegewebe aus. Einen ähnlichen Vorgang — Verkalkung von Epithelzellen — haben wir z. B. in der Prostata, nur handelt es sich dort meist um nach dem Lumen zu abgestoßene Zellen.

Zusammenfassend kann man bezüglich der Zementikel sagen, daß auch ihre Entstehung letzten Endes zurückzuführen ist auf Stoffwechselveränderungen bzw. Stoffwechselstörungen, die die Behinderung der Kalksalzausfällung aufheben. Über Einzelheiten aber wissen wir noch recht wenig Bescheid; jedenfalls erscheinen weitere eingehende Untersuchungen sehr erwünscht, namentlich bedarf auch die Gottliebsche Auffassung einer Nachprüfung. Was die weitere Entwicklung und das Wachstum der Zementikel anlangt, so gewinnt man immer wieder den Eindruck, als ob die Anwesenheit eines Verkalkungsherdes im Periodontium ganz bestimmte Reize auf das umgebende Bindegewebe in dem Sinne ausübt, daß dieses zur Bildung von weiteren Hartsubstanzen angeregt wird. Während also der Kern des Zementikels gebildet wird als regressiver Vorgang, handelt es sich bei der weiteren Zunahme mehr um einen

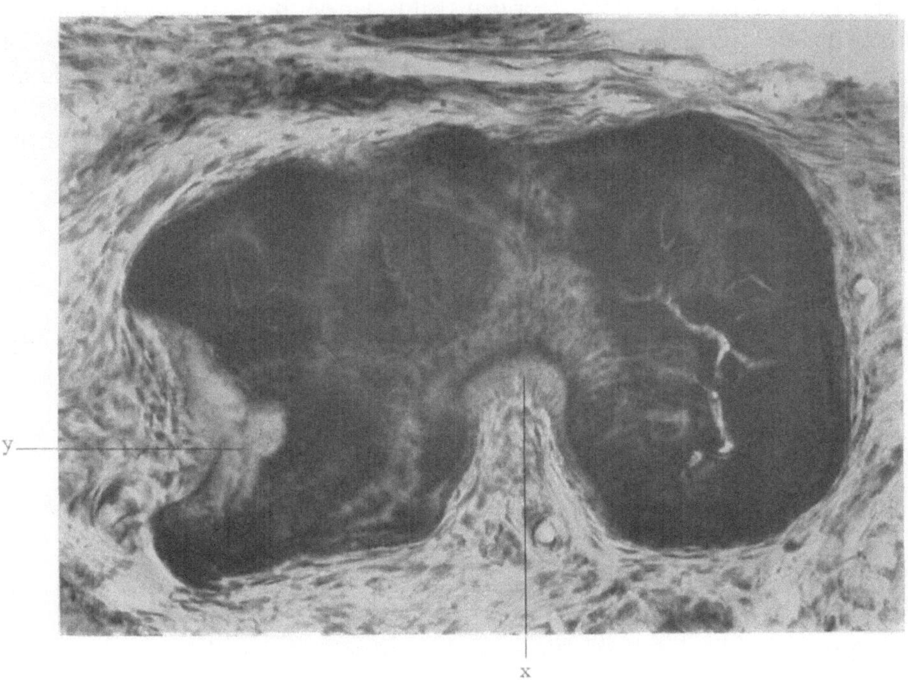

Abb. 317. Oberer 1. Molar. Zementikel mit deutlichen Präzementsäumen bei x und y. Hämatox.-Eosinfärbung. Schwache Vergr. (Optik: Winkel Achrom. 12,6 mm, Kompl. Ok. 4.)

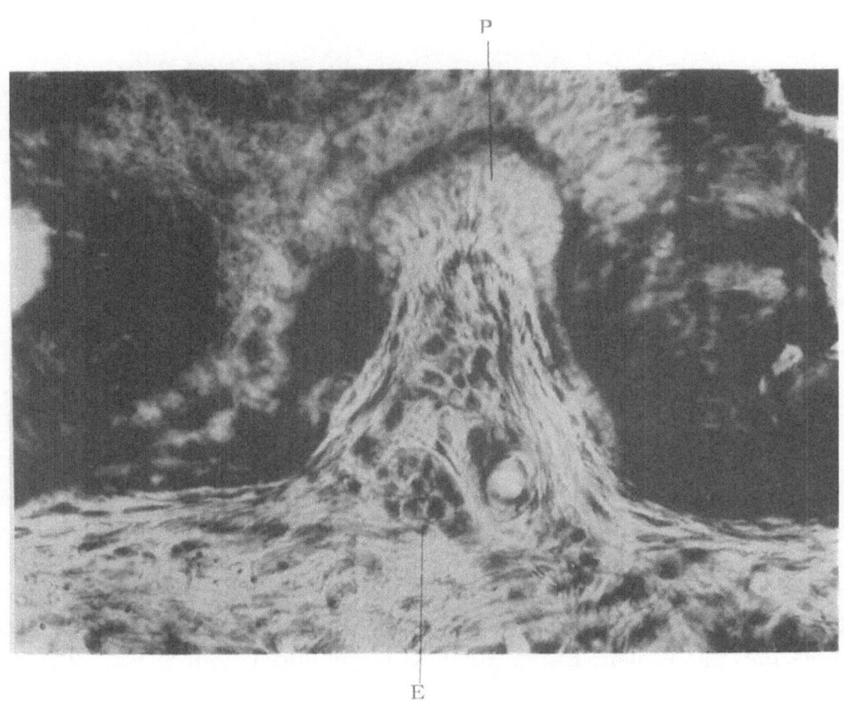

Abb. 318. Stärkere Vergrößerung der Stelle x aus Abb. 317.
Der helle Präzementsaum ist deutlich abgesetzt gegen das fertige Zement. P Präzement. E Epithel.
(Optik: Winkel Achrom. 6 mm, Kompl. Ok. 4.)

produktiven Vorgang. Beim vorigen Bild wurde bereits auf die eigentümliche Anordnung der dem Gebilde aufliegenden Bindegewebszellen hingewiesen; im folgenden Bild (Abb. 317) ist die Zementapposition insofern noch besser zu erkennen, als hier auch die Vorstufe, das Präzement, an zwei Stellen gut ausgeprägt ist. Ein Einschluß lebender Zellen wie beim Osteozement ist allerdings bei der Vergrößerung von Zementikeln anscheinend eine Seltenheit, wenigstens bekommt man nur hie und da einmal Zementkörperchen zu sehen; um so lebhafter sind, wie aus Abb. 318, einer stärkeren Vergrößerung aus Abb. 317, hervorgeht, die Fibrillen beteiligt.

Verwachsung zwischen Zahn und Knochen.

Die Frage liegt nahe genug, ob bei so umfangreicher Zementneubildung, wie sie auf

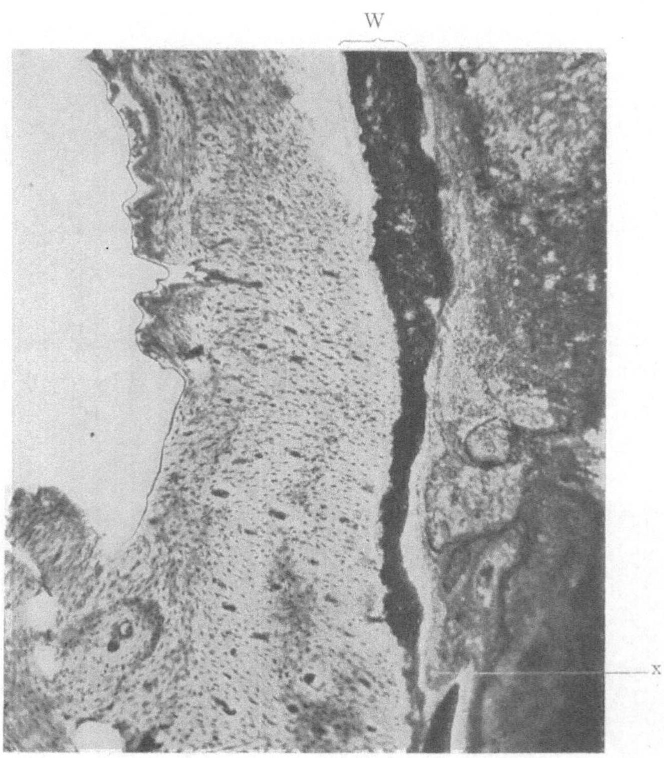

Abb. 319. Oberer 1. Molar. Verwachsung von Zahn und Knochen.
Schmorlfärbung. Ganz schwache Vergr. Der Wurzelhautraum (W) wird nach unten zu immer enger, um bei x ganz zu verschwinden. Verwachsungsstelle. (Optik: Winkel Achrom. 37 mm, Kompl. Ok. 4.)

den vorstehenden Seiten besprochen wurde, nicht schließlich eine Berührung von Zement und Alveolarknochen und weiterhin eine Verwachsung zwischen beiden eintreten kann. Die Praxis scheint dafür zu sprechen, da es selbst bei größter Vorsicht und bester Beherrschung der Extraktionstechnik häufig vorkommt, daß mit einem Zahne zugleich eine mehr oder minder große Menge Alveolarknochen herausbefördert wird. Nachdem aber mehrfach solche Präparate histologisch untersucht worden waren (Römer) und sich dabei stets noch eine, wenn auch feine Wurzelhautschicht zwischen Zement und Knochen feststellen ließ, hat man bis vor kurzem für normal stehende und normal entwickelte Zähne die Möglichkeit einer Verwachsung abgelehnt. Und wieder war es Gottlieb, der auf Grund klinischer und mikroskopischer Befunde an „umgelegten" Wurzeln dieser Ablehnung entgegentrat.

Eine eingehende histologische Prüfung dieser Frage an Hand eines umfangreichen Materials hat uns zu folgenden Feststellungen geführt: eine Verwachsung kann u. a. vorgetäuscht werden, wenn bei verschmälertem Periodontalraum sehr kurze, dicke und dichte Sharpeysche Faserbündel Knochen und Zement straff verbinden, ferner speziell bei oberen 3. Molaren, wenn der tiefliegende Kieferhöhlenboden den Wurzeln anscheinend wenig Raum läßt (genau genommen: ein Ergebnis von bestimmten Druckverhältnissen!), endlich wenn bei schmalem Periodontalraum der Wurzelquerdurchmesser wechselnd ab- und zunimmt. Diesen scheinbaren Verwachsungen stehen die Fälle wirklicher Verwachsung gegenüber, wobei man drei Gruppen zu unterscheiden hat: 1. diejenigen Fälle, bei denen aus besonderen Umständen heraus ein starker Wechsel von Resorption und Apposition mit schließlichem Überwiegen der Appo-

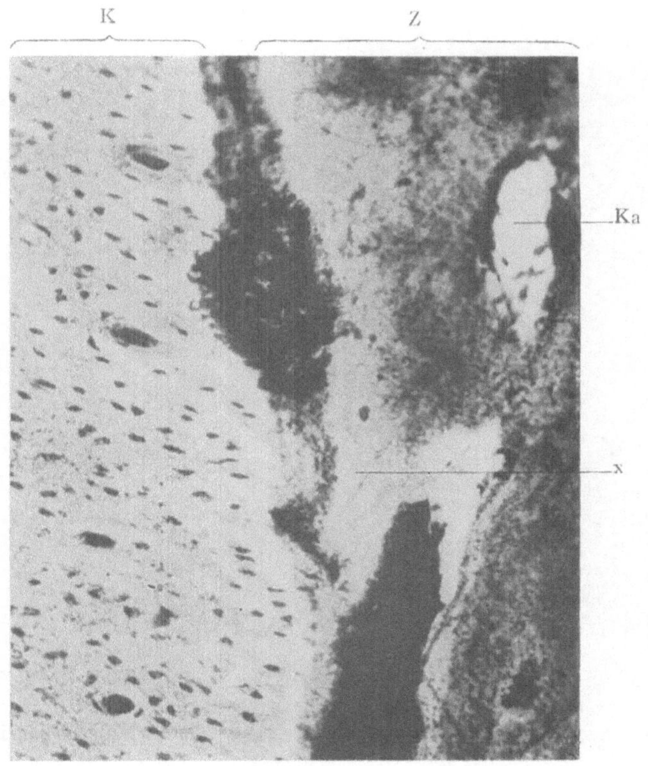

Abb. 320.   Stärkere Vergr. aus Abb. 319, Stelle x.
Bei x ist hier der glatte Übergang von Zement (Z) zu Knochen (K) zu sehen.   Ka Kanal im Zement.
(Optik: Winkel Achrom. 6 mm, Kompl. Ok. 4).

sition stattgefunden hat.   Hierher gehören Retention, Replantation, Resektion, Fraktur, Persistenz von Milchzahnteilen und bisweilen auch maligne Tumoren. 2. Diejenigen Fälle (normal stehende und funktionierende Zähne), bei denen von vornherein die Apposition im Vordergrund steht; die Apposition kann betreffen, Zement oder Alveolarknochen oder auch beide zugleich.   Bei der 3. Gruppe endlich schließt sich die Vereinigung von Zement und Knochen an degenerative Vorgänge innerhalb der Wurzelhaut: kalkige Form, hyaline Form.

Von dieser Liste scheiden von hier ohne weiteres aus die Fälle scheinbarer Verwachsung; von den Fällen wirklicher Verwachsung beim Trauma wird in dem entsprechenden Kapitel noch weiter die Rede sein.   Was uns hier aber vor allem interessiert, das sind die Fälle, die sich unmittelbar an die zuletzt behandelten Abschnitte angliedern:

normal stehende Zähne, bei denen von vornherein die Apposition im Vordergrund stand, und schließlich zur Synostose zwischen Zement und Knochen führte (über Verwachsungen nach Replantation s. Abb. 345).

Abb. 319 stammt von einer Molarenwurzel mit besonders reichlicher Zementapposition. Man sieht im Bilde die Wurzelhaut (W) zunächst in annähernd normaler Breite von unten nach oben ziehen; etwa von der Mitte des Bildes ab aber verengt sich der Periodontalraum sehr stark, um schließlich (nahe dem oberen Rand) sich mehr und mehr zu verlieren. Von dieser letzteren Stelle ist in Abb. 320 eine stärkere Vergrößerung wiedergegeben; dabei zeigt sich, daß in der Tat hier die Kontinuität des Wurzelhautraumes unterbrochen ist und praktisch die Vereinigung von Zement (links) und Alveolar-

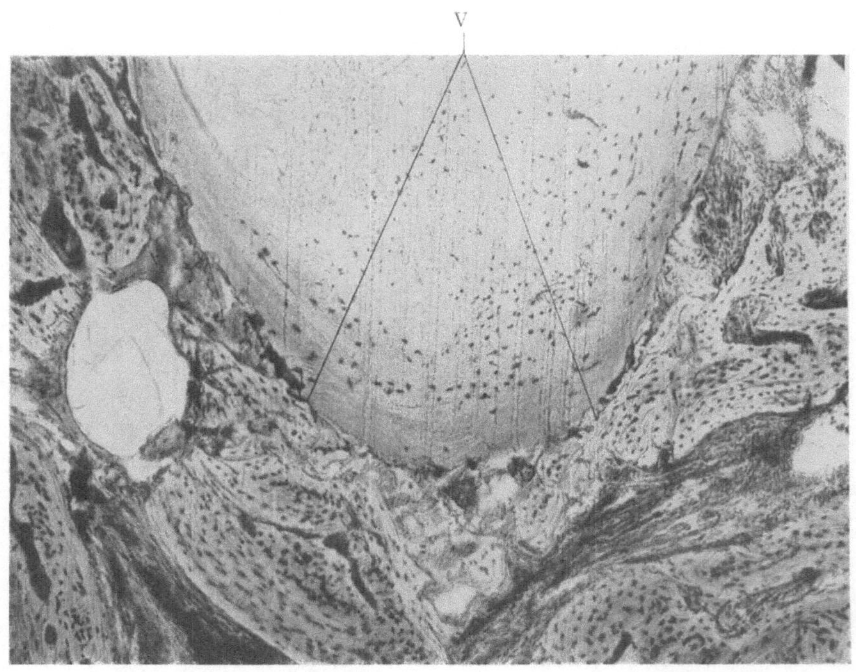

Abb. 321. Unterer 2. Prämolar. Verwachsung (V) von Zahn und Knochen.
Karminfärbung. Ganz schwache Vergr. Der Knochen zeigt hier sehr starke Tendenz zur Neubildung, die zu Verwachsungen mit dem Zahn geführt haben. (Optik: Winkel Luminar 26 mm.)

knochen (rechts) eingetreten war. Die Lücke K entspricht einem Kanal, wie wir ihn öfter im Zement bei unregelmäßiger Apposition finden.

Das Gegenstück dazu bildet Abb. 321. Hier sehen wir eine durchaus regelmäßige Zementoberfläche; dagegen zeigt der Alveolarknochen eine starke Vermehrung, die den Periodontalraum überbrückt und zur starren Verbindung mit dem Zement geführt hat. Die Vereinigung zwischen Zement und Knochen erfolgte im Randgebiet eines apikalen Entzündungsherdes.

Um nun auch aus Gruppe I, soweit sie nicht in anderem Zusammenhang besprochen wird, ein Beispiel zu bringen, sei kurz auf die Frage der Verwachsung von Milchzähnen, die in Resorption stehen, noch eingegangen. Daß gelegentlich in der physiologischen Resorption eine Pause eintreten und in dieser Pause auch eine lebhafte Apposition auf die Resorptionsfläche erfolgen kann, ist eine altbekannte Tatsache. Daß aber zwischen diesem sekundär angelagerten Zement und dem Knochen gelegentlich auch eine Vereinigung stattfinden kann, darauf hat besonders Oppenheim hingewiesen.

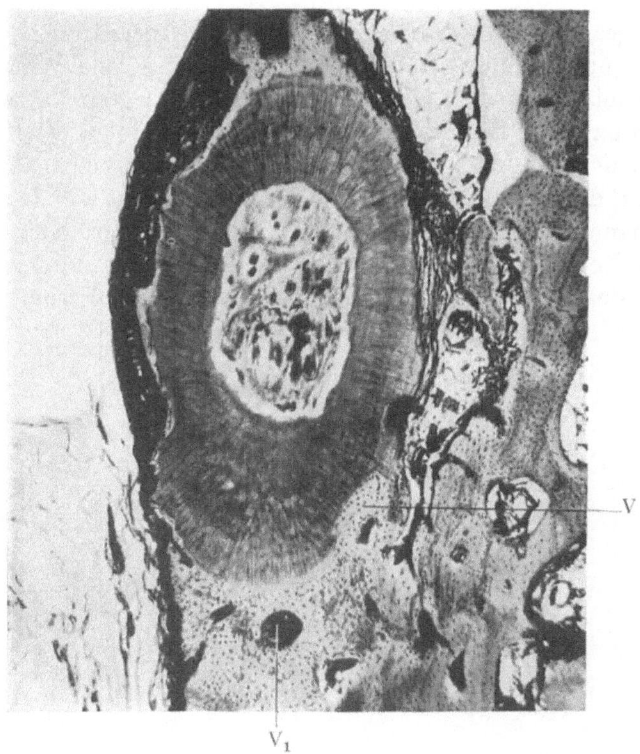

Abb. 322. Verwachsung von Milchzahnrest und Knochen.
Schmorlfärbung. Ganz schwache Vergr. Deutliche Verwachsungsstellen (V und V_1).
(Optik: Winkel Achrom. 37 mm, Kompl. Ok. 4.)

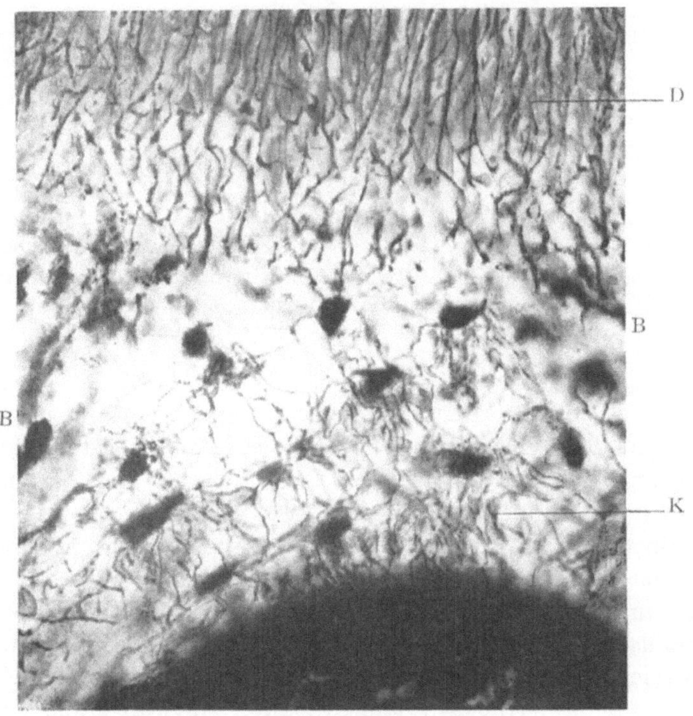

Abb. 323. Verwachsungsstelle (V_1) aus Abb. 322 bei stärkerer Vergrößerung.
Die Grenze der ehemaligen Resorptionsbucht ist bei B schwach zu sehen. K Knochen. D Dentin.
(Optik: Winkel Fluor. 3 mm, Kompl. Ok. 4.)

Noch vollständiger kann die Verwachsung zwischen persistierenden Milchzahnwurzel-
resten und dem umgebenden Kieferknochen werden; solche Wurzelreste bleiben mitunter bei Milchmolaren zurück, wenn die Wurzeln stark gespreizt waren, die Krone des
Prämolaren sich nahe der Bifurkation entwickelte und infolgedessen auch die Resorption
des Milchzahnes nicht am Apex, sondern näher der Bifurkation begann; dabei kann dann
der apikale Teil der Wurzel vollkommen abgetrennt werden und persistieren.
Meist wird er dann nachträglich ausgestoßen oder resorbiert oder aber er verwächst
mit dem Knochen, wie das Abb. 322 zeigt. Das Bild stammt zwar von einem Tierpräparat, doch dürfen wir wohl von hier auf menschliche Verhältnisse schließen.   Der

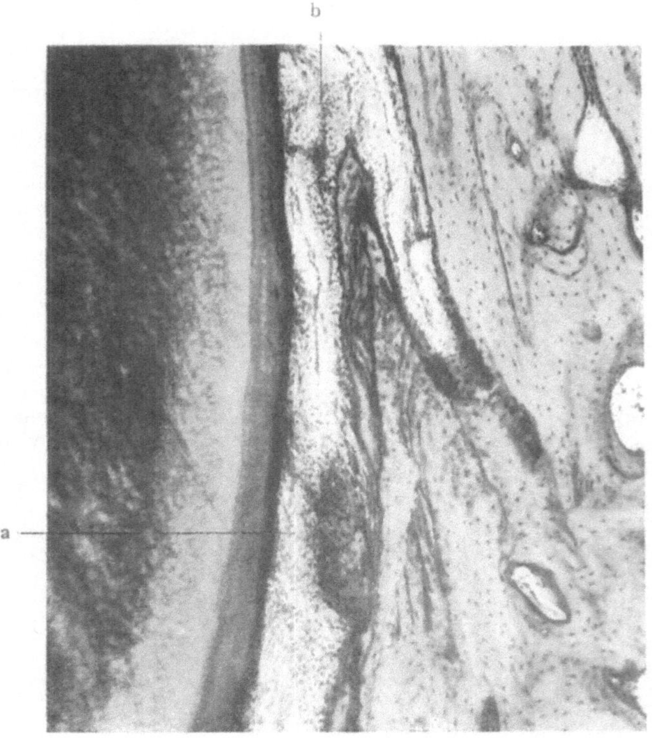

Abb. 324. Oberer 1. Schneidezahn. Verwachsung zwischen Zahn und Knochen in Vorbereitung.
Hämatox.-Eosinfärbung. Ganz schwache Vergr. Bei a und bei b feine dunkle Niederschläge (Beginn der Ver-
kalkung), die von der Alveolenwand zum Zahn herüberziehen.
(Optik: Winkel Achrom. 37 mm, Kompl. Ok. 4.)

Wurzelquerschnitt hebt sich deutlich von dem umgebenden Knochen ab; der ursprüngliche Zementmantel ist ebenso wie ein Teil des Mantel- und zirkumpulpären Dentins
durch Resorption verloren gegangen; danach aber ist mit Ausnahme eines kurzen
Abschnittes, der von Bindegewebe bedeckt ist, wiederum Apposition erfolgt und zwar
haben wir es hier einwandfrei mit Knochen zu tun, bemerkenswert ist, daß auch der
Wurzelkanal von osteoidem Gewebe ausgefüllt ist.
     Die Frage, in welcher Weise die Verbindung zwischen der Resorptionsfläche und dem
sekundär apponierten Zement oder Knochen vor sich geht, ist meist dahin beantwortet
worden, daß es sich nur um eine anatomische Anlagerung ohne innige Verbindung zwischen
Dentin und Zement bzw. Knochen handelt.   Diese Antwort ist aber nur bedingt richtig.
Es kommt wohl vor, daß eine feine Lage von Kittsubstanz als Verbindungsmittel dient,
die unverkalkt bleiben kann und im mikroskopischen Präparat leicht zu einer Trennung

der zwei Hartsubstanzen führt; doch ist nach unseren Untersuchungen mindestens ebenso häufig eine starre Vereinigung, wobei die Anlagerungslinie ganz oder fast ganz verschwinden kann. Einen Beleg dafür bietet Abb. 323, die ebenfalls von dem Milchzahnpräparat (Abb. 322) stammt, und zwar von einer Stelle geringerer Resorption. Die Resorptionsgrenze entspricht dem nur noch schwach angedeuteten Bogen B; sie wird noch mehr verwischt durch die zahlreichen Anastomosen zwischen den Dentinkanalendverzweigungen und den Ausläufern der Höhlen des nachträglich apponierten Knochens. Von einer einfachen Anlagerung kann man hier sicher nicht mehr sprechen.

Und endlich noch eine Illustration zur 3. Gruppe, Verwachsung auf der Grundlage degenerativer Veränderungen in der Wurzelhaut. Das gewählte Beispiel

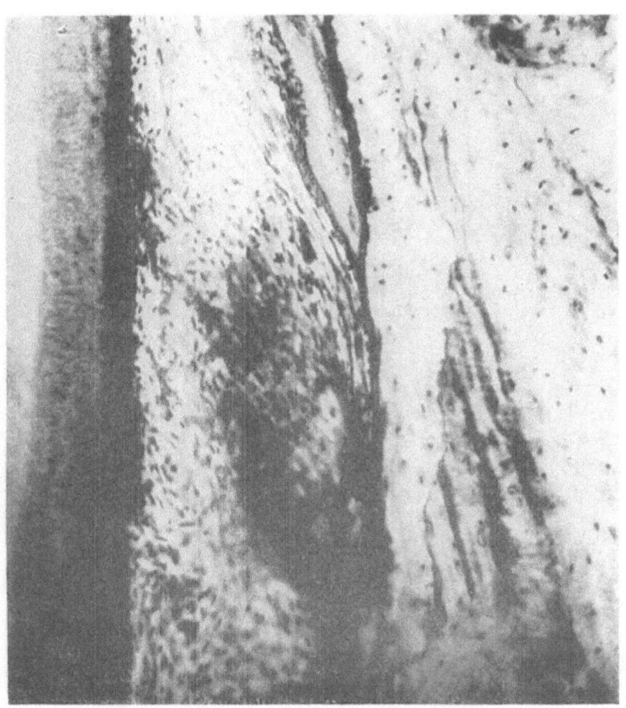

Abb. 325. Stärkere Vergrößerung aus Abb. 324 Stelle a.
Man sieht jetzt besser den feinen hauchartigen Niederschlag im Periodontium.
(Optik: Winkel Fluor. 13 mm, Kompl. Ok. 4.)

(Abb. 324 und 325) stellt zwar noch nicht die vollzogene Vereinigung der beiden benachbarten Hartsubstanzen dar, sondern die Vorstufe mit der amorphen Kalkeinlagerung in die Grundsubstanz; aber vielleicht ist das Präparat gerade deshalb um so instruktiver. Die schwache Vergrößerung (Abb. 324) gibt das Situationsbild; das Wurzeldentin (links im Bilde) ist bedeckt von einer dünnen ziemlich gleichmäßigen Zementschicht; der Periodontalraum am oberen und unteren Rande des Bildes ist noch verhältnismäßig breit; im mittleren Abschnitt aber erscheint er sehr verengt, besonders an den Stellen a und b. In Abb. 325 ist die Stelle a bei stärkerer Vergrößerung wiedergegeben; man kann hier nun deutlicher erkennen, daß es sich um einen Verkalkungsbezirk in der Wurzelhaut handelt; da, wo sich im Wurzelhautbereich ein helles Grau findet, wie z. B. bei K, ist bei noch stärkerer Vergrößerung ein feinkörniger Kalkniederschlag festzustellen; es konnte sich hier offenbar nur um eine Frage der Zeit handeln, bis sich an dieser Stelle die völlige Verkalkung der Wurzelhaut und damit die Synostose von Wurzel und Knochen vollzogen hätte.

Störung in der Vitalität des Zementes.

Ebenso wie beim Knochen sind auch beim Zement die Begriffe Apposition und Resorption trotz ihrer gegenteiligen Bedeutung untrennbar. Es ergibt sich damit von selbst, daß an die Besprechung von abnorm starker Apposition unmittelbar angeschlossen wird die Besprechung der Resorption des Zementes (und mit ihm auch vielfach des Dentins). Wie ungemein häufig wenigstens die Resorption geringen Umfanges ist, geht daraus hervor, daß wir kaum je einen in Funktion stehenden Zahn

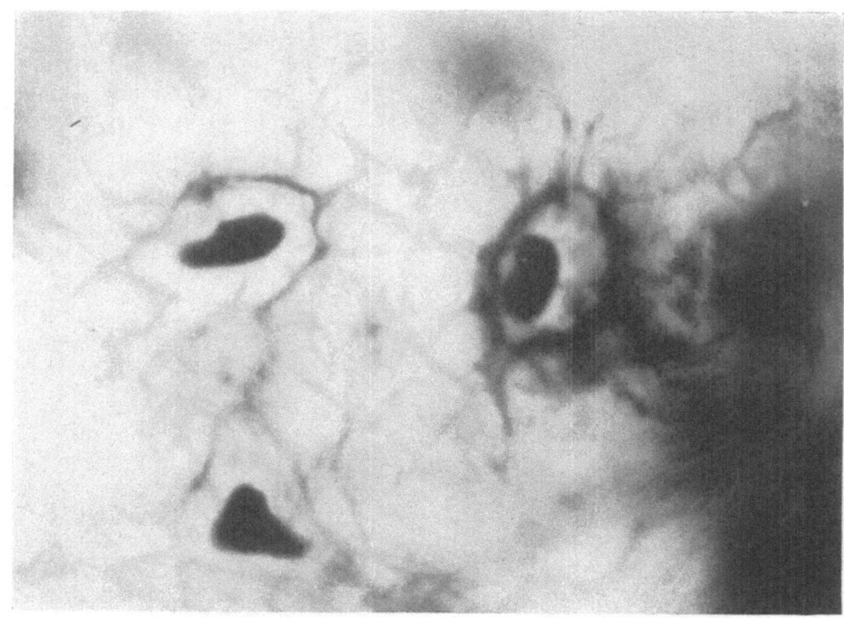

Abb. 326. Oberer 1. Molar. Normale Zementzellen.
Hämatox.-Eosinfärbung. Sehr starke Vergr. (Optik: Winkel Fluor. 1,4 mm, Kompl. Ok. 4.)

zu sehen bekommen, der an seinem Zementmantel nicht noch Spuren einer früheren Resorption erkennen läßt. Soweit sich der Umbau in mäßigen Grenzen vollzieht, werden ihm deshalb auch nicht ohne weiteres pathologische Momente untergeschoben, sondern der Umbau mit Stellungswechsel, Belastungswechsel usw. in Beziehung gebracht. Es muß aber hier nochmals mit allem Nachdruck darauf verwiesen werden, daß ebenso wie für die Bildung des Zementes die Wurzelhaut allein in Frage kommt, so auch in der Wurzelhaut in erster Linie der Ausgangspunkt für die Resorption gesucht werden muß, sei es daß ein ganz plötzlicher Abbau erfolgt sei, daß auf dem Wege über die Wurzelhaut der beschriebene Stoffwechsel im Zement gestört wird und in dem so biologisch veränderten Zement der Reiz für die Resorptiontätigkeit der Wurzelhaut liegt. An Stelle der Zementoplasten treten die Zementoklasten, beide aber sind Bestandteile der Wurzelhaut.

Nur von solchen Gesichtspunkten aus ist unseres Erachtens der Vorgang der Resorption und der Begriff „Störung in der Vitalität des Zementes" erfaßbar. Wenn trotz des engsten Zusammenhanges zwischen beiden, den Störungen in den Lebensvorgängen des Zementes, soweit sie bildlich darstellbar sind, ein eigener Absatz gewidmet wird, so geschieht es einmal, weil wir darin meist eine Art Vorstadium der Resorption zu sehen haben und dann, weil die Veränderungen im Zementzellbild häufig sichtbar sind, ohne daß es gelingt, in der zugehörigen Wurzelhaut Pathologisches nachzuweisen.

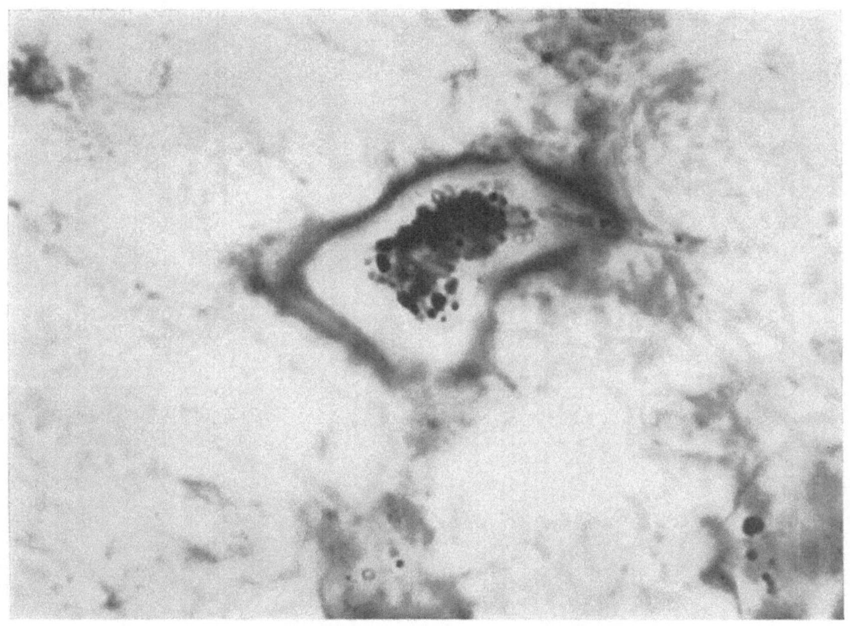

Abb. 327. Unterer 3. Molar. Verfettung der Zementzellen.
Hämatox.-Sudanfärbung. Die leuchtend roten Fetttropfen sind hier im Mikrophotogramm schwarz. Die sehr feinen Fetttröpfchen liegen hauptsächlich um den Kern herum.
(Optik: Winkel Fluor. 1,4 mm, Kompl. Ok. 4.)

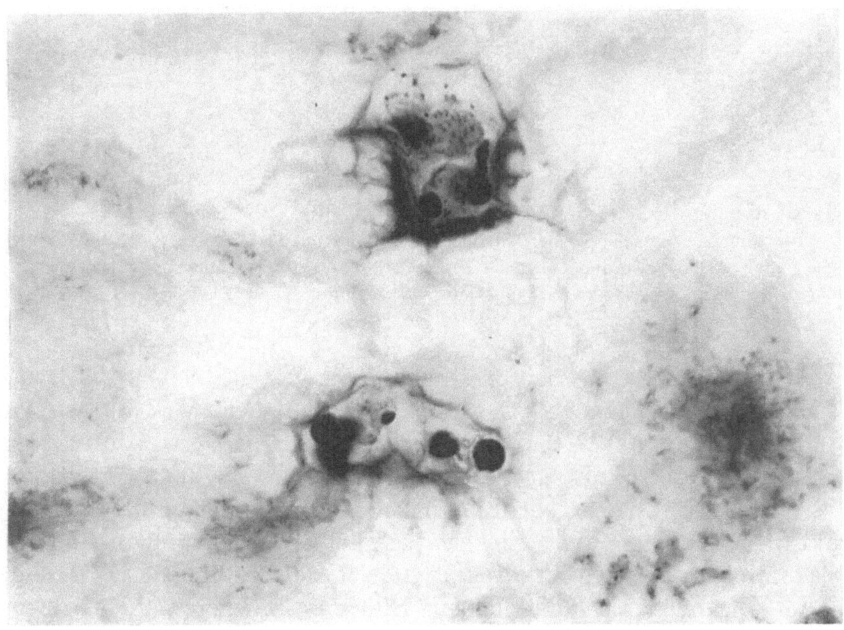

Abb. 328. Unterer 3. Molar. Verfettung von Zementzellen.
Hämatox.-Sudanfärbung. Sehr starke Vergr. Das Fett liegt hier in großen Kugeln im Zelleib verstreut.
(Optik: Winkel Fluor. 1,4 mm, Kompl. Ok. 4.)

Der Vitalität des Zementes wird namentlich von Gottlieb eine große Bedeutung beigemessen; nur ein Zement von guter Vitalität kann nach diesem Autor den frühzeitigen Schwund des Alveolarknochens verhindern; sinkt die Vitalität, sagt Gottlieb, dann schwindet der Knochen; erholt sie sich wieder, dann wird der infolge des Knochenschwundes verbreitete Periodontalraum durch Zementapposition wieder verengert; geht sie vollständig verloren, dann erfolgt eine Tiefenwucherung des Epithels und Überkleidung des „nicht mehr plantationsfähigen" Zementes, woran sich dann die pathologische Taschenbildung schließt.

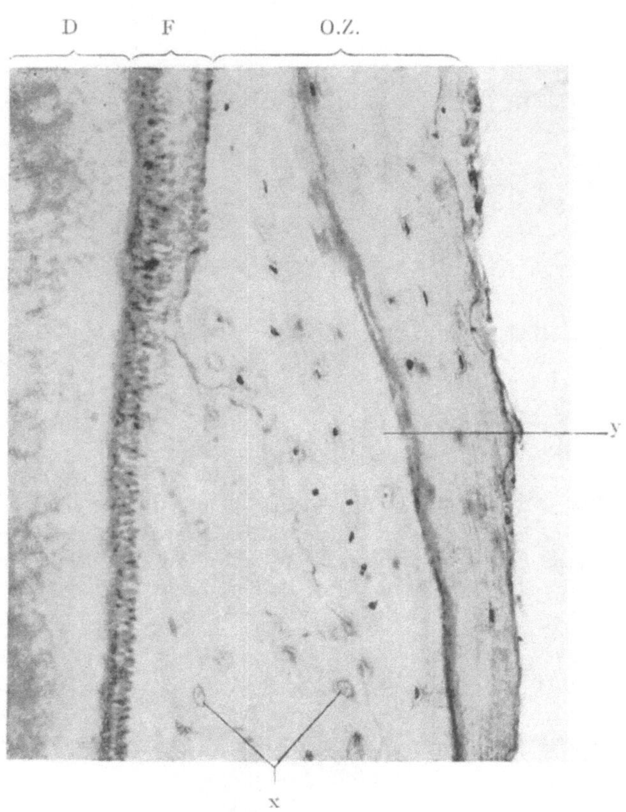

Abb. 329. Unterer 3. Molar. Vitalität des Zementes
Hämatox.-Eosinfarbung. Schwache Vergr. In den tieferen Lagen des Zementes bei x sind die Zementzellen nekrotisch geworden. O.Z. Osteozement. F fibrilläres Zement. D Dentin.
(Optik: Winkel Achrom. 12,6 mm, Kompl. Ok. 4.)

Wie weit diese Auffassung richtig ist, soll dahin gestellt bleiben; für den Augenblick kann es sich nur darum handeln, zu prüfen, wie weit im Mikroskop am Zement Veränderungen festzustellen sind, die wir als Ergebnis von Stoffwechselstörungen ansprechen müssen und damit zu Vitalitätsstörungen in Beziehung bringen können. Nicht berücksichtigt sind dabei die Folgen grober Insulte, Fraktur, Perforation usw. Einen wesentlichen Anhaltspunkt haben wir nun bei der mikroskopischen Prüfung in dem färberischen Verhalten der Zementzellen und dieses soll im folgenden an Hand einiger Bilder besprochen werden.

Um eine Vergleichsmöglichkeit zu geben, sei zunächst noch einmal das Bild von normalen Zementzellen in Erinnerung gebracht (Abb. 326). Eine Störung im regulären Stoffwechsel kann sich nun dadurch bemerkbar machen, daß die Zementzelle nicht mehr in der Lage ist, das angebotene Fett zu verarbeiten — es kommt zur

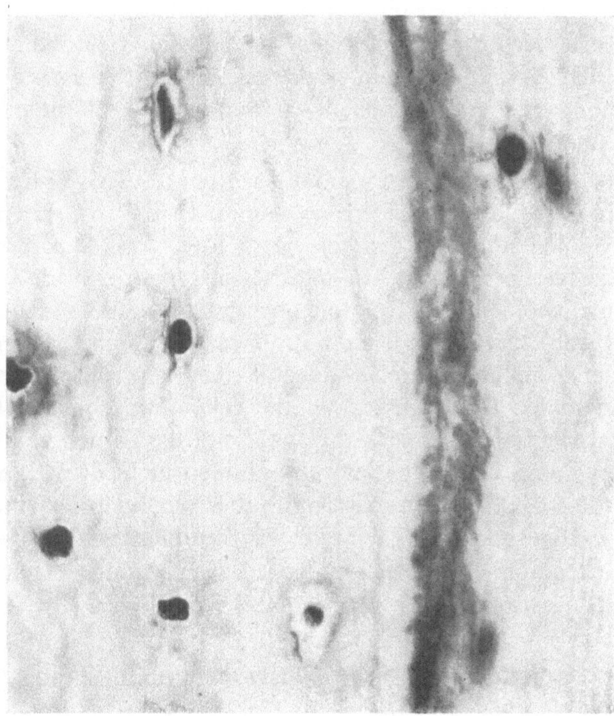

Abb. 330. Stärkere Vergrößerung aus Abb. 329 Stelle y. Zementzellen lebend, die Kerne haben sich gut gefärbt.

Hämatox.-Eosinfärbung. (Optik: Winkel Fluor. 3 mm, Kompl. Ok. 4.)

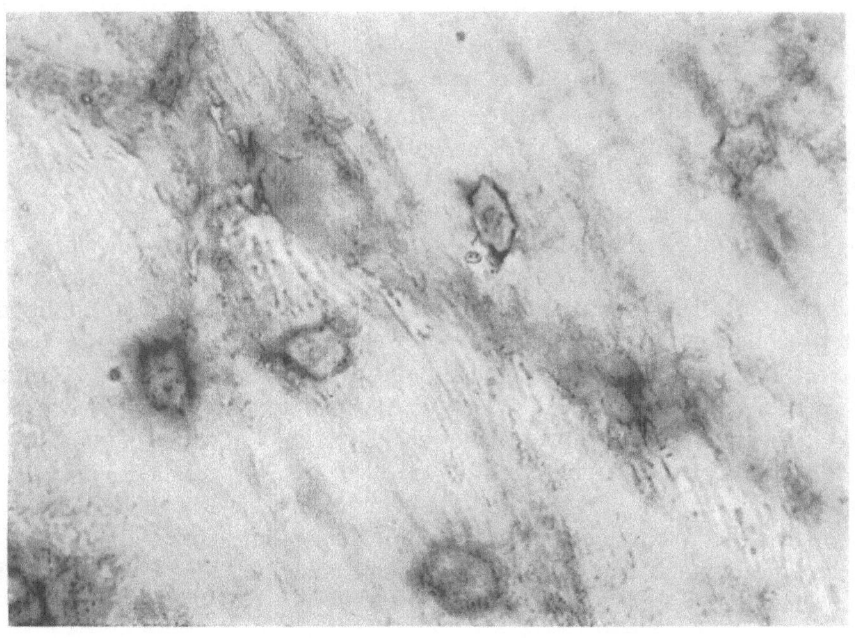

Abb. 331. Stärkere Vergrößerung aus Abb. 329. Zementzellen abgestorben. Die Kerne haben sich wenig oder gar nicht gefärbt.

Hämatox.-Eosinfärbung. (Optik: Winkel Fluor. 3 mm, Kompl. Ok. 4.)

Fettspeicherung und schließlich zur vollständigen Verfettung der Zelle. In Abb. 327 haben wir eine solche Fettspeicherung vor uns, die in Gestalt feinster Tröpfchen hauptsächlich um den Kern herum gruppiert ist; doch lassen sich auch einige Tröpfchen im Protoplasma bis in den Ausläufer hinein verfolgen. Abb. 328 zeigt zwei Zementzellen, bei denen die Kerne zum Teil frei geblieben sind und das Fett mehr im Protoplasma in Gestalt größerer Kugeln liegt.

Recht erhebliche Veränderungen im färberischen Verhalten der Zementzellen finden wir aber auch oft bei Verwendung von Hämatoxylin-Eosin. Wenn man Abb. 329 auch nur oberflächlich betrachtet, so fällt sofort auf, daß bei einer Reihe von Zellen die Kerne tief schwarz gefärbt sind, während an anderen Stellen zwar die Kontur der Zementhöhlen sich feststellen läßt, eine Dunkelfärbung der Kerne aber fehlt. Abb. 330 und Abb. 331, dem gleichen Präparat entnommen, stellen die sich so verschieden verhaltenden Zementkörperchen bei stärkerer Vergrößerung einander gegenüber. Abb. 330 zeigt die normalen Verhältnisse, d. h. die Zellen mit lebhafter Färbung der Kerne, zu denen weiter nichts zu bemerken ist. Abb. 331 zeigt die Zementzellen ohne deutliche Kernfärbung; man sieht zwar jetzt, daß die Höhlen nicht etwa leer sind, sondern daß auch hier noch Reste von Kernen existieren, aber nur noch als eine Art kleiner Kernschatten. Die fast völlige Farblosigkeit berechtigt zu dem Schlusse, daß wir es hier mit nekrotischen bzw. nekrobiotischen Zellen zu tun haben, womit letzten Endes die Vitalität dieses Zementbezirkes erlischt.

Pathologische Resorptionsvorgänge am Zahn.

Resorptionserscheinungen bei Zahnfrakturen und anderen Traumen, ferner bei Retention und Replantation werden in den betreffenden Kapiteln erörtert; hier sollen in erster Linie die histologischen Befunde besprochen werden, wie wir sie bei Resorptionsvorgängen an normal stehenden und funktionierenden Zähnen beobachten. Wenn dabei eine Untergruppierung stattfindet, so hat diese lediglich ben Zweck, nach Häufigkeit und Umfang zu trennen; gemeinsam bleibt aber stets, daß die Resorption vom Periodontium, — auch dem entzündlich veränderten! — ausgeht und daß Resorption und Apposition dicht aufeinander folgen, ja selbst dicht nebeneinander liegen können.

Hinsichtlich der allgemeinen Ätiologie führt Bauer (Schule Pommer) folgendes aus: „Die Steigerung des Blutdrucks und die dadurch bedingte quantitative und qualitative Änderung der Gewebs-, d. i. Ernährungsflüssigkeit, löst zellulären Abbau aus. Diese Erhöhung des Blut- und Gewebsdrucks kann natürlich auch bedingt sein durch Raumbeengung infolge von Knochenanlagerung und so erklärt Pommer die Tatsache, daß sich oft in einem engen Gebiet neben oder gegenüber Apposition Resorption vorfindet. Neben den funktionellen Momenten, denen eine Hauptbedeutung zuzuschreiben ist, kommen unter pathologischen Verhältnissen die entzündlichen und irritativen bzw. kombinierten komplexen Einwirkungen für die An- und Ablagerung in Betracht und.., wobei vermerkt werden muß, daß sich unter pathologischen Verhältnissen die Funktion auch als schädigende Reizwirkung geltend machen kann, wie wir es bei der sog. „Alveolarpyorrhoe" (Paradentitis) beobachten können". Demgegenüber bemerkt Gottlieb: „Man findet ... unter physiologischen Verhältnissen an der Wurzeloberfläche nur Anbau. Jeder Abbau an der Wurzeloberfläche bedeutet schon eine Störung des physiologischen Geschehens, die je nach dem Umfang und der Dauer mehr oder weniger funktionelle Störungen bewirken kann."

Resorption geringeren Umfanges am Zementmantel.

Von den Resorptionen geringeren Umfanges sind als die häufigsten zu erwähnen, diejenigen ohne nachweisbare entzündliche Erscheinung in der Wurzelhaut, wie sie überaus oft an der Wurzelspitze, aber gelegentlich auch seitlich vorkommen und von manchen als rein funktionelle Auswirkung mehr den physiologischen Erschei-

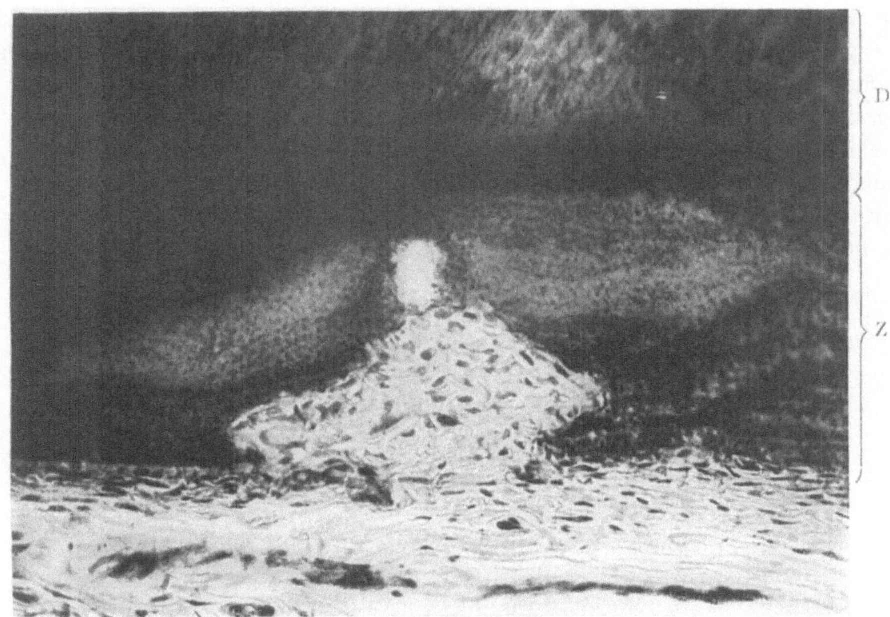

Abb. 332. Oberer 1. Molar. Resorptionsbucht im Zement nahe der Wurzelspitze.
Hämatox.-Eosinfärbung. Mittlere Vergr. Entzündliche Erscheinungen im Periodontium fehlen. Z Zement.
D Dentin. (Optik: Winkel Achrom. 6 mm, Kompl. Ok. 4.)

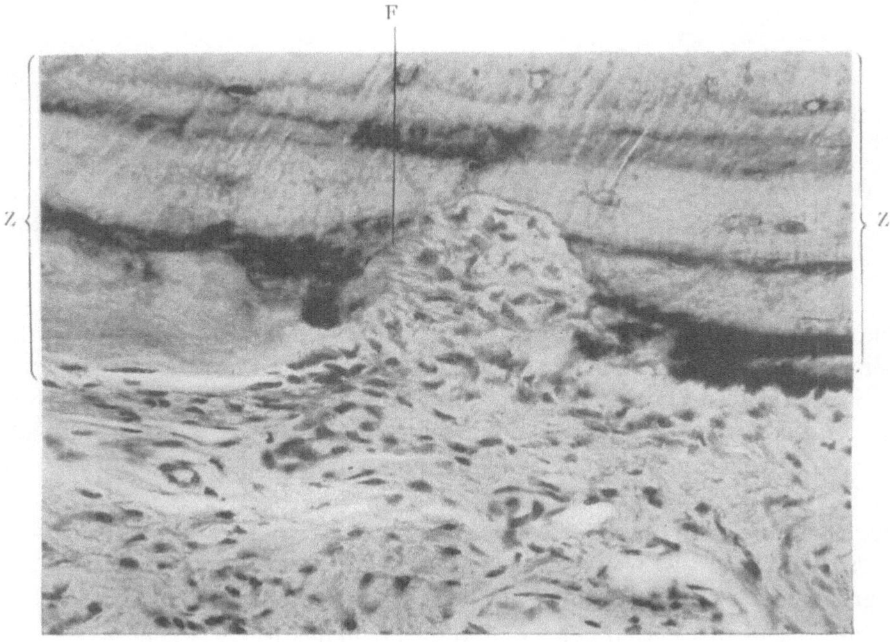

Abb. 333. Unterer 1. Molar. Resorptionsbucht im Zement.
Hämatox.-Eosinfärbung. Mittlere Vergr. An der linken Wand der Bucht beginnt wieder Zementanbau, erkenntlich am Einstrahlen der Fasern (F). Zement (Z). (Optik: Winkel Achrom. 6 mm, Kompl. Ok. 4.)

nungen zugerechnet werden, ferner diejenigen, die in der Nachbarschaft oder auch unmittelbaren Berührungen mit entzündlichen Herden entstehen.

Abb. 332 zeigt eine typische kleine Resorptionsbucht nahe der Wurzelspitze. Der Eingang ist etwas schmäler, die stärkste Ausbreitung erfolgt innerhalb der äußersten Zementlamelle, nach dem Dentin zu nimmt sie an Umfang rasch ab. Entzündliche Erscheinungen in der Wurzelhaut sind nicht erkennbar. Der ganze Prozeß mag allerdings auch schon etwas länger bestehen, denn die Grenzzacken der Hawshipschen Lakunen sind bereits ausgeglichen. Ein etwas ähnliches Bild haben wir in Abb. 333 bei stärkerer Vergrößerung. Dieses Bild ist deshalb bemerkenswert, weil sich hier an der linken Wand der Bucht bereits die ersten Anzeichen einer anschließenden Apposition erkennen lassen, insofern hier aus der Grundsubstanz zahlreiche parallel angeordnete Fasern hervortreten, die an der Resorptionsfläche inserieren.

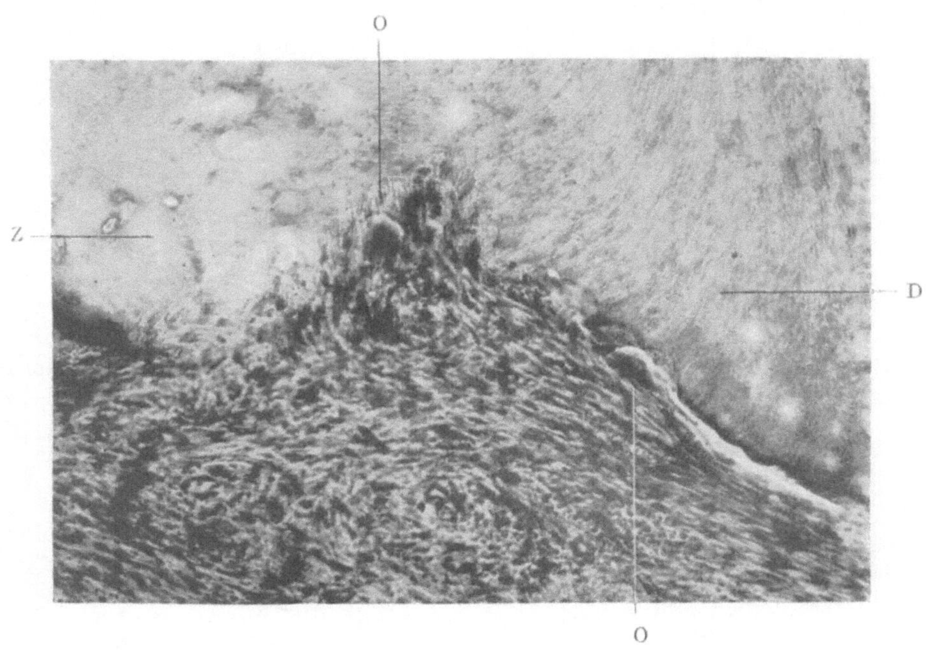

Abb. 334. Unterer 1. Molar. Resorptionsbucht im Zement an der Wurzelspitze.
Hämatox.-Eosinfärbung. Schwache Vergr. Die Resorption reicht bis ins Dentin hinein. Z Zement. D Dentin.
O Osteoklasten. (Optik: Winkel Achrom. 12,6 mm, Kompl. Ok. 4.)

Das nächste Bild (Abb. 334) bringt Resorptionsvorgänge unmittelbar an der Wurzelspitze eines Zahnes; hier hat der Prozeß schon größeren Umfang angenommen, denn das Zement ist stellenweise ganz abgebaut worden und die Resorption greift bereits auf das Dentin über; zum Teil ist sie hier noch in vollem Gange. In diesem Falle könnte man eher von entzündlichen Erscheinungen in der Wurzelhaut sprechen, denn die Gefäße sind stark erweitert, prall mit Blut gefüllt und an verschiedenen Stellen ist es zu Hämorrhagien gekommen. All dies sind jedoch ganz akute Erscheinungen, während die Anfänge der Resorption schon viel weiter zurückliegen. Das Hervorstechendste im Periodontium ist der große Reichtum an Spindelzellen.

Anders liegen die Verhältnisse bei Abb. 335. Hier ist zweifellos die Infiltration der Wurzelhaut das Primäre, die Resorption das Sekundäre. Die meisten Buchten haben erst kleinstes Ausmaß; sie enthalten Riesenzellen, die in voller Tätigkeit sind. Bei dieser Gelegenheit darf daran erinnert werden, daß „Zementoklasten" keineswegs immer gleichbedeutend mit Riesenzellen zu sein brauchen; wir finden oft genug resorbierende Zellen in Gestalt von einkernigen Zellen normaler Größe.

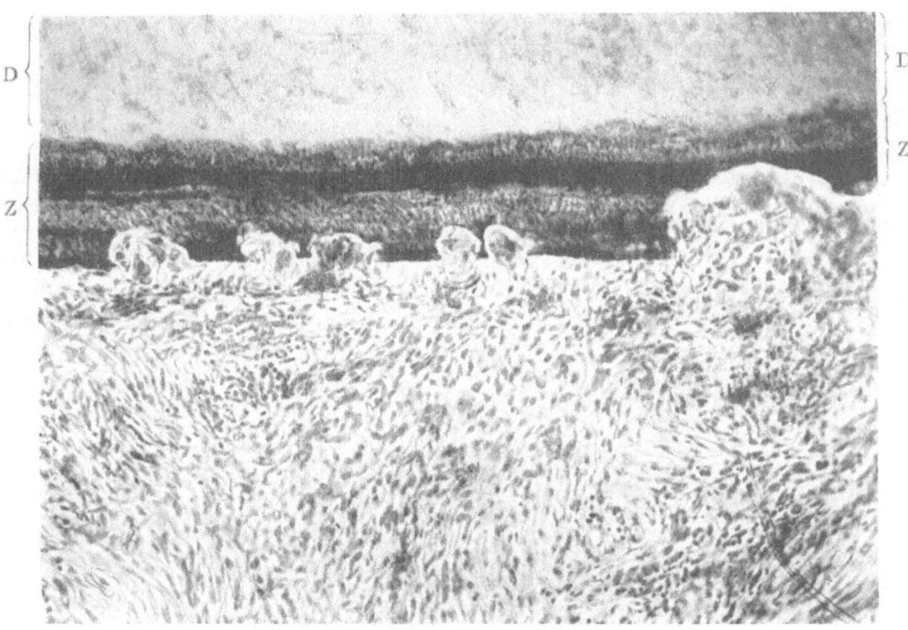

Abb. 335. Oberer 1. Molar. Resorptionen im Zement bei entzündlichen Infiltraten in der Wurzelhaut.
Hämatox.-Eosinfärbung. Schwache Vergr. Z Zement. D Dentin.
(Optik: Winkel Achrom. 12,6 mm, Kompl. Ok. 4.)

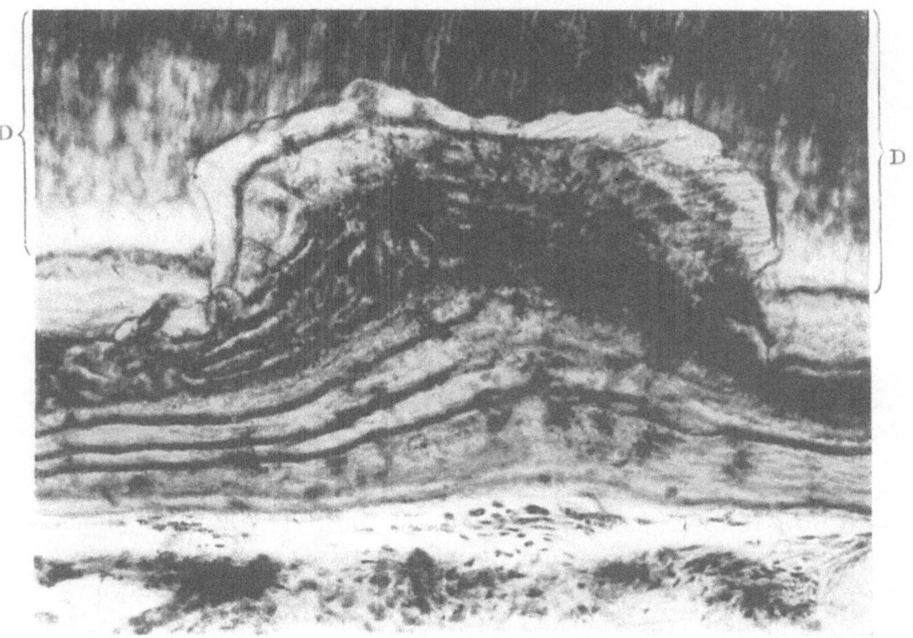

Abb. 336. Oberer 1. Molar. Ehemalige Resorptionsbucht, die sogar bis ins Dentin (D) reichte,
mit Zement lagenweise wieder ausgefüllt.
Hämatox.-Eosinfärbung. Schwache Vergr. (Optik: Winkel Achrom. 12,6 mm, Kompl. Ok. 4.)

In Abb. 336 endlich haben wir ein Bild, das so ungemein häufig ist, daß es hier nicht übergangen werden darf: die Merkmale früherer Resorption und die abgeschlossene Reparation. Man erkennt deutlich die Grenzen der Resorptionsbucht, die sich hier über das Zementbereich hinaus auch noch eine kurze Strecke weit auf das Dentin erstreckt hat; dann kam die Apposition zunächst mit einem Zement von untergeordneter Form und darauf eine gleichmäßige lamelläre Anlagerung mit dem Ergebnis, daß eine Unterbrechung in dem glatten Verlauf der Wurzeloberfläche nicht mehr besteht, insofern — aber nur insofern — eine Restitutio ad integrum.

Wurzelresorption bleibender Zähne mit lebender Pulpa.

Eines der eigenartigsten Kapitel in dem Abschnitt Resorption ist der fortschreitende Abbau von Wurzeln bleibender Zähne mit lebender Pulpa und histologisch nicht klar veränderter Wurzelhaut. Die Art von Resorption, die zum völligen Verlust der Wurzel und damit des Zahnes führen kann, läßt sich noch am ehesten mit der Milchzahnresorption vergleichen; sie wird u. a. auch dadurch charakterisiert, daß die

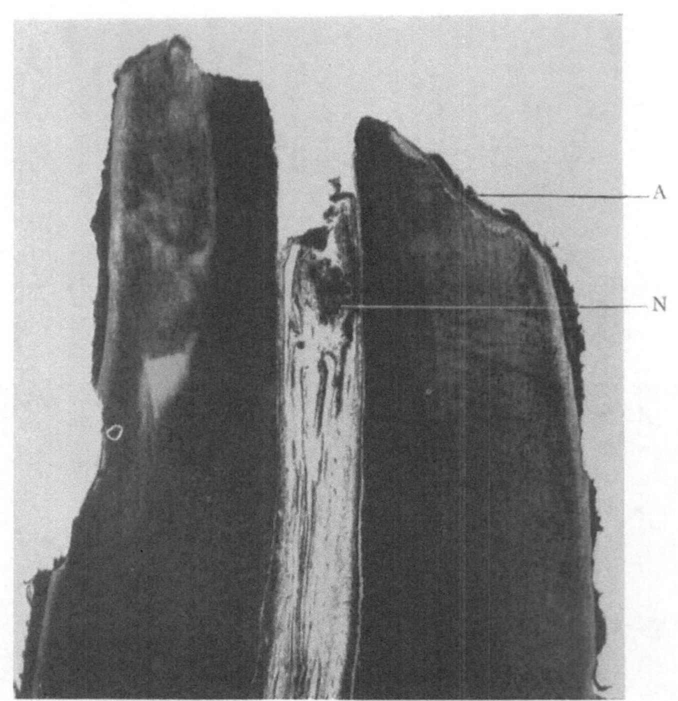

Abb. 337. Oberer 1. Schneidezahn. Wurzelresorption.
Hämatox.-Eosinfärbung. Übersichtsbild. Bei A erkennt man eine dünne Lage neugebildeten Zementes auf der Resorptionsfläche. Bei N ein dichtes Knäuel von Nervenfasern, nicht etwa entzündliche Erscheinungen. (Optik: Winkel Luminar 26 mm.)

Knochenapposition am Fundus alveolaris Schritt hält und damit eine stärkere Verbreiterung des apikalen Periodontalraumes unterbleibt. Klinisch pflegt sie bis zur Lockerung im Endstadium kaum je Erscheinungen zu machen; vielmehr wird sie meist nur als Zufallsbefund erhoben; interessant ist folgender Fall aus der zahnärztlichen Literatur: bei Extraktion eines Molaren wurde die eben erwähnte Resorption festgestellt; daraufhin wurden Röntgenaufnahmen von den übrigen Molaren des Patienten gemacht und es zeigte sich, daß noch verschiedene andere Molaren in gleicher Weise erkrankt waren, ohne daß der Patient je irgendwelche Erscheinungen an diesen Zähnen beobachtet hätte. Der Verlauf dieser Art von Resorption braucht kein gleichmäßig fortlaufender zu sein; es treten wohl öfter Pausen ein, während deren eine Apposition von bescheidenem Umfang erfolgt, die dann später auch wieder verschwinden kann. Die Anamnese pflegt in allen Fällen völlig zu versagen. (Daß hierher nicht solche Fälle gerechnet werden, bei denen etwa ein retinierter Zahn sich in der Wurzelspitzengegend befand, versteht sich von selbst.) Hier mögen die Bilder von einigen der immerhin seltenen Fälle wiedergegeben werden. Abb. 337 zeigt in schwacher Vergrößerung die Wurzel eines r. o. I. Schneidezahnes, die um mehr als $^1/_3$ ihrer Länge verkürzt war; an

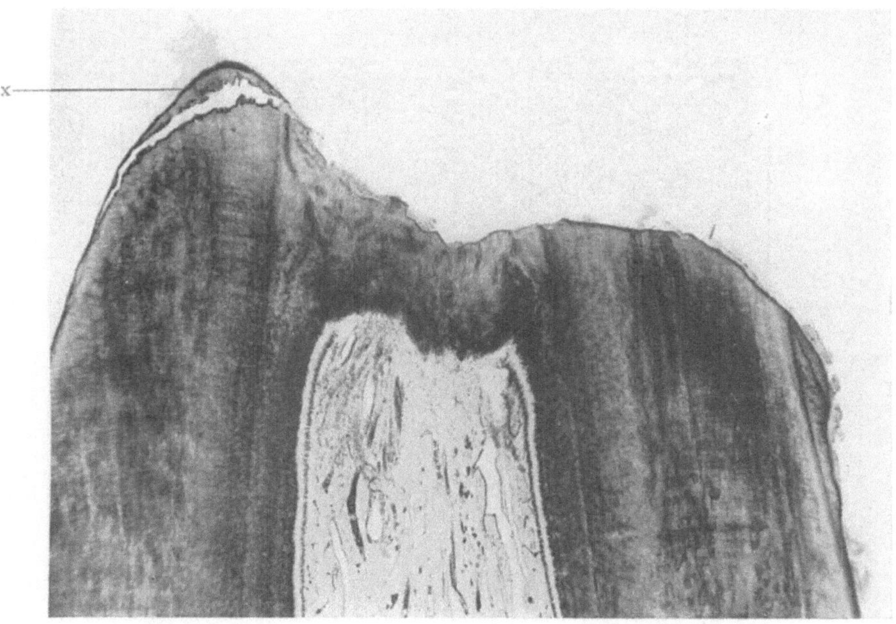

Abb. 338. Oberer 2. Prämolar. Wurzelresorption.
Hämatox.-Eosinfärbung. Ganz schwache Vergr. Bei x hat sich neugebildetes Zement vom Dentin abgehoben.
Der Schnitt geht nicht genau durch das Foramen apicale.
(Optik: Winkel Apochrom. 40 mm, Kompl. Ok. 4.)

der rechten Resorptionsfläche im Schnitt ist deutlich auch eine schmale Appositionszone zu erkennen. Leider ist beim Schneiden (Gefrierschnitt) die Pulpa etwas zerrissen worden, doch läßt sich die Odontoplastenreihe immerhin noch gut verfolgen. Die dunkle Stelle nahe dem For. apicale entspricht einem Knäuel von Nervenfasern. Auffallend ist an diesem Zahn, daß auch an der seitlichen Wurzeloberfläche umfangreiche Resorptionen vorliegen. — Abb. 338 bringt einen Schnitt von einem oberen Prämolaren, wobei am Wurzelende die Kanalwand mit angelagertem Zement getroffen ist. Bei der etwas stärkeren Vergrößerung hier in dieser Abb. 338 läßt sich die ununterbrochen verlaufende Odontoplastenschicht besonders gut erkennen. Auch sonst bietet die Pulpa abgesehen von einigen Verkalkungsherden nichts Besonderes, ebensowenig die Wurzelhaut. An der einen Seite hat sich die neu angelagerte Zementschicht etwas abgelöst; an der anderen Seite war keine Apposition vorhanden.

Idiopathische Wurzelhautwucherung.

Mindestens ebenso rätselhaft in ihren Ursachen und ihrem Verlauf wie die progressive Wurzelresorption vom Apex her ist die progressive Resorption von der seitlichen

Wurzeloberfläche her, wobei nicht die Fälle eingerechnet sind, bei denen das Periodontium den Weg in den Zahn durch einen Seitenast des Wurzelkanals gefunden hat.
Fälle der letzteren Art sind nicht so selten und schon mehrfach beschrieben worden
(Shmamine). Aus einer eigenen früheren Arbeit, die dieses Thema behandelt, sei hier
ein Bild (Abb. 339) wiedergegeben. Man sieht den Seitenkanal in etwa halber Wurzelhöhe.
Der Kanal ist nachträglich durch Resorption (deren Spuren an den Dentingrenzlinien
noch erkennbar sind) erweitert und dann durch Zementapposition wieder etwas verengert
worden, wie man dies ja am normalen Foramen apicale auch oft zu sehen bekommt.
Alle diese Fälle sind daran kenntlich, daß auf möglichst kurzem Weg das Periodontium

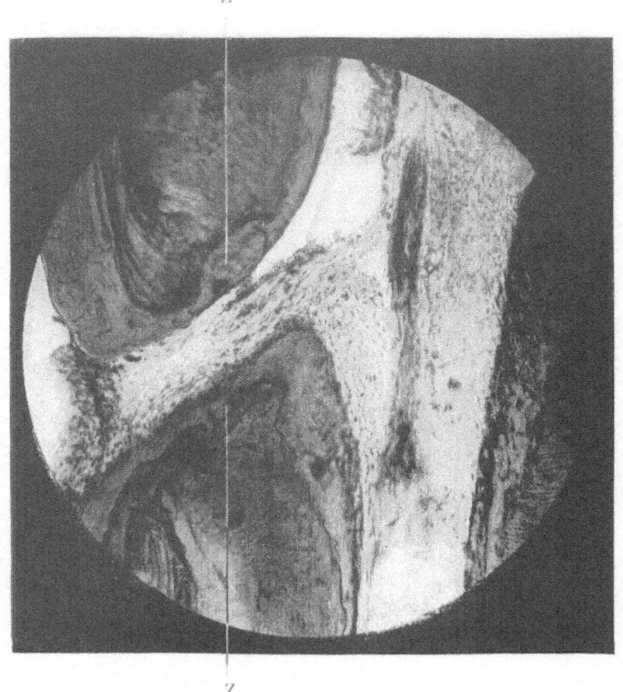

Abb. 339. Unterer 1. Molar. Seitenkanal in halber Wurzelhöhe.
Hämatox.-Eosinfärbung. Ganz schwache Vergr. Die Wandungen des Seitenkanals sind mit Zement (Z)
ausgekleidet. (Optik: Winkel Achrom. 37 mm, Kompl. Ok. 4.)

von außen in den Wurzelkanal eindringt; sie gehören streng genommen nicht hierher,
da hier der Verlauf der Hartsubstanz ohnehin schon unterbrochen war und zunächst
auch erst eine Umstellung oder ein Ersatz des im Seitenkanal befindlichen Weichgewebes
erfolgen mußte.

Anders die Fälle, bei denen sich in umfangreicher Resorptionsarbeit die Wurzelhaut einen völlig neuen Weg in den Zahn — mit Umgehung der Pulpa —
schafft, wie wir es ähnlich an retinierten Zähnen zu sehen gewohnt sind. Während
uns dort aber eben wegen der Retention wenigstens Vermutungen möglich sind, handelt
es sich bei den jetzt zu besprechenden Fällen um Zähne in normaler Stellung und Funktion. Man kann dabei zwei Formen unterscheiden: die eine ist charakterisiert durch
flächenhafte Resorption mit verhältnismäßig geringer Appositionstendenz;
die andere zeigt eine verhältnismäßig schmale Einbruchspforte, um so gewaltiger
kann aber dann die Resorption im Innern des Zahnes sich ausbreiten. Bei
dieser zweiten Form pflegt die nachträgliche Apposition fast alles resorbierte Dentin

durch Zement zu ersetzen; wir haben wiederholt Fälle gesehen, bei denen über ein Drittel des Zahnbeinkörpers durch sekundäres Zement ersetzt war — stets unter Umgehung des Pulpakavums, das durch eine schmale Dentinzone vom neuen Zement getrennt bleibt. Erfolgt wirklich einmal ein Einbruch in den Pulpenraum, dann kann dieser zunächst stark erweitert und später wieder durch Apposition verengert werden. Die letzteren Fälle sind aber nicht zu verwechseln mit denjenigen, bei denen Periodontalgewebe vom Apex her in den Wurzelkanal gelangte; hier geht gewöhnlich der völlige Verlust der Pulpa oder mindestens eine hochgradige Atrophie voraus; endlich sind diese Fälle auch nicht zu verwechseln mit einer Metaplasie der Pulpa, über die an anderer Stelle berichtet wurde.

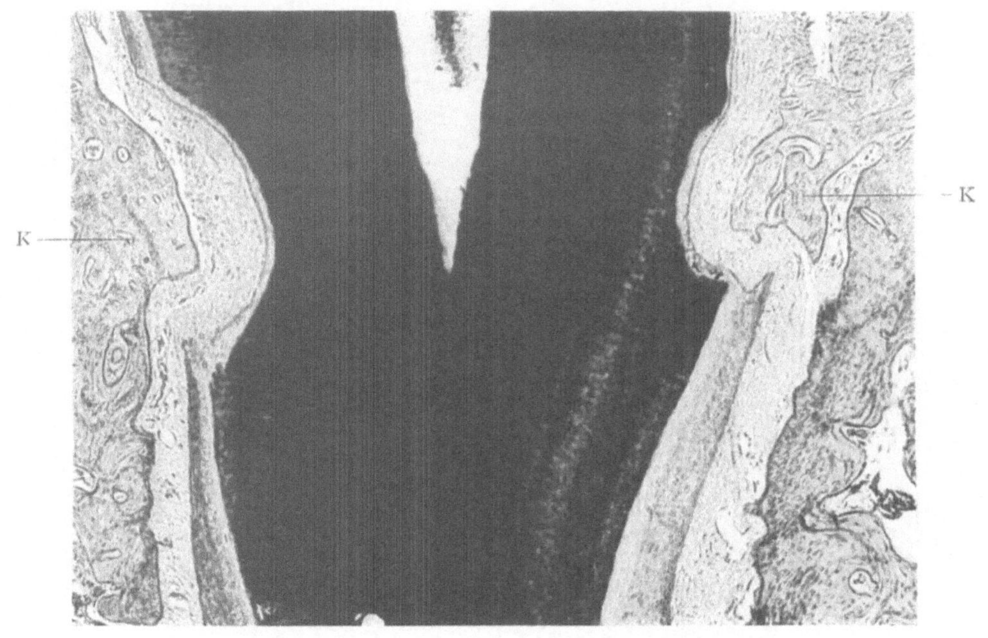

Abb. 340. Resorption an einem Katzenzahn.

Schmorlfärbung. Ganz schwache Vergr. Beide Resorptionsbuchten sind mit Zement ausgekleidet. Der Knochen des Alveolarfortsatzes (K) hat sich den Buchten angepaßt. Der Periodontalraum ist dadurch nur wenig oder gar nicht verbreitert. (Optik: Winkel Apochrom. 40 mm, Kompl. Ok. 2.)

Die ausgedehnte Resorption von der Seite her ohne histologisch nachweisbare Veränderung der Wurzelhaut kann gelegentlich auch bei Tieren beobachtet werden. Dadurch ist es möglich, im folgenden für die erste der vorhin aufgezählten zwei Formen Situationsbilder zu bringen, während man beim Menschen auf Zufallsbefunde an extrahierten Zähnen angewiesen ist.

Abb. 340 stammt von einer Katze; es handelt sich um die eine Wurzel eines Prämolaren, die eine ringförmige Resorption aufweist (im vorliegenden Schnitt wirkt sich allerdings der Prozeß als Resorption an den beiden Wurzelseiten aus; die Feststellung der Ringform ergab sich aus der Durchmusterung der einzelnen Schnitte). Interessant ist das Verhalten des Alveolarknochens: durch entsprechende Apposition ist eine nennenswerte Verbreiterung des Periodontalraumes unterblieben. Schon bei der schwachen Vergrößerung, noch besser aber an der stärkeren Vergrößerung (Abb. 341) von einem ähnlichen Schnitt sieht man, daß zur Zeit, als das Tier getötet wurde, eine Pause in der Resorption eingetreten und die Apposition auf dem Fuße gefolgt war. Ein schmaler Zementsaum kleidet die ganze Bucht aus und geht ohne scharfe Grenze in den

Zementmantel über. Die Wurzelhaut selbst ist sehr reich an Fasern und Spindelzellen; Infiltration oder auch nur eine ausgesprochene Hyperämie liegt nicht vor.

Was die zweite Form anlangt, so ist es uns leider nicht möglich gewesen, einen ganz frischen Fall von Resorption zu Gesicht zu bekommen; in allen unseren Fällen war stets nach der Resorption schon Apposition eingetreten, indessen dürften die Bilder klar genug sein, um den Umfang des Zahnbeinabbaues und meist auch noch die charakteristischen ausgebuchteten Linien zu ersehen. Abb. 342 von einem oberen I. Molaren zeigt einen leichten Fall. Von der seitlichen Einbruchstelle aus haben sich fingerartig

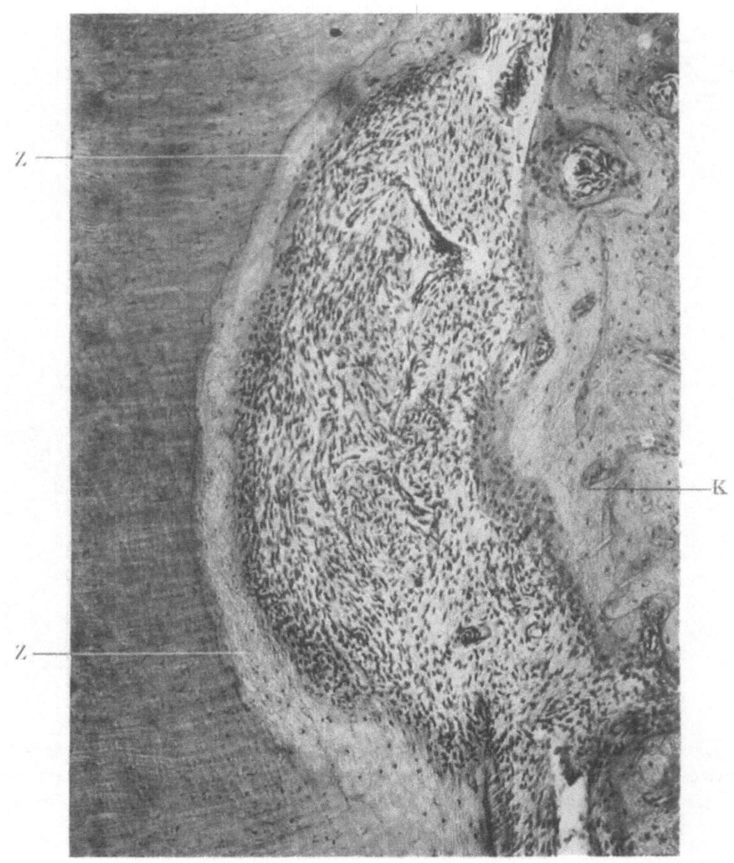

Abb. 341. Resorptionsbucht in einem Katzenzahn.

Hämatox.-Eosinfärbung. Schwache Vergr. Man sieht jetzt deutlicher als in Abb. 340 die dünne Zementauskleidung (Z) der Bucht. K Alveolarknochen. (Optik: Winkel Achrom. 16 mm, Kompl. Ok. 4.)

im ganzen 4 Gänge gebildet, von denen 3 im Bild zu sehen sind; alle 4 liegen im sekundären Wurzeldentin und verlaufen annähernd ringförmig um den Kanal, ohne seine Wand völlig zu durchbrechen. Sonst ist innerhalb der normalen Dentingrenze nichts von Resorption oder Apposition zu sehen. Bei dem einen der im Bilde quer getroffenen Gänge ist die Obliteration durch Zement eine vollständige, wenn auch der zentral gelegene Teil Zement allerjüngsten Datums ist; bei den beiden anderen Gängen findet sich zentral sehr zahlreiches Bindegewebe und ein dichter Saum von Zementoplasten.

Im nächsten Bilde (Abb. 343) war der Apposition eine viel umfangreichere Resorption vorausgegangen. Das Präparat stammt von einem Molaren, der wegen akuter purulenter Pulpitis gezogen worden war. Diesmal befand sich die Einbruchspforte für die

Wurzelhaut nahe bei der Bifurkation; der Resorption war der größte Teil des zwischen Bifurkation und Pulpaboden gelegenen Dentins zum Opfer gefallen; während nun hier ein nahezu vollständiger Ersatz durch Zement stattgefunden hatte, war der Prozeß in ziemlich breitem Zuge um das Kronenpulpakavum herum, stets in großer

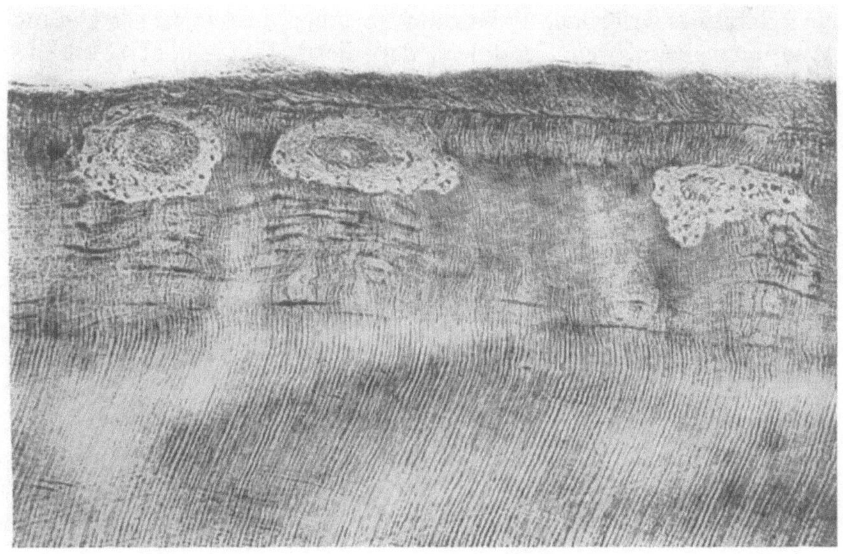

Abb. 342. Oberer 1. Molar. Drei Resorptionsgänge im Dentin mit Zement mehr oder minder vollkommen ausgefüllt.
Schmorlfärbung. Ganz schwache Vergr. (Optik: Winkel Achrom. 25 mm, Kompl. Ok. 4.)

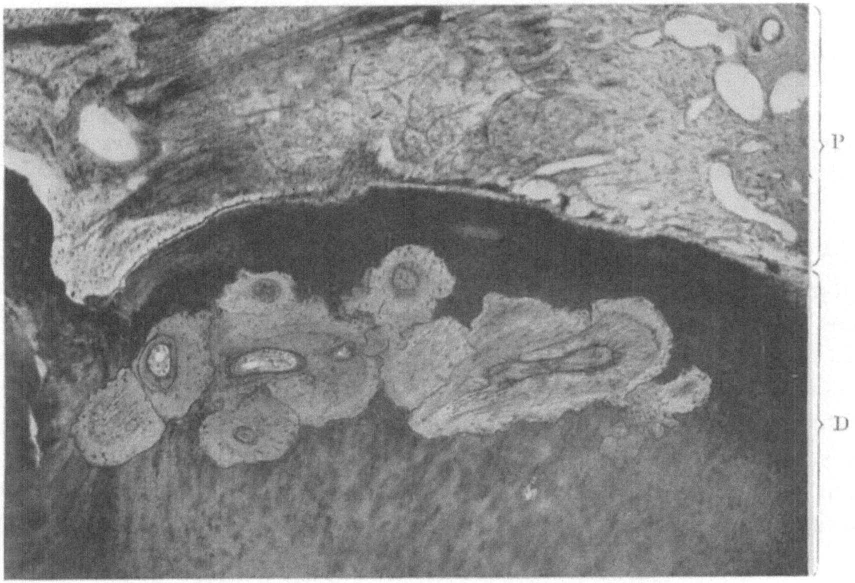

Abb. 343. Oberer 2. Molar. Ausgedehnte Resorptionen im Dentin vom Periodontium der Bifurkation ausgehend.
Hämatox.-Eosinfärbung. Ganz schwache Vergr. Die Resorptionsgänge sind mit Zement ausgefüllt.
P Pulpa. D Dentin. (Optik: Winkel Apochrom. 40 mm, Kompl. Ok. 4.)

Nähe der Odontoplastenzone bis zum Dentin zwischen Pulpendach und Kaufläche vorgedrungen, hatte aber auch hier zur Zeit der Extraktion bereits den Umschlag in die Apposition erfahren. Der reproduzierte Schnitt (Abb. 343) veranschaulicht sehr schön, wie gering die Entfernung von den Odontoplasten ist und zeigt, wie sich die ganze Zementmasse aus zahlreichen, dicht aneinander gelagerten Zementgängen zusammensetzt; in allen Gängen ist noch deutlich die „Zementpulpa" zu erkennen. Das Bild erinnert lebhaft an Schalenknochenzeichnung mit Haversschen Kanälen.

In dem zuletzt beschriebenen Falle kann nach dem histologischen Befunde und auch nach der Anamnese kein Zweifel bestehen, daß die Pulpitis erst sekundär hinzutrat und ähnliche Fälle hatten wir noch mehrfach zu beobachten. Um so rätselhafter ist ange-

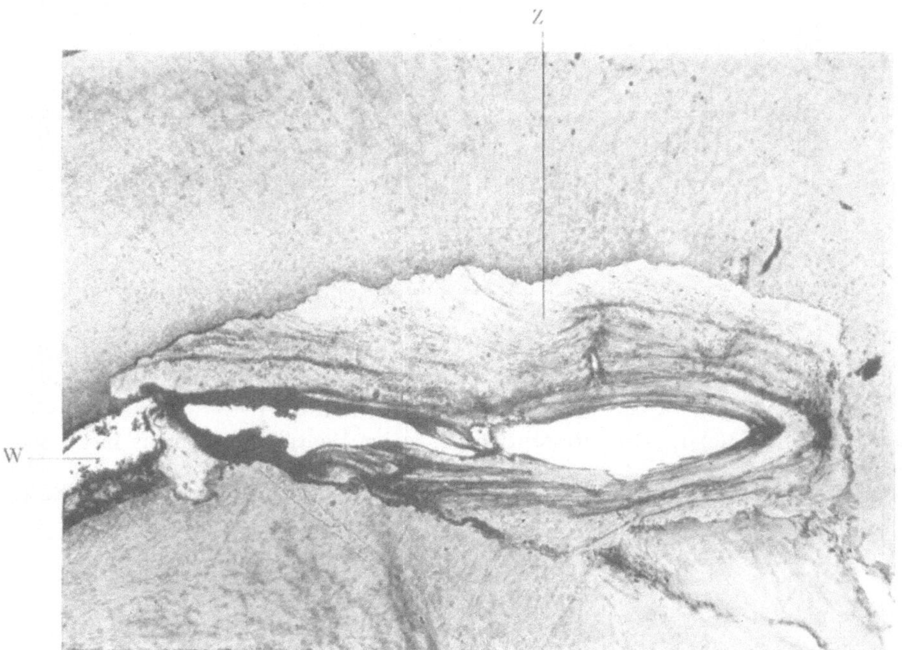

Abb. 344. Unterer 3. Molar. Zement (Z) im Wurzelkanal (W).
Hämatox.-Eosinfärbung. Ganz schwache Vergr. Hereingewuchertes Periodontalgewebe hat den Wurzelkanal stark erweitert und dann Zement angebaut. (Optik: Winkel Apochrom. 40 mm, Kompl. Ok. 4.)

sichts der meist gut erhaltenen und vielfach noch funktionierenden Odontoplastenschicht die umfangreiche Resorption. Wenn ich für alle diese Fälle die Bezeichnung „idiopathische Wurzelhautwucherung" vorgeschlagen habe, so sollte damit lediglich ausgedrückt sein, daß die Gründe, die wir sonst für eine derartige Ausbreitung der Wurzelhaut auf Kosten der Zahnsubstanz kennen, hier nicht zutreffen. Jedenfalls sind weitere Forschungen auf diesem Gebiete sehr wünschenswert.

Es ist schon erwähnt worden, daß man diese Fälle nicht gleichstellen darf denjenigen, bei denen nach Verlust der Wurzelpulpa oder bei starker Atrophie derselben, periodontales Gewebe in den Wurzelkanal eindringt. Hier kann es späterhin ohne weiteres Zement an die Kanalwände anlagern, doch kann auch eine ausgedehnte Resorption der Kanalwände vorausgehen. Meist liegen die Dinge so, daß bei degenerierter, aber nicht entzündlich veränderter Pulpa die Resorption fehlt, bei Pulpanekrose oder chronisch veränderter Pulpa dagegen eine Resorption durch das vom Apex her eindringende — substituierende — Wurzelhautgewebe das gewöhnlichere ist. Wie weit die Wurzelpulpa selbst dabei noch eine Rolle spielt, ist nicht ganz geklärt; daß sie Dentin resorbieren kann, ist eine altbekannte Erfahrung; kaum je kommt es aber dann aus eigenem Zellmaterial heraus anschließend zur Apposition. Eher noch scheint dies der Fall bei einer Wurzelpulpa nach Verlust ihrer Odontoplastenschicht als Degenerationserscheinung. In diesem Zusammenhang sind auch gewisse Bemühungen und Befunde nach Pulpenamputation zu verstehen.

Anschließend sei zum Vergleich noch ein Bild von Dentinresorption und Zementapposition gebracht (Abb. 344), wie wir es recht häufig im Wurzelkanal nach Eindringen von periodontalem Gewebe durch das Foramen apicale sehen. Es

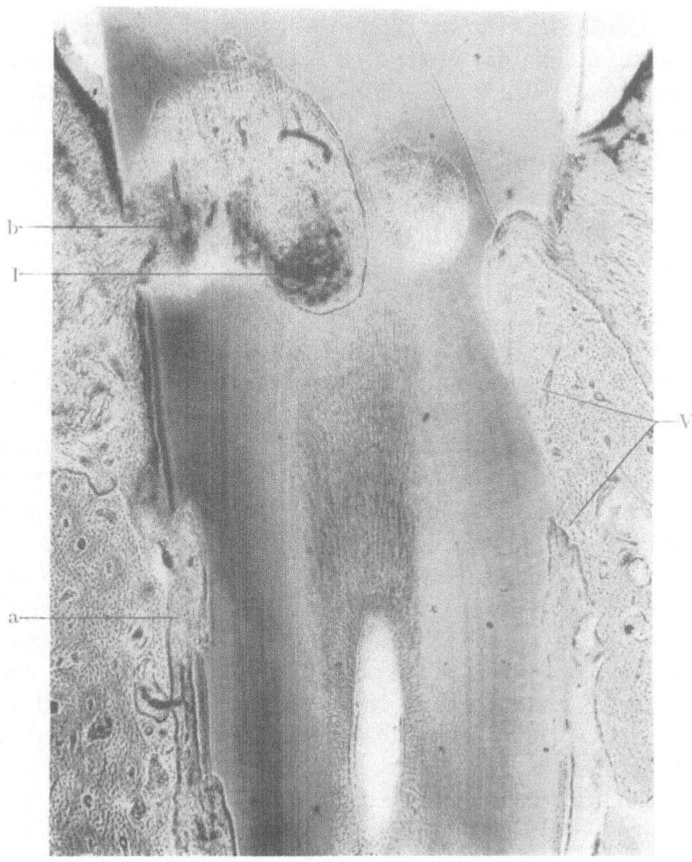

Abb. 345. Replantierter Hundezahn. Ganz schwache Vergrößerung.
Bei V Verwachsung von Alveolarknochen mit Zahn nach vorangegangener Resorption. Bei b frische Resorptionsbucht. bei I entzündliche Infiltration in der Nähe des Zahnfleischrandes, bei a beginnende Zementapposition in einer älteren Resorptionsbucht. (Optik: Winkel Apochrom. 40 mm, Kompl. Ok. 4.)

handelt sich um einen unteren Weisheitszahn mit Pulpazerfall nach Pulp. ulcerosa. Einzelne Pulpareste und Verkalkungen der Pulpa sind noch erhalten, am oberen Rand des Bildes ist auch noch die ursprüngliche Wurzelkanalbreite erkennbar, apikalwärts davon hat zunächst eine sehr ausgiebige Verbreiterung des Kanals durch Resorption stattgefunden, deren Grenzen sich im Bilde scharf gegen das umgebende Dentin abheben; dann folgte die Apposition, die das Kanallumen annähernd wieder auf das frühere Maß zurückbrachte. Streckenweise geschah die Apposition so ausgesprochen lamellär, daß eine Ähnlichkeit mit der Zeichnung des äußeren Osteozementes herbeigeführt wurde.

Zum Schluß mag noch ein Bild von der Resorption angereiht werden, wie sie nach

Replantation am Zahn sich einstellt. Der Abbau replantierter Zähne ist eine so häufig wiederkehrende Erscheinung, daß er geradezu die Prognose bestimmt. Man kann zwei Phasen der Resorption unterscheiden: die eine setzt sehr bald, d. h. nach einer Reihe von Tagen ein, läßt aber dann wieder nach; die andere ist durch den schleichenden Verlauf charakterisiert, der sich über mehrere Jahre erstreckt und den Zahn unaufhaltsam dem Verlust zuführt. Das Präparat, von dem Abb. 345 gewonnen worden ist, verdankt die Breslauer Institutssammlung der Liebenswürdigkeit von Professor Römer; es stammt zwar vom Tier (experimentelle Replantation), doch sind wir nach den klinischen Erfahrungen und Röntgenbildern ohne weiteres wieder berechtigt, die Verhältnisse auf den Menschen zu übertragen. Das Präparat ist deswegen auch interessant, weil es sehr hübsch die Möglichkeit einer Verwachsung nach Replantation veranschaulicht (vgl. S. 258ff). Die Resorption war zu der Zeit, als das Tier getötet wurde, noch in vollem Gange, nur an der Stelle a ist bei stärkerer Vergrößerung die beginnende Apposition zu erkennen. Bei der Unterhaltung der Resorption an der Partie b mag die Entzündung schuld sein, die sich vom Zahnfleischrande her nach der Tiefe zu aus-gedehnt hat und in dem Infiltrationsherd I auch deutlichen Ausdruck findet.

2. Die Erkrankungen der Wurzelhaut.
Allgemeines.

Die einleitenden Bemerkungen zur Pulpaentzündung lassen sich mutatis mutandis auch auf die Wurzelhaut übertragen, das heißt, wir haben auch hier zu rechnen mit einer Hyperämie als Beginn, dann mit einer exsudativen Entzündung, die vorwiegend serös oder vorwiegend eitrig sein kann, ferner mit einer proliferativen Entzündung; wir haben weiterhin zu rechnen mit akuter und chronischer Entzündung. Worin aber gegenüber der Pulpa ein sehr bedeutsamer Unterschied besteht, das ist die Prognose, die sich bei einer Periodontitis im allgemeinen doch günstiger gestaltet, als bei einer Pulpitis. Auch darin besteht ein Unterschied, daß der Übergang aus der akuten in die chronische Entzündung bei der Wurzelhaut fast die Regel ist, während die Pulpitis nur zu oft in raschem Ablauf zum Tode des kleinen Organes führt. Die günstigere Prognose sowohl wie die Häufigkeit der chronischen Entzündungsform werden ohne weiteres klar, wenn wir uns die topographischen Verhältnisse vor Augen halten: zwar bedeuten auch Wurzeloberfläche einerseits und Alveolarwand andererseits eine gewisse Einengung, aber allein schon die unbehinderte Blutzu- und -abfuhr und die umfangreichen Anastomosen mit den benachbarten Blutgefäßen bieten ganz andere Garantien für die Reparationsmöglichkeit. Dazu kommt ein wohl ausgebildetes Lymph-gefäßsystem, das in der Pulpa völlig fehlt. Die drei Faktoren: Eigenschaften des infizierenden Keimes, Eigenschaften des infizierten Gewebes, äußere Umstände spielen selbstverständlich auch bei der (infektiösen) Periodontitis eine Hauptrolle, das Kräfte-verhältnis hat sich aber, verglichen mit der Pulpa, bei der Wurzelhaut doch sehr erheblich zu der letzteren Gunsten verschoben.

Die engen Beziehungen zur Nachbarschaft, d. h. zum Knochen und Knochenmark, haben freilich auch ihre Nachteile: für ganz kurze Zeit mag eine Entzündung der Wurzelhaut sich wirklich nur auf diese beschränken; wenn sie sich aber dann nicht rasch zurückbildet, wird unausbleiblich die Nachbarschaft in Mitleidenschaft gezogen, zunächst durch Erweiterung der Gefäße, Anreicherung mit Lymphozyten und Bildung von Histiozyten in den Spongiosamaschen und weiterhin als Folge des veränderten Stoffwechsels durch Schädigung des Knochens selbst. Bei der chronischen Entzündung tritt die Beteiligung der Nachbarschaft noch viel mehr in Erscheinung, indem die Verbreiterung des Periodontalraumes in erster Linie auf Kosten des Knochens geht und eine Infiltration sich weit in die Spongiosamaschen hinein verfolgen läßt.

Der Einteilungsmöglichkeiten für die Periodontitiden gibt es verschiedene: so stellt man z. B. einander gegenüber: die marginelle, die apikale, die laterale, die totale Form, oder man trennt, indem man statt vom anatomischen vom kausalen Gesichtspunkt ausgeht in: chemische, traumatische, infektiöse Periodontitis; daneben besteht natürlich die schon erwähnte Teilung in akute und chronische Form. Am erschöpfendsten ist die Kombination der drei Einteilungen; man darf aber nie vergessen, was schon einleitend zur

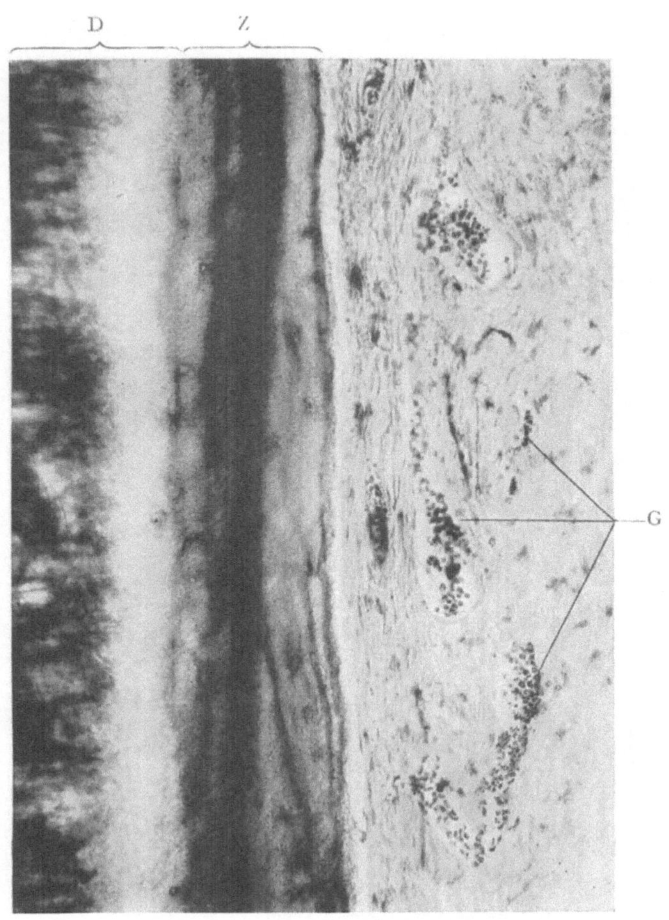

Abb. 346. Unterer 1. Molar. Periodontitis acuta.
Hämatox.-Eosinfärbung. Schwache Vergr. Starke Erweiterung der kleinsten Gefäße (G). Z Zement. D Dentin.
(Optik: Winkel Achrom. 12,6 mm, Kompl. Ok. 5.)

Zementpathologie gesagt wurde: Zement, Wurzelhaut und zugehöriger Alveolarknochen sind ein kaum trennbares Ganzes; die Besprechung der Wurzelhautpathohistologie allein wird daher mehr oder minder nur eine Teilbesprechung sein; man denke hier nur z. B. an die Parodontitis.

Vom klinischen Standpunkt aus durchaus berechtigt hat man eine gesonderte Betrachtung der abnormen Blutverteilung bzw. dem gesteigerten Blutdruck in der Wurzelhaut gewidmet, wie sie z. B. bei vielen weiblichen Personen auftreten während der Menses, dann ferner bei disponierten Menschen unter dem Einfluß psychischer Erregung, gewisser Medikamente usw. Pathologisch bedeuten diese Fälle jedoch keine Sondergruppe; es tritt uns nur das Bild der Hyperämie entgegen. Ähnlich verhält es sich mit der sog. sekundären Hyperämie des Periodontiums bei der Pulpitis acuta totalis, soweit nicht schon eine Durchwanderung von Bakterien durch das Foramen apicale vorliegt.

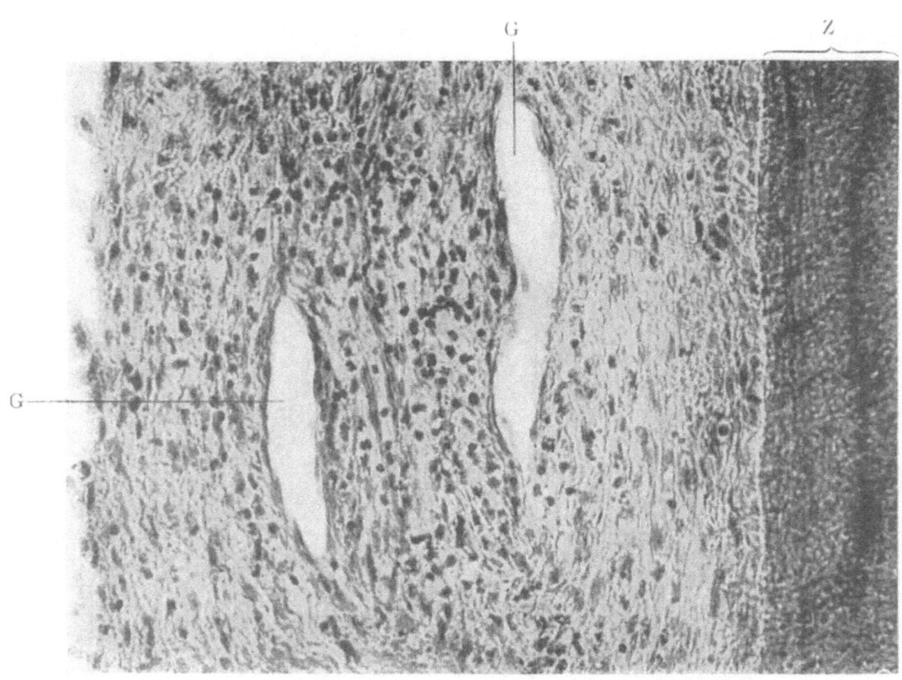

Abb. 347. Unterer 1. Molar. Periodontitis acuta.
Hämotox.-Eosinfärbung. Mittlere Vergr. Beginnende Infiltration. G Gefäß. Z Zement.
(Optik: Winkel Achrom. 6 mm, Kompl. Ok. 4.)

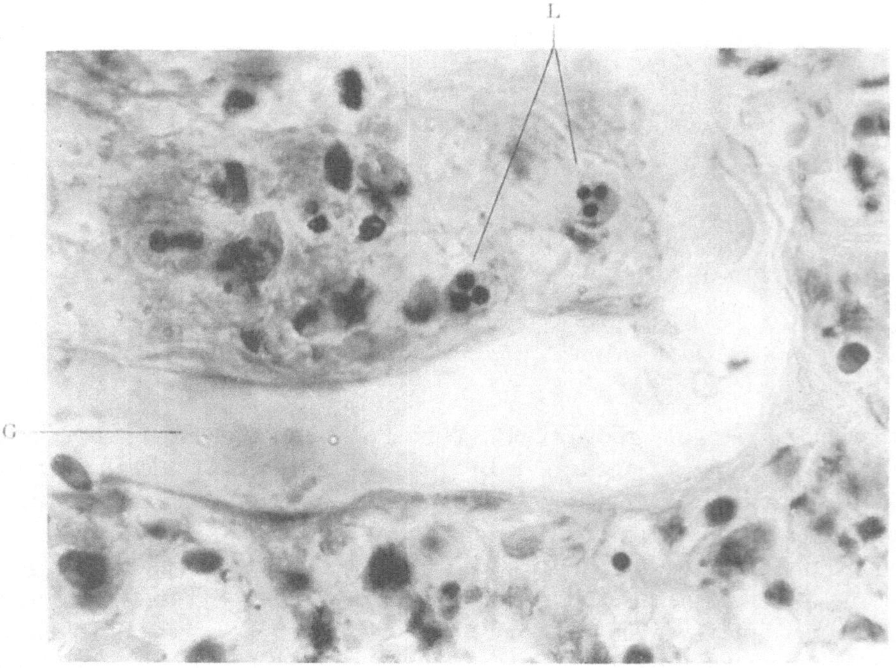

Abb. 348. Unterer 1. Molar. Periodontitis acuta.
Hämatox.-Eosinfärbung. Sehr starke Vergr. Auswanderung der Leukozyten (L) aus dem Gefäß (G).
(Optik: Winkel Fluor. 1,4 mm, Kompl. Ok. 4.)

Das Bild der Hyperämie entspricht dem Bau der Wurzelhaut: unmittelbar am Anulus apicalis können wir eine starke Erweiterung der großen Gefäße sehen; das

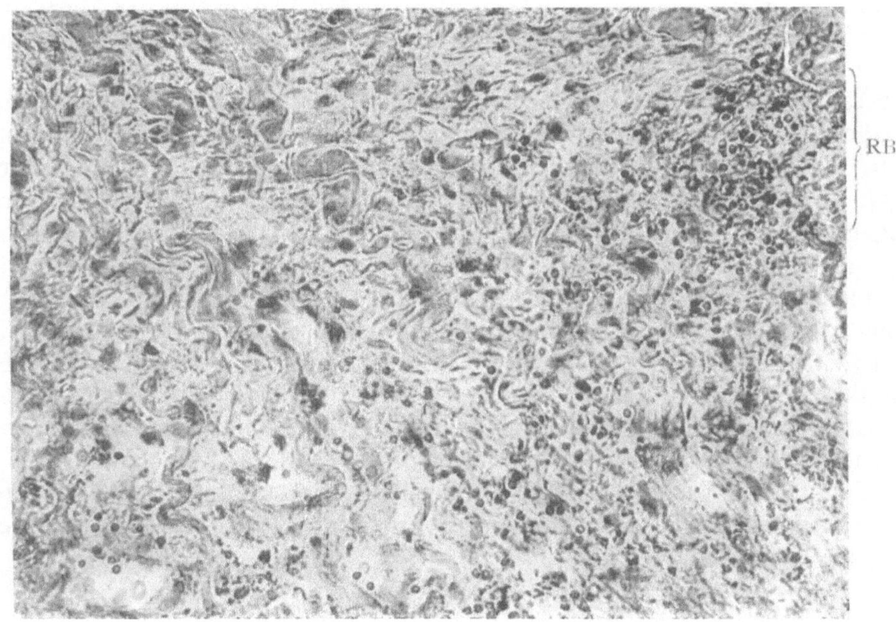

Abb. 349. Unterer 1. Molar. Periodontitis acuta.
Hamatox.-Eosinfärbung. Mittlere Vergr. Starke Schlängelung und Quellung der Fasern. Bei RB rote Blutkörperchen im Gewebe. (Optik: Winkel Achrom. 6 mm, Kompl. Ok. 4.)

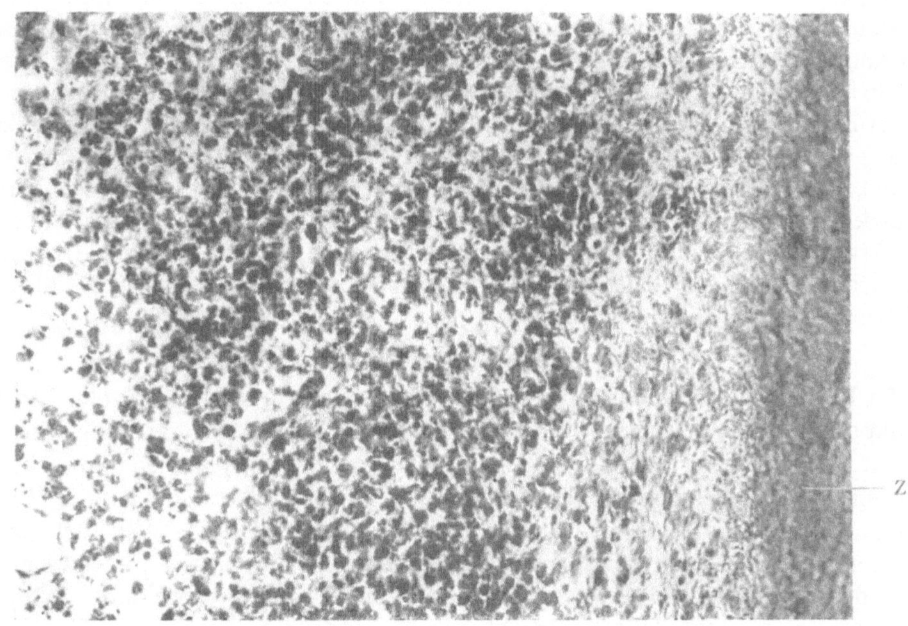

Abb. 350. Unterer 1. Molar. Periodontitis acuta.
Hämatox.-Eosinfärbung. Mittlere Vergr. Beginnende eitrige Einschmelzung. Z Zement.
(Optik: Winkel Achrom. 6 mm, Kompl. Ok. 4.)

lockere Bindegewebe, das sich hier findet, gibt auf größere Strecken hin reichlich Spielraum. Seitlich vom Apex, wie an den Seiten der Wurzel überhaupt macht sich die Hyperämie zunächst dadurch kenntlich, daß die Gefäße in den Gefäß-Nervenspalten stärker hervortreten und prall gefüllt erscheinen; im ganzen ist aber anfänglich weniger zu sehen als man nach den sofort einsetzenden klinischen Symptomen erwarten möchte; dann werden auch die feinen, die Sharpeyschen Faserbündel umspinnenden Kapillaren in ihrer starken Injektion besser sichtbar und nun kommt es einerseits zu zahlreichen kleinen Hämorrhagien, andererseits zu seröser Durchtränkung, Leukozytenauswanderung und Anreicherung mit Histiozyten.

Zur Illustration des bisher Gesagten mögen die nachstehenden Bilder dienen. Abb. 346 zeigt einen hyperämischen Wurzelhautbezirk mit starker Erweiterung und Füllung gerade der kleinsten Gefäße. In Abb. 347 ist der Beginn der Infiltration zu sehen; eine stärkere Vergrößerung von einer ähnlichen Stelle gibt die Auswanderung der Leukozyten wieder (Abb. 348). Die Quellung der Fasern bei der serösen Durchtränkung ist in Abb. 349 veranschaulicht; zu beachten ist hier auch die starke Schlängelung der gequollenen Fasern; die zahlreichen kleinen runden Zellen (rechts im Bild) sind rote Blutkörperchen von einer Hämorrhagie. Abb. 350 endlich stellt ein fortgeschritteneres Stadium dar; die Infiltration hat erheblich zugenommen, die Leukozyten beherrschen das Bild, eine eitrige Einschmelzung bereitet sich vor.

Die Darstellung, wie sie soeben gegeben wurde, gilt fast durchweg für die im folgenden zu besprechenden akuten Periodontitiden in gleicher Weise, so daß es zweckmäßig erschien, sie vorweg zu nehmen.

Periodontitis auf chemisch-toxischer Grundlage.

Die Wurzelbehandlung bringt es mit sich, daß eine ganze Reihe von differenten Substanzen Verwendung findet, die wohl geeignet sind, durch Fortleitung der Wirkung durch das Foramen apicale hindurch eine Reizung und damit Entzündung im Periodontium hervorzurufen. Auf dem Wege durch die Wurzelpulpa tritt wohl eine erhebliche Verdünnung der Lösung des betreffenden Mittels und damit auch eine Abschwächung des Reizes ein, doch kann trotzdem unter besonderen Umständen, die wir nicht ganz übersehen können, namentlich bei Arsenik eine überaus schmerzhafte Periodontitis auftreten, die nichts mit einem Infektionsherd in der Pulpa zu tun hat. Ähnlich liegen die Dinge bei Paraformaldehyd, nur sind hier die Erscheinungen schwächer. Erhebliche Gewebsschädigungen in der Wurzelhaut sind natürlich auch zu erwarten, wenn nach Exstirpation der Pulpa Wurzelfüllungsmaterial durchgepreßt wird, das stark reizende Substanzen (Paramonochlorphenol) enthält. Auf die Fälle der letzteren Art soll hier nicht weiter eingegangen werden, ferner müssen diejenigen Fälle außer acht bleiben, bei denen Phosphor, Quecksilber usw. zu schweren Nekrosen auch des Periodontiums führen.

Arsenikperiodontitis.

Um keine irrtümliche Meinung aufkommen zu lassen, sei betont, daß der Ausdruck Arsenikperiodontitis in etwas weiterem Sinne aufzufassen ist. Es mag sich zunächst wohl nur um eine unmittelbare Wirkung handeln, hervorgegangen aus der Reizung, welche die arsenikgeschädigte Pulpa für ihren direkten Nachbarn, die apikale Wurzelhaut, bedeutet, es kann sich aber auch um eine unmittelbare Wirkung handeln, indem gelöstes Arsenik an das Wurzelhautgewebe selbst herantritt. — Beweis: positiver Ausfall der Marschschen Probe im Periodontium. Wo die eine Möglichkeit aufhört und die andere anfängt, läßt sich nicht mit genügender Sicherheit sagen, daher ist der Ausdruck Arsenikperiodontitis sozusagen als Sammelname berechtigt.

Da die histologische Untersuchung einer Arsenikperiodontitis an sich beim Menschen nicht gut möglich ist, müssen wir zur Betrachtung das Tierexperiment heranziehen;

dieses hat auch den Vorteil, daß wir Zähne mit gesunder, d. h. infektionsfreier Pulpa wählen und alle aseptischen Kautelen anwenden können, so daß an der Wurzelhaut auftretende Reaktionen nach dem ganzen Gang des Experimentes nur auf das in die Kronenpulpa gebrachte Mittel zurückzuführen sein dürften; auch läßt sich eine öftere Nachprüfung des Experimentes ermöglichen. Einige auf diesem Wege gewonnene Bilder mögen hier folgen.

Abb. 351 zeigt Apex und zugehörigen Periodontalraum von einem Hundezahn, auf dessen (gesunde) Kronenpulpa nach Freilegung eine gut stecknadelkopfgroße Menge von kolloidalem Arsenik gelegt worden war. 24 Stunden später wurde das Tier getötet und die kurze Zeit hatte genügt, um den Arsenik über das Foramen

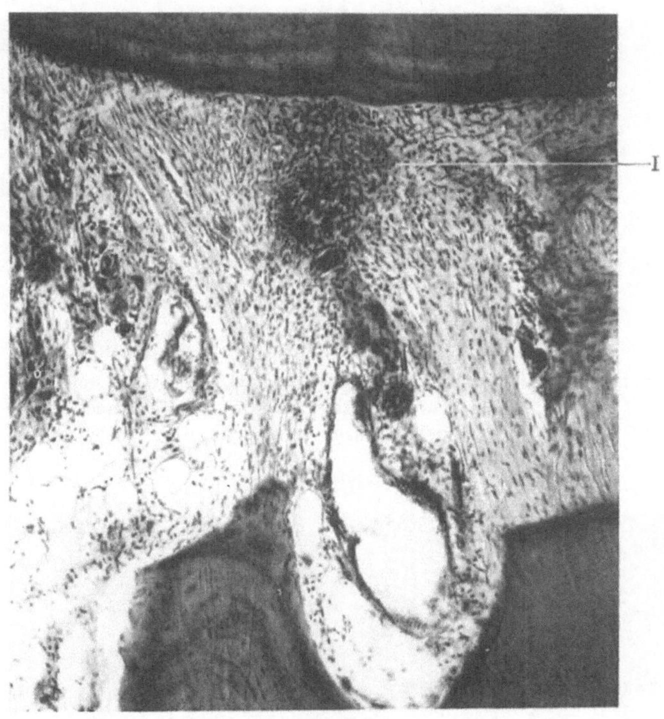

Abb. 351. Arsenik-Periodontitis. Hund.
Hämatox.-Eosinfärbung. Schwache Vergr. Arsenik lag einen Tag auf der Pulpa. Starke Infiltration (I) um das Foramen apicale. (Optik: Winkel Fluor. 13 mm, Kompl. Ok. 4.)

apicale hinaus wirken zu lassen. Man sieht dem Wurzelloch unmittelbar aufsitzend einen Herd stärkster Infiltration; eine Infiltration geringeren Grades macht sich noch in der weiteren Umgebung bemerkbar. Die Gefäße sind stark erweitert. Die Einlage war selbstverständlich sofort nach der Applikation fest verschlossen worden; eine andere Ursache als der Arsenik kommt für die ganz akute Periodontitis nicht in Betracht; der Kontrollzahn der anderen Kieferseite zeigte völlig normale Pulpa.

In dem Falle, von dem das Bild (Abb. 352) gewonnen wurde, war unter sonst gleichen Bedingungen der kolloidale Arsenik 8 Tage gelegen. Entsprechend der längeren Liegezeit hatte die Entzündung einen sehr erheblichen Umfang angenommen; sie erstreckte sich nicht nur auf das ganze Bereich der apikalen Wurzelhaut, sondern griff auch auf den Knochen über, der zum Teil nekrotisch geworden war. An zahlreichen Stellen hatte eine eitrige Einschmelzung eingesetzt.

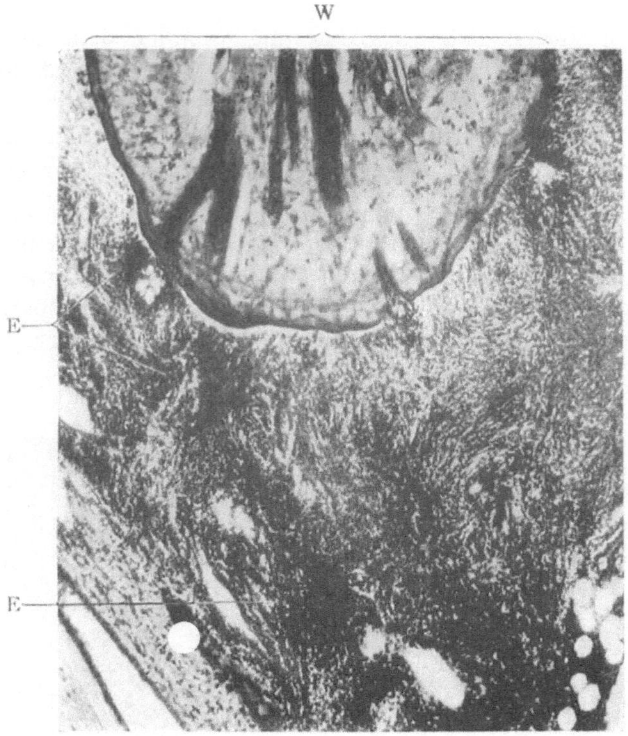

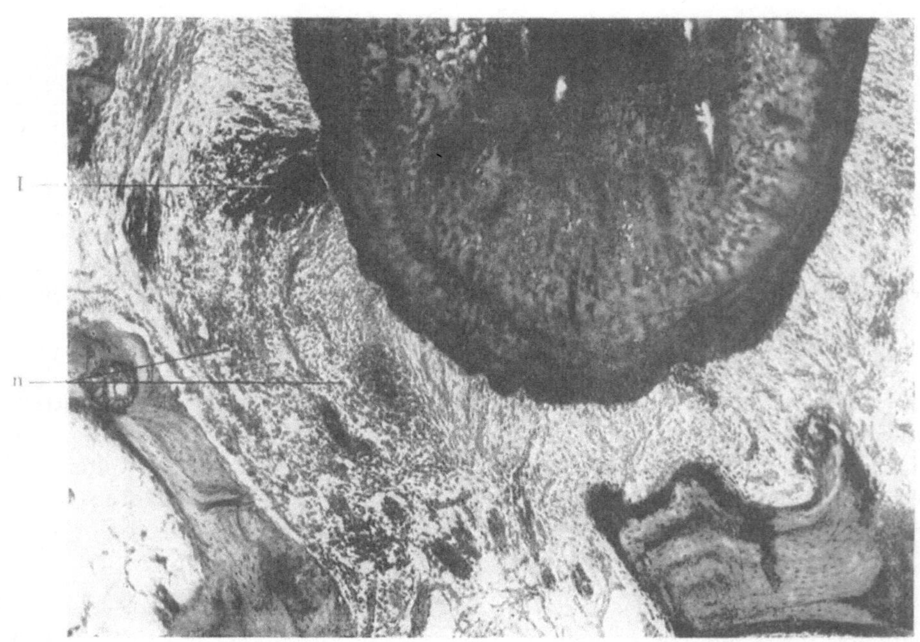

Abb. 352. Arsenik-Periodontitis. Hund

Hämatox.-Eosinfärbung. Ganz schwache Vergr. Arsenik lag acht Tage auf der Pulpa. Das ganze Bereich der apikalen Wurzelhaut ist entzündet. An mehreren Stellen finden eitrige Einschmelzungen (E) statt. W Wurzelspitze.
(Optik: Winkel Apochrom. 24 mm, Kompl. Ok. 4.)

Abb. 353. Arsenik-Periodontitis. Hund.

Hämatox.-Eosinfärbung. Ganz schwache Vergr. Arsenik lag 14 Tage auf der Pulpa. Die Infiltration I ist gering im Gegensatz zu Abb. 352. Bei n kleiner Blutungsherd.
(Optik: Winkel Apochrom. 24 mm, Kompl. Ok. 4.)

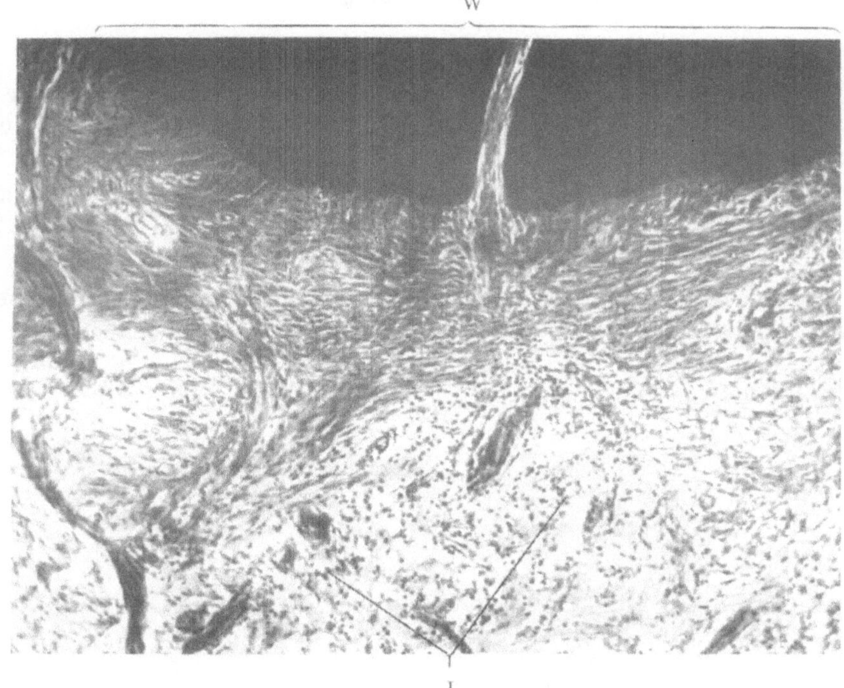

Abb. 354. Arsenik-Periodontitis. Hund.
Hämatox.-Eosinfarbung. Schwache Vergr. Arsenik lag 28 Tage auf der Pulpa. Geringe Infiltration (I) entfernt
von der Wurzelspitze (W). Um die Wurzelspitze hat sich ein derb-fibrilläres Bindegewebe gelegt.
(Optik: Winkel Fluor. 13 mm, Kompl. Ok. 4.)

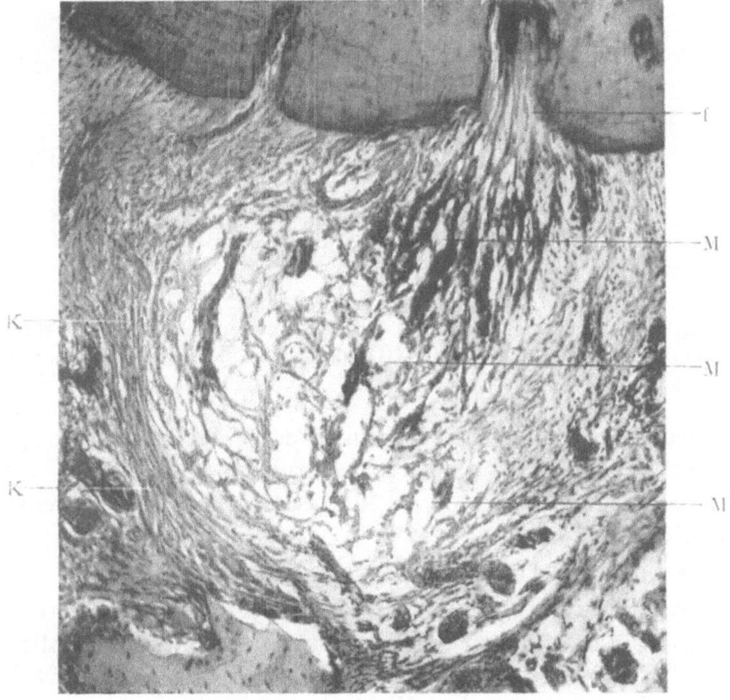

Abb. 355. Arsenik-Periodontitis. Hund.
Hamatox.-Eosinfarbung. Schwache Vergr. Arsenik lag 28 Tage über der nichtgeöffneten Pulpa. Mit seröser
Flüssigkeit gefüllte Maschen (M) um das Foramen apicale (f). Um die Maschen hat sich eine derbe Kapsel (K) gelegt.
(Optik: Winkel Fluor. 13 mm, Kompl. Ok. 4.)

Ganz so katastrophal wie beim kolloidalen Arsenik sind bei der Verwendung des zu meist gebrauchten Acid. arsenicosum die Wirkungen auf die Wurzelhaut nicht. Abb. 353 bringt das Bild des apikalen Periodontiumabschnittes von einem Zahn, in dem eine Acid. arsen.-Einlage 14 Tage geblieben war. Trotz der längeren Wirkungsdauer war die Infiltration relativ gering; in stärkerer Ausdehnung fand sie sich nur unmittelbar an den Foramina apicalia; bei n war ein kleiner Blutungsherd, in seiner Nachbarschaft etwas nekrotisches Gewebe.

Abb. 354 hier war Acid. arsen. 28 Tage lang gelegen; in der weiteren Umgebung der Wurzelspitze fand sich wohl noch eine Zellvermehrung (darunter reichlich Makrophagen);

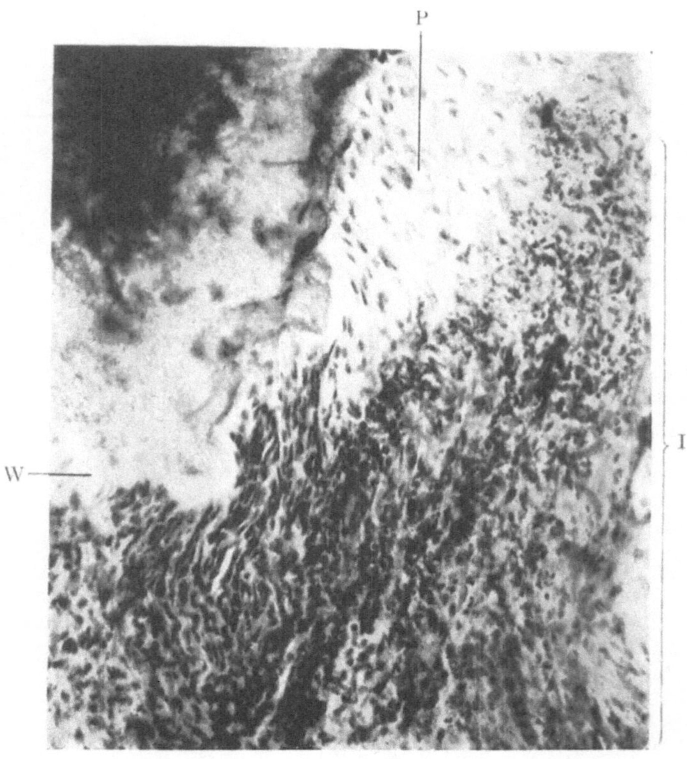

Abb. 356. Oberer 1. Molar. Arsenik-Periodontitis.
Hämatox.-Eosinfärbung. Schwache Vergr. Arsenik lag 2 Tage auf der Pulpa. W Wurzelspitze. I Infiltration im Periodontium. P normales Periodontium. (Optik: Winkel Achrom. 12,6 mm, Kompl. Ok. 4.)

im ganzen aber war die schädigende Wirkung des Arsenik abgeklungen und hatte offenbar mit der Abschwächung des Reizes nunmehr einer günstigen Wirkung Platz gemacht, wenigstens überrascht die große Menge an Bindegewebsfasern, die sich jetzt am Foramen apicale findet.

Interessant ist Abb. 355. Hier war die Pulpa nicht eröffnet worden und der Arsenik hatte seine Wirkung durch eine gesunde Dentindecke hindurch auf die Pulpa und, wie das Bild zeigt, auch auf die Wurzelhaut entfaltet. Allerdings sind die Veränderungen im Periodontium diesmal wesentlich anders: innerhalb 28 Tagen, so lange war Arsenik gelegen, hatte sich an dem Wurzelloch f im Periodontium eine Art Glocke gebildet, eingefaßt von einer Hülle fibrillären Bindegewebes; im Inneren der Glocke fanden sich neben nekrotischen Gewebsmassen große mit seröser Flüssigkeit gefüllte Maschen, deren Wände zum Teil im Schwund begriffen waren, so daß es den Anschein

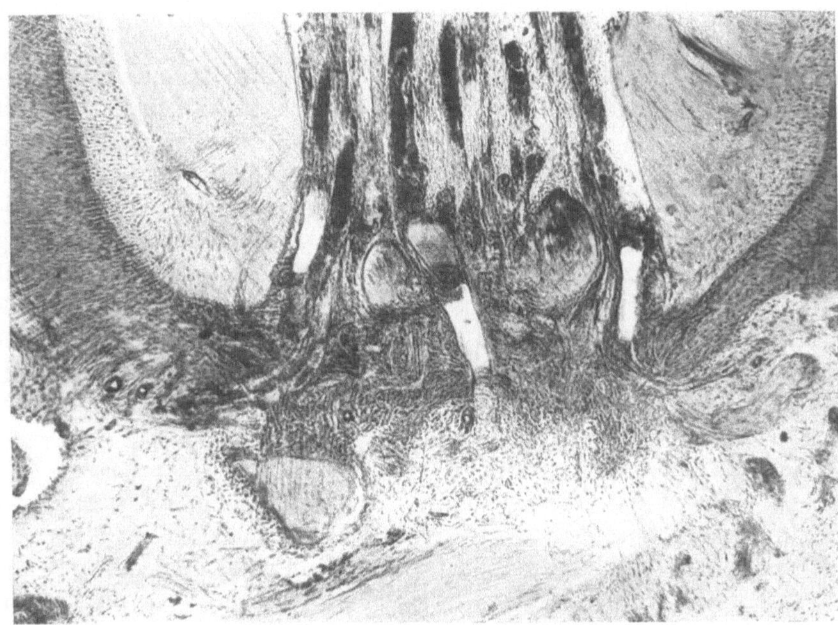

Abb. 357. Borsäure-Arsenikwirkung auf das Periodontium. Hund.
Hämatox.-Eosinfärbung. Ganz schwache Vergr. Borsäure-Arsenik lag 5 Tage auf der Pulpa. Man kann eine erhebliche Vermehrung der Bindegewebsfibrillen um das Foramen apicale erkennen.
(Optik: Winkel Apochrom. 24 mm, Kompl. Ok. 4.)

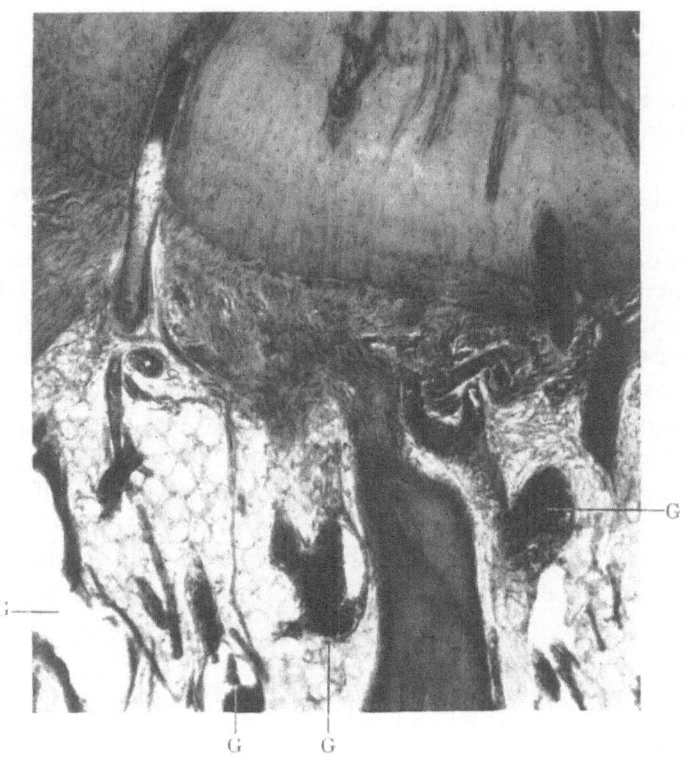

Abb. 358. Paraformaldehydwirkung auf das Periodontium. Hund.
Hämatox.-Eosinfärbung. Ganz schwache Vergr. Paraformaldehydpaste lag 5 Tage auf der Pulpa. Man beobachtet nur eine starke Erweiterung der Gefäße (G). (Optik: Winkel Apochrom. 24 mm, Kompl. Ok. 4.)

erweckt, als ob eine Zyste hier im Entstehen wäre. Der gleiche Befund kehrte bei Wiederholung des Experimentes regelmäßig wieder.

Im menschlichen Zahn pflegt die Arsenikeinlage nur durchschnittlich 2 × 24 Stunden belassen zu werden; sie macht im allgemeinen innerhalb dieser Zeit keine Erscheinungen am Periodontium, doch kommen gelegentlich Fälle vor, die man wohl als Arsenikperiodontitis ansprechen muß; für deren Möglichkeit spricht auch, daß es mitunter schon nach 48 Stunden mit Hilfe des Marschschen Spiegels gelingt, Arsen in der Wurzelhaut nachzuweisen. Klinisch sind solche Fälle vor allem charakterisiert durch hochgradigste (endoneurale) Schmerzhaftigkeit und Irradiation bei sehr geringem objektivem Befund. Dem letzteren entspricht auch der geringe histologische Befund. Abb. 356 zeigt die Wurzelspitzengegend von einem solchen Zahn, einem oberen Molaren, der wegen der unerträglichen Schmerzen gezogen werden mußte. Nur bei genauester Untersuchung und starker Vergrößerung ließen sich Nekrotisierungen an Nervenfasern und Bindegewebe nachweisen.

Wenig bekannt ist, daß man die Wirkung des Arseniks durch Zusatz von Borsäure stark drosseln kann. Abb. 357 zeigt die Wurzelspitzengegend von einem Hundezahn, in dem ein Arsenik-Borsäuregemisch 5 Tage lang gelegen hatte. Die Nekrotisierung der Pulpa war eine vollständige, sie hörte aber mit dem Foramen apicale auf; in der anschließenden Wurzelhautpartie war eine erhebliche Vermehrung der Fibrillen als einzige Reaktion eingetreten.

Paraformaldehyd. Viel harmloser für die Wurzelhaut ist die Wirkung des Paraformaldehyd, das bei mindestens 5 tägiger Liegezeit auch eine Nekrose der Pulpa herbeiführen kann. Sie beschränkt sich, wie Abb. 358 zeigt, auf eine allerdings sehr erhebliche Erweiterung der periodontalen Blutgefäße am Apex und teilweise auch auf eine Stauung in denselben.

Periodontitis auf traumatischer Grundlage.

Wie bei der Periodontitis auf chemisch-toxischer Grundlage ist es auch bei der traumatischen Periodontitis leider nicht möglich, eine einigermaßen erschöpfende Darstellung der Histologie an Hand von menschlichem Material zu geben, da solches nur ganz ungewöhnliche Zufälle liefern könnten. Man wird sich im Gegenteil stets bemühen, herausgeschlagene Zähne schleunigst zu replantieren und die verletzten Zähne ruhig zu stellen, zumal die Prognose für das Wiederfestwerden sehr gut ist, wenn nicht besonders ungünstige Umstände walten. So ist man auch hier auf das Studium der Pathohistologie am Tiermaterial und Tierexperiment angewiesen. Von Versuchen dieser Art, die wir angestellt haben, stammen auch die folgenden Bilder. Bescheidene Rückschlüsse wenigstens dürfen wir wohl auch von da auf die menschlichen Verhältnisse ziehen.

Abb. 359 zeigt das Parodontium eines Zahnes, an dem mit der Zange eine mäßige Rotationsbewegung ausgeführt worden war, mehrere Tage nach dem Trauma. Man erkennt links im Periodontalraum deutlich den Riß, der in der Wurzelhaut entstanden ist; interessant ist dabei, daß der Riß annähernd genau in der Mitte verläuft; offenbar ist die Verankerung der Sharpeyschen Fasern einerseits im Zement, andererseits im Alveolarknochen eine gleichmäßig gute gewesen. Die Rißstelle wird noch besonders markiert durch die zahlreichen Blutungsherde, die auch am Apex noch gut zu sehen sind.

Das Trauma bedingt eine erhebliche Stoffwechselstörung, es führt zur Nekrose kleinster Gewebspartien und traumatischer Degeneration weiterer Bezirke. Der damit notwendig gewordene Abbau geht natürlich unter dem Bilde einer Entzündung einher und erklärt zum Teil die Symptome der Periodontitis, , wie wir sie an den menschlichen Zähnen nach solchen Insulten stets haben.

Abb. 360 entspricht einer Wurzelhautpartie in etwas späterem Stadium. Die

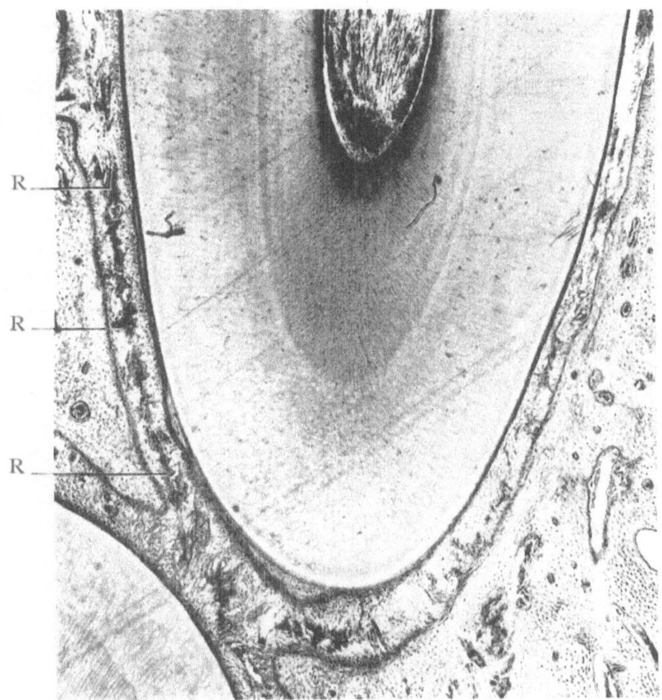

Abb. 359. Traumatische Schädigung des Periodontiums. Hund.
Hämatox.-Eosinfärbung. Übersichtsbild. Bei R Riß im Periodontium, der besonders deutlich wird durch die Blutungsherde (in der Abbildung dunkel). (Optik: Winkel Luminar 50 mm.)

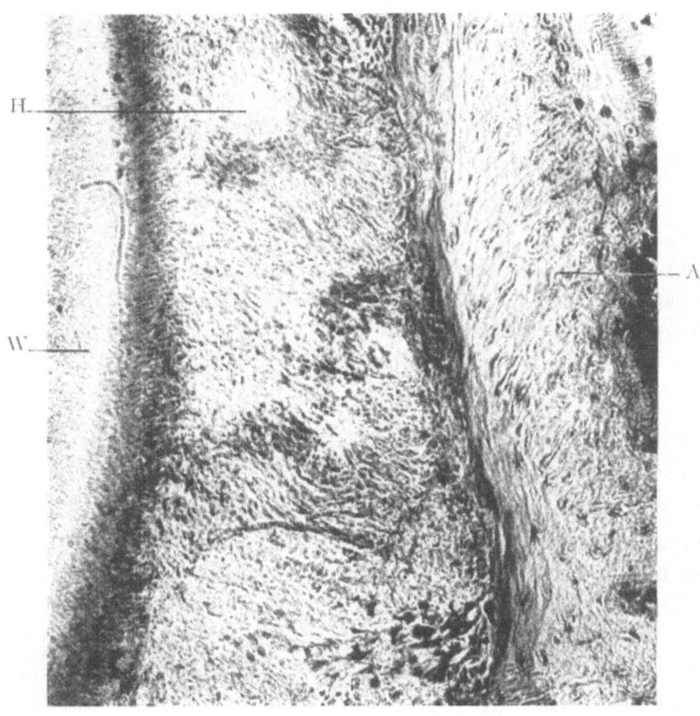

Abb. 360. Traumatische Schädigung des Periodontiums. Hund.
Hämatox.-Eosinfärbung. Schwache Vergr. Etwas älteres Stadium als Abb. 359. Bei H hyaliner Herd.
A Alveole. W Wurzel. (Optik: Winkel Fluor. 13 mm, Kompl. Ok. 4.)

Blutungsherde sind im Abtransport begriffen und deshalb trotz der stärkeren Vergrößerung nicht mehr so klar und so scharf umschrieben, aber immerhin noch an mehreren Stellen erkennbar. Dafür ist der Degenerationsvorgang um so ausgeprägter und zwar in der Wurzelhaut in Gestalt der hyalinen Degeneration; die Faser- und Zellzeichnung ist in diesen Partien teils völlig (Stelle h im Bild) verschwunden, teils sehr spärlich geworden. Die Schädigung, bzw. die Wirkung der Stoffwechselstörung macht sich aber auch an dem angrenzenden Knochen bemerkbar, indem hier die Knochenzellen ihre Färbbarkeit verloren haben. Im weiteren Verlauf werden diese Knochenpartien abgebaut durch Osteoklasten und zunächst durch neuen Faserknochen ersetzt. Ganz ähnliche Vorgänge können wir auch am korrespondieren-

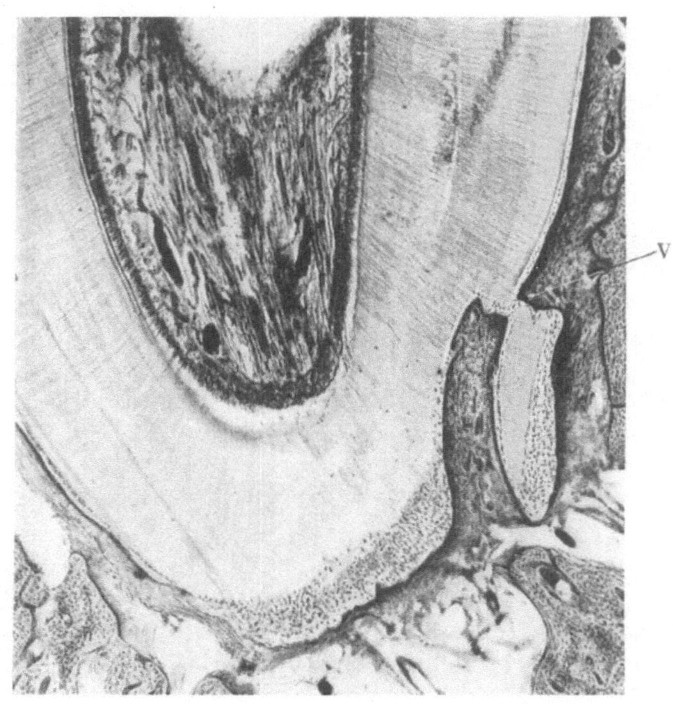

Abb. 361. Traumatische Schädigung des Periodontiums. Hund.
Hämatox.-Eosinfärbung. Übersichtsbild. Eine kleine Lamelle aus Zement und Dentin bestehend, wurde bei der Rotation des Zahnes losgerissen. Bei V nachträgliche Verwachsung mit dem Zahne.
(Optik: Winkel Luminar 50 mm.)

den Zement beobachten. Der enge Zusammenhang der drei Substanzen: Zement, Wurzelhaut, Alveolarknochen ist damit erneut bewiesen.

Eigenartig erscheint im ersten Augenblick Abb. 361, ebenfalls von einem Hundezahn mit gleicher Versuchsanordnung stammend. Hier war bei der Rotationsbewegung der Riß nicht mitten in der Wurzelhaut entstanden, sondern eine Strecke weit durch Zement und Dentin verlaufen. In die Rißstelle drang die Wurzelhaut ein, kleidete die Flächen mit Zement aus und brachte schließlich auch eine Vereinigung des abgetrennten Stückes mit dem Zahn zustande. Man kann nur annehmen, daß hier einerseits die Verankerung der Fasern im Zement eine besonders feste war, andererseits sich vielleicht eine schwächere Stelle im Dentinkörper befand; denn die Gestalt der Wurzel an sich gab hier keine Veranlassung. Beim menschlichen Zahn finden sich mitunter ganz ähnliche Befunde, die durch das vorstehend Gesagte eine hinreichende Erklärung finden dürften.

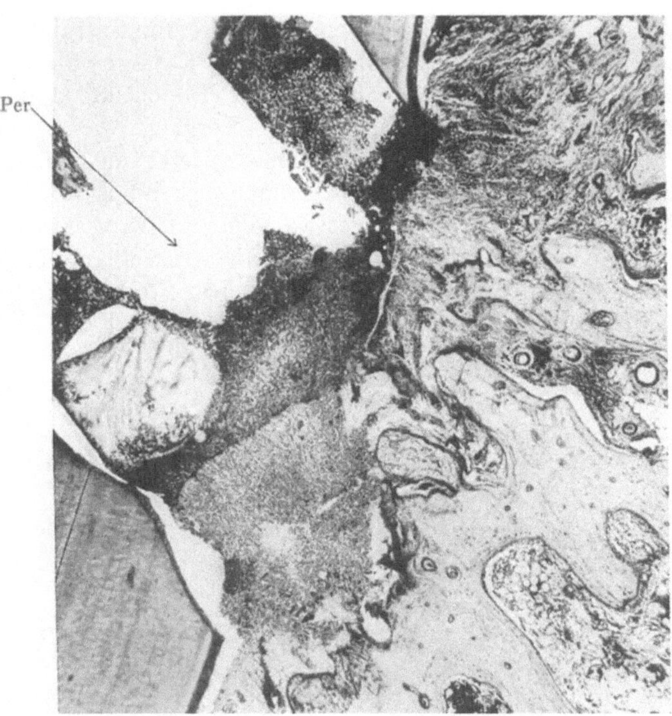

Abb. 362. Perforation (aseptisch) 3 Tage alt. Hund. Eckzahn.
Hämatox.-Eosinfärbung. Übersichtsbild. Oberflächlich Blut, Fibrin und Leukozyten, in den Spongiosamaschen
nur geringe Infiltration. Per Perforationsrichtung. (Optik: Winkel Luminar 26 mm.)

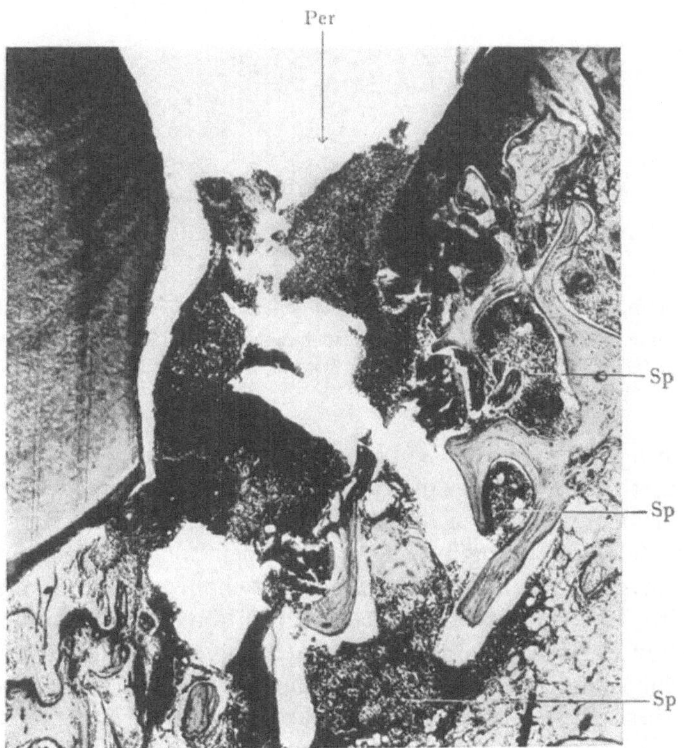

Abb. 363. Perforation (infiziert) 3 Tage alt. Hund. Eckzahn.
Hämatox-Eosinfärbung. Übersichtsbild. Sehr starke Zellanreicherung in den Spongiosamaschen (Sp).
Per Perforationsrichtung. (Optik: Winkel Luminar 26 mm.)

Eine nicht allzu seltene traumatische Schädigung kommt zustande, wenn der Bohrer die Richtung des Wurzelkanales verläßt und eine sog. Fausse route schafft; er landet dabei meist schräg durch die Wurzelkanalwand im Periodontium und verletzt so dieses unmittelbar.   Im Prinzip wiederholt sich nun der Vorgang, wie er bei den Rotationsversuchen schon geschildert wurde, nur handelt es sich jetzt um größere Gewebsmengen, die nach der Verletzung abzubauen sind; dementsprechend ist auch die Entzündung ausgedehnter.   Außerdem besteht die Frage: war die Verletzung eine aseptische oder ist bei der Verletzung auch Infektionsmaterial in die Wurzelhautwunde gelangt?   Im letzteren Falle erwächst dem Organismus eine vermehrte Aufgabe und das histologische Bild wird sich auch etwas anders gestalten wie im ersteren Falle.

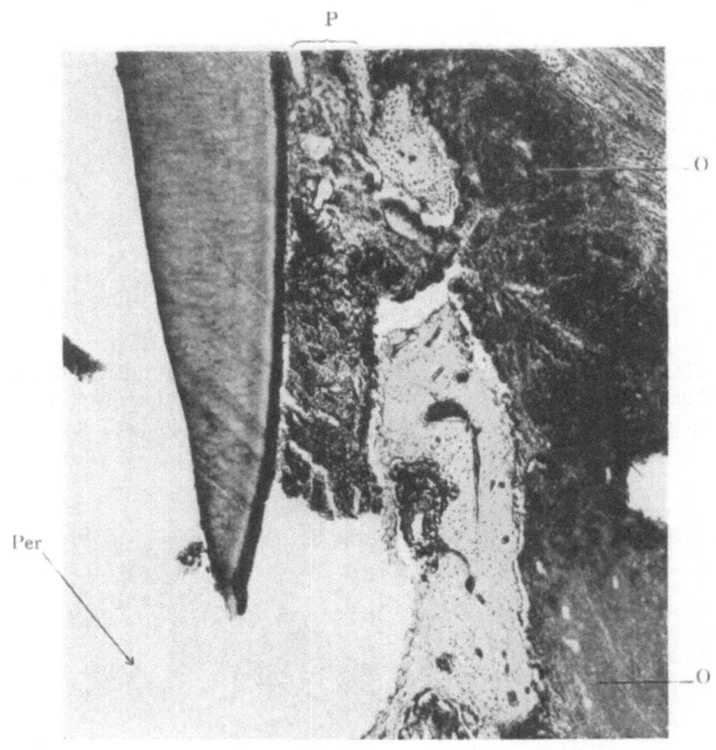

Abb. 364.   Perforation (infiziert) 7 Tage alt.   Hund.   Eckzahn.
Hämatox.-Eosinfärbung.   Ganz schwache Vergr.   Ausdehnung der eitrigen Entzündung im Periodontium (P) und im Periost (O).   Per Perforationsrichtung.   (Optik: Winkel Apochrom. 40 mm, Kompl. Ok. 4.)

Abb. 362 bringt das Bild des Parodontiums vom Hundezahn, wie es sich bei einer Perforation unter aseptischen Kautelen nach drei Tagen darbietet: wir haben einen größeren Blutungsherd, reichlich Fibringerinnsel, in den oberflächlichen Partien Leukozyten; die Zellvermehrung in den angrenzenden Spongiosamaschen ist eine mäßige, ebenso in den unverletzten anschließenden Wurzelhautpartien.   Ganz anders gestaltet sich das Bild Abb. 363.   Hier ist die gleiche Perforation bei einem anderen Tier gemacht, die Wunde aber infiziert worden.   Beobachtungszeit ebenfalls drei Tage.   Hier ist von einem Blutungsherd oder von Fibringerinnsel wenig zu sehen, die Leukozyten beherrschen fast ausschließlich das Bild; wir haben eine eiternde, dem Sinne nach osteomyelitische Wunde vor uns.   Die Spongiosamaschen zeigen stärkste Zellanreicherung, der Knochen selbst weist deutliche Anzeigen schwerer Schädigung (Nekrotisierung) auf.   Wie sich in diesem Fall der Prozeß weiter entwickelt, zeigt Abb. 364, von einem gleichen Versuch bei einem Tier mit 7 tägiger Beobachtungszeit stammend: an der Perforationsstelle selbst war nur Eiter (im Präparat — Gefrierschnitt — ausgefallen); der Knochen ist großenteils nekrotisch geworden, in den noch erhaltenen Spongiosamaschen geht ebenfalls eine eitrige Einschmelzung vor sich. Die eitrige Entzündung hat sich weiterhin nach oben zu in der Wurzelhaut ausgedehnt und ist von da aus durch einen Knochenkanal auf das Periost übergegangen. Hieran schließt sich wohl meist die chronische Entzündung, während bei einer Perforation unter aseptischen Kautelen nach etwa 14 Tagen die Vernarbung und Knochenneubildung einsetzt.

Wenn in der Einleitung zu dem Kapitel „Histologie der Wurzelhautentzündung" gesagt wurde: „für ganz kurze Zeit mag sich die Entzündung wirklich nur auf die Wurzelhaut beschränken", so sind gerade die Befunde bei infizierten Perforationswunden der beste Beweis für die Berechtigung einer solchen zeitlichen Beschränkung. Schon nach 3 Tagen war der Knochen aufs schwerste in Mitleidenschaft gezogen und so, wie sich der Befund nach 7 Tagen darstellte, hatte die Periodontitis eigentlich nur noch die Bedeutung als Ausgangspunkt, die anatomische Diagnose aber mußte jetzt lauten: Panostitis! Diese Einschränkung des Begriffes Wurzelhautentzündung wird auch im folgenden immer wieder gemacht werden müssen. Man versteht daher auch, wenn neuerdings vorgeschlagen wird, von vornherein den Begriff Parodontitis an Stelle der Teilbezeichnung Periodontitis zu setzen. Wir glaubten aber doch, die alte Nomenklatur wenigstens als Überschrift beibehalten zu sollen, einmal weil, wie gesagt, auch eine reine Periodontitis wenigstens vorübergehend vorkommt, dann weil durch die Wurzelhaut erst die Entzündung auf die Nachbarschaft vermittelt wird und endlich, weil man vielleicht doch der festen Einbürgerung eines Namens so lange Rechnung tragen darf, als die Erscheinungen an der Wurzelhaut im Vordergrund stehen. Daß deswegen doch, wie das ja auch bisher geschehen ist, immer wieder auf die engen Beziehungen zwischen Wurzelhaut und Knochen hingewiesen werden muß, ist ja selbstverständlich.

Periodontitis auf infektiöser Grundlage.

Die bisher besprochenen Formen — traumatisch-chemisch — stellen nur einen kleinen Prozentsatz dar; die überwiegende Zahl von Fällen, mit denen wir es in der Praxis zu tun haben, gehört von vornherein zu den infektiösen Formen. Von den wenigen Beobachtungen abgesehen, bei denen durch einen größeren Seitenzweig des Wurzelkanales eine seitliche Lokalisation bedingt wurde, ist zu unterscheiden zwischen dem Beginn der Infektion am Zahnfleischrand (Periodontitis marginalis) und demjenigen an der Wurzelspitze (Periodontitis apicalis). Die erstere Gruppe hat selten akuten, meist schleichenden Charakter, bei der zweiten Gruppe dagegen drängt schon der große Unterschied in den klinischen Erscheinungen zu schärferer Trennung in akute und chronische Form, was natürlich nicht ausschließt, daß auf chronisch-entzündlicher Basis jederzeit eine akute Exazerbation erfolgen kann.

Periodontitis apicalis acuta.

Bezüglich der Hyperämie wird auf das verwiesen, was einleitend gesagt worden ist. Die Ansicht, daß die Hyperämie stets das Zeichen dafür sei, daß bereits Bakterien durch das Wurzelloch hindurch gelangt seien, dürfte in diesem Umfang nicht richtig sein. Sehr lange nach dem Auftreten der Hyperämie pflegt allerdings das Erscheinen von Mikroorganismen im apikalen Teil des Periodontiums nicht auf sich warten zu lassen. Die Bakterieninvasion ist teils als aktiver Vorgang aufzufassen, indem die Mikroorganismen mit dem Fortschreiten der Infektion und eitrigen Einschmelzung im Wurzelkanal schließlich das Wurzelloch erreichen und auf die Wurzelhaut übergreifen müssen; hierher gehört auch das Auftreten von metastatischen Abszessen am Foramen apicale bei akuter Abszedierung in der Kronenpulpa (Abb. 247). Als passiver Vorgang in Form einer

Überimpfung kann die Infektion des apikalen Periodontiums erfolgen bei zahnärztlichen Manipulationen; auch der Druckwirkung von Fäulnisgasen im Pulpakavum wird ein Durchpressen von Bakterien durch das Wurzelloch zugeschrieben. Es dürfte sich dabei um Druckwirkung von Gasblasen handeln, hervorgerufen durch Erreger mit entsprechender Wirkung.

Ob und wie bald die sich an die aktive Hyperämie anschließende seröse Entzündung in die eitrige Form übergeht, hängt von verschiedenem ab; je akuter der Prozeß in der Pulpa ist, um so rascher wird auch die eitrige Einschmelzung in der Wurzelhaut erfolgen; dann spielt neben Menge und Eigenschaft des infizierenden

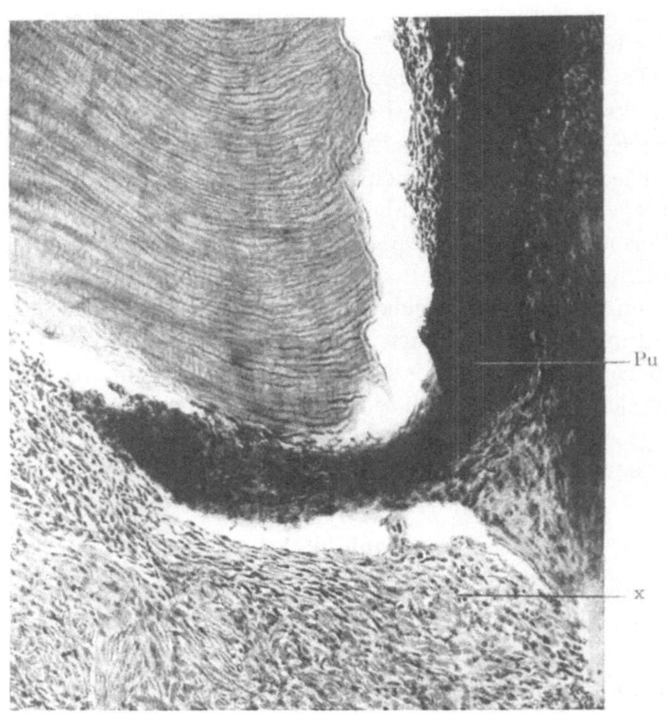

Abb. 365. Unterer 1. Molar. Periodontitis acuta.
Hämatox.-Eosinfärbung. Schwache Vergr. Die Entzündung greift von der Wurzelpulpa (Pu) auf das Periodontium über. Bei x Quellung der Periodontalfasern.
(Optik: Winkel Achrom. 12,6 mm, Kompl. Ok. 4.)

Keimes auch die Leistungsfähigkeit des periodontalen Gewebes eine Rolle. Geschieht das gleich nach dem Beginn der periodontischen Symptome, so können diese und mit ihnen die Gefahr einer akuten eitrigen Wurzelhautentzündung rasch behoben werden. Ganz allgemein kann man sagen: da, wo in der Pulpa die Tendenz zur eitrigen Einschmelzung vorherrscht, wird — ohne rechtzeitige Behandlung — in der anschließenden Periodontitis auch meist die eitrige Form der Entzündung vorherrschen. Da nun die purulente Pulpitis weit häufiger in Form der Pulpitis clausa auftritt, so sehen wir die akute eitrige Periodontitis viel öfter bei geschlossenem Pulpakavum auftreten als nach einer Pulpitis aperta; doch ist auch eine von Anfang an schleichend verlaufende Wurzelhautentzündung bei Pulpitis clausa nichts allzu Seltenes.

Eine geradezu typische Anamnese lautet: „Der Zahn hat vor einiger Zeit nur auf kalt etwas Schmerzen gemacht, dann ist er gegen heiß immer empfindlicher geworden, jetzt treten die Schmerzen nachts am stärksten auf und nun verursacht er auch beim

Berühren erhebliche Schmerzen". Wird ein derartiger Zahn gezogen, dann weist die Wurzelspitze oder richtiger gesagt die apikale Wurzelhaut eine lebhafte Rötung auf, die auch beim Abspülen oder Abwischen nicht verschwindet. Die histologische Untersuchung ergibt eine mehr oder minder starke eitrige Einschmelzung der Kronenpulpa und vielfach auch vereinzelte kleine Abszesse in der Wurzelpulpa; im apikalen Drittel des Wurzelkanals kann eine Infiltration vollständig fehlen; um so stärker ist sie aber am Apex selbst und von hier aus greift sie nun auf die angrenzende Wurzelhaut über. Hier handelt es sich, wie Abb. 365 zeigt, zunächst wohl nur um einen kleinen umschriebenen Herd, der bald genug auch eitrig einschmilzt. Die angrenzenden Wurzelhautpartien weisen eine seröse Durchtränkung und eine beträchtliche

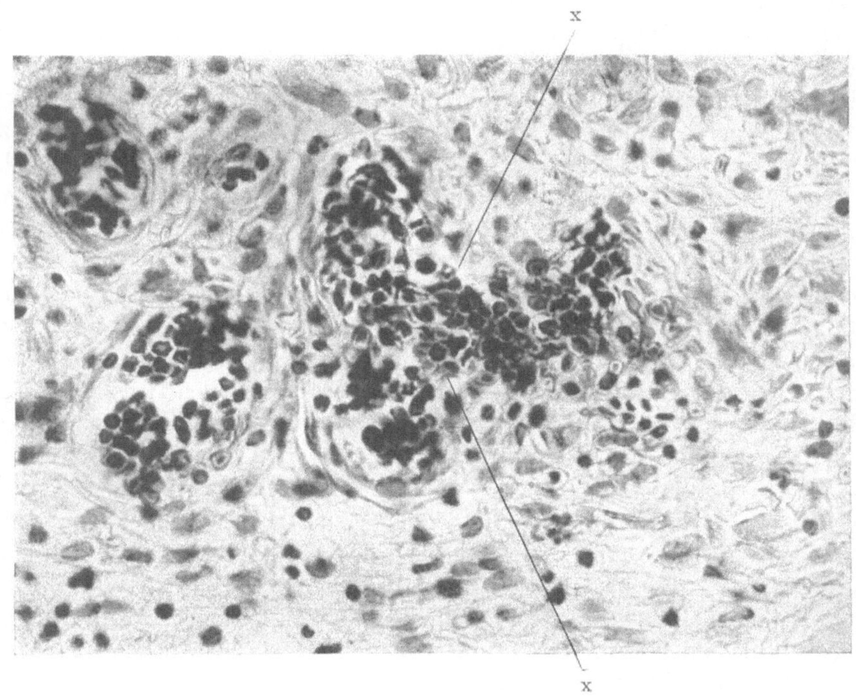

Abb. 366. Unterer 1. Molar. Periodontitis acuta.
Hämatox.-Eosinfärbung. Starke Vergr. Ruptur einer Gefäßwand bei x und Austritt roter Blutkörperchen (intensiv schwarz) ins Gewebe. (Optik: Winkel Fluor. 3 mm, Kompl. Ok. 4.)

Anreicherung mit Leukozyten auf. Lymphozyten sind nur spärlich vertreten, Histiozyten reichlicher. Im Gebiet der stärksten Infiltration überwiegen bei weitem die Polynukleären, wie bei jedem gewebseinschmelzenden Vorgang.

Was in ganz frischen Fällen die charakteristische Rötung der apikalen Wurzelhaut verursacht, ist nicht nur die Erweiterung und pralle Füllung auch der kleinsten Gefäße, sondern fast noch mehr die große Zahl hämorrhagischer Herde, die einen recht beträchtlichen Umfang annehmen können — hämorrhagische Entzündung. Die Schädigung der Gefäßwände, die ja schließlich zum weiteren Verlauf einer Entzündung gehört, scheint hier in der Wurzelhaut im besonderen Maße einzusetzen. Bei Abb. 349 ist schon auf das Auftreten von Blutungen hingewiesen worden. Abb. 366 bringt eine Stelle aus der geröteten Partie einer apikalen Wurzelhaut bei stärkerer Vergrößerung. Mehrere nebeneinanderliegende kleine Gefäße sind im Querschnitt getroffen; bei dem einen erscheint die Gefäßwand eine Strecke weit unterbrochen und die Erythrozyten haben eben von da aus den Weg in das Gewebe gefunden.

Die im Zusammenhang mit Abb. 365 gegebene Schilderung bedeutet natürlich nur die Kennzeichnung eines einzelnen Zustandsbildes. Was schon bei der Pulpitis mehrfach betont wurde, muß auch hier wiederholt werden: wer sich zu sehr an die Vorstellung eines bestimmten Schemas hält, wird notwendig ein schiefes Bild erhalten. Ein frischer Infektionsherd ist nun einmal ein lebendes Kampffeld mit allen Verschiebungsmöglichkeiten. So kann sehr bald das übrige apikale Wurzelhautgewebe, das zunächst noch das Bild der serösen Durchtränkung bot, auch eitrig eingeschmolzen werden.

Für den weiteren Verlauf der akuten apikalen Periodontitis gilt, wie ja meist für die infektiöse Entzündung, als allgemeine Beobachtung, daß die Ausbreitung in der Richtung des geringeren Widerstandes erfolgt. Bei der Zugänglichkeit des Alveolarknochens vom Periodontalraum aus, bei seiner überwiegend spongiösen Struktur und bei der Kürze des Weges vom Apex aus quer durch den Kiefer sehen wir denn auch meist die Entzündung diesen kürzesten Weg einschlagen. Doch kommt gelegentlich auch vor, daß sich die Entzündung in der Hauptsache im Periodontalraum zwischen Wurzeloberfläche und Knochen ausbreitet und der Eiter den Weg entlang der Wurzel zum Zahnhals wählt. Es sind das hauptsächlich die Fälle, bei denen die Alveolarwand kompakter war und die Wurzelhaut im ganzen schon eine gewisse Schwächung (Belastungsverhältnisse!) aufwies. Hierbei wird das Periodontium in großer Ausdehnung eingeschmolzen und ein derartiger Zahn, extrahiert, fällt sofort auf durch die „Nacktheit" seiner Wurzel (diffuse eitrige Periodontitis). Im einzelnen ist der Gang der, daß die Entzündung zunächst in den miteinander kommunizierenden Gefäßnervenspalten sich ausdehnt und dann die dazwischen liegenden Faserbündel zerstört werden. Ganz frei ist auch in solchen Fällen der Alveolarknochen nicht von Entzündungserscheinungen in den Spongiosamaschen, doch treten diese Erscheinungen zurück gegenüber dem rasch ablaufenden Prozeß im Wurzelhautraum.

Eine gewisse Sonderstellung nimmt der „akute Zahnfleischabszeß" bei Milchzähnen ein. Sein Auftreten ist in folgender Weise zu erklären: werden Milchzähne, deren Wurzeln schon zu einem erheblichen Teil resorbiert sind, von Karies befallen, an die sich eine purulente Pulpitis anschließt, so kann die letztere natürlich auch zur Infektion des periodontalen Gewebes und zwar zunächst an der Wurzelresorptionsfläche führen. Da aber diese Fläche dem Zahnfleischrand wesentlich näher liegt als der Apex und mit der Wurzelresorption zugleich die Resorption der Milchzahnalveole einhergeht, so ist der Weg quer durch das Zahnfleisch der gegebenste, während nach der Krone zu das „Ligamentum circulare" immerhin noch größeren Widerstand bilden kann. Welche Wirkung die eitrige Wurzelhautentzündung an Milchzähnen auf den darunter liegenden Keim des bleibenden Zahnes haben kann, wenn dessen Entwicklung noch nicht weit vorgeschritten ist, darüber finden sich nähere Angaben bei dem Kapitel „Hypoplasien".

Sehen wir von den vorstehenden Fällen ab, so ist wie schon erwähnt, der weitere Verlauf des akuten Prozesses sehr häufig der, daß die eitrige Entzündung sich einen Weg quer durch den Knochen und die Schleimhaut des Kiefers bahnt. Es entsteht das Bild der „Parulis". Topographisch betrachtet können wir — aber ohne daß etwa die Grenzen scharf ausgeprägt sein müßten! — unterscheiden: eine periodontale, eine enostale, eine subperiostale und eine submuköse Phase, an die sich dann spontan oder mit Nachhilfe der Durchbruch nach der Mundhöhle anschließt; ein Durchbruch durch die Kutis kommt gelegentlich auch vor, ist aber bei der akuten Entzündung im ganzen doch seltener als bei der chronischen granulierenden Form. Charakteristisch ist das starke Ödem der Weichteile, das während der enostalen Phase beginnt und seinen Höhepunkt während der subperiostalen Phase erreicht. Es fehlt, wenn im Oberkiefer die eitrige Entzündung sich nicht nach fazial, sondern nach palatinal ausbreitet, wie dies gar nicht selten beim seitlichen Schneidezahn oder bei der Gaumenwurzel des 1. Prämolaren und 1. Molaren vorkommt. Dabei entwickelt sich der akute „Gaumenabszeß".

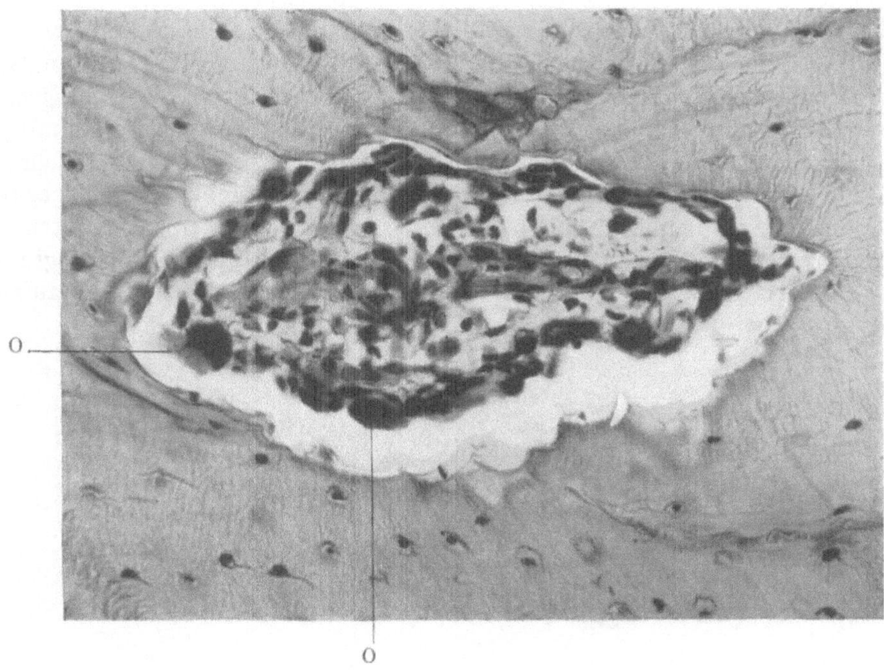

Abb. 367. Entzündung in einem Haversschen Kanal des Alveolarfortsatzes. Hund.
Hämatox.-Eosinfärbung. Mittlere Vergr. O Osteoklasten, die den Kanal stark erweitert haben. Die Kerne der Knochenzellen sind noch intensiv gefärbt. (Optik: Winkel Achrom. 6 mm, Kompl. Ok. 4.)

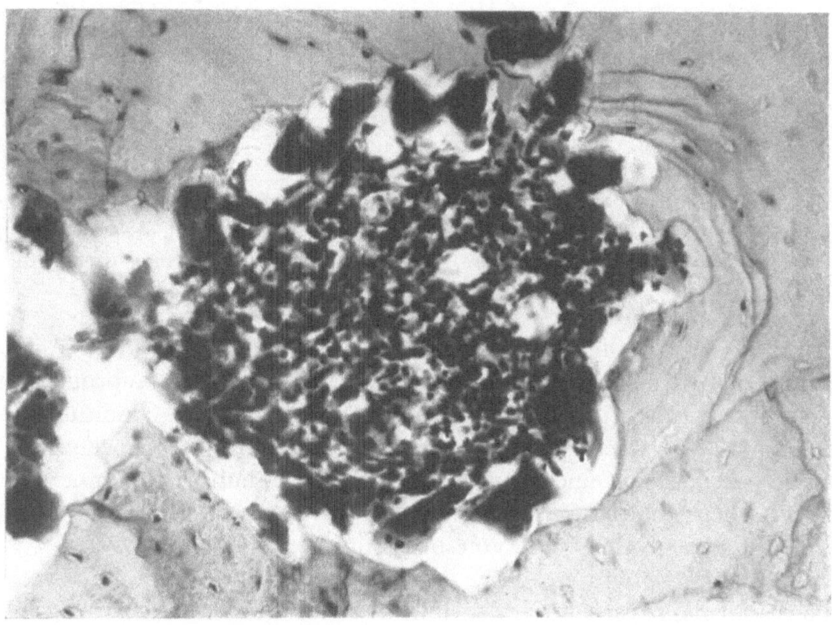

Abb. 368. Entzündung in einem Haversschen Kanal des Alveolarfortsatzes. Hund.
Hämatox.-Eosinfärbung. Mittlere Vergr. Die Kanalwand ist dicht besetzt mit mächtigen Osteoklasten. Die Knochenzellen sind zum großen Teil nekrotisch, besonders rechts unten in der Abbildung. (Optik: Winkel Achrom. 6 mm, Kompl. Ok. 4.)

Bei dem Übergang von der akuten eitrigen Periodontitis in die Ostitis, der, wie immer betont werden muß, in allerkürzester Zeit erfolgen kann, spielen die Haversischen und Volkmannschen Kanäle eine große Rolle. Abb. 367 zeigt das Anfangsstadium der Entzündung in einem Haversischen Kanal. Dabei fällt vor allem die große Zahl von Riesenzellen auf, die bereits zu einer beträchtlichen Erweiterung des Kanals geführt haben. Im erweiterten Gefäß sind massenhaft Leukozyten zu sehen. Der Zellreichtum im Haversischen Kanal ist in diesem Anfangsstadium noch nicht sehr groß; er besteht, von den Osteoklasten abgesehen, hauptsächlich aus ausgewanderten Leukozyten, vereinzelten Lymphozyten und aus vermehrten Adventitiazellen. Die Zellkerne im angrenzenden Knochen sind noch durchweg gut färbbar. Das ganze Bild ist letzten Endes aufzufassen

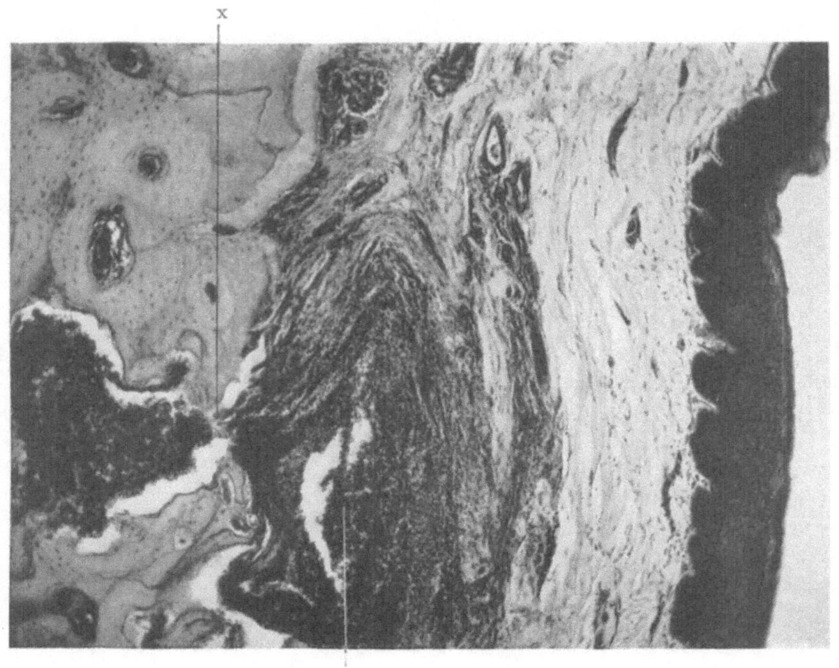

Abb. 369. Übergang von Ostitis zu Periostitis des Alveolarfortsatzes. Hund.
Hämatox.-Eosinfärbung. Ganz schwache Vergr. Man sieht den Weg der Entzündung aus dem Knochen ins Periost bei x. Ein Abszeß im Periost bei A. (Optik: Winkel Achrom. 25 mm, Kompl. Ok. 4.)

als der Ausdruck einer erheblichen Stoffwechselstörung, wie sie in der unmittelbaren Nachbarschaft einer eitrigen Entzündung mit ihren Abbauprodukten ja ohne weiteres verständlich ist. In Abb. 368 ist ein fortgeschritteneres Stadium des Prozesses im Haversischen Kanal wiedergegeben. Der stark ausgenagte Knochenrand ist dicht besetzt mit Riesenzellen, von einer deutlichen Gewebszeichnung ist im Innern des Kanales nichts mehr zu sehen; die Infiltration beherrscht das Bild; die Zellen liegen größtenteils frei; nach der überwiegenden Zahl von polymorphkernigen Leukozyten zu schließen, setzt die Eiterbildung bereits ein. Die Knochenhöhlen sind zum Teil leer, d. h. die Knochenzellen sind nekrotisch geworden und hier (im Gefrierschnitt) ausgefallen. Den Übergang endlich von der Ostitis in die Periostitis veranschaulicht Abb. 369. Man sieht, wie die eitrige Entzündung aus dem Knochen den Weg nach dem Periost gefunden und hier bereits zur Bildung eines Abszesses geführt hat. Der angrenzende Knochen ist zum großen Teil nekrotisch geworden.

Periodontitis marginalis acuta.

Die akute marginelle Periodontitis ist sehr selten. Als isolierte Erscheinung kommt sie überhaupt kaum vor, sondern nur verbunden mit Erscheinungen am Zahnfleisch, Periost und Limbus alveolaris. Sie kann ausnahmsweise ausgehen von einer akuten schweren Entzündung des Zahnfleisches mit Zerstörung der Fasergruppe, die unter dem Namen Ligamentum circulare zusammengefaßt wird oder sie wird — und dies ist das häufigere — durch ein Trauma herbeigeführt. Namentlich zahnärztliche Mani-

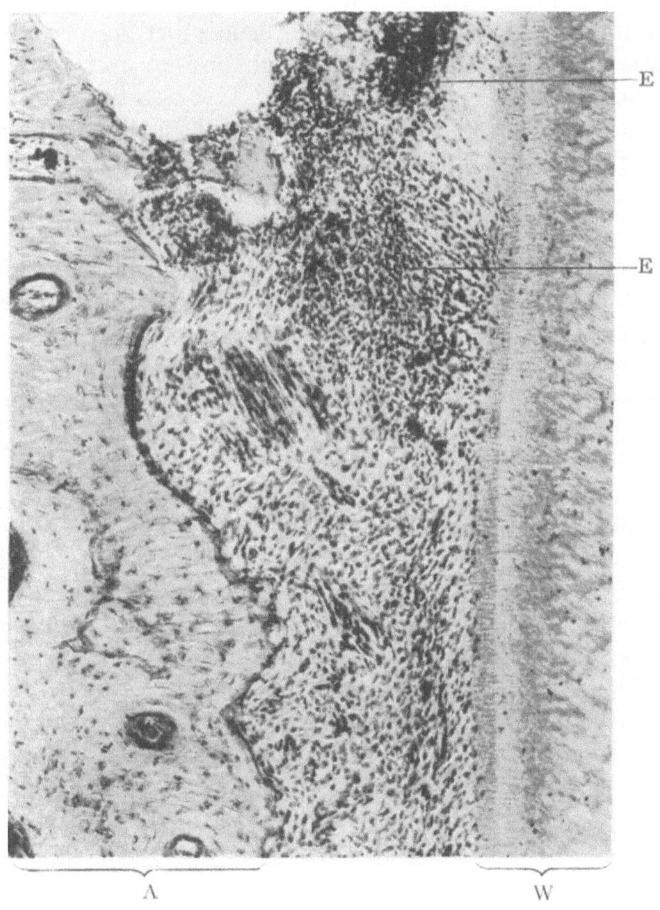

Abb. 370. Periodontitis marginalis acuta. Hund.
Hämatox.-Eosinfärbung. Schwache Vergr. Bei E Eiterbildung, nach unten zu nehmen die Entzündungs-erscheinungen deutlich ab. W Wurzel. A Alveole. (Optik: Winkel Achrom. 16 mm, Kompl. Ok. 4.)

pulationen, Zuschleifen für Kronen oder Stiftzähne usw. können eine Wunde setzen, von der aus sich die Entzündung im marginalen Teil des Periodontiums weiter ausbreiten kann. Falls keine baldige Ausheilung eintritt, was bei der Oberflächlichkeit der Wunde immerhin möglich ist, geht die marginelle Periodontitis ohne weiteres in die chronische Form über und das Bild wird vollkommen identisch mit dem, was später noch unter dem Namen der marginellen Parodontitis beschrieben wird. Abb. 370 bringt das Bild einer marginellen Wurzelhautentzündung, wie sie experimentell am Hunde durch Zuschleifen der Krone und gewaltsames Herunterpressen eines Kronenringes erzeugt wurde (also zunächst eigentlich eine traumatische Periodontitis!). Durch Belassen des Ringes für mehrere Tage wurde die Heilung der Wunde hintenangehalten;

die Infektion erfolgt dann gerade an dieser Stelle ohne weiteres. Am oberen Rand ist auch die Eiterbildung leicht zu erkennen. Der Periodontalraum erscheint stark verbreitert, die Infiltration verliert sich allmählich nach der Wurzelmitte zu.

Periodontitis apicalis chronica und ihre Folgezustände.

In der Einleitung zu dem Abschnitt „Histologie der Wurzelhautentzündung" ist schon erwähnt worden, daß der Übergang von der akuten Periodontitis in die chronische Form eigentlich die Regel ist. Damit soll gesagt sein, daß die völlige Ausheilung wenigstens der infektiösen Entzündung ebenso selten ist wie die völlige Vernichtung der Wurzelhaut im akuten Stadium. So sehr verschieden die Bilder bei der chronischen Periodontitis, d. h. bei dem, was man alles dahin rechnet, auch sind, in manchen Punkten gleichen sie sich doch. Zu diesen Punkten gehört die meist recht beträchtliche Verbreiterung des apikalen Wurzelhautraumes durch entzündliche Rarefizierung des Knochens; zu ihnen gehört ferner die Bildung von Granulationen und endlich die stete Möglichkeit, daß auf der Basis der chronischen Entzündung ein akutes Aufflammen des Prozesses erfolgen kann.

Die große Verschiedenheit im Bilde der chronischen Periodontitis rührt hauptsächlich davon her, daß der Faktor „infizierender Keim" weiter zurücktreten und der Faktor „äußere Umstände" sich mehr in den Vordergrund schieben kann. Die äußeren Verhältnisse aber können außerordentlich mannigfaltig sein. Immerhin läßt sich auch von diesem Gesichtspunkt aus eine gewisse Gruppierung ermöglichen: da gibt es die übergroße Zahl von Fällen, in denen eine Behandlung und Wurzelfüllung, aber in ungenügendem Maße erfolgte; dann die ebenfalls recht beträchtliche Zahl unbehandelter Fälle mit offenem Wurzelkanal, durch den ein Abfluß des Sekretes möglich ist; ferner die Fälle, bei denen der spontane Durchbruch einer submukösen oder subkutanen Eiteransammlung (Parulis) zu Fistelbildung und damit ebenfalls zur Hintanhaltung einer Sekretstauung führte; weiterhin die Fälle, die von Anfang an schleichend verliefen und mit fortlaufender Granulationsbildung sich ganz allmählich einen Weg durch Knochen, Periost und Kutis schaffen, um schließlich ebenfalls mit der Fistelbildung (Gesichtsfisteln!) in ein Dauerstadium zu gelangen; endlich die Fälle, bei denen durch Eintritt und Ausbreitung von Epithel im entzündlichen Gewebe wiederum ganz andere Verhältnisse geschaffen werden, die ihren besonderen Ausdruck in der Zystenbildung finden.

Überblickt man diese Gruppierung, so ergeben sich als bestimmend für das pathologische Bild der chronischen Periodontitis hauptsächlich folgende Fragen: in welchem Umfang wirkt das schädigende Moment dauernd nach? Ist die Möglichkeit eines Sekretabflusses vorhanden? Sind Komplikationen, etwa in Form des Hinzutritts von Epithel hinzugekommen? Daß daneben auch der 3. Faktor, Gesamtzustand und allgemeine Reaktionsfähigkeit des Gewebes, nicht außer acht bleibt, versteht sich von selbst; wir erleben ja immer wieder, daß eine ungünstige Veränderung im Allgemeinzustand auch von ungünstigem Einfluß auf die Entwicklung der chronischen Entzündung sein kann. Dem Praktiker ist eine geläufige Erscheinung, daß bei Erkältungen periodontale Prozesse, die lange Zeit latent waren, nun plötzlich recht lebhafte klinische Erscheinungen machen. Bei sehr vielen chronischen Wurzelhautentzündungen basiert die weitere Ausbreitung geradezu auf diesen in Intervallen auftretenden Manifestierungen; während der Latenz liegt eine gute Abgrenzung des Herdes vor, während der Manifestierung wird die Abgrenzung durchbrochen und das benachbarte Gewebe in den Krankheitsherd einbezogen. Nur nebenbei sei daran erinnert, daß man den dentalen chronischen Entzündungs- bzw. Eiterherden in den letzten Jahren besondere Beachtung insofern geschenkt hat, als sie der Ausgangsherd (Fokus) für Allgemeinerscheinungen und Organerkrankungen sein können (fokale Infektion).

Rein pathologisch-anatomisch betrachtet kehren gewisse Befunde mit großer Häufigkeit wieder. Diese Befunde gehen zum Teil — unbeschadet dessen, was im vorigen
Absatz gesagt wurde — doch etwas über den Begriff Zustandsbild hinaus, insofern sie
wenigstens in großen Zügen jahrelang unverändert bleiben können; feinere Umstellungen
im krankhaften Gewebe werden natürlich trotzdem oder vielmehr gerade wegen der
äußeren Ungestörtheit dauernd erfolgen. Daß gleichwohl ein Übergang von einer
Form chronischer Entzündung in die andere jederzeit erfolgen kann, braucht
nicht weiter erörtert zu werden.

Solche häufig wiederkehrende Befunde sind: die schwielige Verdickung des apikalen
Periodontiums, die diffuse chronische Infiltration, die chronisch granulierende (progres-
sive Form), das „solide" Granulom, das epithelialisierte Granulationsgewebe und die
Zystenbildung. Der interradikale Abszeß, auch ein häufig beobachtetes Bild, wird später
besprochen, da er sich öfter im Zusammenhang mit der am Zahnfleischrand beginnenden
Parodontitis entwickelt als mit der chronischen apikalen Periodontitis.

Die schwielige Verdickung.

Sie kommt dem relativ günstigen Ziel einer Vernarbung am nächsten.
Daß es sich hier aber, wie wir gleich im Bild sehen werden, nicht ausschließlich um reines
Narbengewebe handelt, wird verständlich, wenn wir folgende Überlegung anstellen:

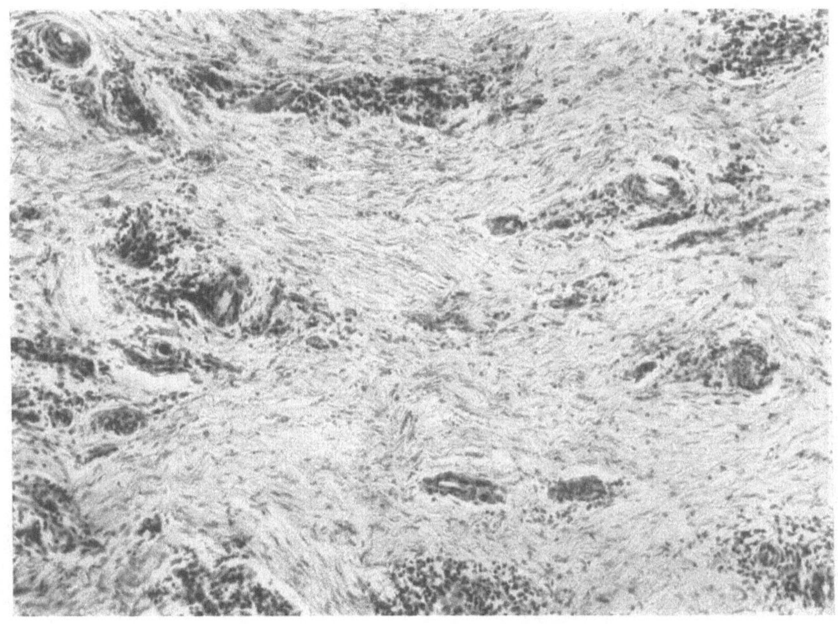

Abb. 371. Oberer 1. Schneidezahn. Periodontitis apicalis chronica.
Hämatox.-Eosinfärbung. Schwache Vergr. Schwielige Verdickung der apikalen Wurzelhaut. Derbfaseriges
Bindegewebe, durchsetzt mit Lymphozytenhaufen. (Optik: Winkel Achrom. 16 mm, Kompl. Ok. 4.)

eine restlose Behandlung und Füllung der Wurzelkanäle bis zur Wurzelspitze bereitet
auch dem geübtesten Praktiker ebenso oft unüberwindliche Schwierigkeiten wie die
restlose Entfernung erkrankter Wurzelpulpen. Es bleibt also nur zu oft auch im
Behandlungsfalle infiziertes Material zurück, das eine vollständige Vernarbung hintanhält, selbst wenn das Infektionsmaterial sich bis zu einem gewissen
Grade erschöpft. Und weiterhin: selbst wenn eine restlose Wurzelfüllung gelingt, bedeutet

diese auch bei sorgfältiger Auswahl doch eine dauernde Nebeneinanderstellung von Fremdkörpern und Wurzelhautgewebe, die sich auch dann, wenn das Wurzel-füllungsmaterial relativ reizlos ist, doch im histologischen Befunde auswirken muß. Damit decken sich auch die mikroskopischen Bilder.

Abb. 371 zeigt eine Partie aus einer solchen schwieligen Verdickung. Sie besteht in der Hauptsache aus derbfaserigem, fibrillärem Bindegewebe mit zahlreichen, zum Teil sehr lang ausgezogenen Spindelzellen. Dazwischen eingestreut finden sich immer wieder kleine Infiltrationsbezirke, die fast ausschließlich Lymphozyten enthalten. Die Gefäße, die zahlreich in diesen Bezirken liegen, weisen eine beträchtliche Wandver-

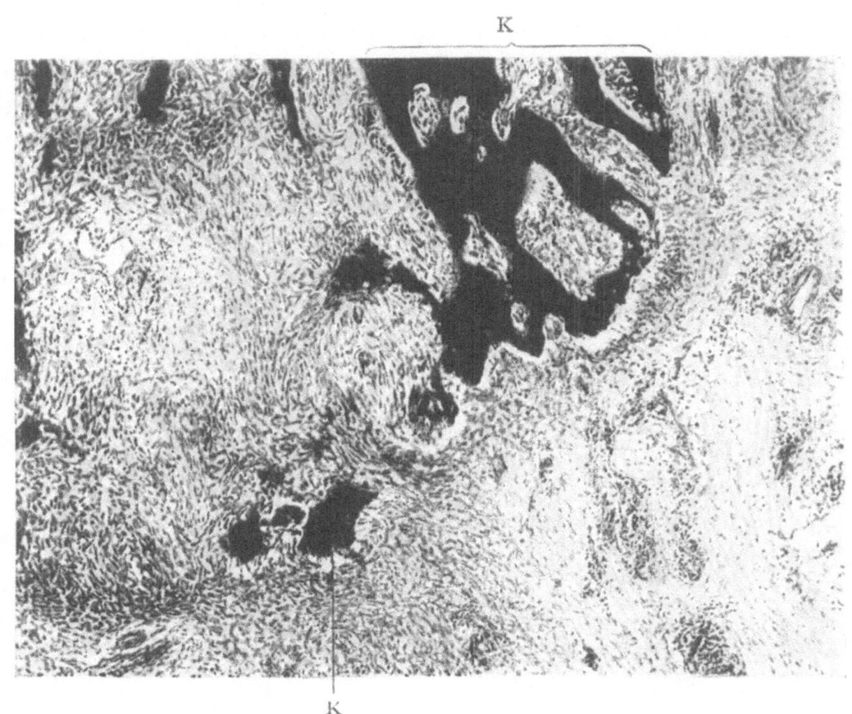

Abb. 372. Oberer 1. Schneidezahn. Periodontitis apicalis chronica.
Hämatox.-Eosinfärbung. Ganz schwache Vergr. Knochenneubildung (K) in einer schwieligen Verdickung der Wurzelhaut. Der Knochen ist mit hellen „osteoiden" Säumen umgeben.
(Optik: Winkel Achrom. 25 mm, Kompl. Ok. 4.)

dickung auf, an der besonders die Adventitia- und Endothelzellen mit Vermehrung beteiligt sind. Zuweilen mitten im schwieligen Gewebe, häufiger am Rande gegen den Knochen hin sehen wir die homogene Grundsubstanz sich zwischen den Fasern etwas verbreitern, die Fasern selbst laufen nicht mehr so wirr, sondern erscheinen geordneter mit einer bestimmten Richtung, neue rundliche Zellen werden gebildet: es bereitet sich die Verknöcherung vor. Zunächst sind es kleine Knochenbälkchen, die entstehen, später schließen sich die Bälkchen zu einem Gerüst von recht ungleichen Maschen zu-sammen. In Abb. 372 ist von der Randpartie des gleichen Falles, dem auch Abb. 371 entnommen ist, eine solche Verknöcherung wiedergegeben. Teilweise kann man noch den derbfaserigen Charakter und die eingestreuten Lymphozytenherde, wie sie vorhin beschrieben wurden, gut erkennen; im übrigen ist die Knochenneubildung in vollem Gange, wie die helle Zone am Rande des dunkel gefärbten Knochens (die präkollagene Zone) und die dichte Besetzung mit Osteoplasten zeigt. Leider ist dieser regeneratorische Vorgang nicht immer von Bestand.

Die diffuse chronische Infiltration.

Sie ist vor allem dadurch charakterisiert, daß eine deutliche Abgrenzung des entzündlichen Herdes ausbleibt; die Infiltration verliert sich allmählich mit der

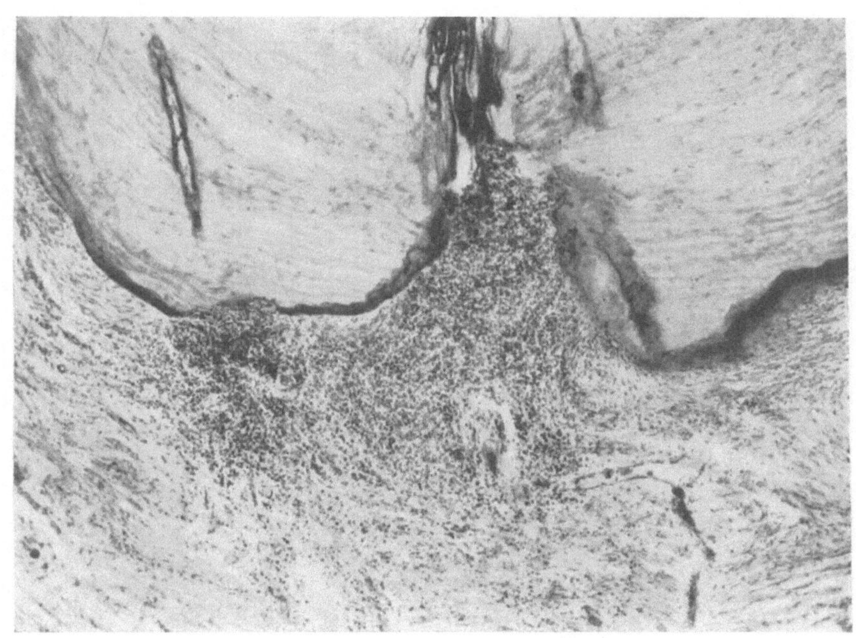

Abb. 373. Periodontitis apicalis chronica. Hund.
Hämatox.-Eosinfärbung. Ganz schwache Vergr. Diffuse Infiltration ohne Tendenz zur Abkapselung.
(Optik: Winkel Achrom. 25 mm, Kompl. Ok. 4.)

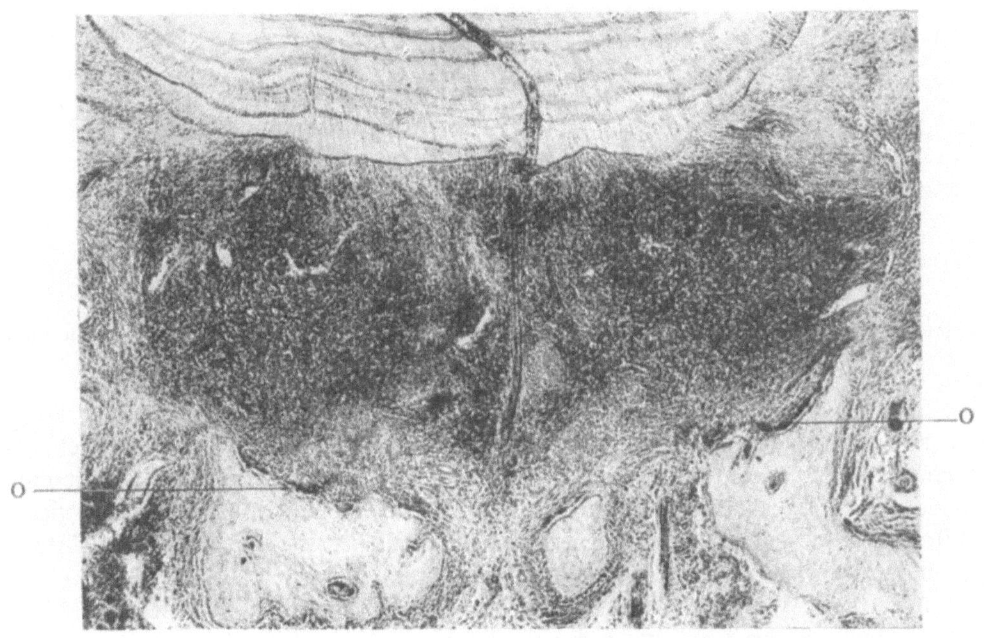

Abb. 374. Periodontitis apicalis chronica. Hund.
Hämatox.-Eosinfärbung. Ganz schwache Vergr. Diffuse eitrige Entzündung. Abbau des Knochens am Fundus
der Alveole durch große Osteoklasten bei O. (Optik: Winkel Achrom. 25 mm, Kompl. Ok. 4.)

weiteren Entfernung vom Foramen apicale, wie das Abb. 373 veranschaulicht; sie ist recht ungleichmäßig und an Stellen stärkerer Anhäufung bleibt die Neigung zu eitriger Einschmelzung bestehen. Was die Zellen selbst anlangt, so sind alle möglichen Arten vertreten: Leukozyten, Histiozyten, letztere auch in Form von Makrophagen, Lymphozyten; spärlich vertreten sind Plasmazellen. Allmählich kann die ganze apikale Wurzelhaut in ein schlaffes, immer zu eitrigem Zerfall neigendes Granulationsgewebe umgewandelt werden, bei dem stets als Charakteristikum das Fehlen der Neubildung von

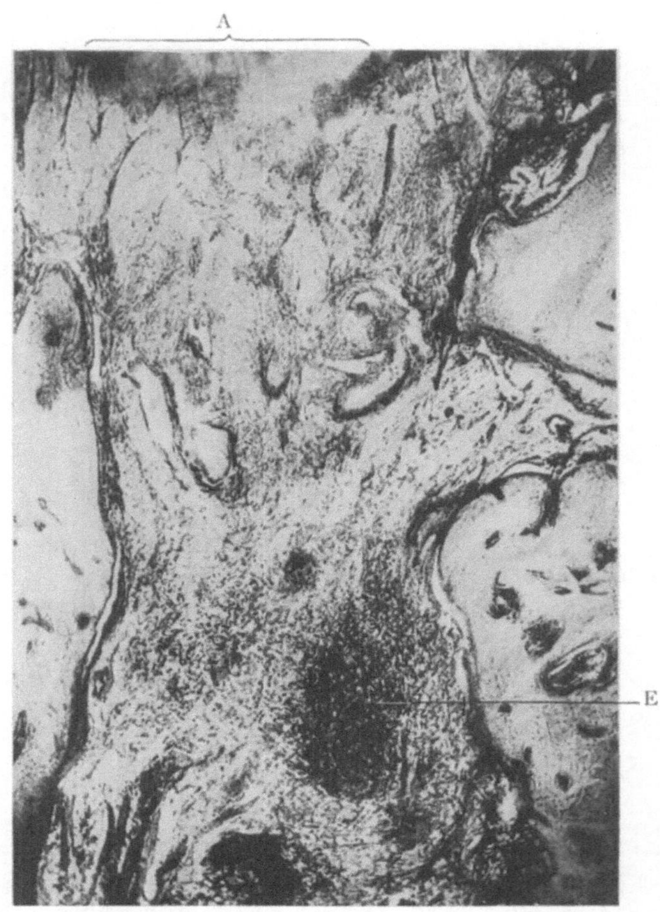

Abb. 375. Periodontitis apicalis chronica. Hund.
Hämatox.-Eosinfärbung. Ganz schwache Vergr. E Einschmelzung im Markraum entfernt vom Apex (A).
(Optik: Winkel. Achrom. 40 mm, Kompl. Ok. 4.)

derberem, abgrenzendem Bindegewebe bleibt. Abb. 374 zeigt eine solche Umwandlung des gesamten apikalen Periodontiums. Sehr hübsch ist an diesem Bilde auch der Abbau des Knochens und die damit einhergehende Verbreiterung des Periodontalraumes zu sehen; soweit Knochen vorhanden ist, ist er an der, der Entzündung zugewendeten Seite reichlich mit Osteoklasten besetzt.

Im weiteren Verlaufe dringt die chronische Entzündung auch in die Markräume selbst ein, wie das aus Abb. 375 hervorgeht. Hier können dann wieder Bezirke mäßiger Infiltration wechseln mit solchen stärkster Leukozytenanhäufung und Abszedierung. Der Knochen wird weiterhin teils durch Osteoklase abgebaut, teils kommt es zu Nekrose, wie man denn häufig kleine Sequester im entzündlichen Gebiete liegen sieht. Schon mit dem Abbau des alveolären Knochenrandes, noch mehr aber mit dem Eindringen in die Markräume ist die Grenze dessen überschritten, was man streng genommen noch als Wurzelhautentzündung bezeichnen darf; zur Periodontitis ist vielmehr jetzt hinzugetreten die Ostitis und Osteomyelitis.

Der ganze eben geschilderte Verlauf ist wohl so zu erklären, daß das schädigende Moment viel zu nachhaltig wirkt, um die reparatorischen Vorgänge sich erfolgreich auswirken zu lassen, von regeneratorischen Vorgängen, wie sie bei der vorigen Form gezeigt wurden, ganz zu schweigen. So kann wohl die diffuse chronische Infiltration in unkomplizierter Form eine Zeitlang in der Wurzelhaut bestehen, da aber als Folge der schweren Stoffwechselstörung eine energische Reaktion des umgebenden Gewebes ausbleibt, so bedarf es gar keines besonderen Nachdrucks, um die weitere Ausdehnung herbeizuführen, die häufig genug dann im Weichteilbereich das Bild einer schleichenden phlegmonösen Entzündung hervorrufen kann.

Die chronisch-granulierende Periodontitis.

Dem vorhin geschilderten Verlauf recht nahestehend ist der Verlauf bei einer dritten Gruppe von Fällen, die man nach Partsch als die chronisch granulierende Form bezeichnet. Klinisch sind diese Fälle sehr klar umschrieben; sie sind u. a. gekennzeichnet durch das Fehlen subjektiver Erscheinungen, durch den langsamen aber gleichmäßig progressiven Verlauf, durch die geringe Beteiligung der den Weg nach außen begrenzenden Nachbarschaft, durch die scharfe Abgrenzung an der Haut vor dem Durchbruch, durch die Pseudofluktuation, die manchem Inzidierenden, der sicher mit Eiter rechnete, eine Enttäuschung bereitet. Mit allem Nachdruck muß auch hier darauf hingewiesen werden, daß für die späteren Stadien die Bezeichnung Periodontitis für das Gesamtbild nicht mehr zutrifft, sie kennzeichnet lediglich die Wurzelhaut als Ausgangsstelle, steht also als pars pro toto.

Über das pathologische Bild innerhalb der Wurzelhaut ist nicht viel zu sagen; wir haben es hier mit Granulationsgewebe zu tun, in dem Leukozyten in größerer Zahl ziemlich selten sind und eine Abszeßbildung meist fehlt; um so umfangreicher ist die Verfettung, die analog den nachher zu besprechenden Granulomen verläuft; auch sonst besteht hinsichtlich der regressiven Vorgänge mit ihnen große Ähnlichkeit, so daß nur auf das dort ausgeführte zu verweisen ist. Was vor allem den Unterschied gegenüber den Granulomen ausmacht, ist das Fehlen der bindegewebigen Abkapselung und die Art, wie sich der Krankheitsprozeß im Markraum ausbreitet. Davon gibt Abb. 376 einen ganz guten Begriff. Das Bild ist einer Knochenpartie entnommen, die vom Ausgangspunkt schon ziemlich weit entfernt ist und zeigt gerade die Grenze zwischen gesundem und krankem Gewebe. Sehr instruktiv ist auch der Vergleich mit dem so ganz anders gearteten vorigen Bild in seiner Neigung zur Abszeßbildung. Dort herrschen die Leukozyten vor, hier sind sie nur spärlich; um so größer ist hier die Zahl der Histiozyten, aus denen neben Plasmazellen Makrophagen von zum Teil mächtigem Umfang hergeleitet werden. Abb. 377, die stärkere Vergrößerung der Randzone des krankhaften Gewebes, bringt davon ein Bild. Der Abbau des Fettmarkes durch die Histiozyten geht in der Weise vor sich, daß in das Gerüst des Markes Endothelzellen sprossen und weiterhin unter Verbreiterung der Gerüstleisten eine stärkere Faserung auftritt; dann erscheinen die Histiozyten in Massen in den verbreiterten Leisten, um von da aus in die Fetträume einzudringen und diese schließlich ganz auszufüllen. Späterhin treten auch Fibroplasten auf und die Faserzeichnung im neugebildeten Granulationsgewebe wird deutlicher. Zuletzt finden sich zahlreiche Schaumzellen mit Fettspeicherung wie im apikalen Periodontalraum.

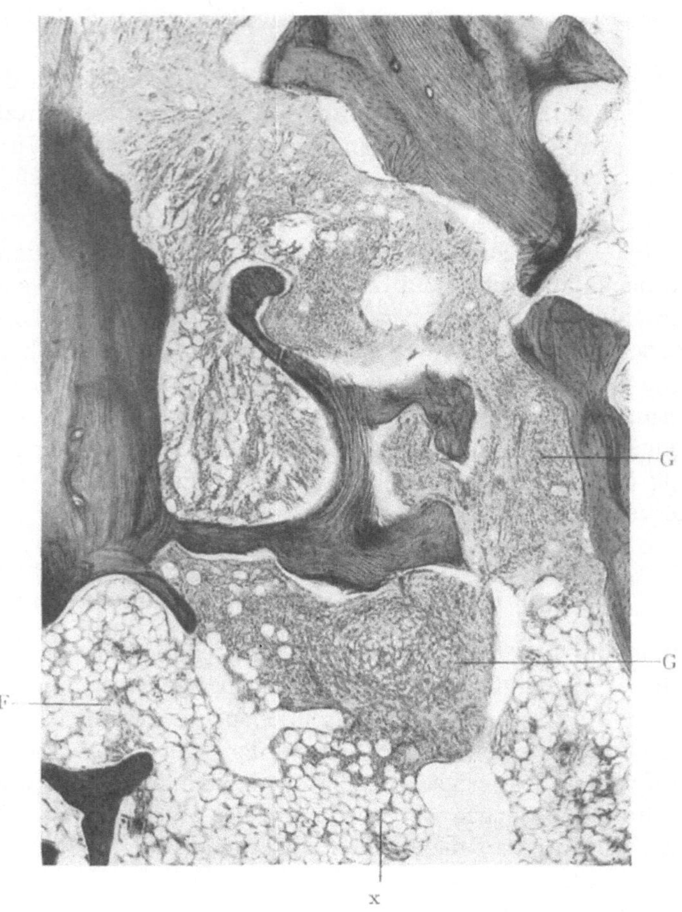

Abb. 376. Unterer 1. Prämolar. Chronisch granulierende Periodontitis.
Hämatox.-Eosinfärbung. Ganz schwache Vergr. Ausbreitung der Entzündung im Markraum. Das Fettgewebe F
wird ersetzt durch Granulationsgewebe (G). (Optik: Winkel Apochrom. 40 mm, Kompl. Ok. 4.)

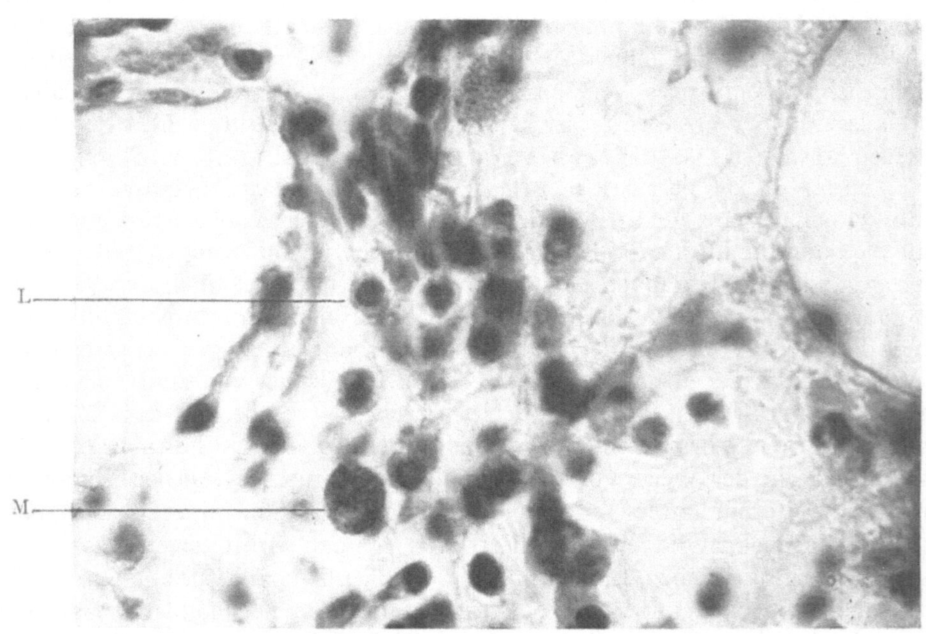

Abb. 377. Stärkere Vergrößerung aus Abb. 376.
Vordringen des Granulationsgewebes in das Fettmark. Makrophagen (M) und Lymphozyten (L) in den verbreiterten Maschen des Fettgewebes. (Optik: Winkel Fluor. 1,8 mm, Kompl. Ok. 4.)

Durch die kompakte Knochenrandschicht dienen die Foramina nutritia und zugehörigen Kanäle als Weg nach außen in die Weichteile. Es wird das Periost und dann das subkutane Gewebe im umschriebenen Bezirk in Granulationsgewebe umgewandelt; die Kutis wird mehr und mehr verdünnt, bis endlich der Durchbruch durch die Epidermis erfolgt.

Das epithelfreie („solide") Granulom.

Charakteristisch für diese Gruppe ist die bindegewebige Abkapselung des chronischen Entzündungsherdes, die sich um so kräftiger entwickeln kann, je länger ein verstärkter Reiznachschub ausbleibt; die Abkapselung ist allerdings insofern nicht von Bestand, als sie beim Wiederaufflammen des entzündlichen Prozesses durchbrochen wird, um dann

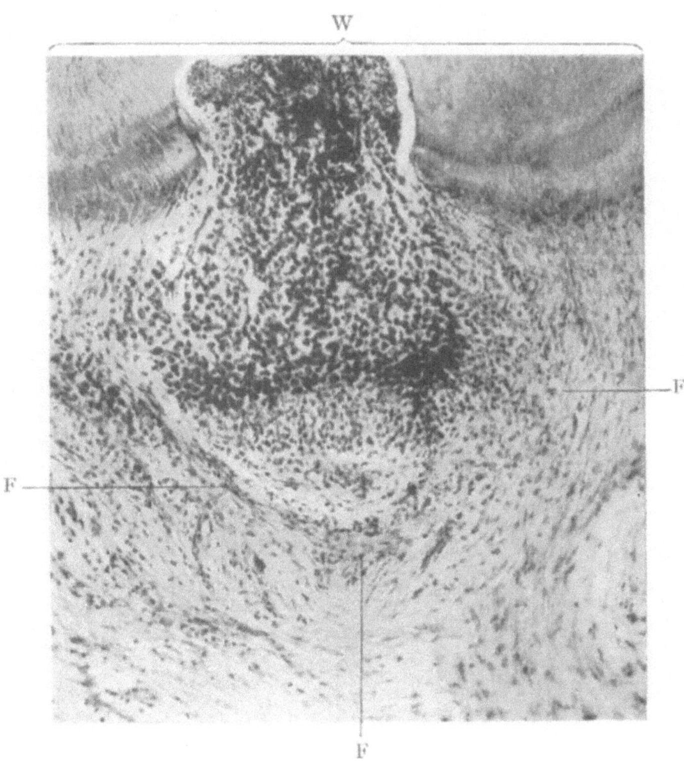

Abb. 378. Periodontitis apicalis chronica. Hund.
Hämatox.-Eosinfärbung. Schwache Vergr. Beginn der Granulombildung. Ein gewisses System der Faseranordnung (F) um den Entzündungsherd ist bereits zu erkennen. W Wurzel.
(Optik: Winkel Achrom. 12,6 mm, Kompl. Ok. 4.)

im nachfolgenden relativen Ruhestadium um den erweiterten Herd sich von neuem zu bilden. Von Anfang an fehlt in diesen Fällen die Tendenz zur diffusen Infiltration; der Herd bleibt mehr lokalisiert auf das Bereich des Foramen apicale, die Abwehrreaktion in der Umgebung setzt kräftiger ein, die dem Herd benachbarten Bindegewebszüge werden nicht zerstört, sondern erfahren sehr bald eine deutliche Vermehrung. An diesen einleitenden Vorgängen vermag auch nichts zu ändern, wenn der Ursprungsherd eitrig eingeschmolzen ist. Die Faserzüge der bindegewebigen Hülle gehen meist in das gesunde Periodontium über und bewirken so ein festes Haften des Granuloms an der Wurzel.

Abb. 378 stellt einen Fall dar, den man wohl als Vorstadium eines Granuloms bezeichnen könnte. Das Foramen apicale ist eben noch sichtbar; es ist ausgefüllt mit nekrotischen Massen und Leukozyten, diese auch zum Teil in Zerfall begriffen; etwa von der Höhe der Wurzeloberfläche ab nimmt die Zahl der Leukozyten ganz plötzlich ab und es sind nur noch Makrophagen, zum Teil mit mächtigem Zelleib und vollgepfropft mit Zellresten und Leukozyten zu sehen. In einiger Entfernung vom Foramen apicale verdichten sich die großen Histiozyten zu einer Art Wall; dann folgt nochmals eine Partie mit Makrophagen, weniger dicht, zahlreiche feinste Kapillaren mit erheblich vergrößerten Endothelzellen enthaltend. Ein gewisses System in der Anordnung der Fasern rings um den ganzen Herd ist bereits erkennbar, wenn man auch noch nicht von einer festen

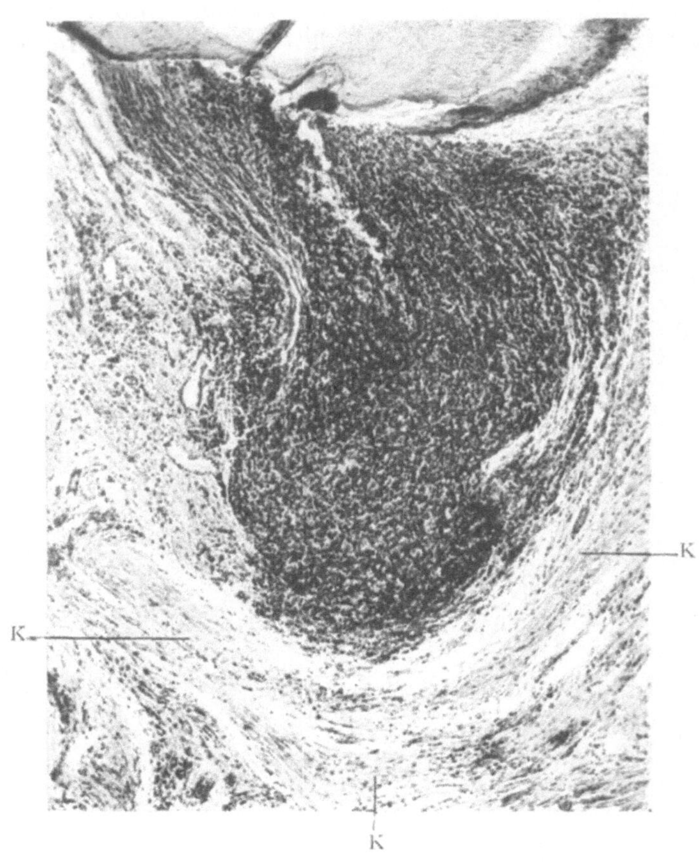

Abb. 379. Periodontitis apicalis chronica. Hund.
Hämatox.-Eosinfärbung. Schwache Vergr. Die Tendenz zur Abkapselung des Entzündungherdes ist schon deutlicher als in Abb. 378. Besonders bei K ist schon eine feste Kapsel gebildet. W Wurzel.
(Optik: Winkel Achrom. 16 mm, Kompl. Ok. 2.)

Hülle sprechen kann. Vergleichen wir diese Schilderung mit den Abb. 376 und 377, so ist ein gemeinsames vorhanden: die große Zahl von Histiozyten als Makrophagen auftretend. Während sie aber bei der progressiv granulierenden Form durch Abbau von Fettmark zur Ausdehnung des Prozesses beitragen, wird hier umgekehrt eine Begrenzung des Prozesses möglich gemacht durch die Aufnahme und Abführung der schädigenden Zerfallsprodukte.

Als wichtiger Befund ist noch zu registrieren, daß in diesem Falle am Knochen (auf dem Bilde nicht mehr sichtbar) keinerlei Resorptionserscheinungen wahrzunehmen waren; soweit erstreckte sich anscheinend die Stoffwechselstörung nicht; es blieb ein reiner Wurzelhautprozeß.

In Abb. 379 tritt die Tendenz zur Abkapselung schon schärfer hervor. Das Foramen apicale ist beim Schnitt eben noch am Rande gestreift worden. Sehr hübsch ist links vom Wurzelloch zu sehen, wie ein Bündel Sharpeysche Fasern die Grenze bildet und wohl später mit zur Bildung der Bindegewebskapsel des Granuloms gedient hätte. Am unteren Ende des Herdes, sowie rechts davon, ist die charakteristische Anordnung der parallel verlaufenden Bindegewebsfasern bereits deutlich ausgeprägt. Soweit zwischen diesen Fasern und nach außen von ihnen vermehrte Zellen zu sehen sind, handelt es sich durchweg um Makrophagen. Auch im Herde selbst herrschen die Histiozyten absolut vor; nur im Bereiche des sich an das Foramen apicale anschließenden feinen Spaltes

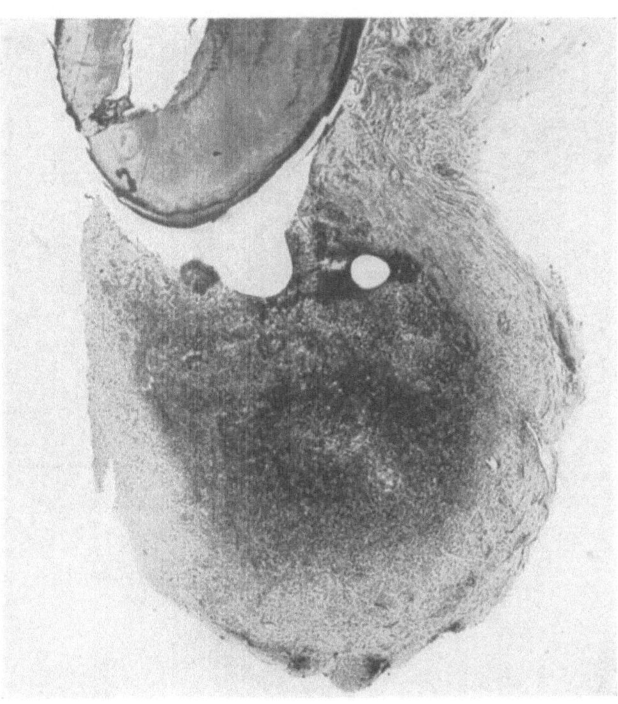

Abb. 380. Unterer 2. Prämolar. Periodontitis apicalis chronica.

Hämatox.-Eosinfärbung. Übersichtsbild. Solides Granulom. Das Innere zellreich, außen zellarme bindegewebige Kapsel. (Optik: Winkel Luminar 26 mm.)

liegen kleinere Mengen von nekrotischem Zellmaterial und vereinzelte Leukozyten; deshalb fehlt hier auch der Zusammenhang und so ist der Spalt (im Gefrierschnitt) entstanden. Namentlich im unteren Abschnitt des Herdes fallen zahlreiche feinste Aufhellungen auf; es handelt sich hier um die Aufspeicherung von Fett aus dem Abbaubezirk und den Übergang von Histiozyten in Schaumzellen, wie er nachher noch weiter besprochen wird, auch eine charakteristische Erscheinung im Bilde der Granulome.

Abb. 380 bringt das Übersichtsbild über ein sog. solides, d. h. in diesem Falle epithelfreies Granulom, das „Zahnsäckchen“ des Volksmundes, das als rundliche, sich derb anfühlende kleine Fleischwarze der Wurzelspitze anhaftet. Beim Extrahieren des Zahnes hat sich die eine Seite abgelöst, an der anderen Seite aber (rechts im Bilde) läßt sich der Übergang der bindegewebigen Hülle in die Wurzelhaut deutlich verfolgen. Innerhalb dieser Hülle finden wir an Zellmaterial: Histiozyten in den verschiedensten

Abarten, also einfache Rundzellen, Makrophagen, Schaumzellen, Plasmazellen, Mast-
zellen; ferner: Lymphozyten, Leukozyten, endlich vermehrte oder vergrößerte Endothelzellen und an der Bindegewebskapsel Fibroplasten.   In einem, während der Bearbeitung dieses Kapitels erschienenen Buch von Siegmund und Weber „Pathologische
Histologie der Mundhöhle" finden die Histiozyten des Granuloms eine besonders eingehende und klare Würdigung, die bei der nachfolgenden Besprechung besonders herangezogen wird.

Was die Leukozyten anlangt, so ergeben sich hinsichtlich ihrer Zahl außerordentlich
große Unterschiede; ein vollständiges Fehlen haben wir nie beobachtet; wenn man aber

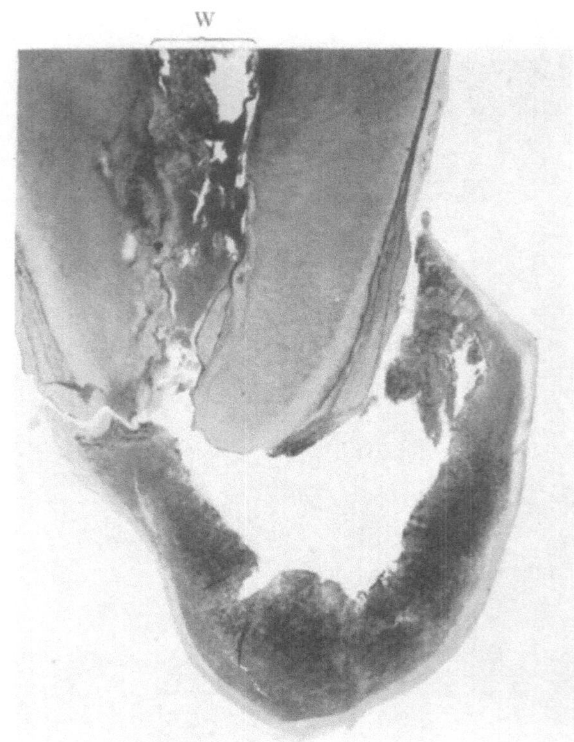

Abb. 381. Unterer 1. Molar. Periodontitis apicalis chronica.

Hämatox.-Eosinfärbung. Übersichtsbild. Granulom mit zentraler eitriger Einschmelzung (beim Präparieren
ausgefallen — Gefrierschnitt). W Wurzelkanal mit nekrotischem Inhalt. (Optik: Winkel Luminar 26 mm.)

zum Zwecke der Sanierung einer Mundhöhle reaktionslose Wurzeln herausnimmt, an
denen mehr als Zufallsbefund ein Granulom haftet, so pflegt die Zahl der hämatogenen
Wanderzellen recht gering zu sein und die Zahl der Histiozyten zu dominieren (ruhendes
Granulom); wenn man andererseits durch auftretende Beschwerden zur Extraktion
der Wurzel veranlaßt wird, dann kann die Zahl der Leukozyten als Zeichen eines akuten
Nachschubes der Infektion bei weitem überragen.   Hierbei kommt es mitunter zur völligen
eitrigen Einschmelzung der von der bindegewebigen Kapsel umschlossenen Granulation,
die Kapsel selbst aber kann standhalten (das „Eitersäckchen" des Volksmundes).   Ein
solches Bild ist in Abb. 381 wiedergegeben.   Das Bild veranschaulicht zugleich die um
fangreiche Resorption, die sich an solchen Wurzelspitzen abgespielt hat.

Nach Siegmund und Weber, die beim Granulom ganz besonders den entzündlich-
resorptiven Charakter betonen, sind die Leukozyten der Ausdruck stürmischer pepto-

lytischer Gewebsleistungen; ihr Auftreten ist flüchtig und hängt jeweils mit einem neuen
bakteriellen Schub vom Wurzelkanal aus zusammen; nach Lösung ihrer Aufgabe

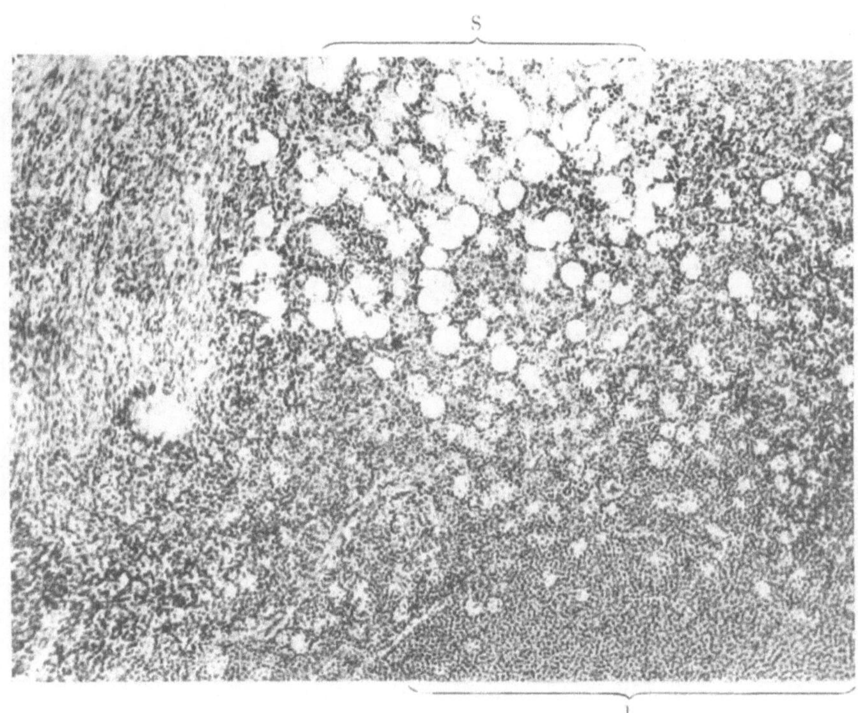

Abb. 382. Periodontitis apicalis chronica.
Hämatox.-Eosinfärbung. Schwache Vergr. „Schaumzellen“ (S) im Granulom. Bei L Leukozyten.
(Optik: Winkel Achrom. 12,6 mm, Kompl. Ok. 4.)

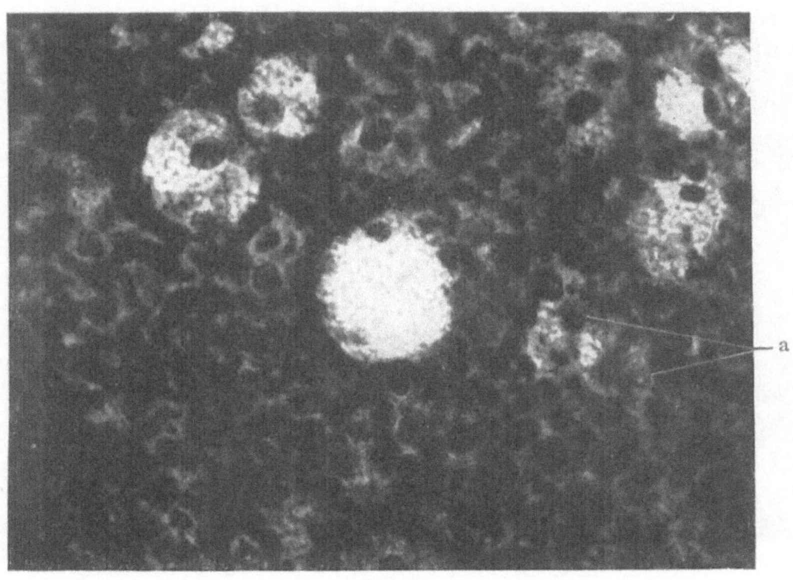

Abb. 383. Stärkere Vergrößerung der Schaumzellen.
Bei a Schaumzellen im Entstehen. (Optik: Winkel Fluor. 3 mm, Kompl. Ok. 4.)

zerfallen sie rasch und werden ihrerseits durch Makrophagen resorbiert (bezüglich der Makrophagen siehe das beim Kapitel chronische Pulpitis Gesagte).

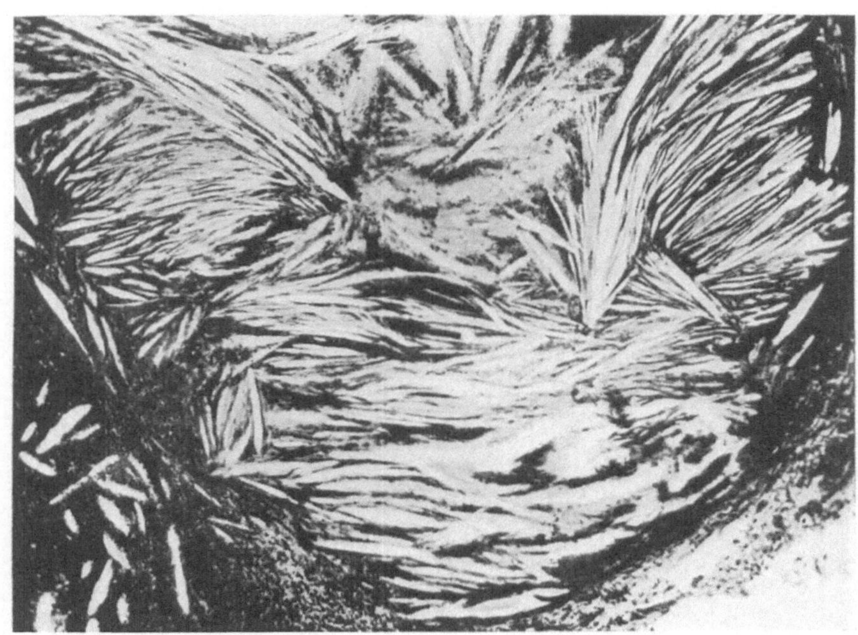

Abb. 384. Periodontitis apicalis chronica.
Hämatox.-Eosinfärbung. Ganz schwache Vergr. Cholestearinkristalle erzeugten spießförmige Gewebslücken im Granulom. (Optik: Winkel Achrom. 25 mm, Kompl. Ok. 4.)

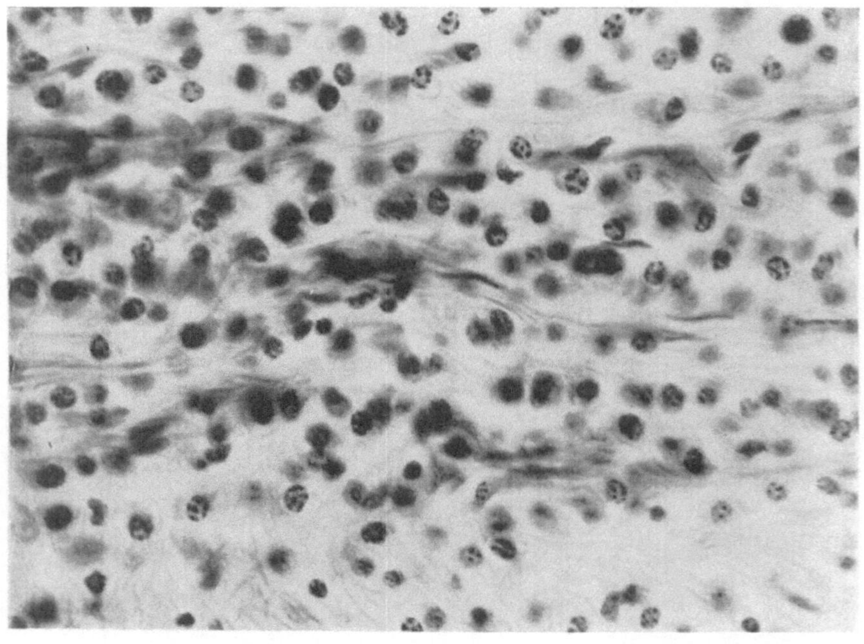

Abb. 385. Periodontitis apicalis chronica.
Hämatox.-Eosinfärbung. Starke Vergr. Massenansammlung von Plasmazellen im Granulom.
(Optik: Winkel Fluor. 3 mm, Kompl. Ok. 4.)

Über die Schaumzellen äußern sich Siegmund und Weber folgendermaßen: „Zum Teil wenigstens auf den Zerfall der Leukozyten und die Aufsaugung ihrer Bestandteile zu beziehen ist die Ausbildung großer eigenartiger Speicherzellen, die in ihrem Protoplasma doppeltbrechende Fettsubstanzen (Cholestearinester) enthalten." Es treten zunächst in Retikulumzellen des Granuloms feine doppeltbrechende Fetttröpfchen auf, so daß der Zellleib dicht bestäubt erscheint. Die Stäubchen vergrößern sich zu kleinen Tröpfchen, die schließlich den angeschwollenen Zelleib auf das dichteste erfüllen." Bei Hämatoxylin-Eosinfärbung, bei der die Schnitte Alkohol passieren müssen, erscheinen die Schaumzellen in schwacher Vergrößerung (Abb. 382) nur als kreisrunde Aufhellungen, deren Größe diejenige der gewöhnlichen Zellen weit überragt. Bei stärkerer Vergrößerung (Abb. 383) kommt eine Struktur zum Ausdruck, die als eine Zusammensetzung aus lauter feinen Vakuolen den Namen „Schaumzellen" wohl verständlich macht. Der Kern zeigt keine Vergrößerung. Eine Scharlach- oder Sudanfärbung läßt die Schaumzellen leuchtend rot erscheinen (Abb. 400).

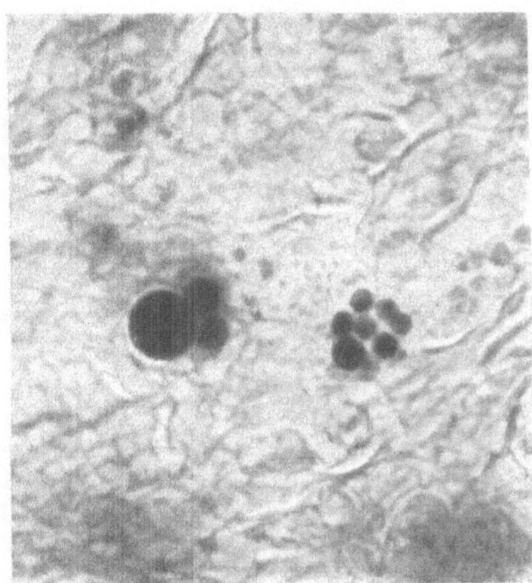

Abb. 386. Unterer 1. Molar. Periodontitis apicalis chronica, Russelsche Körperchen im Granulom. Fuchsin-Jodgrünfärbung. Starke Vergr. Man sieht die im Präparat leuchtend roten Kügelchen hier in verschiedener Größe und Anordnung im Gewebe liegen. (Optik: Winkel Fluor 3 mm, Kompl. Ok. 4.)

Wenn durch den Zerfall dieser fettspeichernden Zellen — wir folgen hier wieder Siegmund und Weber — die Fettmassen frei ins Gewebe gelangen, so kristallisiert ihr Cholestearin in Form großer rhombischer Tafeln aus, die im Gewebsschnitt spießförmige Gewebslücken hinterlassen, welche meist von Riesenzellen besetzt werden. Solche charakteristischen Gewebslücken sind in Abb. 384 abgebildet.

Die Plasmazellen nehmen nach Siegmund und Weber ihre Entstehung aus den aktivierten Gefäßwandzellen; sie sind ein Ausdruck starker Eiweißresorption und lassen ihre Tätigkeit dadurch erkennen, daß in ihrem Protoplasma feine Fibrinreaktion gebende Tröpfchen auftreten. „Liegen solche Tropfen frei im Gewebe, so spricht man von Russelschen Körperchen". Die Plasmazellen können, wie Abb. 385 zeigt, außerordentlich zahlreich sein und das ganze Gesichtsfeld beherrschen. Deshalb beim Granulom von Plasmonen zu reden scheint auch uns nicht zweckmäßig. In Abb. 386 sind Russelsche Körperchen aus einem Granulom wiedergegeben. Sie liegen entweder als kleine Kugeln einzeln oder mehr in Traubenform im Gewebe, später fließen sie zu größeren Kugeln offenbar zusammen. Abb. 387 endlich bringt noch das Bild von einer Mastzelle aus einem Granulom.

Wenn ein Granulom lange Zeit im Ruhestand war, kann allmählich unter Abnahme der bisher beschriebenen Zellen eine Verdichtung des Granulationsgewebes

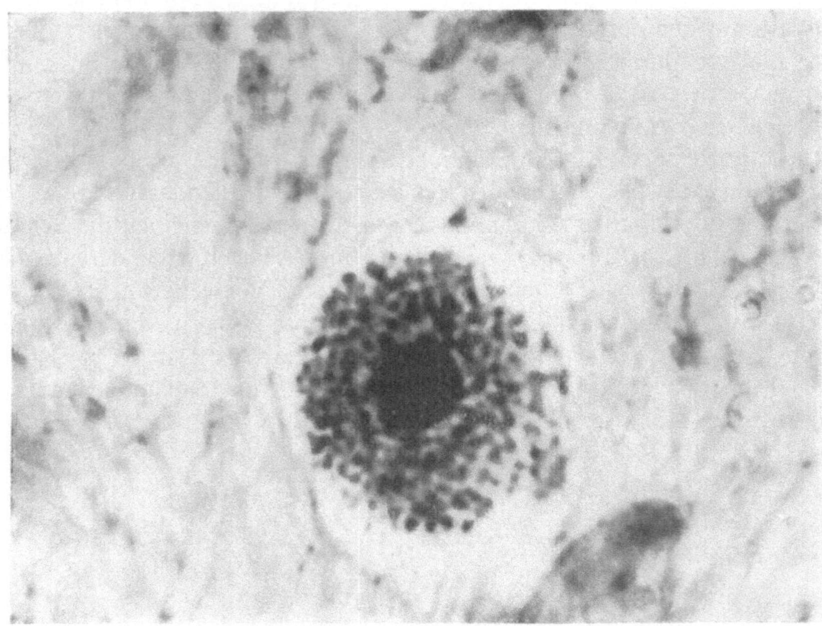

Abb. 387. Periodontitis apicalis chronica.
Hämatox.-Eosinfärbung. Stärkste Vergr. Mastzelle aus einem Granulom.
(Optik: Winkel Fluor. 1,4 mm, Zeiß Ok. 20 x.)

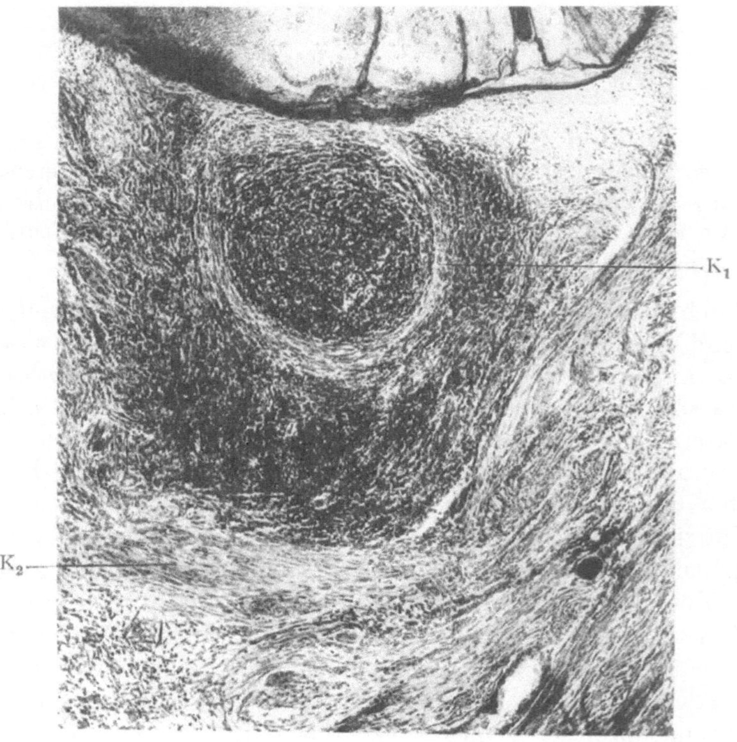

Abb. 388. Periodontitis apicalis chronica. Hund.
Hämatox.-Eosinfärbung. Ganz schwache Vergr. Weitere Ausdehnung der Entzündung nach Abkapselung.
K_1 Primäre Kapsel. Bei K_2 neue Kapsel in Vorbereitung.
(Optik: Winkel Achrom. 25 mm, Kompl. Ok. 4.)

eintreten, kommt aber dann wieder ein akutes Aufflammen des Entzündungsprozesses, dann ändert sich mit einem Schlage das Bild und zwar nicht nur innerhalb der Bindegewebshülle. Wie Abb. 388 sehr schön zeigt, macht sich auch außerhalb der Kapsel eine starke, aber immerhin leidlich gut abgegrenzte starke Infiltration geltend, die dann später ihrerseits von einer bindegewebigen Hülle eingefaßt wird und so die Vergrößerung des Granuloms herbeiführt. Die ursprüngliche engere Hülle pflegt im Rahmen der verbreiterten Infiltration bald zu verschwinden.

Epithelhaltige Granulome.

Granulome der Art, wie sie im vorstehenden geschildert wurden, sind anscheinend erheblich in der Minderzahl; von ihnen unterscheidet sich die übrige größere Zahl dadurch, daß Epithelzellen in das Granulom einwandern und sich hier in langen,

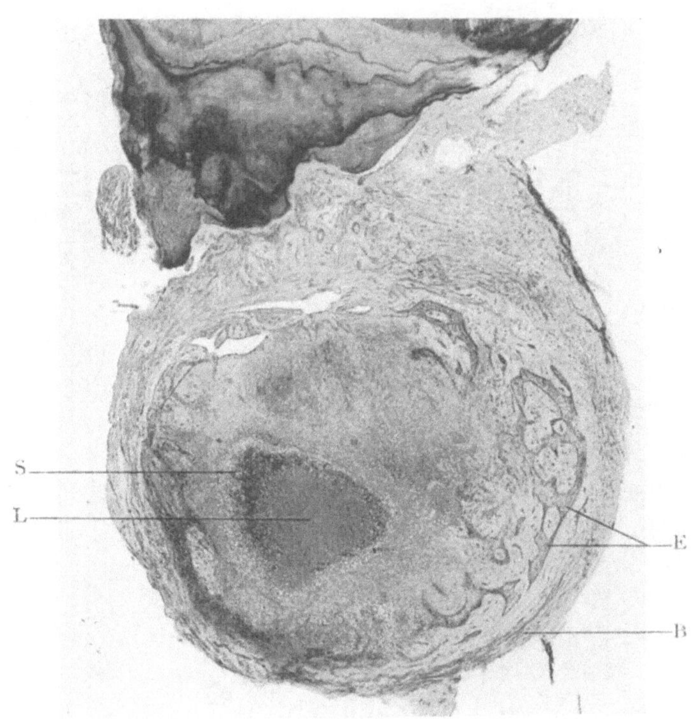

Abb. 389. Unterer 1. Molar. Periodontitis apicalis chronica.
Hämatox.-Eosinfärbung. Übersichtsbild. Epithelhaltiges Granulom. Im Zentrum Leukozyten (L), umgeben von Schaumzellen (S). Das Epithel (E) liegt unter einer bindegewebigen Hülle (B).
(Optik: Winkel Luminar 26 mm.)

mehr minder stark verzweigten Zügen ausbreiten. Es entsteht schließlich eine Art Gerüst, das je nach dem Zustande, in dem sich der Inhalt der Bindegewebskapsel befindet, das Granulom schwammartig durchsetzt oder es innerhalb der Bindegewebshülle umfaßt und zahlreiche miteinander anastomosierende Fortsätze nach dem Inneren zu vorschickt. Eine Illustration hierzu gibt das Übersichtsbild Abb. 389. Es handelt sich um den Schnitt durch ein Granulom, das ringsum — auch gegen das Foramen apicale — durch eine sehr derbe Hülle abgeschlossen war; annähernd im Zentrum findet sich ein großer Leukozytenherd, umgeben von einer besonders dichten Zone von Schaumzellen. Das Epithel hat sich ringsum konzentrisch zur Hülle ausgebreitet. Daß im Inneren des Granuloms so wenig von Epithel zu sehen ist, mag wohl mit dem Leukozytenherd und dem sich hier abspielenden Abbauchemismus zusammenhängen. Andererseits kann auch ein — älterer! — Abszeßherd von dem wuchernden Epithel regelrecht umschlossen werden. Einen solchen Vorgang können wir in Abb. 390 beobachten. Von der Wurzelspitze aus läßt sich deutlich das Epithel verfolgen, wie es mit zwei langen Armen (im Schnitt! Plastisch muß man sich eine Glockenform vorstellen!) einen Abszeß, dessen Inhalt nahezu ganz verflüssigt war, schon fast völlig umklammert hat.

Was die Herkunft des Epithels anlangt, so bilden in den Granulomen, die ringsum

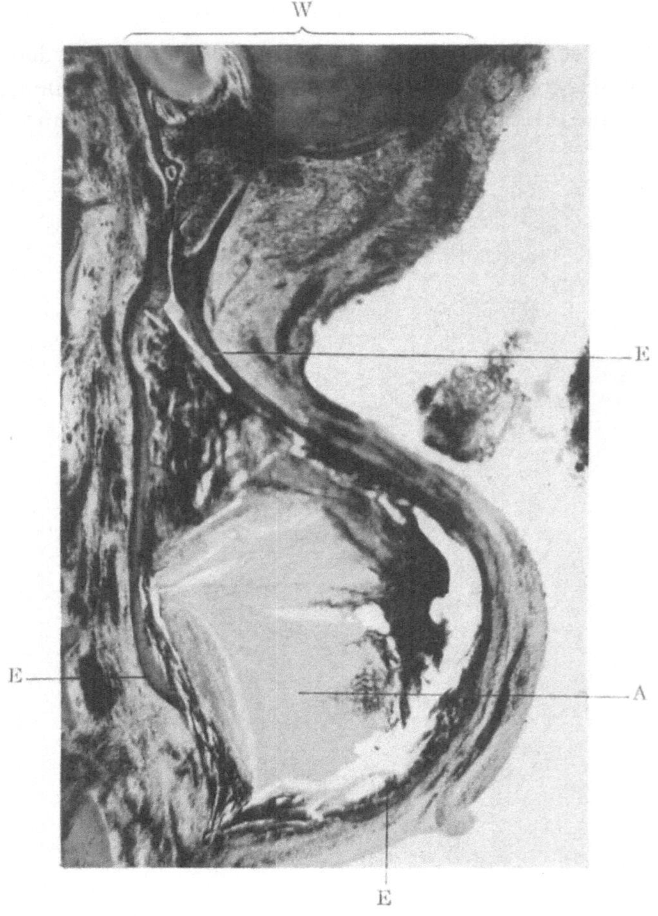

Abb. 390. Oberer 1. Prämolar. Periodontitis apicalis chronica.
Hämatox.-Eosinfärbung. Ganz schwache Vergr. Epithel (E) umwächst einen alten Abszeß (A) im Granulom.
W Wurzelspitze. (Optik: Winkel Achrom. 40 mm, Kompl. Ok. 2.)

umschlossen und vom Zahnfleischsaum durch größere Strecken gesunder Wurzelhaut getrennt sind, fast ausnahmslos die sog. Malassezschen Epithelreste, Überbleibsel der Hertwigschen Epithelscheide den Ausgangspunkt. Ihrer ist schon bei den Zemen-, tikeln gedacht, bei denen sie durch Verkalkung den Grundstock bilden können. Statt dieses Zeichens einer regressiven Metamorphose können die Epithelreste gegenseitig auch nach vielen Jahren noch in lebhafte Proliferation geraten. Den Anstoß dazu vermag jeder in der Nachbarschaft gelegene Entzündungsherd zu geben, wenn es sich nicht um eine destruierende Entzündungsform handelt. So ist es uns wiederholt gelungen, durch Schaffung entzündlicher Reize experimentell die Wucherung benachbarter Epithelreste herbeizuführen. Bei den bereits geschilderten Perforationsversuchen

(Abb. 362 bis 364) z. B. konnte regelmäßig nach etwa 14 Tagen, also nach dem Abklingen der ersten Reaktionen, unter dem Einfluß der Wundentzündung die Epithelproliferation festgestellt werden. Anscheinend spielen drei Momente eine Rolle: einmal der durch

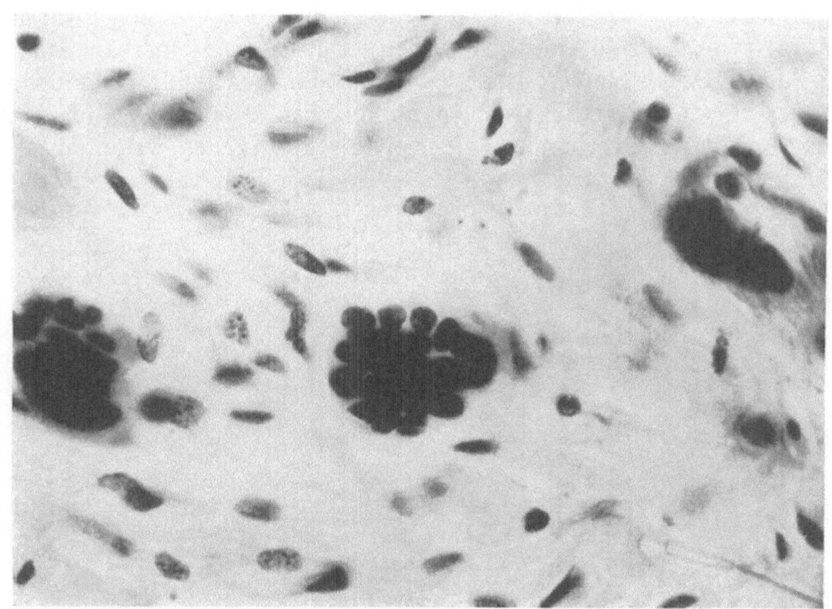

Abb. 391. Epithelialisierung von Granulomen.
Hämatox.-Eosinfärbung. Starke Vergr. Malassezsche Epithelreste ruhend.
(Optik: Winkel Fluor. 3 mm, Kompl. Ok. 4.)

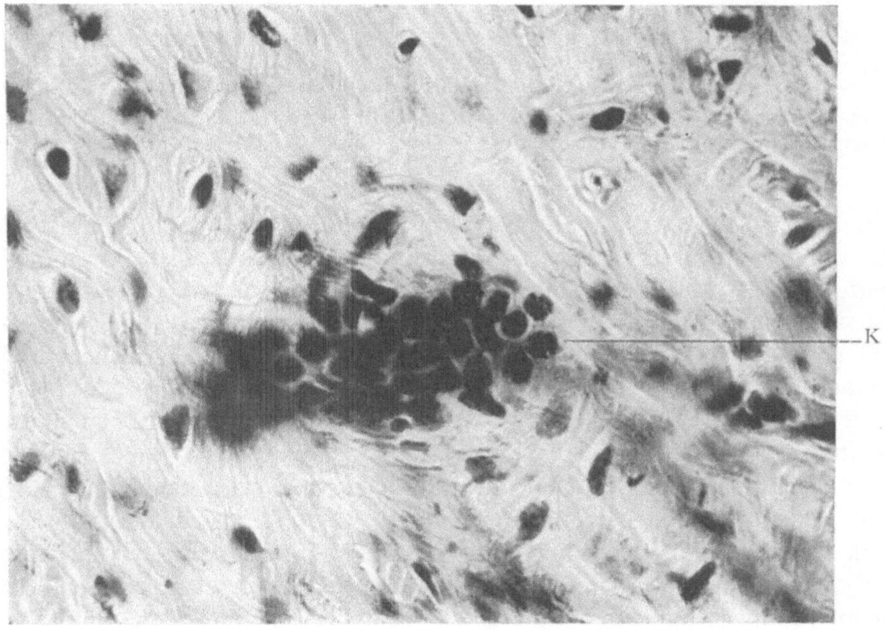

Abb. 392. Epithelialisierung von Granulomen.
Hämatox.-Eosinfärbung. Starke Vergr. Malassezsche Epithelreste erwachend. Bei K Kernteilungsfigur.
(Optik: Winkel Fluor. 3 mm, Kompl. Ok. 4.)

die benachbarte entzündliche Hyperämie begünstigte, d. h. vermehrte Stoffwechsel im Epithel und dann Änderungen in den Gewebsspannungsverhältnissen zugunsten des Epithels, dessen Wachstum im Entzündungsgebiet keinen Widerstand findet und endlich die allgemeine Tendenz des Epithels, auf jegliche Reize mit Proliferation zu antworten.

Das „Erwachen" von Epithelresten zeigen die Abb. 391 bis 393. In Abb. 391 haben wir das typische Bild eines „ruhenden" Epithelnestes, das an den Querschnitt durch eine kleine Drüse erinnert und von manchen auch dafür genommen wird. In Abb. 392, ein Frühstadium des Erwachens, unterscheidet sich vom Ruhestadium durch die Auflockerung des Zellverbandes; die Epithelzellen rücken weiter auseinander, der

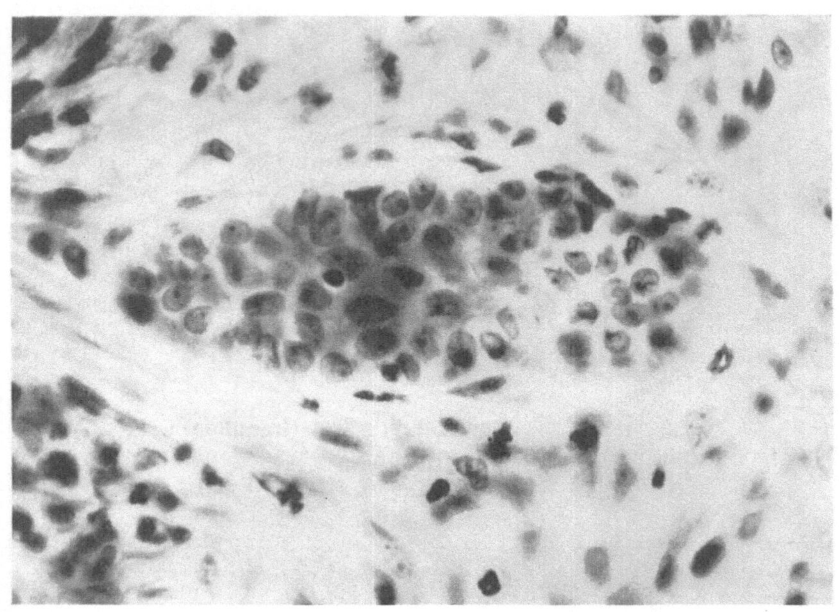

Abb. 393. Epithelialisierung von Granulomen.
Hämatox.-Eosinfärbung. Starke Vergr. Malassezscher Epithelrest erwacht. Der Zellverband ist gelockert, der ursprüngliche kleine Rest schon sehr vergrößert. (Optik: Winkel Fluor. 3 mm, Kompl. Ok. 4.)

Leib tritt deutlicher hervor, an den Kernen treten Teilungsfiguren auf. In Abb. 393 haben wir ein fortgeschrittenes Stadium mit vermehrter Zellzahl und Wachstumstendenz, die stets nach dem Entzündungsherd zu gerichtet ist. Gerade an diesem Bild macht sich beim Vergleich mit Abb. 391 der Unterschied im Aussehen der Epithelzellen besonders deutlich bemerkbar; allerdings sind hier noch jugendliche Zellen hinzugekommen.

Für abgegrenzte, bindegewebig umschlossene Wurzelgranulationen sind, wie gesagt, die Reste der Hertwigschen Epithelscheide fast ausnahmslos die Zellquelle, da sie ja die am meisten benachbarten sind. Ist ein anderes Epithel benachbart, z. B. Flimmerepithel, oder führt ein entzündlicher Gang — Fistel — zum Mundhöhlenepithel, so kann dieses auch in Betracht kommen. Die letztere Möglichkeit ist namentlich von Grawitz verfochten worden. Wenn sie auch sehr viel seltener ist als der genannte Autor annimmt, so kann ihre Richtigkeit nicht bezweifelt werden, einmal weil sich der experimentelle Nachweis erbringen läßt, und dann, weil man z. B. nach Extraktion mit anschließender Fistelbildung den Weg des Epithels in zurückgebliebene Granulationen gelegentlich histologisch auch verfolgen kann. Im folgenden Abschnitt wird auf diese

Fragen nochmals zurückzukommen sein. Außer dem dort erwähnten Fall von Zystenbildung mit Flimmerepithel besitzen wir in der Breslauer Sammlung noch ein nicht zystisch entartetes, von Flimmerepithel durchsetztes Granulom.

Zystenbildung im Granulom (fungöse Zysten).

In dem epithelialisierten Granulom kann sich eine Zyste entwickeln, die sog. radikuläre oder fungöse Zyste — zum Unterschied von der follikulären, vom Zahnkeim ausgehenden. Mit dem weiteren Wachstum dieser Zyste geht mehr und mehr Granulationsgewebe verloren und schließlich erinnert nur noch der Reichtum der Wandung an Rundzellen an die entzündliche Basis. Der Umfang einer solchen Zyste kann ein sehr erheblicher werden und Kleinapfelgröße und mehr erreichen.

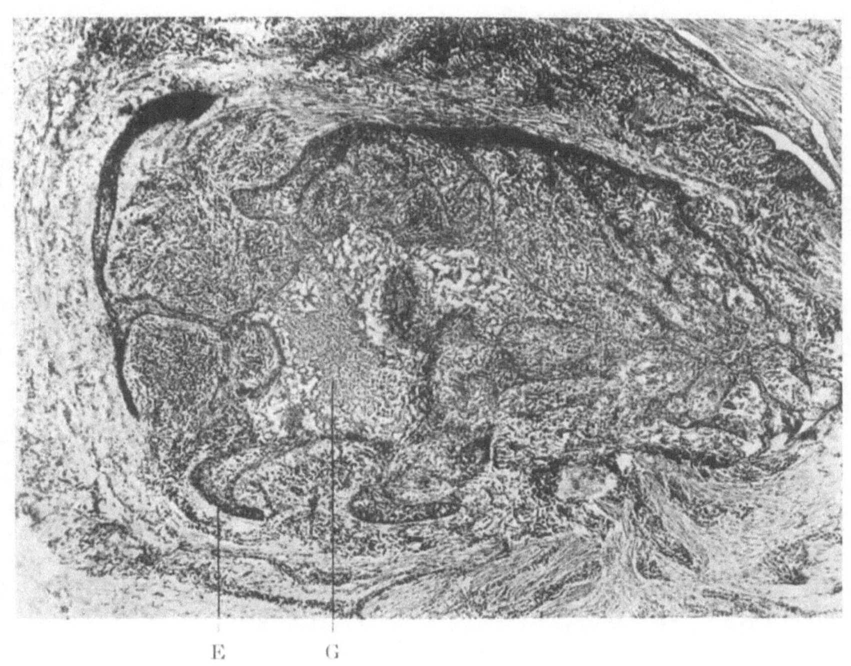

Abb. 394. Periodontitis apicalis chronica.
Hämatox.-Eosinfärbung. Ganz schwache Vergr. Epithelialisiertes Granulom. Übergang in Zystenbildung. Bei G Beginn der Zystenbildung im Granulationsgewebe (s. Abb. 396). Bei E Beginn der Zystenbildung im Epithelzapfen (s. Abb. 397). (Optik: Winkel Apochrom. 40 mm, Kompl. Ok. 4.)

Eine alte Streitfrage ist die, ob die Zystenbildung ihren Anfang in dem vom Epithel umschlossenen Granulationsgewebe oder im Epithel selbst nimmt. Nach unseren Beobachtungen ist nicht nur beides möglich, sondern es kommt auch meist beides nebeneinander vor. Zwei Momente scheinen für den Beginn der zystischen Entartung von besonderer Bedeutung zu sein: die Verfettung und die fermentative Tätigkeit von Leukozyten und zwar gilt dies in gleicher Weise für das Granulationsgewebe wie für das Epithel. Ein Übersichtsbild von den Anfängen der Zystenbildung in beiden Gewebsarten gibt Abb. 394.

Verfolgen wir zunächst die Entstehung im Granulationsgewebe, das dabei nicht schon von Anfang an von Epithel ganz umschlossen zu sein braucht, wohl aber durch seine weitgehende Veränderung die völlige Einkreisung durch Epithel zu beschleunigen scheint (hierzu Abb. 395 und 396). Über das Auftreten von fettspeichernden großen Zellen, den Schaumzellen, ist im vorigen Abschnitt schon gesprochen worden; solange sich diese Schaumzellen in aktivem Zustand befinden, ist ihr Strukturbild und ihre Kontur scharf ausgeprägt und bei Sudan III-Färbung weisen sie ein leuchtendes Rot auf. Diese

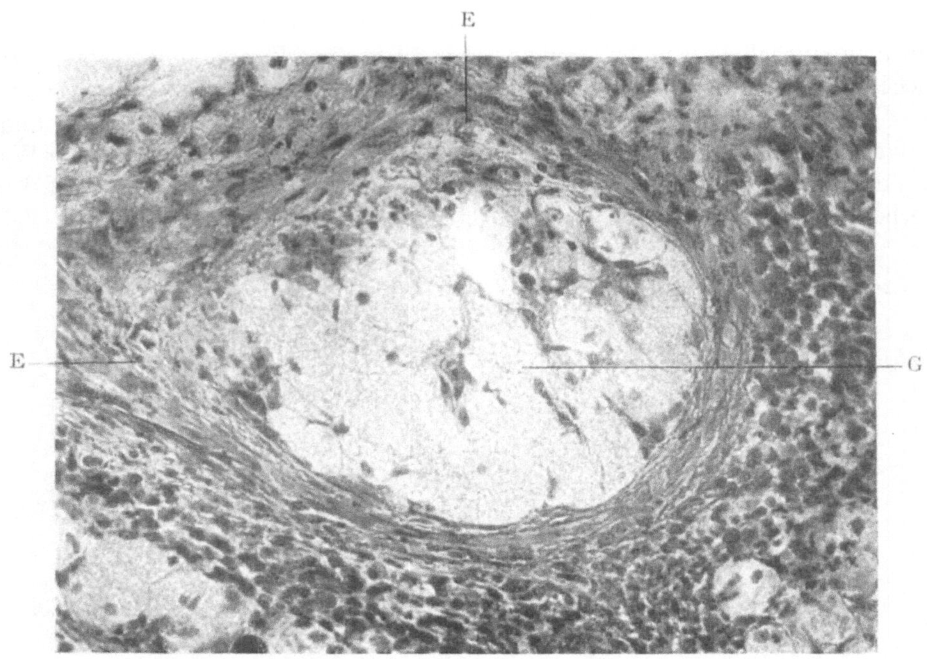

Abb. 395. Periodontitis apicalis chronica.
Hämatox.-Eosinfärbung. Mittlere Vergr. Zystenbildung. Verfettetes Granulationsgewebe (G) ist von Epithel (E) umgeben. (Optik: Winkel Achrom. 6 mm, Kompl. Ok. 4.)

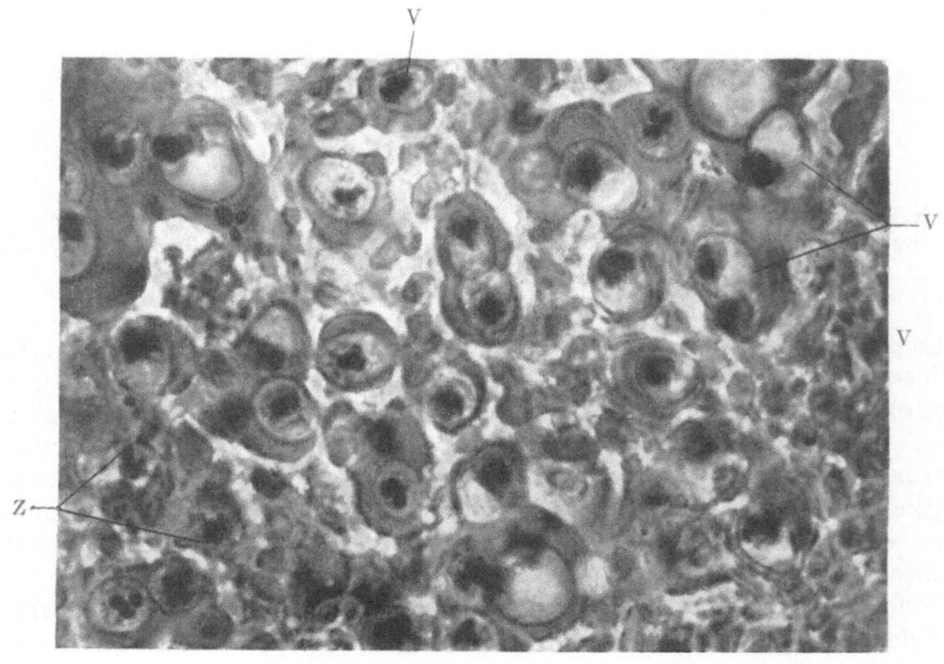

Abb. 396. Stärkere Vergrößerung aus Abb. 394 Stelle G.
Vakuolisierung (V) und Zerfall (Z) von Leukozyten im epithelumwachsenen Granulationsgewebe.
(Optik: Winkel Fluor 3 mm, Kompl. Ok. 4.)

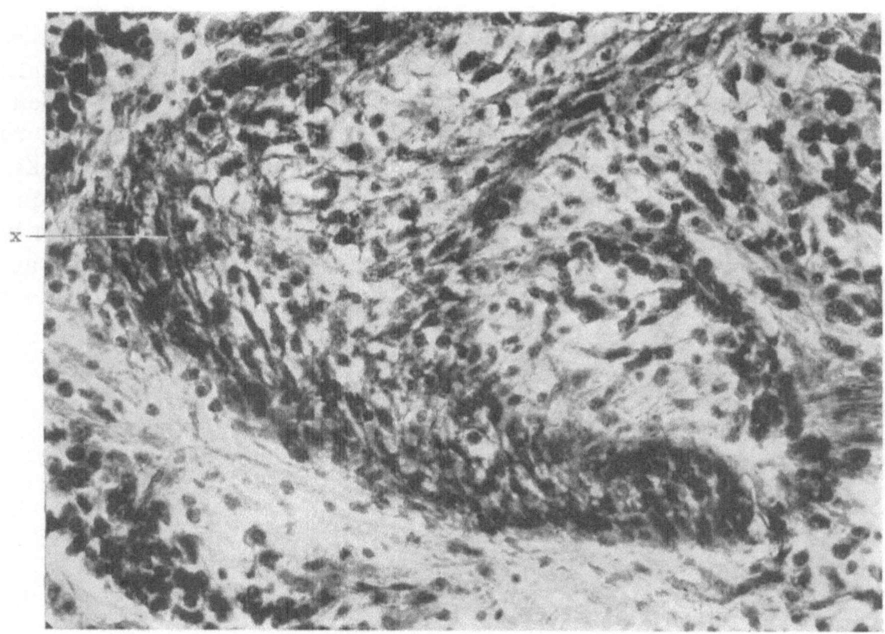

Abb. 397. Stärkere Vergrößerung aus Abb. 394 Stelle E.
Lockerung des Gefüges im Inneren des Epithelzapfens.
(Optik: Winkel Achrom. 6 mm, Kompl. Ok. 4.)

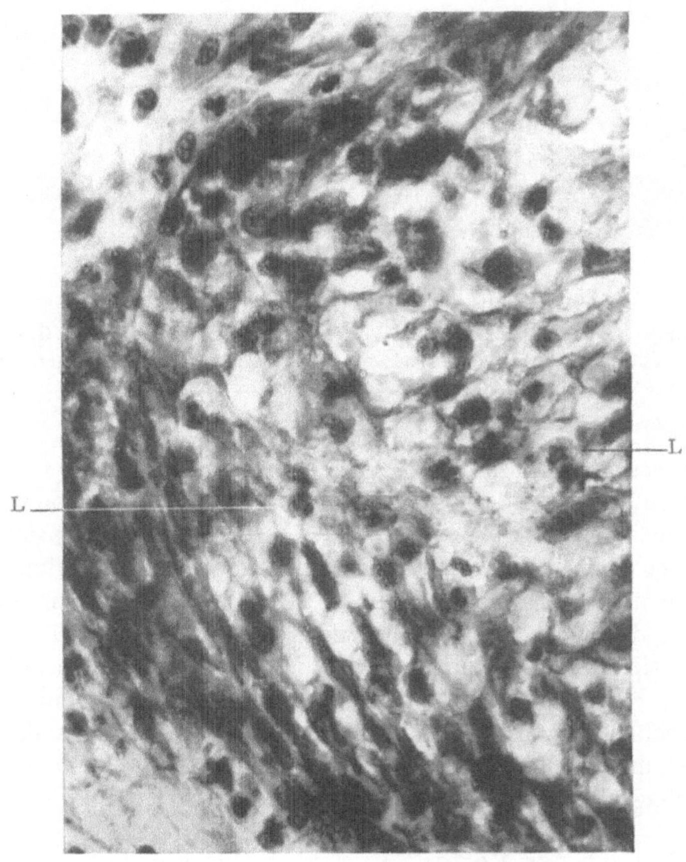

Abb. 398. Stärkere Vergrößerung aus Abb. 397.
Die Epithelzellen sind weit auseinandergezogen. Leukozyten (L) durchsetzen das gelockerte Epithelgefüge.
(Optik: Winkel Fluor 3 mm, Kompl. Ok. 4.)

21*

Schaumzellen nun können in dichter Aneinanderlagerung allmählich für sich allein einen
großen Raum einnehmen; sehr bald zeigen sie dann aber charakteristische Veränderungen,
die vielleicht eben aus der Überfüllung ausschließlich mit fettspeichernden Zellen hervorgehen: die Konturen fangen an zu schwinden, die Grenzen werden mehr und mehr verwischt und die Zellen gehen vollständig ineinander über; die feinvakuoläre Zeichnung
des Protoplasma wird immer weniger erkennbar, tritt aber jetzt um so deutlicher
im Zellkern auf, bis schließlich auch dieser ganz verschwindet. Färbt man jetzt mit
Sudan III, dann erscheint der ganze Bezirk nicht mehr leuchtend rot, wie dies auch jetzt
noch an anderen Stellen des Schnittes mit gut gezeichneten Schaumzellen der Fall ist,

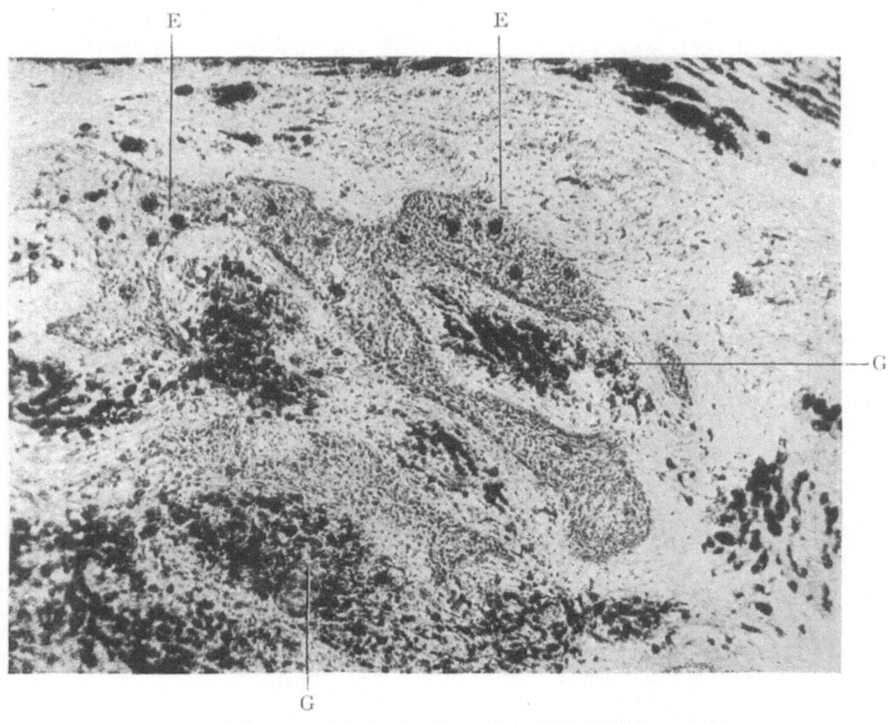

Abb. 399. Periodontitis apicalis chronica.
Hämatox.-Sudanfärbung. Ganz schwache Vergr. Verfettung von Epithel (E) und Granulationsgewebe (G)
Fett im Präparat leuchtend rot, erscheint hier intensiv schwarz.
(Optik: Winkel Achrom. 25 mm, Kompl. Ok. 2.)

sondern mehr verwaschen braun mit unscharfen Grenzen. Das Fett tritt uns auch nicht
mehr in Form von kleinen oder größeren Tröpfchen entgegen, sondern macht einen
eigentümlich krümeligen Eindruck. In einem weiteren Stadium hellt sich das Braun auf;
es zeigt sich in einer mehr bräunlich-rötlichen Farbe in diffuser Ausdehnung. In diesem
Stadium erscheinen auch wieder die Leukozyten. Die Grundmasse wird noch
heller, homogener, die in ihr zerstreut liegenden Leukozyten bilden einen scharf abgegrenzten Hof um sich; in diesem Hof wie auch in den Leukozyten selbst treten große
Vakuolen auf; die Kerne zerbröckeln und verschwinden zuletzt ganz (Abb. 396). Die
Verflüssigung ist schließlich eine vollständige geworden. Nur am Rande des mittlerweile
ganz von Epithel umgebenen Bezirkes sind noch vereinzelte Reste des Granulationsgewebes, Makrophagen, spärliche Plasmazellen und mitunter auffallend viel Endothelzellen zu sehen.
     Beim Epithel ist der Verlauf in vieler Beziehung sehr ähnlich (hierzu
Abb. 397 und 398). Ein anrückender Epithelzapfen erscheint meist zunächst als solider

Strang mit dicht aneinander gelagerten Zellen. Allmählich verbreitert sich der Zapfen, ohne daß in seinem Inneren die Zahl der Zellen wesentlich zuzunehmen braucht. Nun gestaltet sich das Bild so, daß in der äußeren basalen Zellschicht des Stranges die Epithelien, mit kurzen Stacheln verbunden, nahe beieinander gelagert bleiben, nach innen zu aber sind sie mehr auseinandergezogen, so daß bei oberflächlicher Betrachtung und schwacher Vergrößerung eine gewisse Ähnlichkeit mit einer Schmelzpulpa vorgetäuscht werden kann; nur ist das Bild viel unregelmäßiger. Bei stärkerer Vergrößerung aber fällt vor allem auf, daß die Verbindungsbrücken reichlich dick, gequollen erscheinen und daß die Sternform nur eine scheinbare ist; in Wirklichkeit handelt es sich um Vakuolen mit deutlich rundlicher Gestalt zwischen den Zellfortsätzen. Die Vakuolen nehmen allmählich an Größe zu und bringen dabei zum Teil die Verbindungsbrücken zum Schwinden, zum Teil aber treten in den gequollenen Fortsätzen wie auch

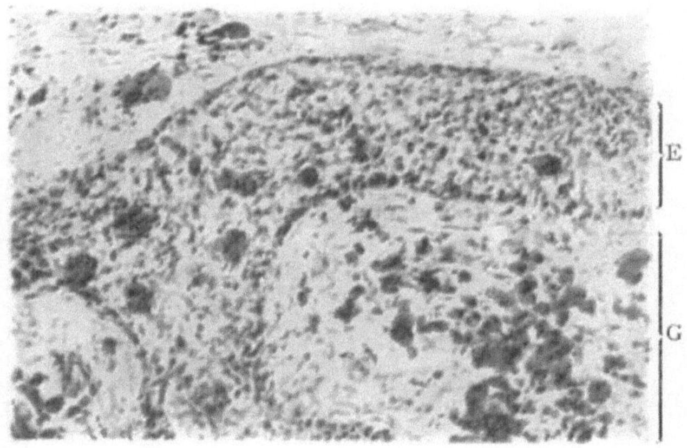

Abb. 400. Periodontitis apicalis chronica.
Hämatox. = Sudanfärbung. Ganz schwache Vergr. Verfettung von Epithel (E) und Granulationsgewebe (G).
Fett leuchtend rot. (Optik: Winkel Achrom. 25 mm. Kompl. Ok. 2.)

in den Epithelzellen selbst kleine Vakuolen auf, die schließlich in die großen interzellulären Vakuolen übergehen. Schon bald, nachdem der Epithelstrang angefangen hat sich zu verbreitern, erscheinen auch die Leukozyten im Epithel, dessen Lockerung ihnen den Weg ins Innere sehr erleichtert. Später fällt dann den Leukozyten die Aufgabe zu, (wie beim Granulationsgewebe) die völlige Verflüssigung herbeizuführen. Die Veränderung, die sich in den Epithelzellen abspielt, macht sich auch bei der Fettfärbung kenntlich. Zahlreiche Zellen sind nicht mehr in der Lage, das angebotene Fett zu verarbeiten; es speichert sich in feinsten, allmählich größer werdenden Tröpfchen und die Fettfärbung wird, wie Abb. 399 und bei etwas stärkerer Vergrößerung die farbige Abb. 400 zeigen, nun nicht nur im Granulationsgewebe, sondern auch in den Epithelzügen positiv. Zeitlich sowohl wie im Anfang geht allerdings die Verfettung im Granulationsgewebe voran.

Soweit zwischen der im Granulationsgewebe und der im Epithel entstehenden Verflüssigung noch trennende Zellagen vorhanden sind, werden diese mit Hilfe der fermentativen Tätigkeit der Leukozyten auch bald abgebaut, zumal ihnen jeder geregelte Stoffwechsel fehlt. Schließlich entsteht nach der Vereinigung die erste, die sog. Mutterzyste im Granulom. Sie breitet sich allmählich weiter aus, wobei die in der Randzone sich vorbereitenden sog. Tochterzysten zur Vergrößerung erheblich beitragen. Ein Übersichtsbild von diesem Stadium gibt Abb. 401.

Rückschauend kommt man hinsichtlich der Entstehung der fungösen Zysten etwa zu folgender Vorstellung: die Infektion der Pulpa zieht die Infektion des periapikalen Periodontiums nach sich; da der schädigende Faktor, wenn auch in abgeschwächterer Form (erste Voraussetzung) bestehen bleibt, so entwickelt sich im apikalen Wurzelhautabschnitt eine chronische Entzündung, die derb-bindegewebig demarkiert wird, zumal das umgebende Gewebe genügend Leistungsfähigkeit besitzt (zweite Voraussetzung). Immerhin geht von dem Entzündungsherd doch so viel Reiz aus, daß die benachbarten ruhenden Epithelnester geweckt werden und eine lebhafte Proliferation hier beginnt. Der die Entzündung selbst unterhaltende Reiz einerseits, die straffe Abkapselung andererseits führen im Granulationsgewebe weitgehende Stoffwechselstörungen herbei, welche gegenüber der allgemeinen Wachstumsenergie des Epithels sozusagen

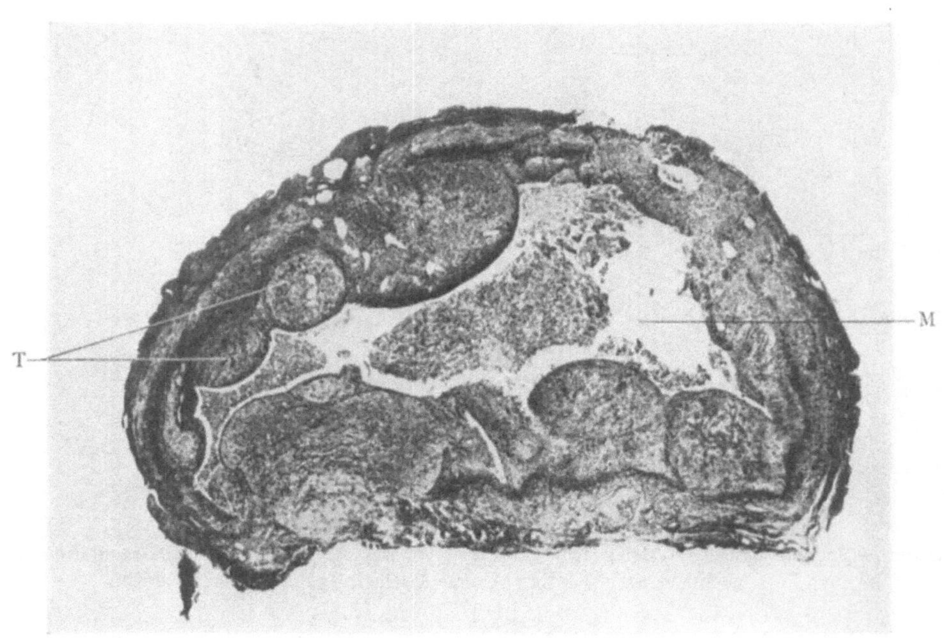

Abb. 401. Fungöse Zyste.
Hämatox.-Eosinfärbung. Übersichtsbild. „Mutterzyste" (M). In der Zystenwand „Tochterzysten" (T) im Entstehen.
(Optik: Winkel Luminar 26 mm.)

ein Minus an Energie bedeuten, durch die Richtung dieses geringeren Widerstandes, sowie durch die Richtung, von der der Reiz kommt, bestimmt dringt das wuchernde Epithel in das Granulationsgewebe ein (dritte Voraussetzung). Den anhaltenden und sich immer stärker auswirkenden Stoffwechselstörungen unterliegen aber nicht nur die Granulationen, sondern auch das eingedrungene Epithel, wenigstens in den zentralen Partien seiner Züge. Es kommt zu mächtiger Fettspeicherung in beiden Geweben; das Fett wird dann um- und abgebaut, mit Hilfe der fermentativen Tätigkeit der Leukozyten geht die Verflüssigung vor sich. Der Verflüssigungsherd ist jetzt überall von Epithel umgeben: Zyste.

Daß eine Zyste kugelige Gestalt anzunehmen bestrebt ist, versteht sich bei dem flüssigen Inhalt leicht. Die weitere Vermehrung der Flüssigkeit kann durch Osmose erfolgen, wobei die Epithelauskleidung als semipermeable Membran fungiert. Der Zerfall von Zellen in der Zystenwand spielt dabei eine erhebliche Rolle. Ganz kann sich nämlich die entzündliche Basis auch späterhin nicht verleugnen. Wenn man die Wand einer „fertigen" Zyste histologisch untersucht, so finden sich stets in den

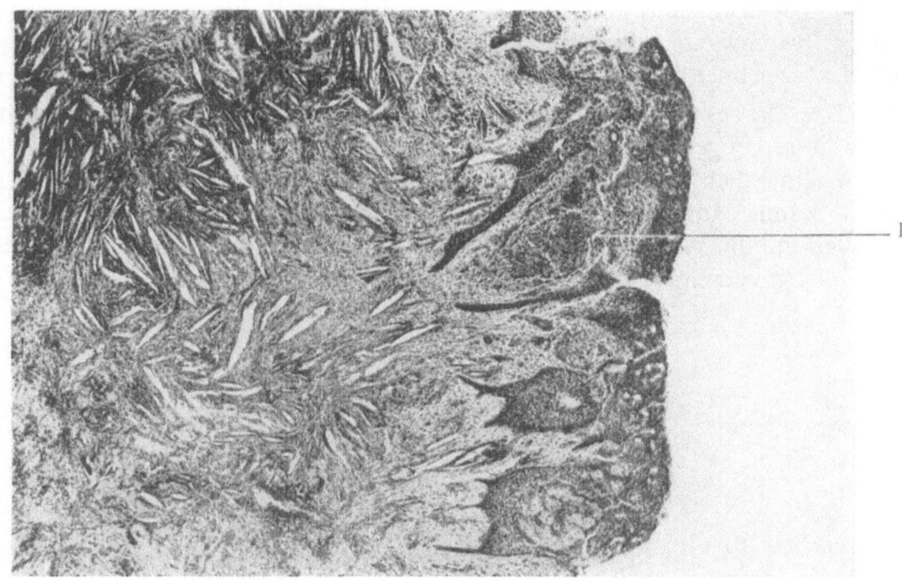

Abb. 402. Wand einer fungösen Zyste mit Cholestearinkristallen.
Hämatox.-Eosinfärbung. Ganz schwache Vergr. Unter dem Epithel kleinzellige Infiltrationen (I).
(Optik: Winkel Apochrom. 40 mm, Kompl. Ok. 4.)

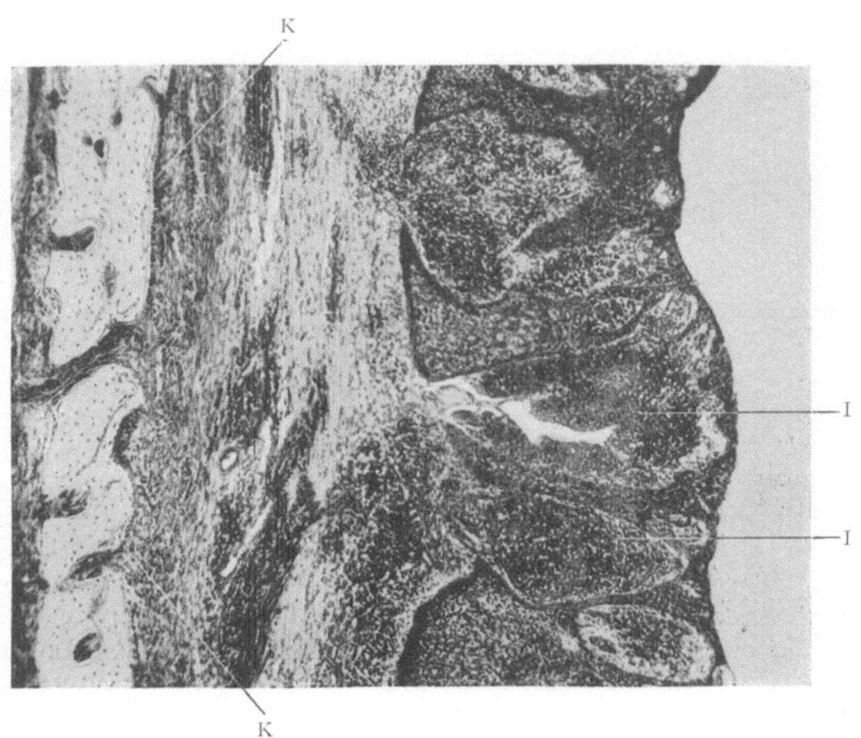

Abb. 403. Wand einer fungösen Zyste.
Hämatox.-Eosinfärbung. Schwache Vergr. Die Zyste wurde vor mehreren Tagen punktiert. Infolge des verringerten Innendruckes Knochenbildung (K) nach dem Lumen der Zyste zu. Deutliche Infiltrationen (I) im subepithelialen Gewebe. (Optik: Winkel Achrom. 16 mm, Kompl. Ok. 2.)

Papillen zwischen den in die Tiefe wuchernden Epithelzapfen Infiltrationsherde und zahlreiche Anzeichen eines anomalen Stoffwechsels. Als Illustration hierzu diene Abb. 402, ein Stück Zystenwand, das sich durch besonders großen Reichtum an Cholestearinkristallen auszeichnet. Auch die subepitheliale Infiltration (J) ist hier gut zu erkennen.

Die Drucksteigerung im Inneren der Zyste macht sich naturgemäß auch auf die weitere Umgebung, d. h. den Knochen geltend, der mehr und mehr verdünnt wird, sich allmählich schalig vorwölbt und schließlich in der äußeren Wand ganz verschwinden kann. Interessant ist in diesem Zusammenhang Abb. 403. Hier handelt es sich auch um die Wand einer Zyste, deren Inhalt und damit auch deren Druck vorher durch Punktion verringert worden war. Man sieht, wie dünn die Knochenwand geworden

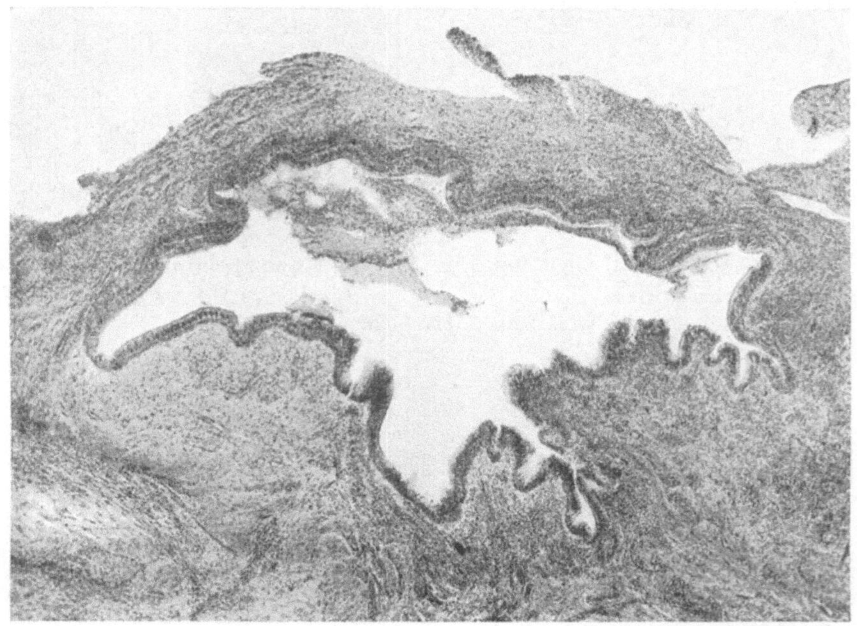

Abb. 404. Fungöse Zyste, mit Flimmerepithel ausgekleidet.
Hämatox.-Eosinfärbung. Aus dem Granulom an der Wurzelspitze eines oberen 1. Molaren.
(Optik: Winkel Apochrom 40 mm, Kompl. Ok. 2.)

ist, sieht aber auch, daß bereits wieder eine Apposition in Vorbereitung ist; die ganze dem Epithel zugekehrte Knochenseite ist dicht mit Osteoplasten besetzt!

Im allgemeinen erscheint die Epithelauskleidung der Zyste glatt, doch sind kleine warzige Erhebungen (auch ein Zeichen der vorhandenen Rundzelleninfiltration!) nichts Seltenes. Das Bild ändert sich, wenn eine Infektion des Zysteninhaltes erfolgt und Eiter gebildet wird. Dabei kann dann das Epithel in großer Ausdehnung vernichtet werden und die Wand ein geschwüriges Aussehen bekommen. Klingt das akute Stadium wieder ab, so tritt meist auch wieder eine Epithelialisierung der Oberfläche ein. Eine reichliche Abstoßung mehr oder minder stark degenerierter Epithelzellen in das Zystenlumen hinein erfolgt indessen auch ohne neue Infektion; sie hängt wohl auch mit dem anomalen Stoffwechsel zusammen und mit der Tendenz des Epithels, immer neue Zellexemplare zu bilden.

Es ist schon erwähnt worden, daß für die Epithelialisierung der Granulome in der Regel die Malassezschen Reste in Betracht kommen, daß es aber nicht unter allen Umständen gerade dieses Epithel sein muß. So beobachtet man gelegentlich bei Granulomen, die sich an der Wurzelspitze oberer Zähne im Bereich des Kieferhöhlenbodens entwickelt haben, die Bildung von Zysten, welche mit Flimmerepithel (von der Antrumschleimhaut stammend) ausgekleidet sind. Ein solcher Fall ist in Abb. 404 in schwacher Vergrößerung abgebildet. Abb. 405 gibt ein Stückchen Wand bei stärkerer Vergrößerung wieder. Bemerkenswert ist auch hier die Anwesenheit der Leukozyten; sie sind zwischen die hohen Zellen eingedrungen und wandern nach dem Zystenlumen zu. Ein Leukozyt ist gerade in dem Moment im Bilde festgehalten, wo er, schmal zusammengepreßt, im Bereich der Flimmerhärchen angelangt ist.

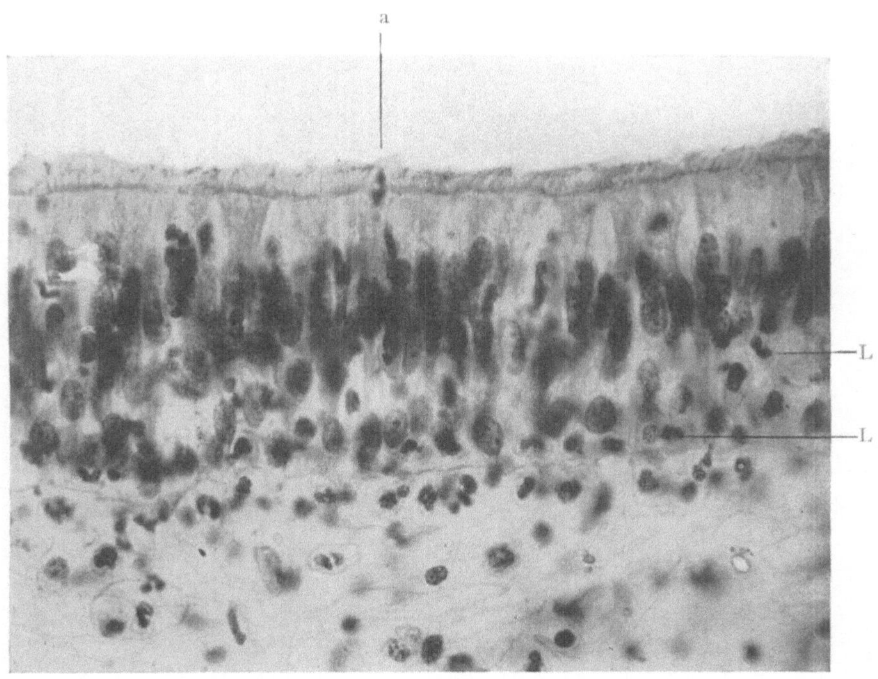

Abb. 405. Flimmerepithel als Auskleidung einer fungösen Zyste. Stärkere Vergrößerung aus Abb. 404. Man beachte, wie die Leukozyten (L) sich zwischen den langen Epithelzellen durchschieben. Bei a Leukozyt zwischen den Flimmerhärchen kurz vor dem Eintritt in das Zystenlumen. (Optik: Winkel Fluor. 3 mm, Kompl. Ok. 5.)

Die Auskleidung von Zysten im apikalen Bereich mit Mundhöhlenepithel sahen wir bei einer experimentellen Wurzelspitzenresektion. Bei dem Eingriff war wohl etwas von dem Mundhöhlenepithel in die Tiefe der Wunde gelangt und dann im Wundgranulationsgewebe stark gewuchert, während die äußere Wunde rasch und glatt verheilte. 11 Wochen nach der Operation war bereits eine Zyste von respektabler Größe vorhanden. Ähnliche Wahrnehmungen werden auch von anderer Seite berichtet (Bauer), und ein Analogon dazu findet sich in den sog. traumatischen Fingerzysten. Endlich haben wir auch im Mundhöhlenepithel selbst, das vom Zahnfleischrande her in die Tiefe gewuchert war, die Entstehung kleiner Zysten gesehen (Abb. 420).

Parodontitis chronica marginalis (progressiva).

Über die marginelle Periodontitis auf traumatischer Basis mit oder ohne anschließende Infektion ist bereits früher berichtet worden. Schon diese Form wird nur äußerst selten eine reine Periodontitis, d. h. eine auf die Wurzelhaut im wesentlichen beschränkte Entzündung sein und noch weniger kann man das von der chronischen, am Zahnhals beginnenden Entzündung sagen. Stets bildet eine Zahnfleischrandentzündung die Einleitung, stets ist ein Abbau des zugehörigen Alveolarknochens und eine Vernichtung der Lebensvorgänge im zugehörigen Zement damit verbunden. Wohl gibt es Fälle, bei denen sich die vom Rande her fortschreitende Entzündung (und Vernichtung) der Wurzelhaut hauptsächlich im Periodontalraum abspielt, ohne daß dieser wesentlich verbreitert scheint, Fälle, die man als Periodontitis ascendens oder, da das Wort ascendens nur für den Oberkiefer zutrifft, besser als Periodontitis marginalis progressiva bezeichnet hat. Aber auch bei ihnen sind Zahnfleisch, Alveolarknochen und Zement stark genug, um es gerechtfertigt erscheinen zu lassen, wenn für den ganzen Komplex chronischer, am Zahnfleischrand beginnender und allmählich

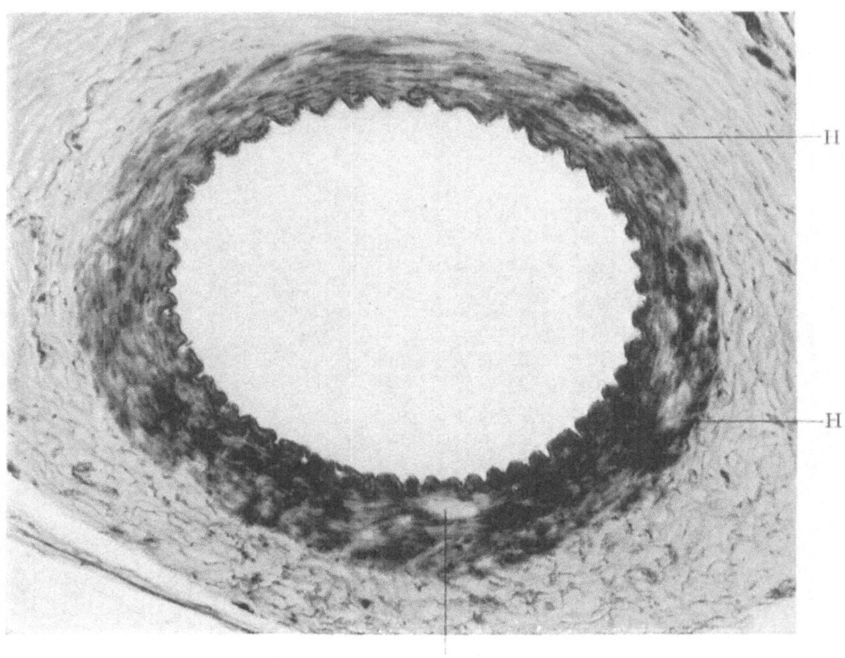

Abb. 406. Hyaline Degeneration (H) einer Gefäßwand in der Mandibula eines alten Hundes. Hämatox.-Eosinfärbung. Ganz schwache Vergr. (Optik: Winkel Apochrom. 24 mm, Kompl. Ok. 4.)

in der Richtung der Wurzelspitze zu fortschreitender entzündlicher Erkrankungen im folgenden nur mehr der Ausdruck Parodontitis gebraucht wird. Mit diesem Ausdruck soll auch zugleich dem Wort „Alveolarpyorrhöe" als einer Krankheitsbezeichnung der Boden entzogen werden, nachdem längst einwandfrei feststeht, daß die Alveolarpyorrhöe nichts weiter als ein inkonstantes Symptom der Parodontitis ist.

Die Entzündung des Parodontiums gerade in ihrer destruierenden Form braucht nicht ausschließlich das Ergebnis einer ständig nachwirkenden Infektion zu sein, vielmehr kann der Faktor „Eigenschaften des infizierten Organismus" so stark in den Vordergrund treten, daß er unter Umständen ganz allein die starke Ausbreitung des Krankheitsprozesses bestimmt. Von diesem Gesichtspunkt aus betrachtet wird auch die weitergehende Bezeichnung „Parodontose", die jetzt vielfach gebräuchlich ist, leicht verständlich. Es ist hier nicht der Ort, zu untersuchen, wie weit die Minderwertigkeit der Eigenschaften des infizierten Organismus in örtlichen Verhältnissen allein oder in allgemeinen konstitutionellen Verhältnissen beruht; letzten Endes werden auch die allgemeinen Verhältnisse insofern bei der Parodontitis zu Einfluß kommen, als sie die Vitalität am Zahnfortsatz nachteilig beeinflussen, also eine gewisse „Bereitschafts-stellung", wie als erster Loos dies genannt hat, für die Ausbreitung der Entzündung herbeiführen. Im gleichen Sinne werden sich auch ungünstige örtliche Verhältnisse auswirken; immerhin können wir wenigstens einige derselben histologisch greifbar erfassen, während „konstitutionell" doch ein recht abstrakter Begriff bleibt.

Einer von uns (Meyer) konnte bei Hunden mit Parodontitis sowohl an den größeren Gefäßen wie auch am Mark des Kieferknochens ausgedehnte Ver-änderungen feststellen, die die herabgesetzte Vitalität — und darauf läuft ja letzten Endes die Bereitschaftsstellung hinaus — recht verständlich erscheinen lassen. Im wesentlichen waren die Veränderungen regressiver Natur; an den Gefäßen äußerten sie sich in Verfettung, hyaliner Entartung oder Verkalkung der Wände. Bei der Ver-

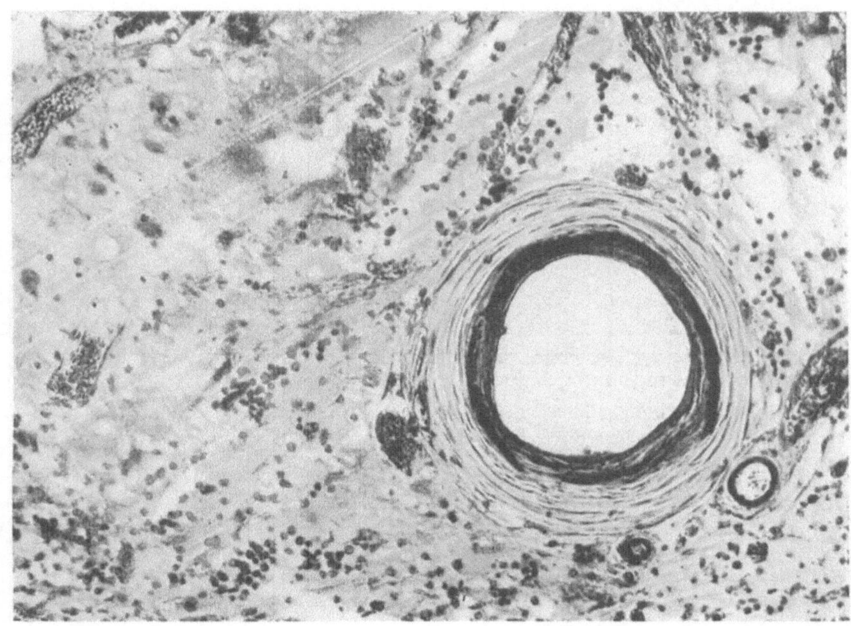

Abb. 407. Verkalkung einer Gefäßwand in der Mandibula eines alten Hundes.
Hämatox.-Eosinfärbung. Schwache Vergr. (Optik: Winkel Fluor. 13 mm, Kompl. Ok. 4.)

fettung handelt es sich um stärkste Fettspeicherung in der Intima. Die Endothelzellen waren in ihrem Stoffwechsel doch so stark beeinträchtigt, daß das zugeführte Fett nicht mehr verarbeitet werden konnte, sondern sich in Gestalt kleiner Tröpfchen in den Zellen speicherte. Von der hyalinen Degeneration der Kiefergefäßwand gibt Abb. 406 eine Vor-stellung. Die Entartung, die hauptsächlich Media und Adventitia betraf, ist im Bilde an den hellen nicht sehr scharf konturierten Flecken, in deren Bereich die Faserzeichnung nicht mehr wahrzunehmen ist, deutlich erkennbar. Welchen Umfang die Verkalkung in der Gefäßwand annehmen kann, zeigt Abb. 407, ein Gefäßquerschnitt ebenfalls vom parodontitischen Hundekiefer. Daß bei einer solchen Erstarrung der Gefäßwände die Ernährung der Kiefer beeinträchtigt wird und damit auch die Widerstandsfähigkeit gegen äußere Schädigungen herabsinken kann, ist gut vorstellbar. Die pathologischen Veränderungen im Mark des Kieferknochens werden durch Abb. 408 und 409 illustriert. In dem einen Falle (Abb. 408) handelt es sich um eine fibröse, im anderen Falle (Abb. 409) um eine gallertige Entartung des Markes.

Ein Symptom, das mitunter als erstes den Patienten auf sein Kieferleiden aufmerksam macht, ist Lückenbildung zwischen den Frontzähnen und deutliche Stellungsveränderung einzelner Zähne.   Genau sind uns die Vorgänge, auf denen diese Erschei-

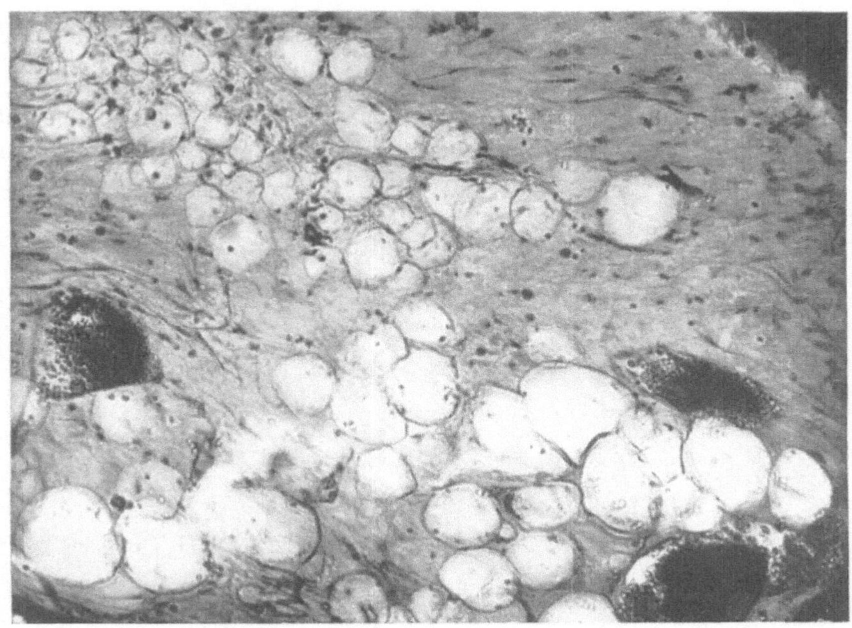

Abb. 408. Umwandlung des Fettmarkes in der Mandibula eines alten Hundes.
Hämatox.-Eosinfärbung. Schwache Vergr. (Optik: Winkel Fluor. 13 mm, Kompl. Ok. 4.)

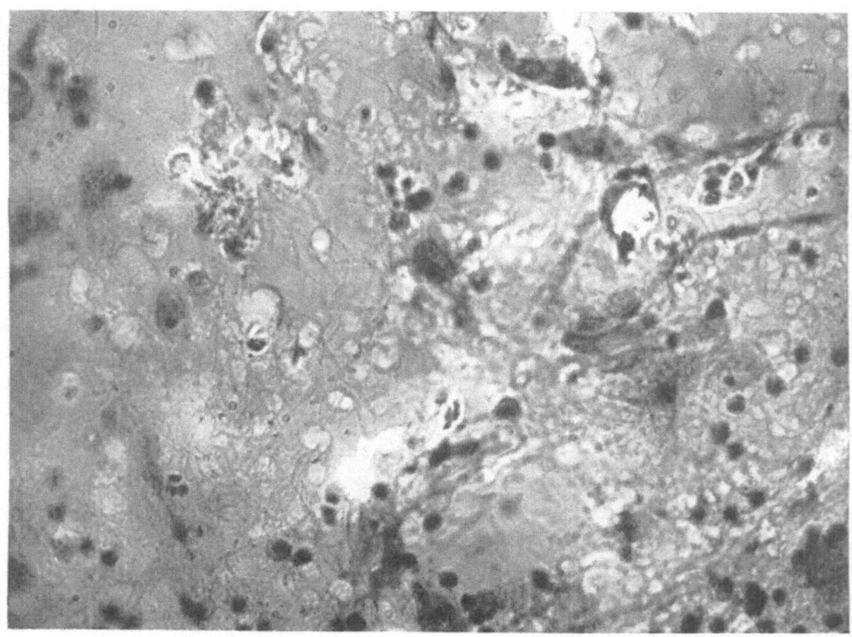

Abb. 409. Gallertige Degeneration des Fettmarkes in der Mandibula eines alten Hundes.
Hämatox.-Eosinfärbung. Mittlere Vergr. (Optik: Winkel Fluor. 4,5 mm, Kompl. Ok. 4.)

nungen beruhen, noch nicht bekannt oder anders ausgedrückt: so recht können die bisher gegebenen Erklärungen nicht befriedigen. Hin und wieder gelingt es, in solchen Fällen im Röntgenbild eine ausgesprochene Osteoporose im Bereich der betreffenden Zähne

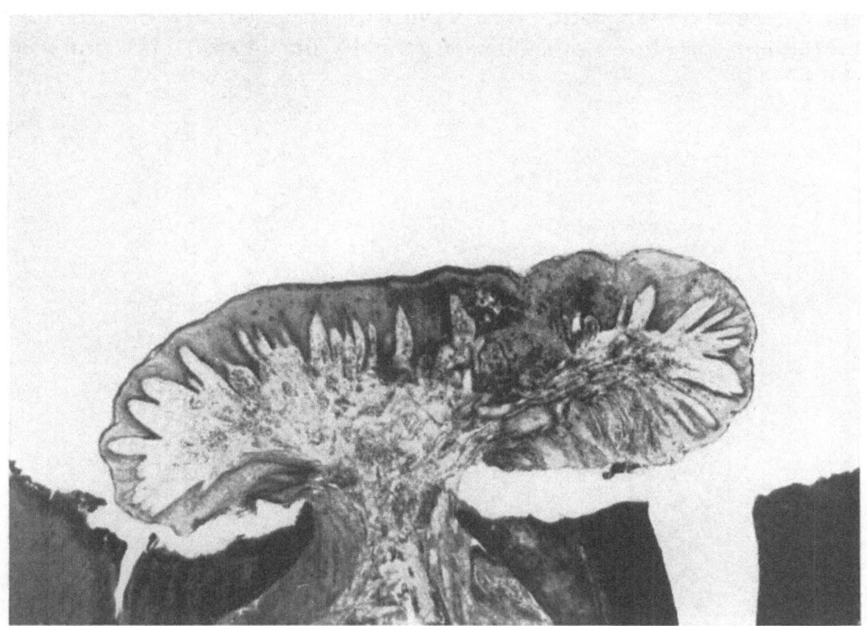

Abb. 410. Wurzelhautpolyp in der Bifurkation eines unteren 2. Milchmolaren.
Hämatox.-Eosinfärbung. Übersichtsbild. (Optik: Winkel Luminar 26 mm.)

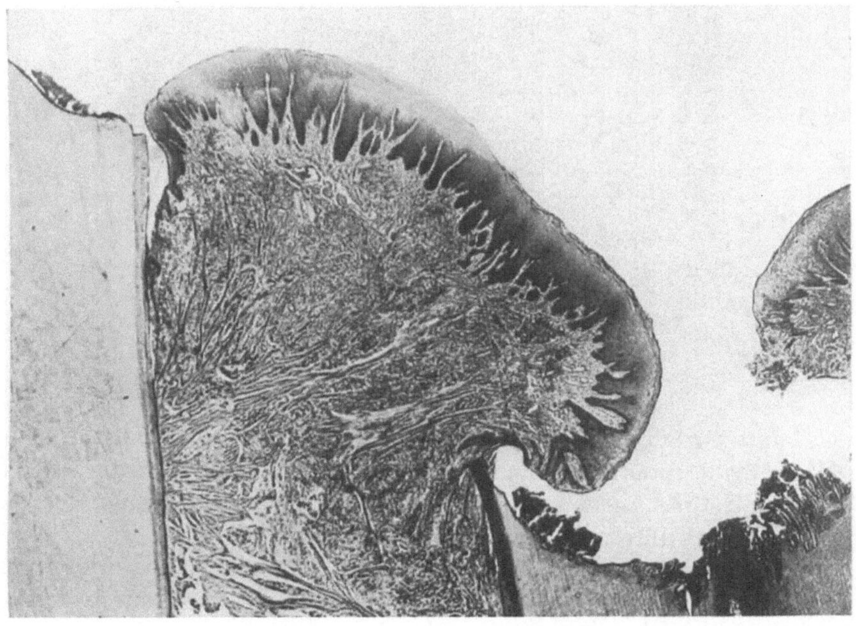

Abb. 411. Zahnfleischpolyp legt sich über die tiefzerstörte Wurzel eines unteren 2. Prämolaren.
Hämatox.-Eosinfärbung. Übersichtsbild. (Optik: Winkel Luminar 26 mm.)

festzustellen und stark erweiterte Markräume lassen sich auch gar nicht selten im Mikroskop nachweisen, aber eine erschöpfende Deutung fehlt uns, wie gesagt, bisher noch.

Gewissermaßen als Gegenstück zu der destruierenden Form der Entzündung — und das ist ja schließlich die Parodontitis — mögen zwei Beispiele einer proliferierenden Form dienen. Das eine ist der sog. Wurzelhautpolyp, wie ihn Abb. 410 zeigt. Wenn die Karies die Zahnkrone zerstört hat, kann sie sich bei mehrwurzeligen Zähnen auch auf die Verbindungsbrücke zwischen den einzelnen Wurzeln ausdehnen und diese ebenfalls

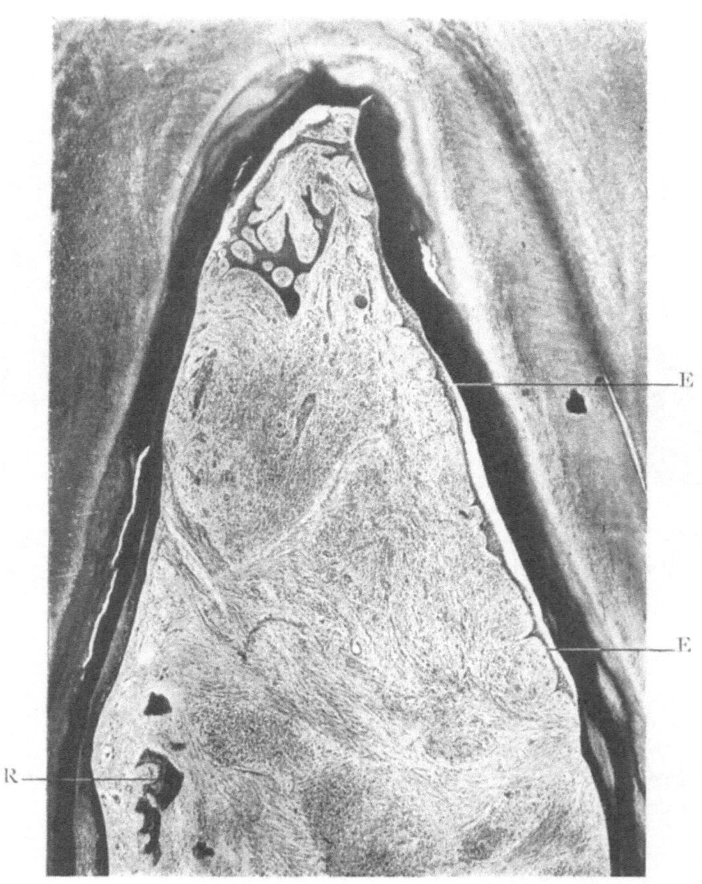

Abb. 412. Oberer 1. Prämolar. Parodontitis marginalis chronica. Bifurkation.
Hämatox.-Eosinfärbung. Übersichtsbild. Das interradikale Septum ist ersetzt durch entzündliches Granulationsgewebe. R Reste des Knochens. Das Epithel (E) wandert an der Wurzel entlang apikalwärts.
(Optik: Winkel Luminar 26 mm.)

zerstören. Damit wird der interradikale Raum freigelegt und als nächstliegendes Gewebe wird die Wurzelhaut im Bifurkationsbereich entzündet. Die Entzündung pflegt zwar auch in diesem Falle sich nicht auf das Periodontium allein zu beschränken, sondern ein erhebliches Stück des interradikalen Septums in Mitleidenschaft zu ziehen, trotzdem muß man dieser Form von Entzündung im Rahmen der Parodontitis eine gewisse Sonderstellung einräumen. Vorausgesetzt, daß die Durchbruchsstelle durch den Boden der Pulpenkammer nicht noch von besonderen Schädigungen (Einpressen von Fremdkörpern, Verhinderung des Sekretabflusses usw.) getroffen wird, kann nun eine Wucherung des interradikalen Weichgewebes eintreten, die Pilzform annimmt. Der Stiel sitzt zwischen den Wurzeln, der Hut breitet sich über ihnen aus. Meist epithelialisieren sich diese gewucherten Granulationen sehr rasch, wie ja auch der abgebildete „Wurzelhautpolyp“ eine vollständige Epitheldecke aufzuweisen hat; in diesem Falle wenigstens scheint aber das Epithel von der Mundschleimhaut zu stammen.

Das andere Beispiel einer proliferierenden Entzündung ist der sog. Zahnfleischpolyp, wie er mit Abb. 411 veranschaulicht wird. Den Anreiz zu Granulationswucherungen geben hauptsächlich scharfe Ränder approximaler Kavitäten oder, wie im Falle der Abb. 411 scharfe Wurzelränder (im Präparat Gefrierschnitt, hat sich die entzündliche Wucherung etwas über den scharfen Wurzelrand hinübergelegt). Bemerkenswert ist, daß man selbst bei sehr stark entwickelten Zahnfleischpolypen höchst selten einmal eine tiefe Tasche feststellen kann, trotzdem handelt es sich natürlich, wie ja auch das Bild

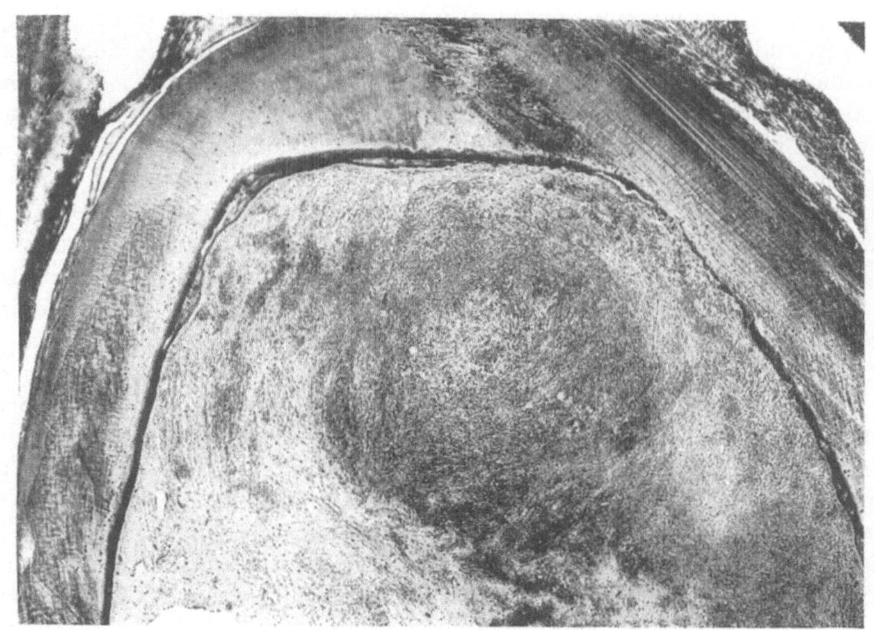

Abb. 413. Oberer 1. Molar. Interradikaler Abszeß.
Hämatox.-Eosinfärbung. Übersichtsbild. (Optik: Winkel Luminar 26 mm.)

zeigt, nicht um die chronisch entzündliche Wucherung der Schleimhaut allein, es sind vielmehr auch die darunter liegenden Partien, Limbus alveolaris, Wurzelhautrand beteiligt, aber im ganzen bleibt die Tiefenwirkung doch eine begrenzte und die Proliferation überwiegt.

Wir gehen von folgendem, später noch zu begründendem Standpunkt aus: ein völlig normales Zahnfleisch in dem Sinne eines Fehlens jeglicher Zellanhäufung im subepithelialen Gewebe besitzt wohl überhaupt kein Mensch; sozusagen ein Grundstock für die Entzündung ist also fast immer da. Von welchem Einfluß für die Weiterentwicklung der Entzündung gerade hier die Eigenschaften des infizierten Organismus sein können, ist bereits erörtert worden. Nicht minder wichtig ist der andere Faktor „äußere Umstände“. Ein typisches Beispiel dafür ist die mangelhafte oder gänzlich fehlende Zahnpflege mit der Folge reichlicher Beläge am Zahnfleischsaum (Gottliebs „Schmutzpyorrhöe“). Ein weiteres Beispiel sind ungünstige Artikulations- und Belastungsverhältnisse, die einzelne Zähne (z. B. Schrägokklusion) oder ganze Zahngruppen (tiefer Biß usw.) treffen können. Doch sind all dies Punkte, auf die hier nicht weiter eingegangen werden kann. Dagegen soll ein anderer Fall kurz erörtert werden, den man vielleicht auch noch auf das Konto „äußere Umstände" setzen kann, insofern der Ausgangspunkt für die Entzündung eine Nische und zwar auch wieder an der Bifurkation ist. Durch die senile oder präsenile Atrophie des Alveolarfortsatzes, die für sich keineswegs mit Parodontitis identifiziert werden darf, wenn sie auch häufig mit ihr vergesellschaftet ist, wird bei mehrwurzeligen Zähnen allmählich die Wurzelteilungsstelle freigelegt und in der so entstandenen Nische kann es leicht zu Retention von Speiseresten usw. kommen, die durch Zersetzungen den Anstoß zu der Weiterentwicklung einer latenten Gingivitis abgibt. Diese progressive Entzündung kann von vornherein schleichend verlaufen, wie das bei der Parodontitis zumeist der Fall ist; sie kann den größten Teil des interradikalen Weichteil- und Knochengewebes in Granulationen umwandeln, ohne daß subjektive Erscheinungen auftreten. Ein derartiger Fall ist in Abb. 412 abgebildet. Man sieht im Bilde, wie der größte Teil des Septums bereits verschwunden ist und nur noch einzelne Faserzüge sich von dem Infiltrationsgebiet abheben. Von außen her hat sich unter dem Zement das wuchernde Schleimhautepithel hereingeschoben, und wandert nun der Wurzel entlang apikalwärts. In anderen Fällen wieder können vorübergehend sehr heftige akute Beschwerden entstehen; der Grund dafür ist die Bildung eines Abszesses (Alveolarabszess), dessen Eiter nicht rasch nach außen Abfluß hat; hier tritt meist die Epithelwucherung nicht so rasch in Erscheinung. Als Beispiel für eitrige Einschmelzung im interradikalen Raum mag Abb. 413 dienen.

Wenn wir nun wieder zu der häufigsten Form der Parodontitis zurückkehren, so ist hierzu noch ganz allgemein folgendes zu sagen. Bei den allermeisten Menschen ist die Epitheldecke am Zahnfleischrand nicht ganz intakt; es fehlt ein Teil des Stratum corneum, das Zellgefüge ist etwas gelockert, die Zellen selbst leicht gequollen, mitunter von reichlicheren Leukozyten durchsetzt. Der Grund dafür ist in den zahlreichen Schädigungen zu suchen, denen das Epithel durch den Kauakt, die Beläge usw. ausgesetzt ist. Diesen pathologischen Veränderungen im Epithel entspricht eine reaktive chronische Entzündung in den tiefer gelegenen Gewebspartien in Gestalt von Lymphozytenhäufungen in den Gefäßspalten zwischen den derberen Faserzügen. Ein derartiger Zustand kann viele Jahre bestehen, bis irgendwelche Momente (Schädigungssteigerungen) allgemeiner oder lokaler Natur die stationäre in die progressive chronische Form der Entzündung überführen; so entsteht aus der Gingivitis allmählich die Parodontitis. Es werden wohl auch in der Literatur andere Auffassungen angegeben und andere Vorgänge geschildert, darauf kann aber hier, wo nur die Entzündung in Rede steht, nicht weiter eingegangen werden.

Die langsame Progression gestaltet sich nun so, daß nicht nur im subepithelialen Bindegewebe, sondern auch in den Gefäßspalten der tieferliegenden Partien (Wurzelhaut und Knochen) eine Zellvermehrung, hauptsächlich Histiozyten, spärlicher Lymphozyten auftreten. In den Markräumen und Haversischen Kanälen entstehen Riesenzellen, die zur Erweiterung durch Knochenabbau führen; bald erscheinen auch an der Außenseite des Knochens Osteoklasten. Die Infiltration nimmt zu, das Gewebe wird in seinem festen Gefüge gelockert. Aus der fortschreitenden Entzündung entwickelt sich der Proliferationsreiz für das Mundhöhlenepithel, dessen Tiefenwachstum durch die Lockerung des Gewebsgefüges noch begünstigt wird. So folgt das Mundhöhlenepithel der Infiltration auf dem Fuße nach. Knochen und Wurzelhaut werden Schritt für Schritt in Granulationsgewebe umgewandelt, das Granulationsgewebe wird an der Oberfläche epithelialisiert und auch im Inneren von Epithelzügen durchsetzt. Der ganze Prozeß kommt erst dann zum Ende, wenn der betreffende Zahn ausgefallen ist. Dies ist in kurzer Skizzierung der allgemeine Verlauf. Hinsichtlich der Einzelheiten ist noch folgendes auszuführen und mit Bildern zu belegen, wobei dem Verständnis wohl am meisten gedient ist, wenn die Anfangsstadien besonders eingehend behandelt werden.

Abb. 414 gibt im Übersichtsbild ein sehr frühes Stadium wieder. Da die genaue Orientierung auf diesem Bilde für das weitere Verständnis von allergrößter Bedeutung ist, so muß die Beschreibung etwas ausführlicher gehalten werden. Rechts oben im Bilde haben wir bei S das Stratum corneum, die intakte verhornte äußere Lage des Zahnfleischepithels. Verfolgen wir diese Hornschicht weiter nach links, so zeigt sie sich gut erhalten bis zum Zahnfleischrand; von da ab aber bis herunter nach F erscheint die Epitheloberfläche unregelmäßig: die äußerste Epithellage ist an dieser Stelle zerstört! Bei F biegt nach links ein feiner Streifen ab, der sich dann nach rechts umschlägt: das Schmelz-

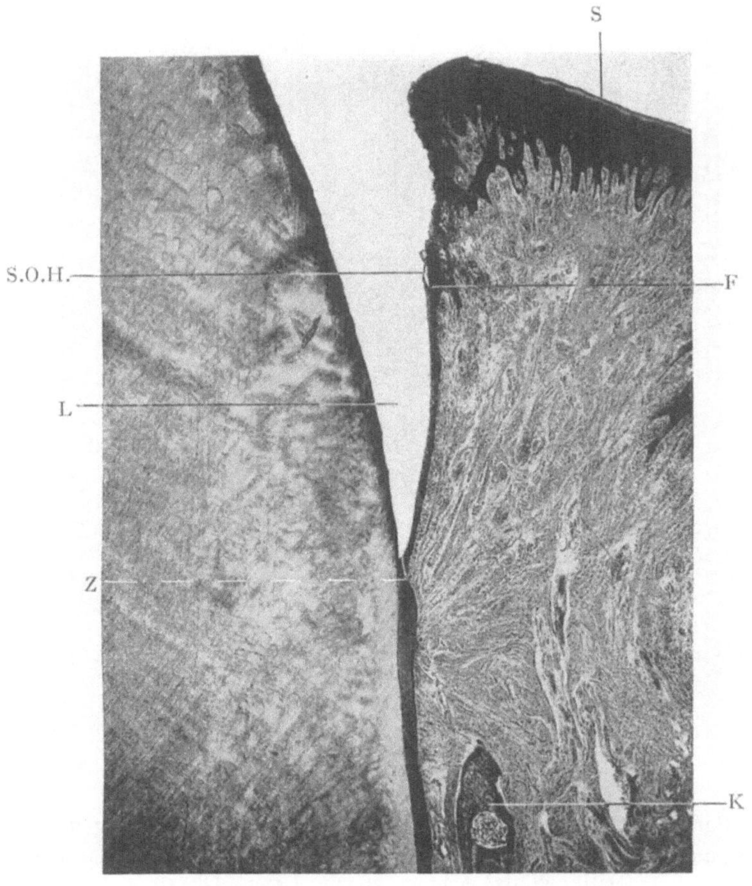

Abb. 414. Oberer 2. Schneidezahn. Parodontitis marginalis chronica.
Hämatox.-Eosinfärbung. Übersichtsbild. S Stratum corneum, F Fundus der Zahnfleischtasche. S.O.H. Schmelz-oberhäutchen. Z Zement. L Lücke, dem durch Entkalkung verloren gegangenen Schmelz entsprechend. K Alveolarknochen. (Optik: Winkel Luminar 26 mm.)

oberhäutchen (S.O.H.). Bis hierher etwa reichte in vivo die Zahnfleischtasche und F (Fundus) entspricht dem ungefähren Taschengrund. Von F ab zieht ein schmaler glatter Epithelstreifen herunter nach der Zementgrenze (Z); er war noch mit dem Schmelz, der durch die Entkalkung verloren ging, fest verbunden. Es war also, um mit Gottlieb zu reden, die „anatomische" Krone noch nicht voll durchgebrochen, und sichtbar im Munde war nur eine „klinische" Krone, mit der Tasche zusammen bis F reichend. Und trotzdem haben wir, wie stärkere Vergrößerungen noch zeigen werden, bereits alle Anzeichen einer Parodontitis! Nach der ganzen Situation kann kein Zweifel bestehen, daß die Epithelschädigung an der Taschenwand — nach Köhler und Orban ist schon diese

Taschentiefe eine pathologische — in engstem Zusammenhang mit dem Einsetzen der progredienten Entzündung steht. Hier an dieser Taschenwand finden wir denn auch eine starke Quellung und Auflockerung des Epithelgefüges; wir sehen in und unter der ungleichmäßig gewucherten Epithelschicht Leukozyten und beobachten eine überaus große Zahl von Kapillaren, die sich bis in die aufgelockerte Epithelschicht hereinschieben. Kann schon das letztere in dem Sinne gedeutet werden, daß wir es mit keinem ganz akuten Prozeß zu tun haben, so ist auch die Anwesenheit von vielen Plasmazellen und von Lymphozyten ähnlich zu bewerten. Immerhin könnte dies alles schließlich auch bei einer chronischen Gingivitis allein vorkommen. Wenn wir nun aber die Gegend von Z bei

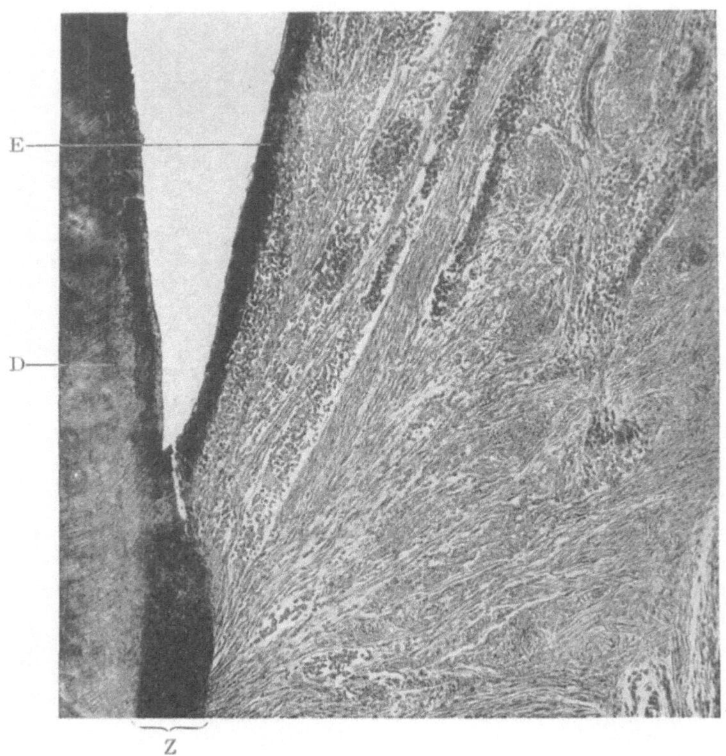

Abb. 415. Parodontitis marginalis chronica. Stärkere Vergrößerung aus Abb. 414.
Die Faserbündel sind durchsetzt und umgeben von kleinzelligen Elementen. E Epithel. D Dentin. Z Zement.
(Optik: Winkel Achrom. 25 mm, Kompl. Ok. 4.)

stärkerer Vergrößerung betrachten (Abb. 415), dann ergibt sich sofort, daß hier — wenn auch erst im Anfangsstadium — doch ein viel ausgedehnterer Entzündungsprozeß vorliegt als bei einer chronischen Gingivitis allein. Zunächst sieht man jetzt, daß die schmale glatte Epithelleiste nicht an der Zementgrenze Halt gemacht hat, wie das wenigstens nach unserer Auffassung normalerweise hätte der Fall sein müssen, sondern daß sie sich über das Zement noch etwas weiter nach unten erstreckt; sie liegt dabei dem Zement dicht auf (im Präparat leider etwas losgerissen) und hat bereits zu einer Ablösung der obersten Fasern des Bündelkomplexes geführt, der unter dem Namen Ligamentum circulare bekannt ist. Wir haben aber noch einen anderen gravierenden Befund: alle Lücken zwischen den Faserbündeln weisen einen gewaltigen Zellreichtum auf! Am stärksten ist er dicht unter dem Epithel im Bereich des obersten Faserbündels; hier sind auch zwischen den einzelnen Fasern selbst neben den Spindelzellen zahlreiche Rundzellen vorhanden; weiter nach unten zu nimmt dann die Zellzahl allmählich ab. Im wesentlichen handelt es sich bei den Zellen um Histiozyten, auch in vergrößerter Form als Makrophagen, ferner um Plasmazellen, Lymphozyten und reichlich große Endothelzellen. Leukozyten sind hier fast gar nicht vertreten. Natürlich muß man sich alle die einzelnen Infiltrationslagen zwischen den Faserbündeln als etwas Zusammenhängendes denken, nur sind im Schnitt die Zusammenhänge lediglich rechts sichtbar.

Wenn wir dann noch den zugehörigen Alveolarrand bei stärkerer Vergrößerung betrachten, dann zeigt sich, daß auch der Knochen von dem Prozeß bereits in Mitleidenschaft gezogen ist (Abb. 416). Am Rande ist zwar in diesem Stadium eher

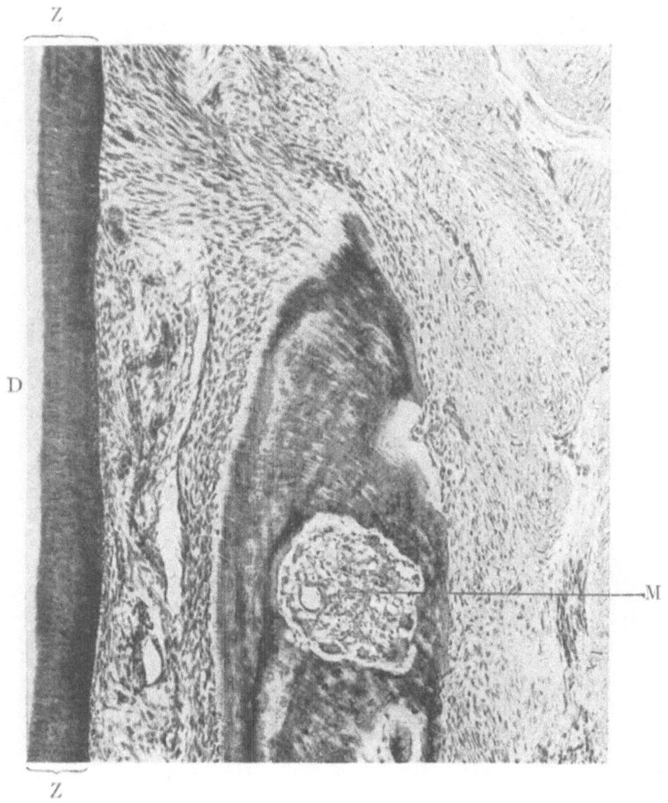

Abb. 416. Parodontitis marginalis chronica. Stärkere Vergrößerung des Alveolarrandes, Stelle K aus Abb. 414.
Im Markraum (M) Osteoklasten und kleinzelliges Infiltrat. Z Zement. D Dentin.
(Optik: Winkel Achrom. 16 mm, Kompl. Ok. 4.)

eine Apposition festzustellen, denn wir finden nach der Wurzelhaut zu einen deutlichen osteoiden Saum, um so auffälliger aber muß der Markraum erscheinen, der deutlich stark erweitert ist und neben zahlreichen wandernden Adventitiazellen am Saum Osteoklasten in Form von Riesenzellen erkennen läßt. Im marginellen Abschnitt der Wurzelhaut ist eine Vermehrung der Adventitiazellen zu beobachten. An günstig orientierten Schnitten läßt sich oft deutlich verfolgen, wie entlang solchen Gefäßen sich kleine Infiltrationsherde bilden, die sich allmählich vergrößern und ineinander übergehen.

Der weitere Verlauf besteht nun, wie schon in der allgemeinen Übersicht gesagt, darin, daß allmählich das ganze Parodontium in Granulationsgewebe umgewandelt wird. Histologisch am interessantesten verhält sich das Epithel. Da, wo es dem Zement bei der Tiefenwucherung aufliegt, bildet sich sehr häufig eine feine homogene Schicht von Horncharakter, die, wie Abb. 417 zeigt, die unmittelbare Fortsetzung der Schmelzkutikula sein kann und den Namen Zementkutikula führt. Über ihre Rolle bei der Zementkaries ist in dem betreffenden Abschnitt schon gesprochen worden. Nach Gottlieb, der sich besonders mit dieser Kutikula befaßt hat, handelt es sich bei der homogenen Schicht um die Verhornung der obersten Epithellagen. Beim Vertiefen der pathologischen Tasche kann die Kutikula in großer Ausdehnung am Zement hängen bleiben, ein Zeichen dafür, daß die Verbindung mit dem Zement doch eine recht gute sein muß.

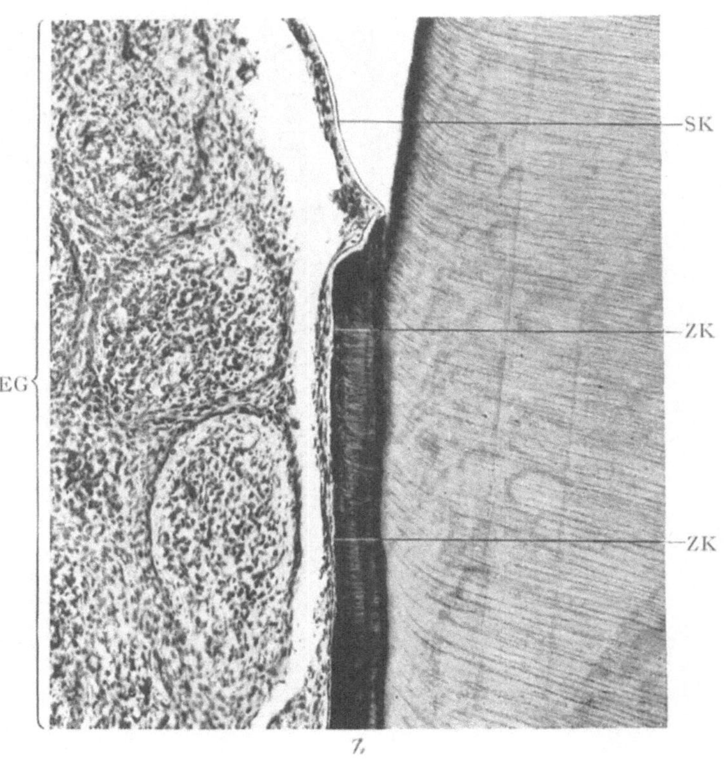

Abb. 417. Unterer 3. Molar. Parodontitis marginalis chronica.
Hämatox.-Eosinfärbung. Schwache Vergr. Die Schmelzkutikula (SK) setzt sich auf das Zement fort in die Zementkutikula (ZK). Z Zement. D Dentin. EG epitheldurchsetztes Granulationsgewebe.
(Optik: Winkel Achrom. 12,6 mm, Kompl. Ok. 4.)

In engem Zusammenhang mit dem Epithelzustand steht auch die Erscheinung, die früher der gesamten Erkrankung den Namen gegeben hat, die Alveolarpyorrhöe. Solange das Epithel der Taschenauskleidung eine unverletzte glatte Oberfläche hat, und die obersten Lagen aus gleichmäßig glattgedrückten, annähernd parallel zum Schmelz verlaufenden, dicht aneinanderliegenden Zellen, frei von Leukozyten, besteht, vielfach auch noch von einer Art Stratum corneum bedeckt ist, fehlt die Eiterabsonderung aus der Zahnfleischtasche. Kommt aber eine Verletzung des Epithels der Taschenwand zustande, dann ulzeriert die Stelle und nun setzt auch die lokale Eiterabsonderung ein. Besonders häufig wird eine Verletzung durch die Kalkkonkremente herbeigeführt, die an der Zahnoberfläche in der Tasche niedergeschlagen werden. Eine Illustration hierzu gibt Abb. 418. Im Vergleich zu Abb. 414 ist der Prozeß etwas weiter fortgeschritten. Der Taschenfundus (F) liegt schon eine Strecke weiter apikalwärts von der Schmelzzementgrenze. Dem Zement selbst liegt, noch über den Schmelz hinauf verfolgbar, eine Schicht Zahnstein (Z) auf. Die dem Zahnstein gegenüber liegende Taschenwand ist ulzeriert.

Solche interkurrenten Ulzerationen werden, zumal, wenn sie ausgedehnter sind, das ganze Entzündungsbild ungünstig beeinflussen; es können dabei gelegentlich sich auch kleine Abszesse entwickeln. Selbst die Epithelien der weiteren Umgebung unterstehen der Wirkung der neuen Infektion; sie sind stark gequollen und weniger dicht in ihrem

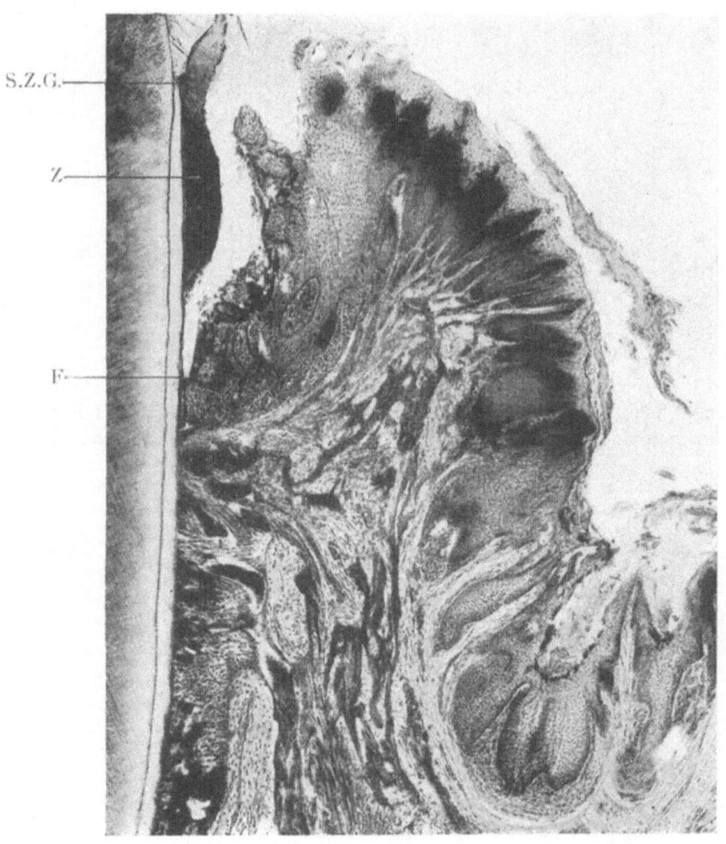

Abb. 418. Unterer 1. Prämolar. Parodontitis marginalis chronica.
Hámatox.-Eosinfärbung. Ganz schwache Vergr. Der Fundus (F) der Zahnfleischtasche befindet sich schon eine Strecke weit unterhalb der Schmelz-Zementgrenze (S.Z.G.). Z Zahnstein auf Schmelzoberhäutchen und auf Zement. (Optik: Winkel Apochrom. 40 mm, Kompl. Ok. 4.)

Gefüge. Von einem normalen Stoffwechsel in diesen Zellen, zu deren Wucherung letzten Endes doch die Entzündung am meisten beigetragen hat, wird man nur bedingt sprechen können; so überrascht es auch nicht, wenn wir in den Epithelzellen der Zahnfleischtasche häufig genug eine Fettspeicherung beobachten, wie sie in Abb. 419 wiedergegeben werden soll. Zumeist ist das Fett in Form feiner Stäubchen um den Kern herum gelagert. Daß es — wohl auch auf dem Wege über die Verfettung — in einem stärkeren Epithelzapfen gelegentlich sogar zu Zystenbildung kommt, zeigt Abb. 420. — Naturgemäß werden von all den Vorgängen auch die Malassezschen Reste betroffen; soweit sie noch wucherungsfähig sind, vermehren sie sich ebenfalls und vereinigen sich mit dem gewucherten Taschenepithel.

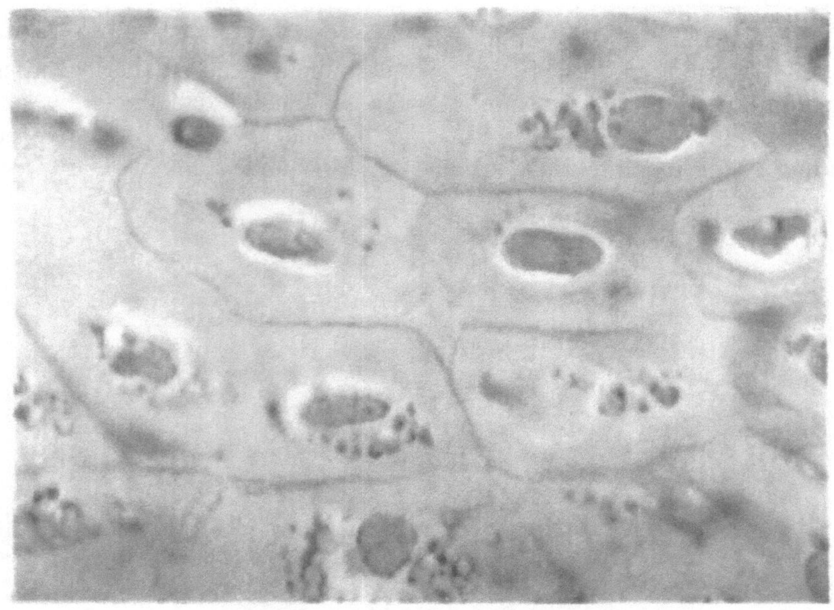

Abb. 419. Parodontitis marginalis chronica.

Hämatox.-Sudanfärbung. Sehr starke Vergr. Verfettung des Taschenepithels. Das Fett ist in Form von feinen roten Körnchen um den Kern gelagert. (Optik: Winkel Fluor. 1,4 mm, Kompl. Ok. 4.)

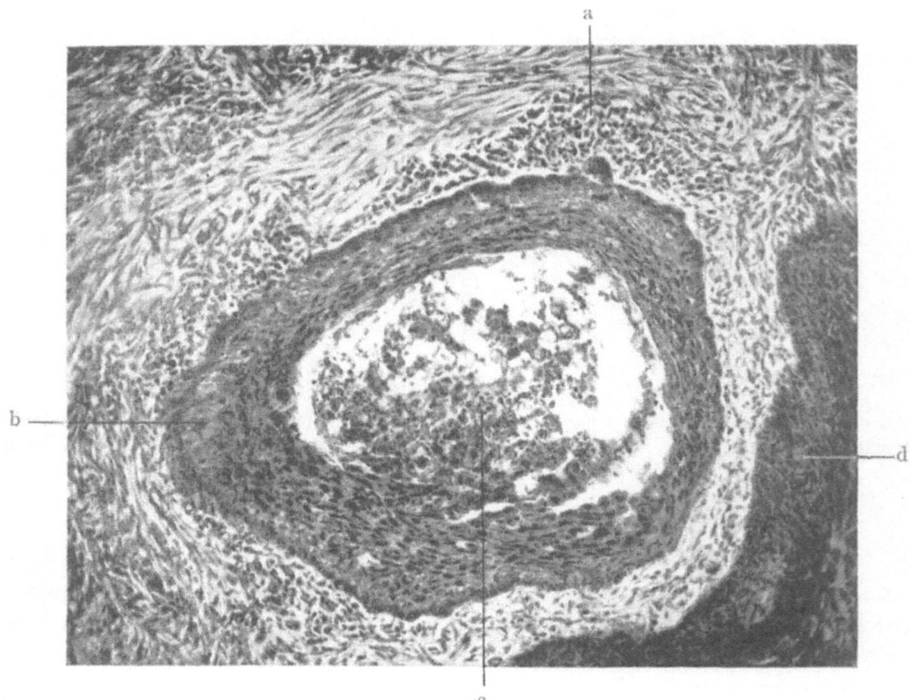

Abb. 420. Parodontitis marginalis chronica.

Hämatox.-Sudanfärbung. Ganz schwache Vergr. Zyste zentral in einem gewucherten Taschenepithelzapfen entstanden. Der Zusammenhang mit dem übrigen Taschenepithel ist auf diesem Schnitt nicht ersichtlich. a chronisch infiltriertes Parodontalgewebe. b Epithelzapfen, jetzt zur Zystenwand werdend. c zentrale Verflüssigung im Epithel. d in die Tiefe gewuchertes zusammenhängendes Mundhöhlenepithel.

　　　　Praktisch am wichtigsten ist wohl die pathologische Taschenbildung; sie zu beseitigen ist ja auch Hauptziel der Behandlung.　Nach topographischen Gesichtspunkten geordnet trennt man zwischen „supraalveolären" und „intraalveolären" Taschenbildungen (Weski); die erstere der beiden Formen gilt gewöhnlich als prognostisch günstiger und der Therapie zugänglicher.　Ein mittleres Krankheitsstadium mit entsprechender Taschentiefe haben wir in Abb. 421, einem mesio-distalen Kieferschnitt, der sehr schön die fortschreitende Isolierung der Interdentalpapille durch die Taschenbildung an den angrenzenden Zähnen zeigt; zu beobachten ist auch an dem Bilde die starke Zahn-

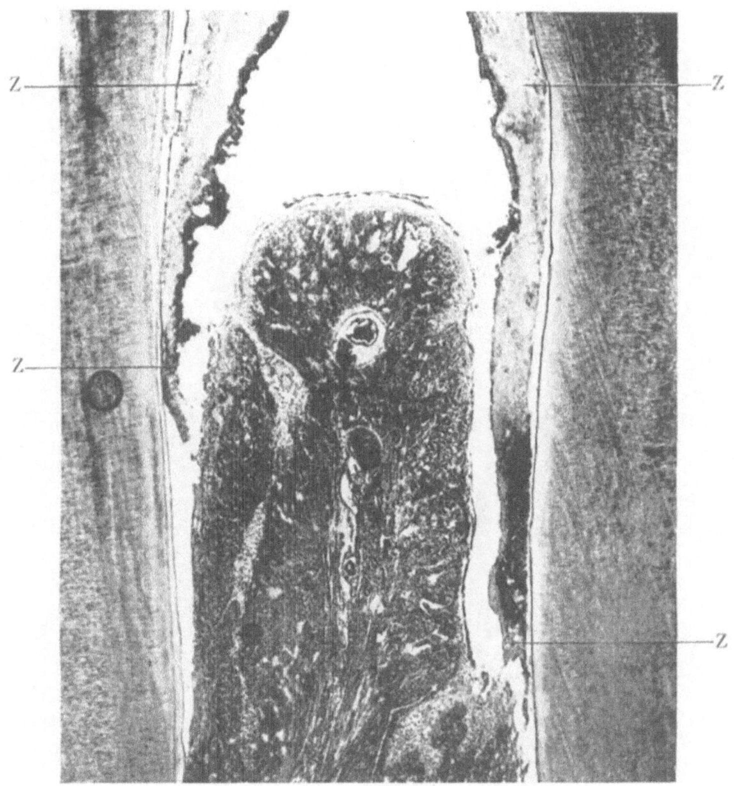

Abb. 421. Parodontitis marginalis chronica. Papille zwischen unterem 1. und 2. Prämolaren. Karminfärbung. Übersichtsbild. Der Taschenboden liegt beiderseits weit unter der Schmelzzementgrenze. Zahnstein (Z) reicht bis tief in die Taschen hinunter.
(Optik: Winkel Luminar 26 mm.)

steinanlagerung, die namentlich in der rechten Tasche nahezu die ganze freie Wurzeloberfläche bedeckt.　Ein Endstadium der chronischen Parodontitis ist in Abb. 422 wiedergegeben.　Hier reicht die Taschenbildung schon bis nahe an die Wurzelspitze heran und der Schritt bis zum definitiven Verlust des Zahnes ist kein großer mehr.　Um Epitheltiefenwachstum und Taschenbildung in richtige Beziehung zueinander zu bringen, sei nochmals ausdrücklich hervorgehoben: in der atypischen Wucherung des Epithels entlang dem Zement können wir wohl eine Vorbereitung für die pathologische Taschenbildung erblicken, keinesfalls dürfen wir aber Epitheltiefenwachstum und Taschenbildung von vornherein miteinander identifizieren oder etwa den tiefsten Punkt des Epithels ohne weiteres dem Fundus der Tasche gleichsetzen. Eine Tasche liegt nur so weit vor, als sich Epithel von der Zementoberfläche oder Zementkutikula und den an ihr haftenden Zellen abgelöst hat! Wurzelspitzenwärts wird die Tasche immer noch von Epithel begrenzt, es sei denn, daß die Entzündung eine Form angenommen hat, durch die hier alles Epithel zerstört wurde, dem chronischen Verlauf entspricht eine so hochgradige Störung aber nicht. Das Vordringen des Epithels darf man sich nicht als ein ganz gleichmäßiges rings um die Wurzel vorstellen, vielmehr können hier die größten Unterschiede bestehen; an einer Seite kann die Tasche schon nahe an den Apex herangehen, während die andere Seite noch ganz wenig beteiligt ist.

Noch ein paar Worte über die Vorgänge am Knochen. Wir haben, wie das

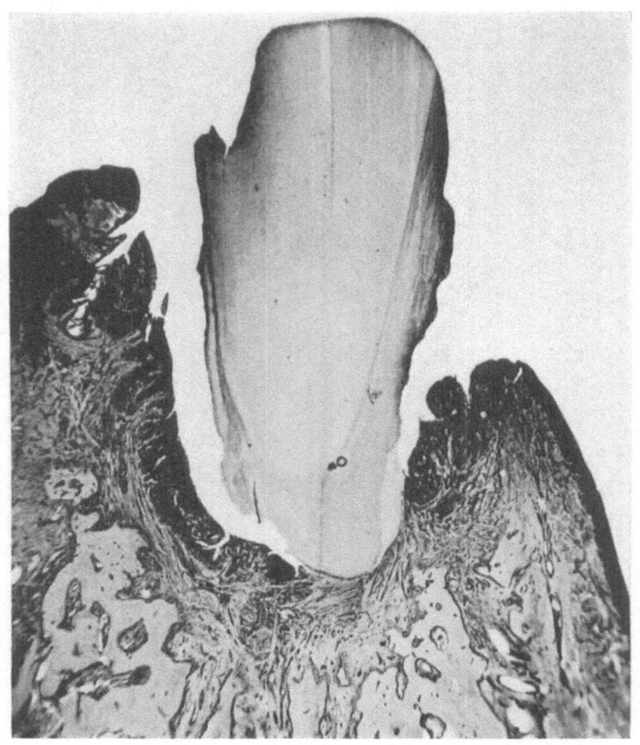

Abb. 422. Endstadium der Parodontitis marginalis chronica. Hund.
Hämatox.-Eosinfärbung. Übersichtsbild. Der Taschenfundus ist beiderseits am Apex angekommen.
(Optik: Winkel Luminar 50 mm.)

schon früher erwähnt wurde, zu trennen zwischen chronischer Parodontitis an einem Kiefer, der wenigstens anfänglich in seinen tieferen Alveolarabschnitten keine histologischen Besonderheiten bot und chronischer Parodontitis an einem Kiefer, der schon zu Beginn der Erkrankung infolge Entartung seines Markgewebes eine herabgesetzte Widerstandsfähigkeit gegenüber der Krankheitsausbreitung besaß. Später verwischen sich die Unterschiede, indem auch durch die lange bestehende Erkrankung allein in der weiteren Umgebung des Entzündungsherdes eine (hauptsächlich fibröse) Entartung des Markgewebes herbeigeführt werden kann. Wollte man etwa ähnlich wie bei der Karies nach Zonen ordnen, so ergäbe sich von innen nach außen gerechnet (gedacht ist jetzt an fortgeschrittenere Krankheitsstadien), 1. eine Zone mit pathologisch verändertem Zahnmark, 2. eine Zone des Knochenabbaues und der Infiltration, 3. eine Zone der Epithelwucherung und der Granulationsbildung.

In der Literatur wird unterschieden zwischen „Horizontalatrophie" und „Vertikalatrophie", von denen die erstere wieder als die prognostisch günstigere gilt; wo die zweite Form vorliegt, soll man durch chirurgische Maßnahmen die Umwandlung in die horizontale Form herbeiführen. Ob der Ausdruck Atrophie hier am richtigen Platze ist, nachdem es sich beim Knochenabbau um Resorptionserscheinungen auf entzündlicher Basis handelt, scheint mir mindestens zweifelhaft. So sehr viel Osteoklasten, als man nach der Menge in Abbau begriffenen Knochens annehmen möchte, bekommt man allerdings gar nicht zu Gesicht; im Gegenteil, auf sehr vielen Präparaten scheint ein unvollendeter Anbau zu überwiegen! Da das Bild des mangelhaften Anbaues recht nahe an dasjenige eines halisteretischen Abbaues herankommt, ist durchaus verständlich, daß manche Autoren die Knochenabnahme weniger auf das Konto der Osteoklase als auf das Konto der Halisterese setzen.

Was schließlich noch die Zähne selbst bei der chronischen Parodontitis anlangt, so sind an den Seitenwänden der Wurzeln nach unseren Beobachtungen ausgedehntere Resorptionen selten, kleinste Resorptionsbezirke recht häufig. Anders an der Wurzelspitze; hier sind umfangreichere, bis in das Dentin reichende Resorptionen öfter zu sehen. Neben dem Abbau finden wir auch Anbau von Zement in wechselndem Maße. Natürlich stammt dieses sekundäre Zement noch aus Stadien, in denen die betreffenden Stellen noch nicht von der Infiltration oder gar dem Epithel erreicht waren. Eingehender hat sich mit diesen Fragen außer Gottlieb usw. neuerdings noch Praeger befaßt. In den Wurzelkanälen der betreffenden Zähne haben wir durchweg reichliche Apposition von sekundärem Dentin gefunden, eine Erscheinung, die zum Teil wenigstens mit den Vorgängen am äußeren Zement zusammenhängen mag. Die Wurzelpulpa unterliegt frühzeitig der regressiven Metamorphose; ausgedehnte Erscheinungen von Atrophie sind in späteren Stadien ein häufiger Befund. Ist die Wurzelspitze vom Entzündungsprozeß erreicht, so kann eine „rückläufige" Pulpitis entstehen. Allzu häufig aber kommt das wohl nicht vor, weil die Zähne meist vorher schon stark gelockert sind, daß sie, weil nur hinderlich, früher entfernt werden.

Sobald die Zähne ausgefallen oder gezogen worden sind, ändert sich sehr rasch das Bild; überall setzt dann wieder ein lebhafter Knochenanbau ein, der zwar nicht mehr den Alveolarfortsatz herstellt — denn diesen gibt es nur, wo Zähne sind — aber eine Vernarbung bewerkstelligt.

Schriftennachweis zu Kapitel VII.

1. Zement.

Bauer, W., Histologische Befunde an Zähnen nach Wurzelamputation. Z. f. St. 1922. H. 11. — *Derselbe*, Die Appositions- und Resorptionsvorgänge an Knochen und Zähnen. Z. f. St. 1925. H. 3. — *Bünte* und *Moral*, Anlagerung von Knochensubstanz an das Dentin. D. M. f. Z. 1910. S. 400. — *Euler*, Abnormes Gewebe und Gewebsveränderungen im menschlichen Zahn. D. M. f. Z. 1920. S. 152. — *Derselbe*, Die idiopathische (nicht entzündliche) Periodontalwucherung, ein gesondertes Krankheitsbild in der Wurzelhautpathologie. D. Z. W. 1922. H. 6/7. — *Gottlieb*, Alveolaratrophie und Alveolarpyorrhöe mit besonderer Berücksichtigung der Biologie des Zementes. Ergebn. d. ges. Zahnheilkunde, 6. Jg., Ergänzungsband. — *Derselbe*, Histologische Befunde an umgelegten Wurzeln. Z. f. St. 1921. H. 1. — *Hesse*, Über persistierende Milchzähne bei unterzähligen Gebissen. D. M. f. Z. 1921. S. 161. — *Kantorowicz*, Histologische Befunde an retinierten Zähnen. D. M. f. Z. 1910, S. 809. — *Kotanyi*, Histologische Befunde an retinierten Zähnen. Z. f. St. 1924. H. 11. — *Derselbe*, Histologische Befunde an Milchzahnresten. Z. f. St. 1925. S. 516. — *Müller, I. M.*, Die idiopathische Wucherung des Periodontiums. D. M. f. Z. 1922. H. 15. — *Oppenheim*, Histologische Befunde beim Zahnwechsel. Z. f. St. 1922. H. 10. — *Praeger*, Studien über das sekundäre Zement bei einem Fall von Paradentalpyorrhöe. D. M. f. Z. 1926. S. 66. — *Shmamine*, Das sekundäre Zement. D. Z. (i. V.) H. 13. — *Weber*, Über die feineren Vorgänge bei der Histogenese des Zementes. D. M. f. Z. 1925. H. 8. — *Williger*, Resorptionserscheinungen an einem retinierten Eckzahn. Korrespondenzbl. f. Z. 1909. S. 1. — *Zilkens*, Einiges über die Resorption der Zähne. D. Z. W. 1924.

2. Wurzelhaut.

Bauer, W., Zum Kapitel der Knochen und Zähne im Wechsel ihrer formalen Erscheinung unter physiologischen und pathologischen Umständen. Z. f. St. 1925. H. 6. — *Borst, M.*, Epitheleinschlüsse in Zahnwurzelgranulomen. Allgem. Pathologie der malignen Geschwülste. Leipzig 1924. S. 229. — *Dreuw* und *Rumpel*, Über die eigentümlichen Zellformen bei Zahngranulomen. Virchows Arch. 1910. S. 89. — *Euler*, Der Epithelansatz in neuerer Beleuchtung. V. f. Z. 1923. H. 1. — *Derselbe*, Perforation und Parodontium. D. M. f. Z. 1925. H. 22. — *Derselbe*, Über abnormes Epithelwachstum am Zahnfortsatz. Bruns Beiträge Bd. 136. H. 2. — *Fleischmann* und *Gottlieb*, Histologie und Pathogenese der Alveolarpyorrhöe. Oe.-U. Z. f. St. 1920. H. 2. — *Gottlieb*, Der Epithelansatz am Zahn. D. M. f. Z. 1921. H. 5. — *Derselbe*, Schmutzpyorrhöe, Paradentalpyorrhöe und Alveolaratrophie. Berlin-Wien 1925. Verlag Urban u. Schwarzenberg. — *Häupl*, Paradentitis marginalis Beilage zu „Den norske Tandlaege forenings Tidende" H. 6. 1926. — *Meyer, W.*, Die Bereitschaftsstellung des Parodontiums und der Knochenabbau bei der sog. Alveolarpyorrhöe alter Hunde. Z. f. St. 1924. — *Derselbe*, Histologische Untersuchungen über Entstehung und Verlauf der sog. Alveolarpyorrhöe beim Hunde als Vergleichsbasis für Befunde bei menschlichen Paradentosen. V. f. Z. 1924. S. 209. — *Orban* und *Köhler*, Die physiologische Zahnfleischtasche. Epithelansatz und Epitheltiefenwucherung. Z. f. St. 1924. H. 6. — *Rebel*, Arsenstudien. D. M. f. Z. 1924. H. 23. — *Römer, O.*, Die pathologisch-anatomischen Grundlagen der sog. Alveolarpyorrhöe. D. Z. H. 66. — *Siegmund* und *Weber*, Pathologische Histologie der Mundhöhle. Leipzig 1926, speziell S. 175 ff. — *Weski*, Die chronischen marginalen Entzündungen des Alveolarfortsatzes mit besonderer Berücksichtigung der Alveolarpyorrhöe. V. f. Z. 1921. H. 1 u. 1922. H. 1.

Technische Bemerkungen.

(W. Meyer.)

Es kann hier natürlich nicht unsere Aufgabe sein, über die gebräuchlichen, in jedem Leitfaden der histologischen Technik beschriebenen Arbeitsmethoden zu berichten, die müssen als bekannt vorausgesetzt werden. Es sollen vielmehr aus der Fülle der Methoden nur einige Besonderheiten kurz Erwähnung finden, die sich uns beim Unterricht und bei den täglichen Laboratoriumsarbeiten als sehr zweckmäßig erwiesen haben, Besonderheiten, zu denen das Untersuchungsmaterial unseres speziellen Arbeitsgebietes zwingt.

I. Die Anfertigung und Färbung der Schliffe.

Die Anfertigung der Schliffe erfordert gewisse Übung und Geschicklichkeit. Beim vorsichtigen Arbeiten kann man ohne Einbettung ganze Zähne zu Übersichtsbildern und kleinere Stücke zu feineren Untersuchungen einfach unter dem Finger schleifen, wie das seit langer Zeit gemacht wird. Wir bedienen uns dabei eines groben, horizontal gestellten Schleifsteines und der Glasplatte mit Schmirgelpulverbrei. Man kann die noch ganzen Zähne oder die dicken, mit der Säge hergestellten Scheiben in heißes Siegellack eindrücken, um daran eine bessere Handhabe zu bekommen, oder man klebt sich den ganzen Zahn oder die dicke Scheibe mit Hilfe sehr zähen Kanadabalsams an einer Fingerspitze fest. Man kann auf die letztere Weise die Richtung der Schliffebene und die Dicke am besten kontrollieren und ferner ist man bei dieser Methode gezwungen, vorsichtig zu schleifen, während man bei den in Siegellack aufgeklebten Stücken viel mehr verführt wird, robuster vorzugehen. Man kann so schon sehr dünne Scheiben auf dem Schleifstein herstellen. Dann wird auf einer Spiegelglasplatte im Schmirgelpulverbrei weiter geschliffen, bis das Präparat dünn genug ist. Die Politur erfolgt auf der Spiegelglasplatte im Seifenschaum.

Befürchtet man, daß das Präparat beim Schleifen zerbrechen könnte, so kann man sich eine Scheibe von 2—3 mm Dicke herstellen, poliert die eine Seite; sie wird dann mit Chloroform-Kollolith auf einen angerauhten Objektträger aufgeklebt, mit Bleiklötzen oder Klammern angedrückt und zum Trocknen an der Luft 1 Woche, im Thermostaten wenige Tage bei 40° C belassen. Dann wird die aufgeklebte Scheibe so weit heruntergeschliffen, bis sie dünn genug ist, entweder zuerst noch auf dem rotierenden Stein oder gleich auf Glas im Schmirgelpulverbrei. Dann wird poliert wie oben angegeben ist. Es folgt nun das Trocknen des fertigen Schliffes auf dem Objektträger und dann das Eindecken mit Kanadabalsam, oder es ist möglich, den Schliff im Chloroform vom Objektträger noch einmal abzulösen, gut mit dem Pinsel zu reinigen und dann in Kanadabalsam einzudecken.

Will man die Hartsubstanzen mit den zugehörigen Weichteilen schleifen, so muß man das ganze Stück einbetten. Entweder geschieht das nach der alten Koch-Weilschen Methode, nur daß wir statt Kanadabalsam Kollolith benutzen wegen seiner Beständigkeit in der Zusammensetzung bis zu Temperaturen um 160° C. Wir benutzen eine ganz dünne, eine mittlere und eine ganz zähe, bei Zimmertemperatur nicht mehr fließende Kollolith-Chloroform-Lösung. Wir belassen die Stücke in jeder Lösung wenigstens 2 Tage bei etwa 60°—70° C, dann wird das Stück auf den Objektträger aufgelegt, fest angedrückt, mit reichlicher Menge der dicken Balsamlösung umgeben und im Thermostaten bei 60—70° eingedickt, bis die Kollolithmasse bei Zimmertemperatur gerade zum Schleifen fest genug ist. Es wird nun mit Stein und Schmirgel bis etwa zur Mitte heruntergeschliffen. Dann wird die Schlifffläche gut gesäubert und der Block über der Flamme losgelöst. Dies muß sehr vorsichtig und schnell geschehen, damit nicht etwa der ganze Block weich wird. Der Block wird dann mit der Schlifffläche auf einen Objektträger mit Kollolith warm aufgeklebt und abgeschliffen, bis er dünn genug ist. Dann folgt Säubern und Trocknen und Eindecken mit Kanadabalsam, oder es wird das Präparat vor dem Trocknen noch einmal im Chloroform losgelöst, gereinigt und dann erst aufgeklebt.

Handelt es sich um größere Stücke, die einerseits schwer zu durchtränken sind, andererseits nur schwer eingedickt werden können, dann muß man im Chloroform-Kollolith bei steigender Konzentration und steigender Temperatur einbetten. Die Stücke sollen nach einigen Tagen in der ganz dicken Lösung bei 100° C landen. Zum Schluß bringt man die dicke Lösung mit dem Stück bei 100° unter den Rezipienten und evakuiert, damit die letzten Reste des Chloroforms schneller verdampfen. Danach werden die Stücke wie oben beschrieben auf Objektträger gelegt und heruntergeschliffen, umgedreht usw.

Die Übersichtsschliffe bleiben nach unseren Erfahrungen vorteilhaft ungefärbt. Zur Färbung der losen Schliffe eignet sich sonst immer noch am besten Fuchsin.

Will man die aufgeklebten Schliffe nur auf der Oberfläche färben, so kann man nach vorheriger kurzer Anätzung in 0,25 % Salzsäure mit Hämatoxylin färben oder mit dem Jonasschen Hämatoxylin ohne vorherige Anätzung. Man erhält auf diese Weise die an sich noch dicken aber wegen der nur oberflächlichen Färbung sehr dünn wirkenden Schliffe. Wenn die Weichgewebe mitgefärbt werden sollen, dann benutzt man am besten Fuchsin oder Karbolfuchsin.

II. Die Anfertigung und Färbung der Schnitte.

Zur Entkalkung benutzen wir eine 5 %ige Lösung von chemisch reiner Salpetersäure in 10 % Formalin. Die Dauer der Entkalkung ist je nach Größe und Art der Verkalkung der einzelnen Stücke sehr verschieden. Genaue Anzeichen dafür, ob ein Stück genügend entkalkt ist, gibt es nicht, das läßt sich erst beim Schneiden mit Sicherheit feststellen. Man muß aber bedacht sein, die Stücke nicht zu lange in der Entkalkungsflüssigkeit zu belassen, weil sonst die Färbbarkeit stark beeinträchtigt wird. Auf das Bestreben, die Präparate so kurz wie möglich zu entkalken, ist es auch zurückzuführen, daß unsere Schnitte nicht immer ganz einwandfrei sind. Man trifft oft noch auf nicht ganz entkalkte Partien und dann zerreißt der Schnitt an den noch verkalkten Stellen, es ist dies aber meistens ein geringeres Übel als eine Beeinträchtigung der Färbbarkeit durch zu langes Entkalken.

Wir schneiden die meisten Präparate ohne Einbettung auf dem Gefriermikrotom. Die weitaus größte Zahl der hier im Buche abgebildeten Präparate ist so geschnitten.

Mit guten Messern und bei richtiger Konsistenz des Eises erzielt man auch so dünne Schnitte, daß man stärkste Vergrößerungen beim Mikroskopieren anwenden kann. Dem Ungeübteren zerreißen weit mehr Gefrierschnitte beim Aufziehen als beim Schneiden. Bedient man sich aber des einfachen Kunstgriffes, daß man den zum Aufziehen fertigen Schnitt direkt auf dem Objektträger in einem großen Gefäß mit viel Flüssigkeit auffängt und mit einer Nadel festhält, langsam den Objektträger an einer Seite anhebt und die Flüssigkeit vorsichtig ablaufen läßt, dann bekommt man glatte, faltenfreie Schnitte. Wenn die Schnitte in besonderen Färbungen sich krüllen, dann kann man sie vor der Färbung auf den Objektträger aufkleben.

Wenn man einbetten will, was manchmal nicht zu umgehen ist, so z. B. bei entwicklungsgeschichtlichem Material, so ist für entkalktes Gewebe ganz besonders die Gelatine-Einbettung zu empfehlen. Wir verfahren nach Gaskell-Gräff, wie das bei Schmorl und Romeis nachgelesen werden muß. Es wird die Gelatine dabei nicht wieder aus den Schnitten entfernt. Das hat den Nachteil zwar, daß die Gelatine sich im Schnitt bei fast allen Färbungen mehr oder weniger mitfärbt, es hat aber den Vorteil, daß die Schnitte bei der weiteren Behandlung vor allem beim Aufziehen nicht zerreißen. Verfährt man z. B. nach Adrion, der die Gelatineblöcke nicht in Formalin härtet, und dann nach dem Schneiden im angesäuerten warmen Wasser die Gelatine wieder löst, so hat das den Vorteil, daß der Schnitt allen Färbemethoden besser unterworfen werden kann, aber man hat den Nachteil, daß die Schnitte wieder leichter verletzlich sind. Wenn man sich mit der Gelatineeinbettung eingearbeitet hat, dann leistet sie Ausgezeichnetes. Es entfallen hierbei besonders die Schrumpfungserscheinungen, die Entwässerungen und höhere Temperatur bei anderen Einbettungen zeitigen können. Es ist die schonendste Einbettungsmethode. Man kann mit einiger Übung von Entwicklungspräparaten, z. B. sogar etwa $2^1/_2$—3 μ dünne Schnitte erzielen.

Zur Färbung der entkalkten Hartsubstanzen verwenden wir oft Karbol-Thionin-Pikrinsäure. Diese Färbemethode ist von Schmorl angegeben und nach ihm benannt. Weniger zuverlässig sind statt Pikrinsäure die Phosphorwolfram- oder die Phosphormolybdänsäure. Man kann der Thioninfärbung eine Hämatoxylinfärbung vorausschicken, um gute Kernfärbungen zu erzielen. Zu beachten ist aber bei der sog. Schmorlfärbung, daß sie eigentlich keine Färbung im wahrsten Sinne ist, denn ihr Haupteffekt beruht darauf, daß die Räume in der Grundsubstanz mit einem feinen, dunkelbraunen Niederschlag ausgefüllt werden, der sich in der hellgelb gefärbten Grundsubstanz deutlich abhebt.

Bei Gelatineeinbettung ist es ratsam, statt der Schnitt- die Stückfärbung anzuwenden, weil man dann das Sichmitfärben der Gelatine vermeidet. Nach vielen Versuchen sind wir immer wieder auf das Lithionkarmin der bekannten Zusammensetzung zurückgekommen. Es färbt intensiv und läßt im Salzsäurealkohol gute Differenzierung zu; Stücke bis fast zu 1 cm Dicke kann man in 3 Tagen durchfärben. Der weitere Gang ist Abspülen im Wasser, Differenzieren im Salzsäurealkohol 1—2 Tage, Wässern 1 Tag, Einbetten nach Gaskell-Gräff. Die vorher im Stück so mit Karmin gefärbten Präparate kann man als Schnitte nun zur Differenzierung der einzelnen Gewebe noch im Bleu de Lyon färben. Wir legen dazu die Schnitte, wie sie vom Mikrotom kommen, in eine himmelblaue wässerige Lösung des Bleu de Lyon für 1—2 Tage. Dabei färbt sich die Gelatine nur ganz schwach mit. Will man in die Knochensubstanz besonders feine Detailzeichnungen, z. B. von den verschiedenen Anlagerungsschichten bekommen, so hat sich uns das Nachfärben der im Stück karmin-gefärbten Schnitte im Hämatoxylin bewährt. Man färbt kräftig im Hämatoxylin und differenziert danach so stark im Salzsäurealkohol, bis die Gelatine nur noch einen leichten Violettschimmer zeigt. Danach wird der Schnitt für wenigstens eine Stunde in Brunnenwasser gelegt und dann aufgezogen.

Mikrophotographie.

Im großen und ganzen ist die Mikrophotographie nur zu erlernen, wenn man eigenes Lehrgeld bezahlt. Anweisungen der Firmen und Lehrbücher können unsers Erachtens nur über die notwendigsten Handhabungen und die gröbsten Anfangsgründe unterrichten, aber nicht das Gefühl für die Optik uns übermitteln. Man muß vertraut werden mit den Objektiven und Okularen und jedes in seiner Eigenart verstehen lernen. Man kann ja z. B. eine gewisse lineare Vergrößerung außer durch das Objektiv auch durch das Okular, durch den Tubusauszug und durch den Balgauszug erreichen. Alle diese einzelnen Faktoren müssen in Betracht gezogen werden. Nur durch das Objektiv erzielen wir die Auflösung im Bild. Nun geht aber mit der Objektivvergrößerung auch seine Empfindlichkeit gegen Unebenheiten des Präparates etwa gleichlaufend einher, mit anderen Worten: die Tiefenzeichnung wird geringer.

Wenn man nun bei einem nicht ganz ebenen Präparat doch noch ein einigermaßen ebenes Bild erzielen will, so ist es also ratsamer zur Erzielung einer bestimmten Vergrößerung — vorausgesetzt, daß es nicht so sehr auf die Auflösung ankommt — mit schwächeren Objektiven, stärkeren Okularen, längerem Balgauszug zu arbeiten. Kommt es aber mehr auf feinste Einzelheiten an, so muß das mit dem Auflösungsvermögen des Objektivs erzielt werden. Doch haben auch bei starkem Auflösungsvermögen der Objektive noch die starken Okulare den Wert, daß man zur Diapositiv-Demonstration und ganz besonders zum Druck die Einzelheiten an den größeren Verhältnissen entschieden deutlicher darstellen kann als in den Aufnahmen von kleineren Okularen, in denen wohl die Einzelheiten auch alle vorhanden sind, aber unter Umständen so klein, daß sie schon beim Positivprozeß verloren gehen.

Eine große Rolle spielt beim Mikrophotographieren der Kondensor. Man kann mit ihm — und mit seiner Blende — je nach seiner Stellung Beugungs- und Interferenzerscheinungen in den Bildern hervorrufen oder verschwinden lassen, die schon einerseits zu verhängnisvollen Trugschlüssen geführt haben, wo sie nicht als optische Kunstprodukte gewürdigt wurden, andererseits kann man aber auch durch die Beugungserscheinungen besonderen Ausdruck in ein Bild hineinbringen, gewissermaßen etwas Charakteristisches unterstreichen, was durch die Färbung allein nicht erreicht wurde. Z. B. wenn man das Fibrilläre eines derben Bindegewebes zeigen will, oder wenn es sich in ungefärbten Schliffen darum handelt, die einzelnen Gewebe differenter darzustellen. Man muß dann nur wissen, was man als Kunstprodukt — absichtlich erzeugt — von der Wirklichkeit zu subtrahieren hat.

Man wird zweckmäßig schon die Färbung der Präparate so wählen, daß sie für die Mikrophotographie brauchbar ist. Wenig geeignet ist diffuse Rotfärbung, weil diese selbst bei den farbenempfindlichen Platten wenig oder gar keine Silberreduktion auf dem Negativ veranlaßt. Exakte rote Kernfärbung dagegen kann oft die Mikrophotographien wie schematisiert erscheinen lassen. Das kann zu Lehrzwecken von Vorteil sein. Will man auch in mehr diffus roten Partien Zeichnung sehen, so muß man die sog. Panchrom-Platten benutzen, die auch für das intensive Rot des sichtbaren Spektrums noch empfindlich sind. Es ist nur die Entwicklung der Panchrom. Platten weniger angenehm als die der gewöhnlichen farbenempfindlichen Platten. Als sehr zuverlässig haben sich uns die Agfaplatten bewährt, die wir seit Jahren ausschließlich benutzen. Auch für die Buntaufnahmen benutzen wir nicht Lumière-, sondern Agfaplatten. Wenn man eingearbeitet ist und wenn man sich genau an die Vorschriften für die Bearbeitung hält, erzielt man Resultate, von denen wir glauben, daß sie von anderen Fabrikaten zur Zeit nicht überboten werden können.

Bei der Schwarz-Weiß-Photographie und auch bei der Buntaufnahme kann man durch die Belichtung, durch die Auswahl des Lichtgemisches und durch die Entwicklung den Aufnahmen einen besonders beabsichtigten Charakter geben, wenn man etwas

Besonderes im Bilde stark betonen, anderes mehr zurücktreten lassen will. Eine normal belichtete und entwickelte Schwarz-Weiß-Aufnahme wird die Farbenwerte am getreuesten wiedergeben, wenn man ein normal arbeitendes Bromsilberpapier benutzt. Bei zu matten Kontrasten im Negativ oder, wenn man die Kontraste stärker betonen will, muß man Gaslichtpapier normal oder hart arbeitend verwenden, es geben die normalen Gaslichtpapiere schon viel härtere Positive als die normalen Bromsilberpapiere.

Aber neben der Belichtung (Länge und Art) und neben der Behandlung und Wahl der Negative und Positive ist es von besonderer Wichtigkeit, die Aufnahme richtig zweckentsprechend zu formieren. Es darf das Nebensächliche der Aufnahme nicht das Hauptsächliche erdrücken, sondern umgekehrt.

So stark allerdings, wie bei einer Zeichnung zu Lehrzwecken, kann die Betonung in der Mikrophotographie nicht sein, da müssen eben die Hinweisstriche nachhelfen, die deswegen auch hier mehr Verwendung finden müssen als in der Zeichnung, auch wenn sie die bildmäßige Wirkung der Aufnahme oft stören. Man wird aber immer wieder empfinden, daß die Mehrzahl der Mikrophotogramme für den weniger Eingeweihten weniger wertvoll, man kann sogar sagen oft wertlos ist, wenn die Hinweisstriche ganz fehlen.

Schriftennachweis zu „Technische Bemerkungen".

Adrion, Verbesserte Methode der Gelatineeinbettung für Gefrierschnitte. Zentralbl. f. allg. Pathol. u. pathol. Anat. Bd. 33, S. 201. — *Graeff*, Gelatineeinbettung f. Gefrierschnitte. Münch. med. Wochenschr. Bd. 63, S. 1482. — *Meyer, W.*, Die Anfertigung histologischer Schliffe. V. f. Z. 1925. H. 1. — *Romeis*, Taschenbuch der mikroskopischen Technik. München u. Berlin 1924. — *Schmorl*, Die pathologisch-histologischen Untersuchungsmethoden. Leipzig 1922.

Sachverzeichnis.

Abkauung 45.
Abknickung 32.
Abszeß des Gaumens 298.
— interradikaler 335.
— der Pulpa 179.
— des Zahnfleisches 298.
Abszeßmembran 202.
Aktinomykose der Pulpa 222.
Allgemeinerkrankungen und Pulpa 243.
— und Zahnentwicklung 15.
Alveolarabszeß 300, 336.
Alveolarpyorrhöe 329.
Amyloiddegeneration der Pulpa 233.
Anomalien 2.
— der Größe und Form 14, 31.
Aplasie des Schmelzes 12.
Apposition von Dentin 37.
— von Zement 245.
Approximalkaries 148.
Arsenikwirkung auf Periodontium 284.
— auf Pulpa 225.
Arsenikperiodontitis 284.
Atrophie des Alveolarfortsatzes 245.
— der Pulpa 237.

Bakterienhäutchen 84.
Bakteriologie der Karies 113, 126, 133.
— der Pulpitis 219.
Bereitschaftsstellung 331.
Blitzfiguren 104, 111.

Caries s. Karies.
Cholestearinkristalle bei chronischer Periodontitis 315.
Corpora amylacea 67.
Cuticula des Schmelzes 340.
— des Zementes 340.
Cyste s. Zyste.

Degeneration, amyloide, der Pulpa 233.
— hyaline, der Pulpa 233.
— kalkige, der Pulpa 235.
— des Markes 331.
— traumatische 36.
— vakuoläre 231.

Dentikel, hochorganisierte 54.
— niedrigorganisierte 61.
Dentin, irreguläres, sekundäres 37, 45, 49, 50, 134.
— transparentes 108.
Dentinkallus 70.
Dentinkaries 100.
— Bakterien 103, 126, 133.
— Dentinlamellen 128.
— Interglobulardentin 131.
— Rosenkranzformen 124.
— Spaltbildung 128.
— transparentes Dentin 108.
— Verhalten der Odontoplastenfortsätze 111.
Dysfunktion des Kalkstoffwechsels 15.

Epithelreste (Malassez) 317.
Epithelwucherung im Granulom 317.
— auf Pulpapolyp 197.
— bei Parodontitis 339.
Exzementose 248.

Färbung nach Schmorl 348.
— im Stück 348.
Fausse route 294.
Fett im Dentinkanälchen bei Karies 106.
— im Granulom 321.
— in der Pulpa 176, 209.
Fettinfiltration, degenerative 207.
Fissurenkaries 94, 148.
Fistelbildung 302.
Folliculitis expulsiva 29.
Fraktur 68.
— Heilung 70.
Füllungen, Kariesrezidiv 149.

Gaumenabszeß 298.
Gefäßveränderungen bei chronischer Parodontitis 331.
— — — Pulpitis 211.
Geschwülste 242.
Granulom 309.
— epithelfreies 309.
— epithelhaltiges 317.
— Verfettung 321.
— Zystenbildung 321.

Halskaries 144.
Hutchinsonzahn 15.
Hyperämie des Periodontiums 281.
— der Pulpa 167.
Hyperzementose 245.
Hypoplasien 15.

Infiltration, diffuse chronische, der Wurzelhaut 305.
Interglobulardentin (I-Räume) 100.
— bei Hypoplasien 18.
— und Karies 131.
Interradikaler Abszeß 336.
Irreguläres Dentin 37
— — bei Abnutzung 45.
— — bei Karies 49, 134.
— — im Wurzelkanal 50.

Karies (Caries) 79.
— approximale 140, 148.
— Ausheilung 139.
— chronica 139.
— des Dentins 100.
— des irregulären Dentins 134.
— Fissuren 148.
— im Interglobulardentin 145.
— nigra 142, 144.
— penetrierende 138.
— Rezidiv 149.
— ringförmige 148.
— rückläufige 96.
— des Schmelzes 84.
— und Schmelzoberhäutchen 79.
— sekundäre 149.
— sicca 139.
— transparente Zone 107.
— unterminierende 95.
— der Wurzel 137, 148, 163.
— des Zahnhalses 148.
— des Zementes 150.
Kavernen im kariösen Dentin 122.
Keilform, keilförmige Defekte 147.
Konkrementbildung in der Pulpa 236.
Kutikula des Schmelzes 340.
— des Zementes 340.

Lamellen des Dentins bei Karies 128.
— des Schmelzes bei Karies 85.
— des Zementes bei Karies 161.
Lamellenzwischenschicht im Zement 161.
Lues und Zahnentwicklung 15.

Makrophagen bei Periodontitis 312.
— bei Pulpitis 172.
Malassezsche Epithelreste 318.
Metaplasie der Pulpa 241.
Metastase, metastatische Abszesse bei Periodontitis 295.
— — — bei Pulpitis 197.
Mikrophotographie 349.
Milchzähne, Pulpitis 212.
Milchzahnreste, Verwachsung mit Knochen 260.
Mutterzyste 325.

Nekrose der Pulpa 214.
Nervenfasern bei chronischer Pulpitis 211.
Neurom der Pulpa 218.

Oberflächenkaries 89.
Odontoplasten bei Karies 105, 176.
— sekundäre, bei Dentikeln 54.
— Verfettung 105.
Osteodentin 40.
Osteogenesis imperfecta 19.
Ostitis 300.

Panostitis 295, 300.
Paraformaldehyd und Wurzelhaut 290.
Parodontitis chronica marginalis 329.
— — — Epitheltiefenwachstum 339.
— — — Gefäßwandveränderung 331.
— — — Knochenveränderungen 339.
— — — Taschenbildung 343.
— — — Zahnstein 343.
Parodontose 330.
— Bereitschaftsstellung 331.
— Knochenmarkveränderung 331.
Parulis 298.
Perforation 294.
Periodontitis, Allgemeines 280.

Periodontitis, acuta 281.
— apicalis acuta 295.
— — chronica 302.
— ascendens 330.
— chemisch-toxische 284.
— — — Arsenik 284.
— chronisch granulierende 307.
— infektiöse 295.
— marginalis acuta 301.
— traumatische 290.
Periodontium, Hyperämie 281.
Periostitis 300.
Pionierpilze 114.
Plaques, Bakterien 84.
— opalines 88.
Plasmazellen bei Parodontitis 339.
— bei Periodontitis 315.
— bei Pulpitis 172.
Pseudarthrose 74.
Pulpa-Abszeß 179.
— und Allgemeinerkrankungen 243.
— Amyloiddegeneration 233.
— Arsenikwirkung 227.
— Atrophie 237.
— Degeneration, hyaline 233.
— — kalkige 236.
— — vakuoläre 231.
— — Verfettung 231.
— Erkrankungen, Allgemeines 166.
— — auf chemisch-toxischer Grundlage 255.
— — auf infektiöser Grundlage 166.
— — auf traumatischer Grundlage 31, 224.
— Hyperämie 167.
— Metaplasie 241.
— Nekrose 214.
— Neubildungen, harte 54.
— Polyp 193.
— — epithelialisierter 193.
— regressive Veränderungen 230.
— Tumoren 242.
— Tod 214.
Pulpitis acuta 176.
— — partialis (clausa) 177.
— — totalis 184.
— Allgemeines 166.
— Ausheilung 166, 219.
— Bakteriologie 219.
— chronica, Allgemeines 188.
— — aperta 188.
— — clausa 201.
— — granulomatosa 193.
— — ulcerosa 188.
— Einteilung 166.
— fibrinöse Durchtränkung 174.
— Hyperämie 167.

Pulpitis, Milchzähne 212.
— Nekrose 214.
— Nervdegeneration 211.
— partialis 177.
— phlegmonosa 183.
— Plasmazellen 172.
— purulenta 179, 186.
— rückläufige 212.
— serosa 170, 184.
— Ursachen 166.
— Verfettung 209.
— Verkalkung 209.

Querstreifung der Prismen bei Hypoplasien 19.
— — — bei Karies 91, 98.

Rachitis und Zähne 15.
Regeneration der Pulpaanlage 36.
Reizdentin 37, 115.
— bei Abnutzung 45.
— bei Karies 49, 134.
— im Wurzelkanal 50.
Replantation 279.
Resorption bleibender Zähne 268.
— — — mit lebender Pulpa 272.
— von irregulärem Dentin 53.
— bei Periodontitis 312.
— bei Pulpapolyp 196.
— bei Replantation 279.
— des Zementes 268.
Retikuläre Atrophie 237.
Retziusstreifen bei Hypoplasien 18.
— bei Karies 91.
Rudimente, schmelzlose 14.
Russelsche Körperchen 315.

Schädigung von Zahnkeimen 22.
Schaumzellen im Wurzelgranulom 315.
Schliffe, Anfertigung und Färbung 346.
Schmelz, Aplasie 12.
— Büschel und Karies 86.
— Hypoplasie 15.
— — ererbte 12.
— Karies 84.
— — Bakterien 96.
— — feinere Vorgänge 96.
— — unterminierende 96.
— Kutikula 340.
— Lamellen und Karies 79, 85.
— Mangel 14.
— Oberhäutchen bei Karies 79.

Schmelz, Perlen 3.
— Prismen, Querstreifung 19, 91, 98.
— Tröpfchen 3, 254.
Schmutzpyorrhöe 335.
Schnitte, Anfertigung und Färbung 347.
Segmentierung der Odontoplastenfortsätze 112.
Sekundärdentin 37.
— bei Abnutzung 45.
— bei Karies 49.
— im Wurzelkanal 50.
Sekundäre Odontoplastenbildung 55.
Störungen der Zahnentwicklung 2, 15.

Taschenbildung, pathologische 340.
Taschenepithel 340.
— Verfettung 341.
Technische Bemerkungen 346.
Tochterzysten 325.
Tomessche Fasern bei Karies 103.
— — Verfettung 106.
Transparenz, transparente Zone 87, 107.
Trauma und Periodontium 290.
— und Pulpa 224.
— und Zahnkeim 29.
Tumoren 242.
Turnerzahn 23.

Vasodentin 40, 52.
Verdichtung, strichförmige 211.
Verdickung, schwielige, der Wurzelhaut 303.
Verfettung der Odontoplastenfortsätze 105.
— der chronisch entzündeten Pulpa 209.
— der nicht entzündeten Pulpa 231.
— der Zementzellen 265.
Verkalkung bei chronischer Pulpitis 209.
Verschmelzung 9.
Verwachsung von Wurzeln 248.
— von Zähnen 9.
— zwischen Zahn und Knochen 258, 280.
Vitalität des Zementes 264.

Wurzelhauterkrankungen 280.
Wurzelhautpolyp 196, 334.
Wurzelhautwucherung, idiopathische 273.
Wurzelkanalverengerung 50.
— durch Zementapposition 279.
Wurzelkaries 137, 148, 163.
Wurzelknickung 34.
Wurzelkrümmung 34.
Wurzelresorption bei bleibenden Zähnen mit lebender Pulpa 272.

Wurzelresorption bei Periodontitis 312.
Wurzelzysten 321.

Zahnbein s. Dentin.
Zahnentwicklungsstörungen 2.
— bei Lues 15.
— traumatische 30.
Zahnfleischpolyp 197, 335.
Zahnfraktur 68.
— Heilung 70.
Zahnhalskaries 144.
Zahnkaries 79, s. auch Karies.
Zahnkeim, Nekrose 27.
— entzündliche Schädigung 22.
— traumatische Schädigung 29.
Zahnrudiment 13.
Zahnstein bei Parodontitis 343.
Zement, im Wurzelkanal 279.
— Vitalität 264.
— Apposition 245.
Zementikel 251.
Zementkaries 150.
Zementkutikula 340.
Zementresorption 268.
Zwillingsbildung 9.
Zysten, fungöse, radikuläre 321.
— mit Flimmerepithel 329.
Zystenwand 326.